第1版

テキストブック
# 再生医療
～創る、行う、支える～

日本再生医療学会=監修

**謹告**

本書に記載されている内容は、正確を期するよう最善の努力を払っております。しかし医学・医療の進歩により、記載された内容が正確かつ完全ではなくなる場合もございます。したがって、読者ご自身が常に最新のデータに当たり、記載された内容が正確であるか細心の注意を払われることを要望いたします。内容やデータに関連して、万が一何らかの損害が発生したとしても、発行者はその責を負いかねます。法令改正などにより、内容が変わることがあります。

# 巻頭言

　日本の医療におきましては、人口の高齢化が急速に進むとともに、その技術が革新的な進歩を遂げるなかで、社会からは一層高い価値を求められております。このような医療を取り巻く社会環境のもと、失われた身体機能を取り戻すために、幹細胞などを利用して組織や臓器などを再生させることで、難治性疾患・重篤疾患や quality of life（QOL）改善の必要な疾患を克服する再生医療が、医療の一翼を担うことを世界中が期待しています。

　特にわが国においては基礎研究のレベルは世界屈指であり、最近の幹細胞学、細胞移植技術や培養関連技術の進歩によって、再生医療は臨床応用の段階に至っております。さらに本学会員であられる山中伸弥先生の 2012 年の iPS 細胞（induced pluripotent stem cell：人工多能性幹細胞）に対するノーベル生理学・医学賞授賞は、わが国のみならず全世界の再生医療への期待に一層の拍車をかけております。しかし今後、普遍的な治療として一般化するには、アカデミア中心の研究開発から、適正な企業への技術移転による産業化の推進、他領域との融合、そして人材育成が重要と認識しております。

　このような背景のもと、日本再生医療学会は、「革新的医療として再生医療を国民に安全に有効に迅速に届ける」ことを理念に「再生医療の進歩、発展および育成を図るとともに人類の健康増進と福祉の向上に寄与すること」を目的として 2001 年に設立されました。再生医療技術は、あらゆる領域の基礎から臨床まで多様なバックグラウンドをもつアカデミア研究者・企業開発者によって研究開発がなされ、ついに臨床応用される段階に入っておりますが、それに伴って多くの障壁の存在も認識されるに至っております。

　本学会では、その設立理念に基づき、再生医療研究ならびにその応用としての治療方法の開発を強力に促進するとともに、臨床開発における隘路、特に薬事規制などにおける開発側からみた課題を検討し、その積極的解決方法を模索・実行するため、2012 年から定期的に宣言・声明を発信し、「再生医療研究者・開発者から規制当局への要望」として再生医療への適切な規制のあり方を求めてまいりました。その結果、厚生労働省、文部科学省、経済産業省などの省庁を中心にその縦割りの組織の弊害を超えた議員立法による「再生医療を国民が迅速かつ安全に受けられるようにするための施策の総合的な推進に関する法律」（再生医療推進法）が成立し、その後、改正薬事法「医薬品、医療機器等の品質、有効性及び安全性の確保等に関する法律」（医薬品医療機器等法）における再生医療の章の新設、そして「再生医療等の安全性の確保等に関する法律」（再生医療等安全性確保法）などの再生医療関連の法制化が進みました。これらの法制度では、世界で最も革新的な再生医療製品に対する早期承認制度が導入されており、世界各国やグローバル企業からも絶大なる評価を受けるとともに、その成果が期待されております。

　また、一日も早く安全かつ有効な再生医療を患者さんに届けるという共通の目的を再確認しつつ、法制化に呼応して本学会の提言としての「細胞調製に関する施設および運用に対する考え方」の整備、さらに「再生医療認定医 / 臨床培養士」の制度化により、場所と人の質の確保を推進してまいりました。今後も引き続き、政府当局の活動を積極的に支援させていただく所存です。今後、再生医療が普遍的な治療へと発展していくに従い、再生医療認定医および臨床培養士の担う責任と、そこへ寄せられる期待のなかで、社会的地位も高まることを期待してやみません。

一般社団法人日本再生医療学会 理事長<br>
澤 芳樹

## ●編集統括

澤 芳樹 　大阪大学大学院医学系研究科
　　　　外科学講座心臓血管外科

## ●編集委員

江副 幸子 　大阪大学大学院医学系研究科
　　　　　空間環境感染制御学共同研究講座

片野 尚子 　東京医科歯科大学 再生医療研究センター

高見 太郎 　山口大学医学部附属病院 再生・細胞治療センター /
　　　　　山口大学大学院医学系研究科消化器内科

千葉 俊明 　株式会社フルステム

## ●協力者一覧

赤澤 智宏 　東京医科歯科大学大学院保健衛生学研究科
　　　　　分子生命情報解析学

朝比奈 泉 　長崎大学大学院医歯薬学総合研究科
　　　　　顎口腔再生外科学分野

大須賀俊裕 　株式会社ジャパン・ティッシュ・エンジニアリング

小川 祐樹 　大阪大学医学部附属病院 未来医療開発部

北島 英樹 　大阪大学大学院医学系研究科
　　　　　再生医療支援人材育成コンソーシアム

高野 忠夫 　東北大学病院臨床研究推進
　　　　　センタープロトコル作成支援部門

髙橋 淳 　京都大学 iPS 細胞研究所臨床応用研究部門

中村 雅也 　慶應義塾大学医学部整形外科

水野 博司 　順天堂大学医学部

森尾 友宏 　東京医科歯科大学大学院医歯学総合研究科
　　　　　発生発達病態学分野

## ●執筆者一覧

伊藤 経夫 　慶應義塾大学病院 臨床研究推進センター

内田 太郎 　株式会社フルステム

梅澤 明弘 　国立成育医療研究センター

江副 幸子 　大阪大学大学院医学系研究科
　　　　　空間環境感染制御学共同研究講座

尾家 重治 　山陽小野田市立 山口東京理科大学

大家 義則 　大阪大学大学院医学系研究科
　　　　　脳神経感覚器外科学（眼科学）

太田垣 寛 　メルク株式会社 ライフサイエンス
　　　　　バイオモニタリング事業部 フィールドマーケティング

岡崎 利彦 　九州大学病院 分子・細胞調製センター

岡田 潔 　大阪大学医学部附属病院 未来医療開発部

小田切圭一 　浜松医科大学医学部附属病院
　　　　　臨床研究管理センター

尾山 和信 　独立行政法人医薬品医療機器総合機構

笠井 泰成 　大阪大学医学部附属病院 未来医療開発部
　　　　　未来医療センター

片野 尚子 　東京医科歯科大学 再生医療研究センター

加藤 和人 　大阪大学大学院医学系研究科
　　　　　医の倫理と公共政策学分野

川真田 伸 　神戸医療産業都市推進機構
　　　　　細胞療法研究開発センター

紀ノ岡正博 　大阪大学大学院工学研究科
　　　　　生命先端工学専攻 生物プロセスシステム工学領域

| 栗原千絵子 | 量子科学技術研究開発機構 |
|---|---|
| 小久保 護 | 澁谷工業株式会社 再生医療システム本部 |
| 越田 一朗 | 澁谷工業株式会社 再生医療システム本部 技術部技術課 |
| 佐藤 陽治 | 国立医薬品食品衛生研究所 再生・細胞医療製品部 |
| 篠原 力 | 株式会社ジャパン・ティッシュ・エンジニアリング |
| 清水 則夫 | 東京医科歯科大学 再生医療研究センター |
| 杉田 修 | 北海道大学病院 臨床研究開発センター |
| 関矢 一郎 | 東京医科歯科大学 再生医療研究センター |
| 仙北屋浩亮 | 豊見城中央病院 先端医療研究センター セル・プロセッシング・センター |
| 園井 悦子 | 株式会社セルート |
| 高木 亮 | 東京女子医科大学 先端生命医科学研究所 |
| 髙戸 毅 | JR東京総合病院 |
| 高橋 政代 | 理化学研究所 生命機能科学研究センター 網膜再生医療開発研究プロジェクト |
| 高見 太郎 | 山口大学医学部附属病院 再生・細胞治療センター / 山口大学大学院医学系研究科消化器内科 |
| 武田 香里 | バイオメディカ・ソリューション株式会社 |
| 田代 志門 | 国立がん研究センター 社会と健康研究センター 生命倫理・医事法研究部 |
| 谷山 義明 | 大阪大学大学院医学系研究科 臨床遺伝子治療学 / 大阪大学医学部 臨床遺伝子治療学 |
| 千葉 俊明 | 株式会社フルステム |
| 筒井 正造 | アース環境サービス株式会社 彩都総合研究所 |
| 飛田 護邦 | 順天堂大学 革新的医療技術開発研究センター |
| 虎島 泰洋 | 元厚生労働省医政局研究開発振興課 再生医療等研究推進室 |
| 中尾 敦 | バイオメディカ・ソリューション株式会社 |
| 中川原愼也 | 元神奈川県庁薬務課 |
| 中島 和江 | 大阪大学医学部附属病院 中央クオリティマネジメント部 |
| 西田 幸二 | 大阪大学大学院医学系研究科 脳神経感覚器外科学（眼科学） |
| 畠 賢一郎 | 株式会社ジャパン・ティッシュ・エンジニアリング |
| 廣瀬 誠 | 元独立行政法人医薬品医療機器総合機構 |
| 藤原 夕子 | 東京大学医学部附属病院 口腔顎顔面外科・矯正歯科 |
| 古江（楠田）美保 | 株式会社ニコン ヘルスケア事業部 技術統括部ステムセル事業開発部 |
| 真木 一茂 | 独立行政法人医薬品医療機器総合機構 |
| 松井 健志 | 国立循環器病研究センター 医学倫理研究部 |
| 水谷 学 | 大阪大学大学院工学研究科 生命先端工学専攻 |
| 宮川 繁 | 大阪大学 先進幹細胞治療学共同研究講座 |
| 宮木 晃 | SANSHO株式会社 |
| 森 由紀夫 | 株式会社ジャパン・ティッシュ・エンジニアリング |
| 森下 竜一 | 大阪大学大学院医学系研究科 臨床遺伝子治療学 / 大阪大学医学部 臨床遺伝子治療学 |
| 八代 嘉美 | 神奈川県立保健福祉大学 |
| 大和 雅之 | 東京女子医科大学 先端生命医科学研究所 |
| 山原 研一 | 兵庫医科大学 先端医学研究所 医薬開発研究部門 |
| 山本奈津子 | 大阪大学 データビリティフロンティア機構 |
| 渡邉 裕司 | 浜松医科大学医学部 臨床薬理学講座 / 国立国際医療研究センター 臨床研究センター |

**目次**

巻頭言 ......................................................................................................... 003

この本の使い方 ........................................................................................... 010

## 第1部 再生医療等の基盤 ......................................................... 011

### 第1章 再生医療とは

1. 概論 ....................................................................................................... 012
2. 幹細胞を使った再生医療 ................................................................... 021
3. 細胞治療 ............................................................................................... 033
4. 遺伝子治療を伴う再生医療 ............................................................... 048

### 第2章 倫理

1. 概論 ....................................................................................................... 059
2. インフォームドコンセント ............................................................... 068
3. 研究対象者の選択 ............................................................................... 079
4. 「ヘルシンキ宣言」と日本における研究倫理規則 ......................... 087
5. 個人情報保護法 ................................................................................... 098
6. 再生医療と社会とのコミュニケーション ....................................... 106

### 第3章 法令

1. 概論 ....................................................................................................... 120
2. 治験薬GMPをもとにした被験製品の製造体制の整備 ................. 129
3. 再生医療等の安全性の確保等に関する法律 ................................... 141
4. 医薬品、医療機器等の品質、有効性及び安全性の確保等に関する法律 ... 156

### 第4章 医療安全

1. 医療チームの安全を支えるノンテクニカルスキル ....................... 172
2. 特定細胞加工物/再生医療等製品の安全性 ..................................... 188

**第2部** **再生医療等の提供** 201

**第1章** **再生医療等の提供を行う医療機関**

1. 再生医療等の提供を行う医療機関における施設要件と必要な人員 202
2. 臨床研究の計画作成と委員会の設置・運営 213

**第2章** **臨床研究の計画と運用**

1. 再生医療等の適正な提供 233
2. 治験製品の品質管理における実施体制整備とその運用 248
3. 臨床研究および治験の品質保証とデータモニタリングによる品質確保 271
4. 再生医療における臨床試験の監査 284
5. 非臨床安全性試験のデザインと解釈 297

**第3章** **組織・細胞の採取と移植**

1. 組織・細胞の採取 311
2. 組織・細胞の移植 324
3. 運搬と管理 333

## 第3部 細胞の加工・製造 ......................................................................... 345

### 第1章 施設・構造設備
1. 細胞培養加工施設の要件 ................................................................... 346
2. ゾーニング—開放系、閉鎖系、区域管理、室圧管理を含む ................ 359
3. 培養設備 ............................................................................................ 372
4. バリデーションと適格性評価の基礎および実務対応 ......................... 391
5. 環境モニタリング .............................................................................. 405
6. 職員の教育訓練、健康管理 ............................................................... 423

### 第2章 施設における製造管理
1. 製造工程の設計と適切な運用 ........................................................... 434
2. 原材料・資材の受け入れと保管 ....................................................... 448

### 第3章 施設における衛生管理
1. 入退室の管理 .................................................................................... 460
2. 作業区域での管理 ............................................................................. 475
3. 消毒剤 ............................................................................................... 488
4. 防虫・防鼠・防菌対策 ...................................................................... 501

### 第4章 施設における品質管理
1. 品質管理とは—概要と品質管理体制 ................................................ 512
2. 品質管理とは—原料の受け入れと出荷 ............................................ 523
3. 品質管理試験—汚染検査、特性解析 ................................................ 533
4. 品質管理試験—ウイルス試験・マイコプラズマ試験 ....................... 546

### 第5章 施設における作業の実際
1. 概論 ................................................................................................... 563
2. 細胞培養の基本操作と試薬の調製 ................................................... 573
3. 作業工程の文書化—標準業務手順書 (SOP)・製造指図書・製造記録書の作成および運用 ....... 589
4. 細胞加工における文書化の基礎—再生医療等安全性確保法における文書作成 ............ 602
5. 交差汚染の防止 ................................................................................. 625

# 第4部 文書管理 ......639

## 第1章 文書の作成と運用

**1.** 提供における文書の作成 ...... 640

**2.** 製造における文書の作成と管理 ...... 661

**3.** 製造における文書の作成と管理―再生医療等安全性確保法 ...... 679

**4.** 文書の運用と保管 ...... 693

## 付録

本会WEBコンテンツ ...... 704

その他再生医療関連公式HP ...... 705

## 索引 ...... 706

# この本の使い方

## ●読者対象について

再生医療に携わる全ての方を対象にしております。

項目タイトルの横に「臨床培養士習得レベル（初級）」「上級臨床培養士習得レベル（上級）」「再生医療認定医習得レベル（認定医）」とし、日本再生医療学会認定制度と関連づけて難易度を表しています。

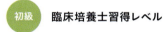　臨床培養士習得レベル

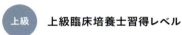　上級臨床培養士習得レベル

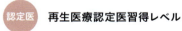　再生医療認定医習得レベル

## ●本会認定制度との関連について

本書ならびに本会主催の講習会のテキストなどを本会認定制度試験の参考書としてお役立てください。

## ●各節の構成について

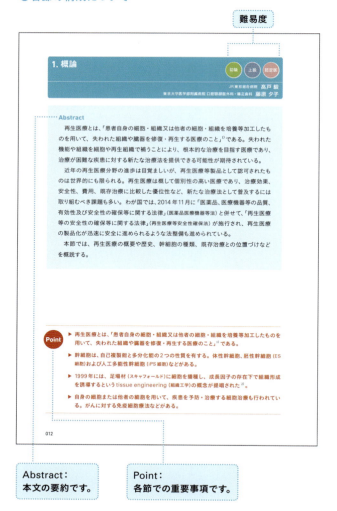

Abstract：
本文の要約です。

Point：
各節での重要事項です。

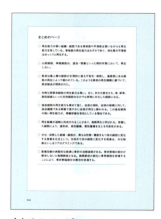

**まとめのページ**
各節の要点をまとめたページです。

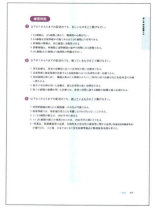

**練習問題**
本文の説明に沿った練習問題です。
理解度の確認にお使いください。

第1部

再生医療等の基盤

# 1. 概論

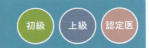

JR 東京総合病院 髙戸 毅
東京大学医学部附属病院 口腔顎顔面外科・矯正歯科 藤原 夕子

## Abstract

　再生医療とは、「患者自身の細胞・組織又は他者の細胞・組織を培養等加工したものを用いて、失われた組織や臓器を修復・再生する医療のこと」[1] である。失われた機能や組織を細胞や再生組織で補うことにより、根本的な治療を目指す医療であり、治療が困難な疾患に対する新たな治療法を提供できる可能性が期待されている。

　近年の再生医療分野の進歩は目覚ましいが、再生医療等製品として認可されたものは世界的にも限られる。再生医療は概して個別性の高い医療であり、治療効果、安全性、費用、既存治療に比較した優位性など、新たな治療法として普及するには取り組むべき課題も多い。わが国では、2014年11月に「医薬品、医療機器等の品質、有効性及び安全性の確保等に関する法律」(医薬品医療機器等法)と併せて、「再生医療等の安全性の確保等に関する法律」(再生医療等安全性確保法)が施行され、再生医療の製品化が迅速に安全に進められるような法整備も進められている。

　本節では、再生医療の概要や歴史、幹細胞の種類、既存治療との位置づけなどを概説する。

- ▶ 再生医療とは、「患者自身の細胞・組織又は他者の細胞・組織を培養等加工したものを用いて、失われた組織や臓器を修復・再生する医療のこと」[1] である。

- ▶ 幹細胞は、自己複製能と多分化能の2つの性質を有する。体性幹細胞、胚性幹細胞 (ES細胞) および人工多能性幹細胞 (iPS細胞) などがある。

- ▶ 1999年には、足場材 (スキャフォールド) に細胞を播種し、成長因子の存在下で組織形成を誘導するという tissue engineering (組織工学) の概念が提唱された[2]。

- ▶ 自身の細胞または他者の細胞を用いて、疾患を予防・治療する細胞治療も行われている。がんに対する免疫細胞療法などがある。

## 1 | 再生医療とは

再生医療とは、「患者自身の細胞・組織又は他者の細胞・組織を培養等加工したものを用いて、失われた組織や臓器を修復・再生する医療のこと」[1] である。具体的には、以下を指す[3]。

①患者の体外で人工的に培養した幹細胞等を、患者の体内に移植等することで、損傷した臓器や組織を再生し、失われた人体機能を回復させる医療。

②患者の体外において幹細胞等から人工的に構築した組織を、患者の体内に移植等することで、損傷した臓器や組織を再生し、失われた人体機能を回復させる医療。

さらに、以下も加える[3]。

③生きた細胞を組み込んだ機器等を患者の体内に移植などすること。または内在性幹細胞を細胞増殖分化因子により活性化/分化させることにより、損傷した臓器や組織の自己再生能力を活性化することで失われた機能を回復させる広義の再生医療。

従来の医療は、組織や臓器の障害に対し、医薬品や外科的手術により原因を取り除くことで生体の治癒を促すものであり、どちらかといえば対症療法的なアプローチであった。重度の組織欠損や臓器障害に対しては移植手術なども行われてきたが、自家移植では採取できる組織量に限界があるため手術適応に制約があり、他家移植では慢性的なドナー不足に加え、生体適合性、拒絶反応の制御なども大きな課題であった。

一方、再生医療は、失われた機能や組織を細胞や再生組織で補うことにより、根本的な治療を目指す医療であり、従来の医療が抱える課題を克服し、治療が困難な疾患に対する新たな治療法を提供できる可能性がある。

## 2 | 幹細胞の種類

幹細胞とは、自己複製能と多分化能を有する細胞である。自己複製能とは、分裂・増殖過程を経ても同じ特性を維持して複製する能力のことであり、多分化能とは、複数の系統の細胞に分化する能力のことを指す。再生医療と幹細胞が同時に述べられることが多いのは、幹細胞の増殖能と多分化能が、再生医療の細胞源として有用であるためである。

詳細は他節（➡第1部 第1章「2. 幹細胞を使った再生医療」）に譲るが、幹細胞には主に、体性幹細胞、胚性幹細胞および人工多能性幹細胞などが含まれる [**表1**][4]。

### [1] 体性幹細胞 (somatic stem cell)

組織幹細胞 (tissue stem cell) とも呼ばれる。造血幹細胞、神経幹細胞、間葉系幹細胞 (mesenchymal stem cell：MSC) など組織中に存在する幹細

**表1：幹細胞の特徴**

| | | 幹細胞種 | | |
|---|---|---|---|---|
| | | 体性幹細胞 | ES細胞 | iPS細胞 |
| 特徴 | 由来 | 体内に存在 | 胚を壊して作製 | 体細胞から作製 |
| | 分化能力 | 限定的 | 多能性 | 多能性 |
| | 生命倫理問題 | 問題なし | 問題あり | 問題なし |
| | 拒絶反応の有無 | 自己細胞の場合：無<br>他家細胞の場合：有 | 有（体細胞由来ES細胞：無） | 自己細胞の場合：無<br>他家細胞の場合：有 |
| | 医療応用上の問題 | 生体外での増殖・維持に課題 | 腫瘍化の可能性あり | 腫瘍化の可能性あり |

〔資料〕文部科学省：平成25年版 科学技術白書：2013.

胞で、限られた細胞種への分化が可能である（multipotency）。生体内では前駆細胞の供給源として存在し、組織障害などにより細胞分裂し、死細胞を補充し組織を再生する役割を果たしている。前駆細胞とは、幹細胞から特定の体細胞や生殖細胞へ分化する途中の段階にある細胞で、幹細胞に比較して限られた分化能、増殖能を有する。

### [2] 胚性幹細胞 (embryonic stem cell：ES細胞)

受精卵を培養して得られる胚盤胞の内部細胞塊から樹立された細胞で、未分化な状態でほぼ無限に自己複製する能力と、三胚葉（内胚葉〔胃の内膜、消化管、肺など〕、中胚葉〔筋肉、骨、血液など〕、および外胚葉〔表皮、神経など〕）のいずれにも分化できる能力を有する（pluripotency）。受精卵を材料として作製されるため、ヒトES細胞の作製は倫理的な問題がある。

ES細胞の遺伝子にはさまざまな操作を加えることが可能であり、マウスなどでは相同組換えにより個体レベルで特定遺伝子を意図的に破壊したり（ノックアウトマウス）、目的とする遺伝子を自在に導入したり（ノックインマウス）など、基礎医学研究でも広く利用されている。

### [3] 人工多能性幹細胞 (induced pluripotent stem cell：iPS細胞)

体細胞へ数種類の遺伝子を導入することにより作製され、ES細胞と同等の多分化能を有する。体細胞から作製されるため、倫理的な問題とはなりにくい。

## 3 再生医療と幹細胞研究の歴史

再生医療の歴史は意外と古く、1970年代には表皮細胞や軟骨細胞などの培養技術が確立され、1987年には自家培養表皮（Epicel®、Genzyme社）が米国食品医薬品局（Food and Drug Administration：FDA）により承認された。1999年には、足場材に細胞を播種し、成長因子の存在下で組

織形成を誘導するというtissue engineering（組織工学）の概念が提唱された[2]。わが国では、2007年10月に日本初のヒト細胞・組織利用医療機器である自家培養表皮（ジェイス®、J-TEC社）が、2012年7月に自家培養軟骨（ジャック®、J-TEC社）が製造販売承認されている。その後、2014年11月に「医薬品、医療機器等の品質、有効性及び安全性の確保等に関する法律」（医薬品医療機器等法）と「再生医療等の安全性の確保等に関する法律」（再生医療等安全性確保法）が施行され、ヒト（自己）骨格筋由来細胞シート（ハートシート®、テルモ社）やヒト（同種）骨髄由来MSC（テムセル®HS注、JCRファーマ社）などが承認されている。

一方、幹細胞研究の歴史は、1960年代のはじめ、Becker AJ、McCulloch EA、Till JEによって造血幹細胞が発見されたことに始まる。1960年代にはすでに骨髄移植も試みられている。その後長い間、幹細胞の研究は造血細胞の領域において行われていたが、全ての臓器にそれぞれの幹細胞が存在することが明らかにされ、再生医療への応用が試みられるようになった。ヒトでのES細胞樹立を契機として幹細胞の研究は飛躍的に発展したといえる。1998年にヒトES細胞の樹立が発表され（J. Thomsonら）、1999年にはヒト骨髄由来MSCの多能性が報告された（M. Pittengerら）。2006年にはマウスiPS細胞の樹立が、2007年にはヒトiPS細胞の樹立[5]が京都大学山中伸弥らの研究グループにより発表された。

## 4 | 再生医療と既存治療

従来の治療法は、大きく分けて手術による外科的治療と主に医薬品を用いる内科的治療がある。蛋白質性のバイオ医薬品や生物由来でない低分子化合物は、不特定多数の患者への投与が前提とされ、最も汎用性の高い治療方法といえるが、病気によって損なわれた機能を完全に元に戻すことはできず、多くの場合、その効果は部分的であり可逆的である。一方、外科的治療は病気によって損傷され、他の部分に悪影響を与える臓器の一部を取り除くことが大きな目的であり、失った機能の回復は困難である。病気によって失われた臓器の機能をほぼ全面的に回復するための治療法として移植医療が注目された。しかし、これも原則的には死体移植、脳死移植でない限り、自己あるいは他人の臓器の一部をもってその機能の犠牲のうえの機能補充であることから、適応は限定的とならざるを得ない。

そこで、臓器、あるいはその構成細胞を再び生み出す（再生する）ことにより機能を回復させる治療として、再生医療の可能性が今、注目されている。再生医療はまだ始まったばかりであり、多くの課題もあるが、1つ1つ課題を克服し、新たな医療の1つの領域として地位を確立し得るものであると考えられる。

図1：再生医療の位置づけ（既存の治療形態との関連）

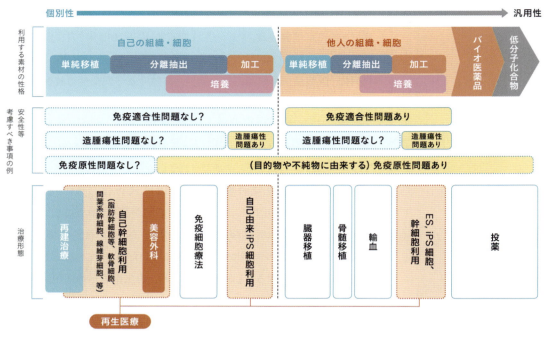

〔資料〕経済産業省：再生医療の実用化・産業化に関する報告書 最終取りまとめ：2013.

　経済産業省が再生医療の実用化・産業化における課題として、個別性と汎用性を軸にして既存治療との関連における再生医療の位置づけを提示している【図1】[6]。細胞や組織を用いる治療には、自己の細胞や組織を用いる治療（自家移植）、および他人の細胞や組織を用いるもの（他家移植）がある。近年では、自家細胞を用いる治療として、免疫細胞療法なども注目されている。これは、免疫細胞を患者の血液から採取し、培養により機能を高めたり増殖させたりしたうえで再度体内に戻し、がん治療などに役立てる治療法である。

　一方、他人の細胞や組織を用いた治療としては、従来、臓器移植や骨髄移植、輸血などが行われてきた。これらの治療では、血液型や免疫適合性など患者の体質に適する組織が求められるという点で、自家移植にはない要件が求められる。また、iPS細胞由来製品などを用いた治療は、細胞・組織のレベルで複雑で多段階にわたる加工が行われるため、製品の品質や安全性について、より綿密な検討・評価が必要とされる。

　以上のように、自己の細胞・組織を用いた治療と他人（同種）の細胞・組織を用いた治療ではそれぞれ位置づけが異なり、要求される安全性などの基準も異なる。再生医療の適応や基準を考えるうえでは、それぞれの特性を十分に踏まえたうえで検討する必要がある。

**文献**

1) 厚生労働省医薬食品局：規制・制度改革に関する分科会 ヒアリング資料：2012 年 3 月 12 日.
2) Vacanti JP, Langer R: Tissue engineering: the design and fabrication of living replacement devices for surgical reconstruction and transplantation. Lancet 1999; 354(Suppl 1): SI32-34.
3) 総合科学技術会議基本政策推進専門調査会：失われた人体機能を再生する医療の実現：2008 年 5 月.
4) 文部科学省：平成 25 年版 科学技術白書：2013.
5) Takahashi K, Tanabe K, Ohnuki M. et al.: Induction of pluripotent stem cells from adult human fibroblasts by defined factors. Cell 2007; 131(5): 861-872.
6) 経済産業省：再生医療の実用化・産業化に関する報告書 最終取りまとめ：2013 年 2 月.

## まとめのページ

☐ 再生医療とは、「患者自身の細胞・組織又は他者の細胞・組織を培養等加工したものを用いて、失われた組織や臓器を修復・再生する医療のこと」である。

☐ 幹細胞には増殖能と多分化能があり、そのため幹細胞は再生医療の細胞源として有用である。

☐ ES細胞は、受精卵を材料として作製されるため、倫理的な問題をもつ。

☐ iPS細胞は、体細胞から作製されるため、倫理的な問題とはなりにくい。

☐ 他家移植では血液型や免疫適合性など患者の体質に適する組織が求められるという点で自家移植にはない要件が必要である。

☐ 再生医療は従来のバイオ医薬品や低分子化合物を用いた医療に比べ、汎用性が低く、個別性の高い治療である。

## 練習問題

**❶** 以下の**1**から**5**までの記述のうち、正しいものを2つ選びなさい。

**1** ES細胞は、iPS細胞と異なり、腫瘍性の心配はない。
**2** ES細胞は自家移植が可能である点でiPS細胞より有利である。
**3** 幹細胞の特徴は、自己複製と全能性である。
**4** 前駆細胞は、幹細胞と成熟細胞の途中の段階にある細胞である。
**5** iPS細胞はES細胞より倫理性の問題は少ない。

**❷** 以下の**1**から**5**までの記述のうち、誤っているものを2つ選びなさい。

**1** 再生医療は、従来の治療法に比べて汎用性の低い治療法である。
**2** 自家移植と他家移植を比較すると自家移植のほうが汎用性の高い治療である。
**3** 免疫細胞を取り出し、機能を高めたり増殖させたりして体内に戻す治療は自己免疫疾患の治療に使われる。
**4** 低分子化合物を用いた治療は、最も汎用性の高い治療法である。
**5** 他人の細胞や組織を用いた治療では、患者の体質に適する細胞や組織を選ぶ必要がある。

**❸** 以下の**1**から**5**までの記述のうち、誤っているものを2つ選びなさい。

**1** 体性幹細胞は限られた細胞種への分化が可能である。
**2** 他家移植では、免疫適合性などを考慮しなければならないことがある。
**3** ヒトES細胞の樹立は、1900年代に始まる。
**4** ヒトiPS細胞の樹立が発表されたのは、1900年代の終わりである。
**5**「医薬品、医療機器等の品質、有効性及び安全性の確保等に関する法律」(医薬品医療機器等法) が施行され、その後、日本ではじめて再生医療等製品が製造販売承認を受けた。

## 解答と解説

**1** 解答：**4、5**

解説：

**1** iPS細胞やES細胞を未分化細胞の状態で移植すると奇形腫を形成する。

**2** ES細胞は、受精卵を取り出して作製するため、自家移植は不可能である。

**3** 幹細胞の特徴は自己複製と多能性である。全ての細胞に分化する能力がなくても複数の種類の細胞に分化する場合は「多能性」と呼び、体性幹細胞が幹細胞といわれるゆえんである。

**2** 解答：**2、3**

解説：

**2** 自家移植には、自分自身の細胞しか用いないが、他家移植はそれを用いて複数の患者に適応できることから、自家移植のほうが汎用性が低く、個別性の高い治療法であるといえる。

**3** 免疫細胞療法は、がん細胞など人体にとって有害な細胞を免疫力を強化することで排除する治療である。一方、自己免疫疾患の治療では、むしろ免疫力を低下させることが必要である。

**3** 解答：**4、5**

解説：

**4** ヒトiPS細胞の樹立が報告されたのは2007年である。

**5** 日本ではじめて再生医療等製品が製造販売承認を受けたのは、J-TEC社の自己培養表皮（ジェイス®）であり、2007年のことである。医薬品医療機器等法の施行前で、ヒト細胞・組織利用医療機器として承認を受けている。

# 2. 幹細胞を使った再生医療

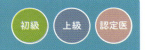

理化学研究所 生命機能科学研究センター 網膜再生医療開発研究プロジェクト　髙橋 政代

## Abstract

　再生医療には、「内在性幹細胞を活性化して組織の再生を促す薬物治療」と「外部から細胞を移植する細胞治療」とがある。さらに細胞治療は、①細胞から産生される栄養因子による組織修復（trophic effect）を狙うものと、②移植細胞によって障害された細胞を置き換える治療（replacement therapy）に分けられ、それぞれ移植する細胞に求められる条件が異なる。

　幹細胞にはその組織を形づくる多種類の細胞への分化能（多分化能）をもつ体性幹細胞、三胚葉の細胞へと分化する能力（多能性）をもつ胚性幹細胞（ES細胞）、人工多能性幹細胞（iPS細胞）があり、現在は主に体性幹細胞を用いた細胞移植が世界中で行われている。またこれまでに、ES細胞は網膜および脊髄に、iPS細胞は網膜に応用されている。

　「再生医療等の安全性の確保等に関する法律」（再生医療等安全性確保法）で第1種再生医療等に分類されるES細胞やiPS細胞を用いる治療は厳重に安全性が監視されているのに対し、第3種再生医療等に分類される細胞治療では痛ましい事故も起こっている。安全性確保のためには、①リスク評価、②安全目標、③リスク管理、③'クライシス管理、④コミュニケーション、が必要であるが、「治療機会の損失」という問題も考慮に入れて、常に患者の利益を基準に進めていくことが肝要である。

## Point

- ▶ 再生医療にはいくつかの方法、目的があり、それぞれで必要とする移植細胞が異なる。どのような効果を目的としているかを考えて戦略を練る必要がある。

- ▶ 幹細胞の種類、それぞれの分化能の違いなどを把握して、移植細胞源を考える。これまで体性幹細胞が再生医療（細胞治療）の主力であったが、最近はES細胞やiPS細胞を用いた細胞治療が始まっている。

- ▶ 安全であることを示すためには、①リスク評価、②安全目標、③リスク管理、③'クライシス管理、④コミュニケーション、が必要である。

- ▶ 日本では再生医療等安全性確保法により、幹細胞治療が登録制となった。患者の利益を中心に考え、「先端治療に対する過剰な規制」と「科学的根拠の少ない細胞治療」のどちらをも防ぐことが肝要である。

## 1 | 再生医療の種類

「再生」の本来の意味は、生体組織や臓器に障害が生じた際の内在性幹細胞による組織修復であるが、近年は細胞移植による機能回復なども再生と呼ぶ。このため再生医療は、法令の定義によらない広義においては、「薬剤などによって組織の内在性幹細胞による再生能力を高める治療」と「細胞を移植する細胞治療」とに分けられる[図1]。さらに細胞治療は、①細胞から産生される栄養因子により組織修復（trophic effect）を狙う治療と、②移植細胞によって障害された細胞を置き換える治療（replacement therapy）に分けられ、移植する細胞に求められる条件はそれぞれ異なる。

①の栄養因子による組織修復が目的の場合は、移植細胞は成熟して機能を備えた細胞である必要はなく、むしろ栄養因子を豊富に産生する幹細胞や前駆細胞など未熟細胞のほうが適している場合もある。また少量の細胞数でも、十分な量の因子が産生されれば、それで目的を達成できる。

一方で、②のように細胞の置き換えを目的とするならば、細胞は移植後に機能を発揮できなければならない。また細胞数も機能を修復するのに足る量を確保することが重要である。しかし現状では移植に必要な量の成熟細胞を確保することが難しい。このため再生医療では、テロメア（染色体末端粒子）を延長しながら分裂・増殖させることにより細胞数を確保できる幹細胞を細胞源とすることが一般的である。

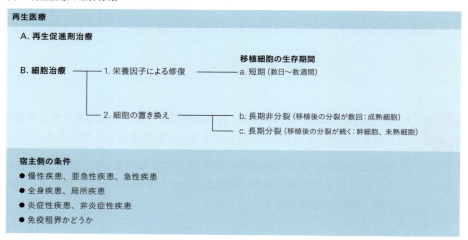

図1：再生医療の条件分類

## 2 | 幹細胞とは

狭義には「多種類の細胞に分化する能力（多分化能）と、分裂して多分化能をもつ同じ細胞を生み出すことができる能力（自己複製能）とをもつ細胞」というのが幹細胞の定義である。しかし広義には、角膜上皮幹細胞

のように1種類の細胞のみに分化する単能性の場合でも、分裂してその組織を再生する能力を持つ未分化細胞を指して、幹細胞という。

　幹細胞研究は造血幹細胞から始まった[1]。大量の放射線を照射し造血障害を起こしたマウスに1個の幹細胞を移植することにより、血球系のあらゆる細胞を生み出す能力のある造血幹細胞の存在が証明された[2]。その後、さまざまな組織の幹細胞が証明され、それと同時に体内には存在しないES細胞（embryonic stem cell：胚性幹細胞）がつくられ[3]、iPS細胞（induced pluripotent stem cell：人工多能性幹細胞）が発明された[4]。

　幹細胞は、その分化能力により全能性（totipotent）幹細胞、多能性（pluripotent）幹細胞、多分化能（multipotent）幹細胞に分類される [表1]。

　「全能性幹細胞」は胎盤と個体の全ての細胞に分化する能力を有する受精卵のみである。「多能性幹細胞」は胎盤の細胞には分化しないが三胚葉全てに分化する幹細胞で、胚盤胞の内部細胞塊を培養して得られる胚性幹細胞（ES細胞）や体細胞に遺伝子を導入して作る人工多能性幹細胞（iPS細胞）がある。その他、テラトカルチノーマから単離された胚性腫瘍細胞（embryonic carcinoma cell：EC細胞）、胚性生殖幹細胞（embryonic germ cell：EG細胞）、核移植ES細胞（nuclear transfer embryonic stem cell：ntES細胞、「体細胞由来ES細胞」とも呼ばれる）がある。マウスES細胞は1981年にケンブリッジ大学のマーティン・エバンズにより樹立され[3]、ヒトES細胞は1998年にウィスコンシン大学のジェームス・トムソンによって作製された[4]。一方、マウスiPS細胞は2006年に京都大学の山中伸弥により作製され[5]、ヒトiPS細胞は2007年に山中伸弥[6]とジェームス・トムソン[7]が

**表1：分化能からみた幹細胞の分類**

| | |
|---|---|
| **A. 全能性（totipotent）幹細胞** | 受精卵 |
| **B. 多能性（pluripotent）幹細胞** | 胚性幹細胞（ES細胞）<br>胚性腫瘍細胞（EC細胞）<br>胚性生殖幹細胞（EG細胞）<br>核移植ES細胞、体細胞由来ES細胞（ntES細胞）<br>人工多能性幹細胞（iPS細胞） |
| **C. 多分化能（multipotent）幹細胞** | 造血幹細胞<br>間葉系幹細胞<br>肝幹細胞<br>腸管幹細胞<br>膵幹細胞<br>皮膚幹細胞　など |
| **D. 単分化能（unipotent）幹細胞（前駆細胞）** | 筋幹細胞<br>角膜上皮幹細胞<br>生殖幹細胞<br>精原細胞 |

別々に作製し、同日に論文発表された。

一方、組織に存在する幹細胞は体性幹細胞といい、「多分化能」をもっている。身体中の細胞は常に再生している。心臓と中枢神経は基本的に再生しないといわれているが、心筋細胞も非常にゆっくりと再生しているという報告もある。また中枢神経においても部位によっては、例えば海馬では、成体になっても毎日新しい神経細胞が生まれている。大脳皮質なども障害時には再生すると報告されている。この細胞を生み出すもととなる細胞が身体中の組織に体性幹細胞として存在する。海馬では歯状回に神経、アストロサイト、オリゴデンドロサイトの3種類に分化する神経幹細胞が存在し、網膜でも周辺部の毛様体の部分に網膜幹細胞が存在することが知られている。また、腸管上皮幹細胞は陰窩（いんか）に存在し、非対称分裂を続けて幹細胞を残しつつ腸管上皮の4種類の細胞を毎日生み出している。その他、造血幹細胞、間葉系幹細胞、肝幹細胞、膵幹細胞などがあり、多くの組織に存在する。

そのほか、単一の細胞を生み出し続ける「単分化能」の幹細胞としては、筋幹細胞、角膜上皮幹細胞、生殖幹細胞、精原細胞などがある。角膜上皮幹細胞は角膜周辺部の輪部と呼ばれるところに存在し、分裂しながら角膜上皮細胞を中央部に向けて産生している。

## 3 移植細胞の栄養因子による再生医療

現在、細胞治療では間葉系幹細胞を用いた治療が世界中で多く行われている。間葉系幹細胞は中胚葉由来の幹細胞で、採取する組織により骨髄幹細胞や脂肪幹細胞などになる。間葉系の骨、血管、筋肉、心筋、軟骨などの間葉系細胞に分化する能力をもつが、間葉系幹細胞を用いた細胞治療では、多くの場合、数週間で移植細胞が消失する。これらの治療では、その間にさまざまな因子を産生し組織を修復したり、あるいは炎症を抑えることにより病態を改善することが期待されている。

日本では治験とは別に医師の責任において行う臨床研究のトラックがあるため、脳梗塞、下肢の血管閉塞、肝不全、軟骨損傷、歯、移植片対宿主病（GVHD）*などを対象に、間葉系幹細胞を用いた治療が、臨床研究として100件以上行われている[8]。一方で、薬事法の承認を受けた製品としては、これまで自家培養表皮と間葉系幹細胞を用いた自家培養軟骨の2製品のみであったが、2014年に施行された「医薬品、医療機器等の品質、有効性及び安全性の確保等に関する法律」（医薬品医療機器等法）[9]のもと、ヒト間葉系幹細胞を用いた造血幹細胞移植後の急性GVHDの細胞治療薬と、虚血性心疾患による重症心不全を対象としたヒト骨格筋由来の細胞シートがともに承認された。また脳梗塞患者に対する再生医療等製品の治験も開始されている。日本では再生医療等製

＊：GVHD
移植されたドナーの造血幹細胞がうまく患者に生着すると、患者の体内をドナーの白血球が回るようになる。白血球は自分以外を敵と見なして攻撃する性質を持っているため、患者の体を「他人」とみなし免疫反応を起こして、患者の体を攻撃してしまう。この現象による病気をGVHDという。

品の迅速な実用化のための条件及び期限つきの「早期承認制度」の創設などにより、世界でもいち早く治療開発の仕組みを再生医療に適応させたため、世界から企業治験が集まりつつある。

## 4 | 細胞の置き換えによる再生医療

障害された細胞を置き換えるためには、①移植細胞が成熟細胞であること、②体内で成熟して生着すること、③幹細胞の状態で生存し続けること、のいずれかが必要である。そのような治療はまだ数少ない。網膜色素上皮細胞、角膜上皮幹細胞、角膜内皮細胞、ドーパミン細胞、軟骨細胞などは、この細胞の置き換えによる治療の実現化に向け開発されている。

また前述のように、細胞を置き換える治療では、機能を回復するために十分な細胞数が必要である。網膜であれば、$10^5$個の細胞で十分であるが、他の臓器では少なくとも$10^7 \sim 10^9$個の細胞が必要となる。このため品質を保った大量培養が必要である。しかし体性幹細胞は無限に増える性質をもたないため、多くの患者の標準治療として大量に確保することはやや困難であり、無理に増やすと性質が変わってしまうこともある。それに対し、ES細胞やiPS細胞は無限に増殖する細胞であり、量の確保は比較的実現しやすく、再生医療を大規模な産業にしていくための細胞源として期待されている。ただし、細胞は一般的に分裂時に遺伝子の変異などが起こりやすいので、大量に増殖させる場合は安全性に特に注意を払う必要がある。

実際、ES細胞を用いた脊髄損傷患者への治験が開始され、実施企業の経済的問題でいったん休止されたが、治験は再開されている。次いで網膜色素上皮細胞の治験も進行中である。iPS細胞に関しては、自家iPS細胞由来網膜色素上皮シート移植の臨床研究が開始されたが、再生医療等安全性確保法が施行されたためにいったん休止となり、HLA (human leukocyte antigen：ヒト白血球抗原)適合他家iPS細胞由来網膜色素上皮細胞懸濁液移植の臨床研究に移行した。また、iPS細胞由来間葉系細胞によるGVHDの治験も始まっている。

## 5 | 再生医療の安全性

「安全性」を示すために、東京大学公共政策大学院/政策ビジョン研究センターの岸本充生先生は表2の①〜④の手順を追うことが必要であると述べている[10, 11]。

①リスク評価(リスクがどれくらいか)、②安全目標(「許容できない/できる」レベルを決める)――ベネフィット、コスト、他のリスクとのトレードオフ、公平性、倫理面などを考慮、③リスク管理(そのレベルを超えないように管理する)、③'クライシス管理(事故調査制度、保険、補償制度など何かあった場合の備え)、

表2：安全性を示すために必要な手順

> ## 安全（＝許容できないリスクがないこと）を示すためには？
>
> **⓪** **何を守りたいのか**を決める
>
> **①** （リスク評価）その**リスクがどれくらいか**見積もる
>
> **②** （安全目標）どれくらいなら「許容できない／できる」のかという
> **レベルを決める**必要がある
> ※ この際には、利益（ベネフィット）、費用（コスト）、他のリスクが
> 増えたり減ったりしないかどうか、公平性、倫理面などを考慮
>
> **③** （リスク管理）そのレベルを**超えない**ように管理する
>
> **③'** （クライシス管理）何かあった場合の**備え**ができている
> （危機管理体制、事故調査制度、保険、補償制度など）
>
> **④** （コミュニケーション）この一連の流れを**エビデンスをつけて**
> 社会に向けて**分かりやすく提示**する
>
> **⑤** 定期的に**⓪**から繰り返す

〔出所〕岸本充生：安全とリスクの考え方 〜新しいものにどう向き合うか.
日本再生医療学会, 2016.


④コミュニケーション（一連の流れをエビデンスをつけて社会に向けて分かりやすく提示する）。

　ところが、日本では往々にして①、②を検討する前に③、③'のルールを決めようとしがちで、ゼロリスクを追い求めることも多い。特に医療ではゼロリスクの達成は不可能であるので、再生医療を推進するためには国民全体にもリスクとベネフィットを比較して判断する思考法が必要である。特に「レギュラトリーサイエンス」と既存の「基礎科学」「応用科学」を区別して議論し、それぞれの治療でどの程度のリスクを許容できるのかを考えて臨床的に妥当な基準をつくり、過剰な治療費用が国民の負担にならないように、また無駄な時間によって治療完成の遅れを来さないように進めていく必要がある。

　図1に示したように、再生医療という言葉で表される治療でも、条件がさまざまに異なる。これらの条件によってリスクの大きさが異なるため、細胞の安全性の条件もそれぞれの治療単位で考える必要がある。また、ともするとヒト細胞加工製品の安全性だけに重点が置かれているが、再生医療は従来の低分子医薬と異なる「医療」として考えねばならない。実際、遺伝子操作を加えて樹立された自家iPS細胞による治療よりも、他家ES細胞を用いて免疫抑制剤を使用した治療のほうが、治療としては副作用が多いということもある。逆に他家移植であれば遺伝子操作を伴わないES細胞のほうが安全ともいえる。安全性を考える場合も、治療全体

として考える必要がある。

　もちろん安全を確保することが最も重要であるが、一方で安全に対する「過剰な」規制は開発費用の高騰（治療費）につながり、必ずしも患者の利益とならない場合もある。また、忘れられがちな開発の遅延による「治療機会の損失」も大きな問題である。これらに注意を払い、速やかに再生医療を推進することが必要である。一方で、再生医療に対する過剰な期待を利用して科学的根拠の薄い安易な細胞治療がすでに世界中で多数行われ、痛ましい事故も起こっている。日本では再生医療等安全性確保法により、全ての幹細胞治療が届出制となり、一定の質を確保する努力が開始された。「先端治療に対する過剰な規制」と「科学的根拠の少ない細胞治療」、このどちらも、患者の利益を中心にし、それ以外の要素を極力排除することで防ぐことができる。再生医療、新しい治療開発、規制当局、医療現場、関係する全ての人々が「患者の利益」を基準として判断することにより、健全な再生医療を推進することが必要である。

**文献**

1) Spangrude GJ, Heimfeld S, Weissman IL: Purification and characterization of mouse hematopoietic stem cells. Science 1988; 241(4861): 58-62.

2) Osawa M, Hanada K, Hamada H, et al.: Long-term lymphohematopoietic reconstitution by a single CD34-low/negative hematopoietic stem cell. Science 1996; 273(5272): 242-245.

3) Evans MJ, Kaufman MH: Establishment in culture of pluripotent cells from mouse embryos. Nature 1981; 292 (5819): 154-156.

4) Thomson JA, Itskovitz-Eldor J, Shapiro SS, et al.: Embryonic stem cell lines derived from human blastocysts. Science 1998; 282(5391): 1145-1147.

5) Takahashi K, Yamanaka S: Induction of pluripotent stem cells from mouse embryonic and adult fibroblast cultures by defined factors. Cell 2006; 126(4): 663-676.

6) Takahashi K, Tanabe K, Ohnuki M, et al.: Induction of pluripotent stem cells from adult human fibroblasts by defined factors. Cell 2007; 131(5): 861-872.

7) Yu J, Vodyanik MA, Smuga-Otto K, et al.: Induced pluripotent stem cell lines derived from human somatic cells. Science 2007; 21(318): 1917-1920.

8) 厚生労働省：再生医療について．http://www.mhlw.go.jp/stf/seisakunitsuite/bunya/kenkou_iryou/iryou/saisei_iryou/

9) 厚生労働省：薬事法等の一部を改正する法律の概要．http://www.mhlw.go.jp/file/06-Seisakujouhou-11120000-Iyakushokuhinkyoku/0000066816.pdf

10) 岸本充生：安全・安心の追求とリスク評価の役割．計測と制御 2010; 49(10): 655-670.

11) 岸本充生：リスク分析．安全とは作法である—エビデンスを尋ねることから始まる新しい社会．SYNODOS 2016.10.13. http://synodos.jp/society/18165

## まとめのページ

☐ 再生医療にはいくつかの方法、目的があり、それぞれで必要とする移植細胞が異なる。どのような効果を目的としているかを考えて戦略を練る必要がある。

☐ 幹細胞は、その分化能力により「全能性幹細胞」「多能性幹細胞」「多分化能幹細胞」に分類される。

☐ 「全能性幹細胞」は胎盤と個体の全ての細胞に分化する能力を有する受精卵のみであり、「多能性幹細胞」は胎盤の細胞には分化しないが三胚葉全てに分化する幹細胞で、ES細胞やiPS細胞がある。

☐ 組織に存在する幹細胞は体性幹細胞といい、「多分化能」をもっている。海馬には神経幹細胞が存在し、網膜には網膜幹細胞が存在する。

☐ 幹細胞の種類、それぞれの分化能の違いなどを把握して、移植細胞源を考える。これまで体性幹細胞が再生医療（細胞治療）の主力であったが、最近はES細胞やiPS細胞を用いた細胞治療が始まっている。

☐ 安全であることを示すためには、①リスク評価、②安全目標、③リスク管理、③'クライシス管理、④コミュニケーション、が必要である。

☐ 日本では再生医療等安全性確保法により、幹細胞治療が登録制となった。患者の利益を中心に考え、「先端治療に対する過剰な規制」と「科学的根拠の少ない細胞治療」のどちらをも防ぐことが肝要である。

## 練習問題

**❶ 以下の1から5までの記述のうち、誤っているものを2つ選びなさい。**

**1** 再生医療という言葉で表される治療は、広義において「内在性幹細胞を活性化して組織の再生を促す薬物治療」と「外部から細胞を移植する細胞治療」とに分けられる。

**2** 細胞治療は、「細胞から産生される栄養因子により組織修復を狙う治療」と「移植細胞によって障害された細胞を置き換える治療」に分けられるが、移植する細胞に求められる条件は同一である。

**3** 「栄養因子による組織修復」が目的の場合は、移植細胞は成熟して機能を備えた細胞である必要はなく、むしろ栄養因子を豊富に産生する幹細胞や前駆細胞など未熟細胞のほうが適している場合もある。また細胞数は少量でも必要な因子が十分な量産生されれば、それで目的は達成できる。

**4** 「細胞の置き換え」が目的の場合は、細胞は移植後に機能を発揮できなければならない。また細胞数も機能を修復するのに足る量を確保することが重要である。

**5** 再生医療では、ドーパミンを延長しながら分裂・増殖させることにより細胞数を確保できる幹細胞を細胞源とすることが一般的である。

**❷ 以下の1から5までの記述のうち、誤っているものを2つ選びなさい。**

**1** 幹細胞とは狭義には「多分化能と自己複製能とをもつ細胞」である。幹細胞は、その分化能力により「全能性幹細胞」「多能性幹細胞」「多分化能幹細胞」に分類される。

**2** 「全能性幹細胞」は胎盤と個体の全ての細胞に分化する能力を有する受精卵のみである。

**3** 「多能性幹細胞」は胎盤の細胞には分化しないが三胚葉全てに分化する多細胞で、体細胞に遺伝子を導入して作るES細胞や胚盤胞の内部細胞塊を培養して得られるiPS細胞がある。

**4** マウスES細胞は1981年にケンブリッジ大学のマーティン・エバンズにより樹立され、ヒトES細胞は1998年にウィスコンシン大学のジェームス・トムソンによって作製された。

**5** ヒトiPS細胞は2007年にマーティン・エバンズとジェームス・トムソンが別々に作製し、同日に論文発表された。

**❸ 以下の1から5までの記述のうち、誤っているものを2つ選びなさい。**

**1** 組織に存在する幹細胞は体性幹細胞といい、多くは「多分化能」をもっている。

**2** 中枢神経は再生しないため、成体脳には神経幹細胞は存在しない。

**3** 腸管上皮幹細胞は陰窩に存在し、非対称分裂を続けて幹細胞を残しつつ腸管上皮の4種類の細胞を毎日生み出している。

**4** 体性幹細胞には、造血幹細胞、間葉系幹細胞、脂肪幹細胞、肝幹細胞、膵幹細胞などがあり、多くの組織に存在する。

**5** 網膜幹細胞は単一の細胞を生み出し続ける「単分化能」の幹細胞である。

2. 幹細胞を使った再生医療　**029**

**4** 以下の**1**から**5**までの記述のうち、<u>誤っているもの</u>を<u>2つ</u>選びなさい。

**1** 骨髄幹細胞や脂肪幹細胞など間葉系幹細胞は、骨、血管、筋肉、心筋、軟骨などの間葉系細胞に分化する能力をもつ。

**2** 間葉系幹細胞を用いた細胞治療では多くの場合、移植細胞が消失するまでの間に産生する因子によって病態を改善することが期待されている。

**3** 脳梗塞、下肢の血管閉塞、肝不全、軟骨損傷、歯、移植片対宿主病 (GVHD)などを対象に、間葉系幹細胞を用いた治療などが、臨床研究として100件以上行われている。

**4** 2014年に改正される前に薬事法の承認を受けた製品としては、間葉系細胞を用いた急性GVHDの細胞治療薬と心不全に対する骨格筋由来の心筋シートの2製品のみであった。

**5** 日本では再生医療等製品の迅速な実用化のための条件及び期限つきの「レギュラトリーサイエンス」の創設などにより、世界でもいち早く治療開発の仕組みを再生医療に適応させたため、世界から企業治験が集まりつつある。

**5** 以下の**1**から**5**までの記述のうち、<u>誤っているもの</u>を<u>2つ</u>選びなさい。

**1** 障害された細胞を置き換えるためには、移植細胞は必ず成熟細胞であることが必要である。

**2** 網膜色素上皮細胞、角膜上皮幹細胞、角膜内皮細胞、ドーパミン細胞、軟骨細胞などは、細胞の置き換えによる治療の実現化に向け開発されている。

**3** ES細胞やiPS細胞は無限に増殖するという特徴をもち合わせているため、機能を回復するために十分な細胞数の確保は比較的実現しやすく、再生医療を大規模な産業にしていくための細胞源として期待されている。

**4** iPS細胞に関しては、自家iPS細胞由来網膜色素上皮シート移植の臨床研究が開始されたが、再生医療等安全性確保法が施行されたためにいったん中断となった。

**5** いったん中断された自家iPS細胞由来網膜色素上皮シート移植の臨床研究は、ABO式血液型適合他家iPS細胞由来網膜色素上皮細胞懸濁液移植の臨床研究として再び開始された。

**6** 以下の**1**から**5**までの記述のうち、<u>誤っているもの</u>を<u>2つ</u>選びなさい。

**1** 「安全性」を示すためには、①リスク評価、②安全目標、③リスク管理、③'クライシス管理、④コミュニケーション、が必要である。

**2** 医療ではゼロリスクの達成が不可欠である。

**3** 再生医療という言葉で表される治療でも、条件がさまざまに異なる。これらの条件によってリスクの大きさが異なるため、細胞の安全性の条件もそれぞれの治療単位で考える必要がある。

**4** 安全を確保することが最も重要であるので、開発費用の高騰 (治療費)や開発の遅延は無視できる。

**5** 「先端治療に対する過剰な規制」と「科学的根拠の少ない細胞治療」、このどちらも、患者の利益を中心にし、それ以外の要素を極力排除することで防ぐことができる。

## 解答と解説

**①** 解答：**2、5**

解説：

**2** 細胞治療は、「細胞から産生される栄養因子により組織修復を狙う治療」と「移植細胞によって障害された細胞を置き換える治療」に分けられ、移植する細胞に求められる条件はそれぞれ異なる。

**5** テロメアである。体細胞はテロメラーゼを欠いているため細胞分裂のたびにテロメアが短くなるが、幹細胞ではテロメラーゼが発現し、短くなったテロメアをもとに戻すため、細胞分裂が続く。ドーパミンは脳内の神経伝達物質で、パーキンソン病は、ドーパミンをつくる神経細胞が減少することで発症する神経難病である。

**②** 解答：**3、5**

解説：

**3** 胚盤胞の内部細胞塊を培養して得られるES細胞や体細胞に遺伝子を導入して作るiPS細胞がある。受精卵の分割が進むと、桑実胚の全能性細胞は胚盤胞の内部細胞塊（将来、胎児となる）または外部栄養膜（将来、胎盤となる）のいずれかになる細胞に分化する。

**5** マウスiPS細胞は2006年に京都大学の山中伸弥により作製され、ヒトiPS細胞は2007年に山中伸弥とジェームス・トムソンが別々に作製し、同日に論文発表された。マウスES細胞を樹立したマーティン・エバンズは2007年に、マウスならびにヒトiPS細胞を作製した山中伸弥は2012年にノーベル生理学・医学賞を受賞した。

**③** 解答：**2、5**

解説：

**2** 成体脳においても海馬には神経、アストロサイト、オリゴデンドロサイトの3種類に分化する神経幹細胞が存在する。

**5** 網膜周辺部の毛様体の部分に存在する網膜幹細胞は多分化能をもっている。一方、角膜周辺部の輪部（黒眼と白眼の境目）に存在する角膜上皮幹細胞は角膜上皮細胞のみを生み出し続ける単分化能の幹細胞である。

**④** 解答：**4、5**

解説：

**4** 2014年に改正される前に薬事法の承認を受けた製品としては、自家培養表皮と間葉系幹細胞を用いた自家培養軟骨の2製品のみであった。

**5** 「早期承認制度」である。均質でない再生医療等製品については、有効性が推定され、安全性が確認されれば、条件及び期限つきで特別に早期に承認できる仕組みとして早期承認制度が導入された。

**⑤ 解答：1、5**

解説：

**1** 障害された細胞を置き換えるためには、①移植細胞が成熟細胞であること、②体内で成熟して生着すること、③幹細胞の状態で生存し続けること、のいずれかが必要である。

**5** HLA適合他家iPS細胞である。HLAは白血球の血液型として発見されたが、その後、赤血球を除く全ての細胞に存在することが分かった。HLAは自己と非自己の認識に関与する基本的な分子であり、ドナーと移植対象患者との間で適合しないと拒絶反応、GVHDが起きる。

**⑥ 解答：2、4**

解説：

**2** 医療ではゼロリスクの達成は不可能であるので、再生医療を推進するためには国民全体にもリスクとベネフィットを比較して判断する思考法が必要である。

**4** 安全を確保することが最も重要であるが、一方で安全に対する「過剰な」規制は問題である。「過剰な」規制は開発費用の高騰（治療費）につながり、必ずしも患者の利益とならない場合もある。開発の遅延は「治療機会の損失」となる。

# 3. 細胞治療

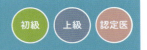

国立成育医療研究センター　梅澤 明弘

## Abstract

　再生医療とは、傷害を受けた組織において、細胞を移植することによって正常に近い状態に戻そうとする医療である。細胞や細胞からなる組織を移植することによってその機能が回復し、元通りになることを再生と呼ぶ。

　本節においては、細胞移植によって生じる再生過程、創傷治癒過程について学ぶ。再生能力は組織によって異なるばかりか、種によって異なる。下等な動物ほど再生能力が高く、ヒトでは複雑な再生は生じない。さらに加齢によって低下し、老人では皮膚欠損や骨折が治癒しにくい。ヒトの細胞は、その種類によって再生能力が全く異なっている。具体的に、表皮、上皮、間葉、血管、造血における再生を学び、その再生能力の違いを学ぶことによって、どのような細胞を原料として選択するかを決めることができる。また、再生過程のどのステージで細胞を移植するかを考える基本的な知識を得る。およびその異常な状態を学ぶことにより、細胞移植のさらなる展開を知る。

- ▶ ヒトにおいて、再生能力の強い組織、弱い組織、再生能力のない組織があり、それぞれの組織の修復様式は異なる。

- ▶ 分化・成熟した組織、細胞が異なる形態、機能をもつ他の細胞に変化する現象を化生（かせい）という。この生体における現象を利用して、生体外にてリプログラミングすることで目的の細胞を得ることができる。

- ▶ 創傷とは、体表面を覆う皮膚および内臓臓器・組織の損傷を含む欠損をいう。このような創傷が生体反応によって治癒に向かう現象を創傷治癒と称する。このような創傷治癒はステージごとに細胞移植における効果が異なる。

- ▶ 創傷治癒の典型的な経過をたどる骨折の治癒過程がある。その過程が生理的にうまくいかないことで癒合の遷延（せんえん）を生じる。細胞移植により、癒合を促進することができる。

## 1 | 組織・細胞の 再生能力

　細胞移植によって、さまざまな機序により、組織や器官の機能が補填される。その機序の1つが、移植した細胞による再生である。再生とは、体内で何らかの原因で失われた細胞がもとの細胞・組織の増殖によって補われ、元通りになる現象をいう。生体を構成する細胞には寿命があり、病的状態でない限り、失われた細胞はもとの細胞に絶えず置換されている。

　例えば、表皮や粘膜細胞、造血幹細胞は消費されるが、そのスピードとほぼ同じ程度に再生し、補充が繰り返される。このような生理現象による再生を「生理的再生」と呼んでいる。欠損部位が本来の細胞・組織によって置換されないと、その部位はまず血管および各種の遊走細胞によって補填され、肉芽組織が形成される。やがて結合織に置き換わり、瘢痕となる。

　細胞の再生能力は細胞の増殖能力、つまり細胞分裂能力と関連する。再生能力は、組織によって異なるばかりか、種によっても異なる。下等な動物ほど強く、ヒトでは複雑な再生は生じない。さらに加齢によって低下し、老人では皮膚欠損や骨折が治癒しにくい。ヒトの細胞は、その種類によって再生能力が全く異なっている。

### [1] 再生能力の強い組織・細胞

　ヒト組織には、再生能力の強い組織、弱い組織、再生能力のない組織がある。再生能力の強い組織・細胞とは、個体が生き続ける限り、分裂を続ける細胞をいう。表層上皮細胞（皮膚、口腔、子宮頸部扁平上皮）、消化管上皮、膀胱の移行上皮、骨髄の造血細胞である。これらの細胞は傷害を受けると、幹細胞から分化した細胞によって再生される。

　肝細胞も再生能力が強いため、切除されてももとの大きさまで戻る [図1]。この再生能力を利用して肝移植は行われる。供与することにより小さくなった供与者（ドナー）の肝臓も、移植を受けた宿主（レシピエント）の肝臓も数カ月のうちに正常の大きさに回復する。骨髄移植も細胞移植であり、放射線や薬剤によって骨髄細胞を欠損させた後に、細胞を移植する。移植された造血幹細胞が生体内において自己複製と血球成熟細胞に分化することにより、患者の骨髄中で一生、造血細胞を供給することができる。それも、造血幹細胞が再生能力の強い組織・細胞だからである。

### [2] 再生能力の弱い組織・細胞

　再生能力の弱い組織・細胞で構成される骨格筋や平滑筋は、弱いながらも再生能力を有している。しかし、骨格筋の再生能力はわずかであり、その傷害はもっぱら肥大によって補われる。消化管の平滑筋は、潰

図1：肝臓の再生能力を示すギリシャ神話

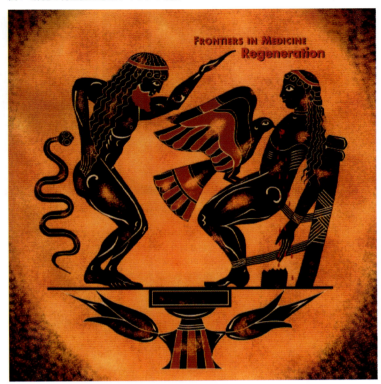

肝臓は、ギリシャ神話の頃から再生することが知られていた。プロメテウス（右）は、巨神ヤペトスの息子で弟エピメテウスと一緒にゼウス方でクロノスを倒すために戦った。彼は人間を創り、地を耕し作物を育てること、道具を使うこと、羊や牛を飼いならすこと、言葉で話すことなどたくさんのことを人間に教えた。最後に火を使うことを教えるため、ヘリオスの太陽の馬車から火を盗んだ。その罰としてゼウス（左）によって岩にしばられ、ゼウスの放った大鷲に襲われ、肝臓を食べられたが、翌日には肝臓は再生し、来る日も来る日も肝臓をついばまれた。すなわち、このギリシャ神話の時代から、肝臓が再生することは知られていたわけである。

〔出所〕「再生」に関する特集を組んだサイエンス誌の表紙より．Science, 4 April, 1997.
AMERICAN ASSOCIATION FOR THE ADVANCEMENT OF SCIENCE

瘍で欠損しても時間はかかるがゆっくりと再生する。骨格筋や平滑筋組織に、骨格筋や平滑筋細胞を移植しても、そのもととなる細胞の性質から、増殖の能力は弱いことになる。

## [3] 再生能力のない組織・細胞

再生能力のない組織・細胞とは、出生直後からは細胞分裂が起こらない細胞である心筋細胞、神経細胞がこれに相当する**［図2］**。これらの細胞は死ぬと、それぞれの細胞自身による組織の修復は起こらない。例えば中枢神経で神経細胞が壊死・脱落すると、その修復過程では神経細胞の支持組織である神経膠細胞の増殖によって補われる。また、心筋に壊死が生じると、線維性組織に置換され瘢痕となる。「虚血・梗塞といっ

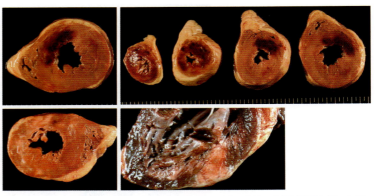

図2：再生能力のない心筋組織（横断面）

（上）ヒト急性心筋梗塞の心横断面。赤く出血しているところは、心筋が壊死に陥った部位である。
（下）陳旧性心筋梗塞の肉眼所見。古い心筋梗塞の部分は、新鮮心筋梗塞とは異なり、心筋は消失し線維性成分で完全に置換され白くみえる。膠原線維が心筋に置換されているために心筋としての機能は全くない。
（慶應義塾大学大学内にて撮影）

た病的状態において、再生能力のない組織・細胞にも再生が生じる」という報告も散見されるものの、一般的な考えとして心筋細胞、神経細胞は再生しない。このような再生能力のない組織・細胞に細胞移植を行って、健康な細胞に置き換えること、移植した細胞からの液性因子により残っている心筋細胞を活性化することでその機能回復を図ることができる。

## 2 細胞移植における再生の実際とその機序

再生の機序は、傷害を受けた細胞の再生能力によって異なる。再生能力は、幹細胞、前駆細胞、成熟細胞の分裂ならびに機能分化に依存する。移植する細胞の増殖能力は、もとの組織の再生能力と同じであり、肝臓および骨髄は移植後に増殖し、生涯にわたり機能し続ける。また、増殖することにより、細胞数を少なく移植したとしても、レシピエントの体内にて増殖し細胞数を増やすことが可能である。興味深いことに、肝臓は移植後、体重に比例して大きくなり、ある一定の臓器重量になる時点で増殖を停止する。そのメカニズムは明らかになっていない。生理的な機序としてそれぞれの臓器重量が定まっている。肝臓でその機序が解明されれば、生体外で肝細胞を無限に増殖させることができると考えられる。

### [1] 表皮、上皮の再生

表皮および消化管、気管支、上皮細胞は、最上層の細胞が生理的に絶えず変性、剥脱し、基底部にある細胞の再生によって補われている。潰瘍形成など、病的に上皮細胞が欠損すると、近傍の基底層細胞の再生、分化によってその部位が補われる。この場合、上皮細胞下の血管、

結合組織からなる支持組織の存在が、細胞の再生に重要な役割を果たす。例えば、欠損部が深層に及ぶ際には、結合組織などによってその部位が補われた後に、再生が生じる。

このような表皮の再生機構に基づいて、表皮製品が開発された。自己皮膚より表皮を単離し、生体外で増殖させることによりシートを作製し、やけどなどにより皮膚の欠損した部位に表皮製品を貼り付ける。その際には、移植された部位で、表皮製品が増殖することもある。製品に存在する基底層が増殖・分化することにより、移植された表皮製品自身が欠損部で増殖することになる。

### [2] 間葉系細胞の再生

未熟な間葉系細胞は種々の傷害に抵抗性があり、再生能力も実質細胞に比較しはるかに高い。また多分化能をもち、骨、軟骨、脂肪織といった支持細胞のなかでも特殊に分化した細胞になる。間葉系細胞のうち、多分化能・自己複製能を有する細胞を間葉系幹細胞と呼ぶ。

間葉系幹細胞は、私たちの身体に自然に備わっている体性幹細胞の1つである。間葉に由来する幹細胞という意味である。間葉とは、発生過程で上皮性細胞間に生じてきた、非上皮性細胞を含む疎な結合織を指す。その間葉に存在する細胞を間葉系細胞と呼び、突起を有しギャップ結合などの細胞間結合装置によって連絡されている場合がある。線維成分を産生する線維芽細胞のみならず、骨細胞、軟骨細胞、脂肪細胞に分化する能力を有する間葉系細胞がある。分化能が限られている場合は、骨芽細胞、軟骨芽細胞、前脂肪細胞と同等である。

骨髄中にも間葉系幹細胞は存在し、骨髄から間葉系幹細胞を取り出し大量に培養して、その後で目的の細胞に分化させれば、再生医療の材料として医療現場で使うことができ、大きな可能性をもった細胞といえる。骨髄間質以外で間葉系幹細胞の供給源として考えられる組織はかなり多く存在する。肺、心臓、皮膚、腎臓、肝臓、消化管、胆嚢、膀胱といった臓器では、上皮下組織に間葉系幹細胞が存在する。また、ヒト脂肪織および陰茎の包皮から間葉系幹細胞が採取できる。

もう1つ忘れてはならない間葉系幹細胞の供給源として、胎児がある。ヒトの場合も倫理的に必要な手続きは極めて大事であるが、寿命が長い点で、胎児由来の間葉系幹細胞は骨髄間質より優れた点を有している。ただし、骨髄間質とは異なり、他家となるので再生医療の供給源として考えた場合、免疫学的な拒絶は避けられない。

骨髄由来の間葉系幹細胞の培養方法は、骨髄の初期培養に由来する。マウスでは大腿骨・頭蓋骨から採取し、ヒトの場合は胸骨・腸骨か

ら採る。骨髄培養は組織培養の一種で、組織培養とは生物の組織や器官から単離した細胞を適当な培養液中で生育させることをいう。培養細胞の機能や構造は、当然正常組織におけるものとは異なっている。しかし細胞培養は、生体中の液性因子や他組織の影響を排除できること、培養条件を制御しやすいこと、均一な細胞集団が得られることなどから、再生医学の分野で広く利用されている。培養することで細胞数を増やすとともに、目的の分化細胞を得るために試験管内にて分化誘導を行う。例えば、骨細胞、軟骨細胞、脂肪細胞にというふうに、それぞれの細胞に分化させる。分化誘導に関しては、一般的にはサイトカインを用いる。また、増殖を止めるだけでも分化形質を示すことがあり、さらには5-アザシチジンのような脱メチル化剤といたクロマチン構造を変化させるだけで分化形質を示す場合がある。また、培養された線維芽細胞に直接いろいろな遺伝子を導入して分化誘導させることが行われる可能性もある。さらには、間葉系幹細胞に遺伝子を導入し、再生医療用に高機能化させる開発が進められている。

## [3] 血管の再生および新生

血管の再生能力および新生能力は極めて強く、胎児期の臓器・器官形成をはじめ、全ての組織の形成および創傷治癒過程で、再生に極めて重要である。血管の再生、新生は既存の血管から発芽することによって成り立つ。すなわち、内皮細胞の分裂、増殖、血管腔の形成という一連の機構が存在する。

## [4] 造血細胞の再生

造血細胞の再生能力も極めて強く、生理的、病的な血液の消耗、血球の破壊に対して、造血臓器である骨髄で速やかに血球が再生し補われる。赤血球の生理的な寿命は120日前後で、その消耗に対して赤芽球の増殖・分化によって赤血球として血液中に現れる。一方、白血球も大量に消費されると、未熟な白血球が血液中に出現する。

また、骨髄の機能が何らかの原因によって著しく低下すると、胎生期で造血を営んでいた肝臓、脾臓で造血が起こる。これを髄外造血と呼ぶ。そもそも幹細胞という言葉自体も造血幹細胞という語で最初に使われた。この造血細胞の強い再生能力が、現在一般的な医療として行われている細胞治療である骨髄移植を有効にしている理由である。移植された造血幹細胞はレシピエントにおいて増殖分化し、一生にわたりレシピエントの造血を支える。

骨髄移植は造血を支えるのみならず、ライソゾーム病などの先天性代

謝異常症に対しての治療としても行われる。ライソゾームは、脂質やムコ多糖を分解する機能を営むので、ライソゾーム酵素遺伝子の変異によってこれらの酵素活性が損なわれると、分解されなかった物質の蓄積が起こり、蓄積症となり、ライソゾーム病を発病する。ライソゾームは主に細胞外に由来する物質の消化に当たるので、蓄積は主に貪食能の盛んな網内系細胞に起こる。その結果、網内系の機能がブロックされて感染症が起きやすくなり、脾臓や肝臓、時に中枢神経にも機能障害が進行する。先天性代謝異常症の治療法である酵素補充療法は、ライソゾーム病に対して、安全性・有効性が証明されているが、酵素補充療法とともに、造血幹細胞移植（骨髄移植、臍帯血移植）が有効な治療となる。

わが国における先天性代謝異常症に対する造血幹細胞移植はライソゾーム病の1つであるI-cell病に始まり、以後徐々にではあるが移植症例数が増加している。

## 3 │ 過形成・腫瘍化

再生現象が盛んで、再生組織が過剰に形成されることがある。これを「過剰再生」と呼ぶ。このような現象は、再生能力の盛んな末梢神経の切断端で断端神経腫として認められる。神経線維が切断されると、その部分から末梢は変性に陥り、この切断部は直接癒合することはなく、断端部分の軸索が切断されたSchwann鞘内に侵入し再生する。切断された神経の断端が遠い際は、再生された神経が接続する場所がなく、球状に増殖し腫瘤を形成する。また、骨折の治癒過程においても過剰再生はみられる。同様に、移植した細胞が、移植部において増殖することにより、過形成、良性腫瘍、悪性腫瘍を生じる可能性がある。一般的には、移植部にいわゆる「スペース」という細胞が生着できる場所および機能的限界量以内の場所が必要となり、過形成および腫瘍化を生じることはまれである。しかし、生理的な再生現象と同様に、過形成・腫瘍化を移植部で生じる可能性はゼロではなく、その病的意義に鑑みると十分に移植細胞の品質および想定される造腫瘍性を前もって考慮する必要がある。

細胞・組織を用いた製品のリスクとしては「最終製品を人に投与した際に製品中の細胞が腫瘍を形成する可能性」である。すなわち、最終製品に存在するわずかな未分化細胞・異常細胞に起因する造腫瘍性を評価しなければならない。現在、造腫瘍性試験のガイドラインにはWHO Technical Report Series (TRS) 878があるが、ここでいう「造腫瘍性」は、TRS 878において「連続継代性細胞株のセルバンク（均一集団）の造腫瘍性」と定義されている「造腫瘍性」とは区別して理解する必要がある。

**図3：胃粘膜の腸上皮化生**

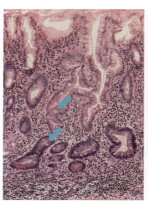
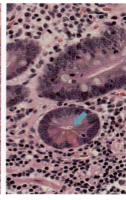

腸上皮化生では、杯細胞（左、矢印）の出現をみる。また、腺底部にPaneth細胞を認める（右、矢印）。（慶應義塾大学大学内にて撮影）

## 4｜分化転換・化生

　分化・成熟した組織、細胞が異なる形態、機能をもつ他の細胞に変化する現象を化生という。慢性の炎症や物理化学的な慢性刺激に対応して起こる再生増殖細胞の分化異常である。化生は可逆的変化で、再生することが契機となって起こる。一定に分化・成熟した細胞は胚葉をまたがって化生を生じることはない。

　化生の代表的な例は上皮の化生である。胃の腸上皮化生はしばしば経験される変化である[図3]。本来の胃粘膜が慢性の刺激を受けて、杯細胞やPaneth細胞を伴った腸粘膜上皮の性格を帯びるようになる。日本人に頻度が高い。また、気管支上皮である線毛円柱上皮が扁平上皮に置換される化生もよく知られる。乳腺の導管上皮が増殖性疾患の際にアポクリン腺に置き換わるのは、アポクリン化生としてよく知られている。すなわち化生は化学物質により生体にて生じる過程である。

　一方、同じように分化・成熟した組織、細胞の変化であるが、生体外にて培養することにより、細胞が異なる形態、機能をもつ他の細胞に変化する現象は分化転換ないしはリプログラミングとして知られる。分化細胞に対し山中因子（Oct3/4, Sox2, Klf4, c-Myc）を導入し、iPS細胞（induced pluripotent stem cell：人工多能性幹細胞）を作製する過程はリプログラミングとして知られ、その本質はエピジェネティクスの改変である。哺乳類ではこれまでにDNAメチル化酵素が報告されている。メチル化酵素が胚発生や細胞の分化時に細胞特異的なDNAメチル化パターンを形成するために重要な役割を果たしていることは明らかである。分化状態が不安定になった細胞は、その脱メチル化の程度やその細胞が置かれている環境に依存して、ゲノム状況や遺伝子発現パターンの安定しやすい方向へ分化転換するのである。つまり細胞を人為的に分化させる目的で脱メチル化剤を使用した場合、分化の方向は確率的であることを意味する。

これはむしろ悲観すべきところではなく、確率的であるがゆえに誘導できる分化方向が予想できる範囲内にないところが魅力でもある。脱メチル化剤や培養条件の組み合わせによっては、分化細胞から未分化幹細胞への誘導や幹細胞から目的細胞への分化誘導を可能にできるかもしれない。

## 5 創傷治癒過程からみた細胞移植後の経過

### [1] 肉芽組織

肉芽組織の形成は充血した毛細血管からの滲出と炎症細胞の遊走に始まる。続いて毛細血管の新生と線維芽細胞の増殖が起こり、鮮紅色で軟らかな組織を形成する。よい肉芽組織といわれるものは、血流が多く、顆粒状に盛り上がっており、速やかに局所を治癒に導く。これは肉芽組織が瘢痕組織に近づいている状態である。一方、悪い肉芽組織は血流が少なく浮腫状で、顆粒状の盛り上がりにも乏しい。炎症細胞が多く、線維芽細胞や毛細血管は少ない。線維化の傾向に乏しいゆえ、治癒ははかばかしくない。これは局所の感染や糖尿病の際にみられる。細胞移植においても、移植部位において血管の侵入がない限り生着は考えられず、軽度の肉芽形成が求められる。

### [2] 瘢痕組織

肉芽組織は、時間が経過するとともに、細胞間に膠原線維が形成され、好中球に替わってリンパ球、形質細胞が血管周囲に限局して出現するようになり、それも最終的には消失する。膠原線維の増生とともに線維芽細胞は少なくなり、毛細血管もだんだん消失するようになる。線維化に完全に陥ったものを瘢痕組織という。瘢痕化するに従ってその局所は収縮する。これを瘢痕性収縮といい、気道、消化管、尿路の狭窄を生じさせる。膠原線維によって硬い組織になると、細胞を移植しようにも膠原線維の間に挿入することになり、物理的に難しい。また、血管組織もないことより、移植部位において生着する確率は低い。

### [3] 創傷治癒の様式

病気や事故で失われた機能を補填するために、組織を修復する治療法として再生医療が期待されている。例えば、糖尿病は血糖値を下げるインスリン産生能が低下することが原因となり、血糖値の上がる病気である。このためインスリン産生細胞である$\beta$細胞を薬剤として投与することで、血糖値に応じたインスリンが産生されることになり理想的な治療法となる。その他では、ドーパミン産生神経細胞によるパーキンソン病、神経細胞による脊髄損傷、心筋細胞による心筋梗塞・心筋症、肝細胞に

よる肝機能障害、骨芽細胞による骨粗鬆症、筋芽細胞による筋ジストロフィー、造血幹細胞による白血病、表皮細胞による熱傷といった治療法が想定されている。

いずれにおいても、創傷治癒のどのステージにおいて細胞移植を行うかで効果は異なる。創傷とは、体表面を覆う皮膚および内臓臓器・組織の損傷を含む欠損をいう。このような創傷が生体反応によって治癒に向かう現象を創傷治癒と称する。創傷治癒は損傷部に肉芽組織が形成されることから始まり、第1相と第2相に分けられる。

① 創傷治癒の第1相——肉芽組織の形成

肉芽組織の成り立ちは、局所の血管透過性の亢進に基づく血液細胞の血管外遊走が契機となる。その初期に主役を演ずるのは好中球である。引き続いて毛細血管の旺盛な新生と幼弱な線維芽細胞の活発な増殖によって、新しい肉芽組織が形成される。肉眼的には赤色調を示す。肉芽組織はその刺激の種類、例えば炎症性、異物処理、創傷治癒によって、やや異なった性状および形態を示す。同じ炎症であっても起炎菌の種類によっても異なる。結核菌による炎症の際には典型的な肉芽腫である結核結節が形成される。マクロファージ系由来の類上皮細胞と多核巨細胞からなる小結節性病変で、病因と結びついた構造を示す。

② 創傷治癒の第2相

欠損組織が肉芽組織とその線維化によって置換され、再生など修復に至る過程である。線維芽細胞の増生、毛細血管新生、実質細胞の再生による構成成分の再構築がみられる。創傷治癒の過程で瘢痕組織として膠原線維が過剰に生じることをケロイドという。組織の欠損がわずかであり、肉芽組織を形成するだけで治癒する場合を第一次治癒という。一方、組織の欠損が大きい場合や壊死組織があるため、その除去を必要とする場合には、大量の肉芽組織の形成が治癒に必要となる。そのような創傷治癒過程を第二次治癒といい、大きな瘢痕組織を残すことになる。

# 6 骨折の治癒

創傷治癒の典型的な経過をたどる骨折の治癒過程を紹介する [図4]。まず、欠損部には線維芽細胞と血管によって肉芽細胞が形成され、さらにエオジン好性無構造の類骨組織が形成される。その部位にカルシウム塩が沈着し、仮骨（類骨組織）を形成する。この時期にはまだ骨組織としての正常構造が完成に至っていない。やがて仮骨に破骨細胞（osteoclast）が出現し、過剰な骨を吸収し、骨梁を整え、骨髄腔が形成される。さらにHavers管が形成され、血管、神経組織が同部に伸張し、骨組織として完成する。骨折断端の部分が癒合しないと偽関節症となる。偽関節症の部位に骨芽細胞を移植することにより、骨折断端部分の癒合を促進す

る。骨芽細胞は、細胞自体が高度な分化形質を示す能力を有しており、分化形質を有した細胞の局所投与による治療モデルである。骨折の創傷治癒過程においても、どの時期に細胞治療を行うかによってその治療効果は異なる。

**図4：骨折の治癒**

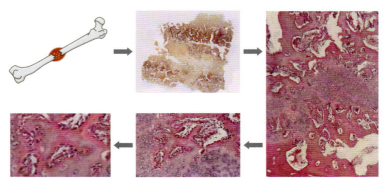

骨折部位における治癒過程にみられる骨再生。写真（4点）は、骨折治癒過程の組織像であり、矢印の順に倍率が上昇している。(右) 密な骨梁間に軟骨形成がみられる。(中央下) 軟骨内に血管が侵入していき、骨形成がみられる。(左下) 出来上がった骨梁のところには、骨芽細胞が並んでいる。この骨芽細胞が骨を再生させている。
（慶應義塾大学大学内にて撮影）

## まとめのページ

- ☐ 再生能力の弱い組織・細胞である骨格筋や平滑筋は弱いながらも再生能力を有している。骨格筋の再生能力はわずかであり、消化管の平滑筋はゆっくりと再生する。

- ☐ 心筋細胞、神経細胞は、虚血・梗塞といった病的状態において、再生しない。

- ☐ 表皮は最上層の細胞が生理的に絶えず変性・剝脱し、基底部にある細胞の再生によって補われている。このような表皮の再生機構に基づいて、表皮製品が開発された。

- ☐ 未熟な間葉系細胞の再生能力は高い。また、多分化能をもち、骨、軟骨、脂肪織といった支持細胞のなかでも特殊に分化した細胞になる。

- ☐ 造血細胞の再生能力も極めて強く、血液の消耗、血球の破壊に対して、造血臓器である骨髄で速やかに血球が再生し補われる。この造血細胞の強い再生能力が、骨髄移植を有効としている理由である。

- ☐ 再生組織が過剰に形成されることがあり、過剰再生と呼ばれる。移植した細胞により、過形成、良性腫瘍、悪性腫瘍を生じる可能性がある。

- ☐ 分化・成熟した組織・細胞が、異なる形態・機能をもつ他の細胞に変化する現象を化生という。生体外で他の細胞に変化する現象は、分化転換ないしはリプログラミングである。

- ☐ 創傷治癒の典型的な経過に骨折の治癒過程がある。骨折断端の部分が癒合しないと偽関節症となる。偽関節症の部位に骨芽細胞を移植することにより、骨折断端部分の癒合を促進する。

## 練習問題

**❶** ヒトにおいて、再生能力のない組織を2つ選びなさい。

 **1** 骨髄
 **2** 骨格筋
 **3** 肝臓
 **4** 大脳
 **5** 心臓

**❷** 化生に関する記述で誤っているものを2つ選びなさい。

 **1** 分化・成熟した細胞が異なる形態・機能をもつ他の細胞に変化する現象を化生という。
 **2** 化生は可逆的変化で、再生することが契機となって起こる。
 **3** 気管支上皮の腸上皮化生はしばしば経験される。
 **4** 乳腺の導管上皮が増殖性疾患の際にアポクリン腺に置き換わる。
 **5** 化生では、胚葉をまたがった細胞転換が生じる。

**❸** 創傷治癒に関する記述で正しいものを2つ選びなさい。

 **1** 肉芽組織の初期に主役を演ずるのは巨核球である。
 **2** 肉芽組織の形成は毛細血管の旺盛な新生と幼弱な線維芽細胞の活発な増殖による。
 **3** 創傷治癒の第1相は肉眼的に白い。
 **4** 創傷治癒の第2相に線維芽細胞は関与しない。
 **5** 創傷治癒の過程で瘢痕組織として膠原線維が過剰に生じることをケロイドという。

**❹** 瘢痕組織に関する記述で正しいものを2つ選びなさい。

 **1** 肉芽組織が線維化に完全に陥ったものを瘢痕組織という。
 **2** 瘢痕組織は血管が豊富である。
 **3** 瘢痕組織は軟らかい組織である。
 **4** 瘢痕性収縮を伴い、気道・消化管・尿路の狭窄を生じさせる。
 **5** 瘢痕形成に線維芽細胞が関与しない場合がある。

**❺** 骨折の治癒に関する記述で正しいものを<u>全て</u>選びなさい。

**1** 骨折の治癒過程では欠損部に肉芽細胞が形成される。
**2** 類骨組織を形成する。
**3** 骨吸収には、異物巨細胞が主に関わる。
**4** 骨折断端の部分が癒合しないと偽関節症となる。
**5** 移植する細胞として骨芽細胞が挙げられる。

## 解答と解説

**①** 解答：**4、5**

解説：

　再生能力のない組織として、心筋細胞、神経細胞が挙げられる。これらの細胞は死ぬと再生することはない。例えば中枢神経で神経細胞が壊死・脱落すると、その修復過程では神経細胞の支持組織である神経膠細胞の増殖によって補われる。また、心筋に壊死が生じると、線維性組織に置換され瘢痕となる。

**②** 解答：**3、5**

解説：

　分化・成熟した組織・細胞が異なる形態・機能をもつ他の細胞に変化する現象を化生という。化生は可逆的変化で、再生することが契機となって起こる。一定に分化・成熟した細胞は胚葉をまたがって化生を生じることはない。化生の代表的な例は上皮の化生である。胃の腸上皮化生はしばしば経験される変化である。また、気管支上皮である線毛円柱上皮が扁平上皮に置換される化生もよく知られる。乳腺の導管上皮が増殖性疾患の際にアポクリン腺に置き換わるのは、アポクリン化生としてよく知られている。

**③** 解答：**2、5**

解説：

　肉芽形成の第1相は局所の血管透過性の亢進に基づく血液細胞の血管外遊走が契機となる。その初期に主役を演ずるのは好中球である。引き続いて毛細血管の旺盛な新生と幼弱な線維芽細胞の活発な増殖によって、新しい肉芽組織が形成される。肉眼的には赤色調を示す。第2相は、欠損組織が肉芽組織とその線維化によって置換され、再生など修復に至る過程である。線維芽細胞の増生、毛細血管新生、実質細胞の再生による構成成分の再構築がみられる。創傷治癒の過程で瘢痕組織として膠原線維が過剰に生じることをケロイドという。

**④** 解答：**1、4**

解説：

　瘢痕化は、時間の経過とともに肉芽組織に生じる変化である。細胞間に膠原線維が形成され、好中球に代わってリンパ球、形質細胞が血管周囲に限局して出現するようになり、それも最終的には消失する。膠原線維の増生とともに線維芽細胞は少なくなり、毛細血管もだんだん消失するようになる。線維化に完全に陥ったものを瘢痕組織という。瘢痕性収縮を伴い、気道、消化管、尿路の狭窄を生じさせる。

**⑤** 解答：**1、2、4、5**

解説：

　骨吸収には、破骨細胞が主に関わる。

# 4. 遺伝子治療を伴う再生医療

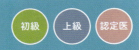

大阪大学大学院医学系研究科 臨床遺伝子治療学 / 大阪大学医学部 臨床遺伝子治療学　谷山 義明、森下 竜一

## Abstract

　1972年にテオドール・フリードマンは、遺伝子治療の概念を「病気の治療を目的としてヒトの体内に遺伝子または遺伝子を導入した細胞を投与すること」と提唱した[1]【図1】。その後、さまざまな遺伝子治療が臨床で行われたが1995年には米国国立衛生研究所(National Institutes of Health：NIH)のオルキン-モツルスキー委員会によって治療効果が認められないと警鐘が鳴らされる。さらに1999年にはアデノウイルスベクター大量投与による死亡事故[2]が起こり、臨床研究の問題点も浮き彫りとなった。また2000年にアラン・フィッシャーは、X連鎖重症複合免疫不全症(X-linked severe combined immunodeficiency：X-SCID)の患者に造血幹細胞を標的として遺伝子治療を実施。劇的な治療効果を報告したことで、遺伝子治療への期待が高まったが[3]、その後一部の症例で白血病を発症することが報告され、期待はしぼんだ。しかし、2008年頃よりアデノ随伴ウイルス(adeno-associated virus：AAV)ベクターを用いた、パーキンソン病[4]、レーバー先天性黒内障[5]、血友病B[6]への臨床研究で有用性が報告され、再度評価を受けることとなる。さらに、ベクターのゲノム挿入サイトの解析、次世代シーケンサーによる迅速なゲノム解析、ゲノム編集技術の発達、各種ベクターの改良、iPS細胞(induced pluripotent stem cell：人工多能性幹細胞)の登場などで基礎研究は発展し、がん、単一遺伝子疾患、感染症、心血管疾患などで臨床研究が進められている[7]【図2】。

Point

▶ フリードマンによって産声を上げた遺伝子治療は、フィッシャーによって臨床的な有効性が示され花を咲かせた。

▶ その後、さまざまな臨床研究が施行されたが、不十分な効果や、副作用の問題、利益相反、プロトコル違反など多くの問題が発生し、遺伝子治療は低迷の時期を迎えた。

▶ 低迷の間にむしろ基礎的研究は進み、AAVベクターなどさまざまなベクターが用いられ、各々が改良を遂げた。治療薬として承認されたAAVベクター製剤も登場している。

▶ ゲノム編集技術やiPS細胞の登場によって、遺伝子治療の概念はより広がり多様な可能性をもつようになった。一方でヒト生殖細胞へのゲノム編集など新たな問題点も浮上している。

### 図1：テオドール・フリードマンの提唱した遺伝子治療の概念

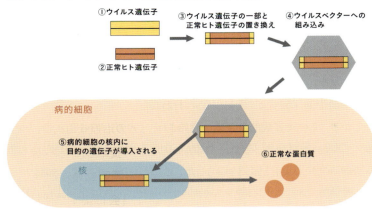

ウイルス遺伝子（①）の一部を、正常なヒト遺伝子（②）に置き換え（③）、ウイルスベクターへ組み込む（④）。ウイルスベクター（運び屋）によって病的細胞の核内に目的の遺伝子が導入され（⑤）、正常なヒトの治療用の蛋白質（⑥）を分泌する。しかし、ウイルス増殖に重要な遺伝子は除去されており、ウイルスの蛋白質や遺伝子はつくられない。

〔出所〕Friedmann T: Overcoming the obstacles to gene therapy. Sci Am 1997; 276(6): 96-101より改変.

### 図2：世界の遺伝子治療の臨床研究の動向

●遺伝子治療の臨床研究

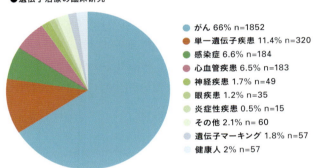

- がん 66% n=1852
- 単一遺伝子疾患 11.4% n=320
- 感染症 6.6% n=184
- 心血管疾患 6.5% n=183
- 神経疾患 1.7% n=49
- 眼疾患 1.2% n=35
- 炎症性疾患 0.5% n=15
- その他 2.1% n=60
- 遺伝子マーキング 1.8% n=57
- 健康人 2% n=57

2018年での遺伝子治療の臨床研究は、がん、単一遺伝子疾患、感染症、心血管疾患、神経疾患、眼疾患、炎症性疾患、その他、遺伝子マーキング、健康人に行われている。

●遺伝子治療に用いられるベクター

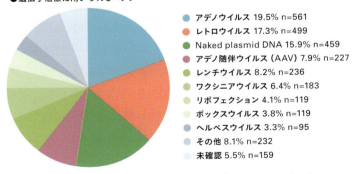

- アデノウイルス 19.5% n=561
- レトロウイルス 17.3% n=499
- Naked plasmid DNA 15.9% n=459
- アデノ随伴ウイルス（AAV） 7.9% n=227
- レンチウイルス 8.2% n=236
- ワクシニアウイルス 6.4% n=183
- リポフェクション 4.1% n=119
- ポックスウイルス 3.8% n=119
- ヘルペスウイルス 3.3% n=95
- その他 8.1% n=232
- 未確認 5.5% n=159

2018年で臨床研究に用いられているベクターはアデノウイルス、レトロウイルス、Naked plasmid DNA、AAV、レンチウイルス、ワクシニアウイルス、リポフェクション、ポックスウイルス、ヘルペスウイルスなどである。これらのベクターは改良が繰り返されている。

〔出所〕The Journal of Gene Medicine. http://www.abedia.com/wiley/

## 1 遺伝子治療の誕生と苦難の時代

　最初の治療介入試験は、1990年にアデノシンデアミナーゼ（adenosine deaminase：ADA）欠損症の女児に対して行われた。T細胞にレトロウイルスを用いてADA遺伝子を挿入し再度生体に戻す遺伝子治療は、大きな副作用もなく、この患者は免疫不全症状から回復し通常の生活を送ることができるようになった。この成功によって、堰を切ったようにさまざまな遺伝子治療臨床研究が米国を中心に行われた。

　しかし、その後客観的な評価が開始され、1995年のNIHのオルキン－モツルスキー委員会は、「遺伝子治療が成功した症例は認められず、さらなる基礎研究が必要」と警鐘を鳴らした。さらに、1999年には、ペンシルベニア大学で、オルニチントランスカルバミラーゼ（ornithine transcarbamylase：OTC）欠損症患者の18歳の青年が、肝動脈内に投与された大量のアデノウイルスベクターによる全身の炎症反応が原因で死亡した（ゲルシンガー事件）[2]。一方アラン・フィッシャーは、2000年にX-SCIDの患者に造血幹細胞を標的とした遺伝子治療を実施し、劇的な治療効果を報告したが、一部の症例で慢性期の白血病の発症が報告されている。今では白血病の原因は、ゲノムに挿入されたウイルスベクターが近傍のがん原遺伝子を活性化させる現象（挿入変異）により、クローンが異常増殖したためと考えられている。さらに、利益相反やプロトコル違反などの問題も浮上し、期待に夢を膨らませた遺伝子治療はさまざまな問題に直面することとなり、苦難の歴史をたどっている。

## 2 遺伝子治療の復活

　レトロウイルスベクターを用いた遺伝子治療では、挿入変異による発がんリスクが無視できなくなり遺伝子治療は停滞していた。しかし、2008年頃からAAVに由来するベクターを用いた遺伝子治療で、パーキンソン病[4]、レーバー先天性黒内障[5]、血友病B[6]などに対する臨床的有効性が報告され、遺伝子治療は見直されるようになった。

　レトロウイルスベクターは造血幹細胞に用いられていたが、染色体に組み込まれるため長期発現が可能であると同時に発がん性があり、非増殖細胞に導入できない問題があった。一方で、AAVベクターの遺伝子サイズは最大で5kbと制限があるものの、非病原性ウイルスのAAVに由来するため安全性が高く、非分裂細胞に効率よく遺伝子導入が可能であり、発現期間も長い。特に進んでいるのは神経疾患に対してであり、パーキンソン病が治療標的になっている。レボドパをドーパミンに変換する酵素、芳香族アミノ酸脱炭酸酵素（aromatic amino acid decarboxylase：AADC）を発現するAAVベクターを、脳の線条体の神経細胞に導入する遺伝子治療の効果が確認されている[4]。他にもレーバー先天性黒内障での視力回復や[5]、血友病Bなどで効果が認められており[6]、リポ蛋白リパーゼ欠

損傷に対してAAVベクター製剤が欧州医薬品庁（European Medicines Agency：EMA）で承認されている[8]。

## 3 造血幹細胞遺伝子治療

一方、発がん性のあったX-SCID症例における造血幹細胞を標的としたレトロウイルスベクターも改良され、自己不活性化（self-inactive：SIN）構造のベクターでは白血病の発生もみられていない。長期観察で21症例中17例に有効であり造血幹細胞をしのぐ効果であったことから、適切なドナーのいない場合に有力な治療の1つに考えられている[9]。さらに、ADA欠損症への42例の造血幹細胞遺伝子治療は、31例で酵素補充療法を中止でき、白血病の発生もなく長期観察の成績も良好であった[10]。

また、近年レトロウイルスベクターに代わり、第3世代レンチウイルスベクターが使用され始めている。遺伝性神経脱髄疾患である副腎白質ジストロフィー（adrenoleukodystrophy：ALD）[11]や異染性白質ジストロフィー（metachromatic leukodystrophy：MLD）[12]では、造血幹細胞への遺伝子治療により、正常遺伝子をもつ血球系細胞が脳血流関門を越えて中枢神経に侵入し、病状の進行が抑制されている。先天性免疫不全のウィスコット・アルドリッチ症候群（WAS）やサラセミアへの治療にも第3世代レンチウイルスベクターが使用されている。レンチウイルスベクターは、病原性ウイルス（ヒト免疫不全ウイルス〔human immunodeficiency virus：HIV〕）をもとに開発されたため当初は規制が厳しかったが、改良後は臨床研究だけでなくさまざまな実験に使用されている。

## 4 がん遺伝子治療

2018年現在、世界の遺伝子治療の臨床研究の66%はがんを標的として行われているが[図2]、がん治療もまた正常な生体機能への回復・再生と考えることができる。固形がんへの遺伝子治療が現在もなお盛んに行われているが、残念ながら生存期間の延長などを十分に実証できていない。一方、T細胞の腫瘍ターゲッティングの効率を高めるために、T細胞にキメラ抗原受容体を遺伝子導入したキメラ抗原受容体発現T細胞療法（chimeric antigen receptor T-cell：CAR-T）は、CAR遺伝子治療と呼ばれて脚光を浴びている。特にB細胞の分化抗原であるCD19抗原を認識するCARをT細胞に発現させたCAR遺伝子治療は、急性リンパ性白血病に著効を示している[13]。

## 5 iPS細胞の登場

線維芽細胞を骨格筋細胞に分化させるマスター遺伝子MyoDの発見により、心筋細胞を分化誘導する試みが行われたが、長らく成功しなかった。しかし、2006年には山中4因子Oct3/4、Sox2、Klf4、c-Mycを同時に遺伝子を導入することによるiPS細胞の樹立[14]により、リプログラ

ミング法は一気にパラダイムシフトを迎えた。その後、心線維芽細胞に遺伝子を導入するダイレクトリプログラミング法によって心筋細胞の分化誘導に成功している[15]。現在は、心臓に内在する線維芽細胞に遺伝子導入する心筋再生治療法と、心筋細胞から作製したiPS細胞由来の心筋細胞による心筋再生治療法をそれぞれ開発中である。

## 6 生活習慣病関連疾患への遺伝子治療

2010年には、肝細胞増殖因子 (hepatocyte growth factor：HGF) 遺伝子治療による下肢虚血疾患への第Ⅲ相臨床試験が日本で施行され、潰瘍サイズの著明な改善効果に加えて、SF-36®の評価によるquality of life (QOL) の有意な改善効果も確認された[16]。これは生活習慣病に起因する疾患への遺伝子治療では世界ではじめて成功した第Ⅲ相臨床試験であった。今ではこの成功要因は、HGFの過剰な酸化ストレス状態での、抗炎症・抗老化を伴う血管新生作用であると考えられている[17]。現在、グローバル第Ⅲ相臨床試験が施行されている (世界15ヵ国)。またヒト線維芽細胞成長因子 2 (fibroblast growth factor 2：FGF-2) の発現非伝播型組換えセンダイウイルスベクターによる遺伝子治療の臨床研究が進行中である。

## 7 ゲノム編集技術

これまでは、正常な遺伝子を導入して細胞機能の補完・増強を誘導する治療が行われてきたが、ゲノム編集技術の発展によって治療の選択肢がさらに広がっている。HIV感染症では、患者の相同組換えによる変異遺伝子の修復ではなく、T細胞のHIV co-receptor遺伝子の破壊を目的として、CCR5遺伝子をzinc finger nucleaseといった人工制限酵素で欠失させ、患者に戻す臨床試験が進んでいる[18]。人工制限酵素を用いると、標的と類似の他の配列 (オフターゲット) を切断し変異を挿入する可能性があるため、オフターゲット検出技術の向上が求められる。

またCRISPR/Cas9 (clustered regularly interspaced short palindromic repeats / CRISPR-associated proteins)[9] によるゲノム編集技術は、生殖細胞への遺伝子操作を可能にした。その一方、多くの国で禁止されているヒトの異常な受精卵への遺伝子修復の研究が2015年に中国で報告された[19]。この報告によると、オフターゲット切断や類似配列をもつ遺伝子での組換えなどが予想以上に高頻度で発生していた。また、受精卵への遺伝子治療は次世代以降にゲノム配列の変化をもたらすため、安全性の確認に何世代も追跡する必要が生じる。基礎研究の段階でどのように規制するかが世界的な課題となっている。

## 8 おわりに

フリードマンによって産声を上げた遺伝子治療は、フィッシャーの実用化によって期待が膨らんだが、後にさまざまな問題に直面し、臨床研究

は低迷していた。しかし、むしろその間に基礎的研究が進み、AAVベクターをはじめとするベクターの改良、ゲノム挿入サイトの解析、次世代シーケンサーによる迅速なゲノム解析、ゲノム編集技術の発達、iPS細胞の登場などの科学技術の発達とともに再度期待が膨らんでいる。行政面でもカルタヘナ法運用の柔軟化など遺伝子治療を推進する体制の整備は進んでおり、今後、再生医療の柱の1つとなると期待される。

### 文献

1) Friedmann T, Roblin R: Gene therapy for human genetic disease? Science 1972; 175(4025): 949-955.

2) Raper SE, Chirmule N, Lee FS, et al.: Fatal systemic inflammatory response syndrome in a ornithine transcarbamylase deficient patient following adenoviral gene transfer. Mol Genet Metab 2003; 80(1-2): 148-158.

3) Cavazzana-Calvo M, Hacein-Bey S, de Saint Basile G, et al.: Gene therapy of human severe combined immunodeficiency (SCID) -X1 disease. Science 2000; 288(5466): 669-672.

4) Christine CW, Starr PA, Larson PS, et al.: Safety and tolerability of putaminal AADC gene therapy for Parkinson disease. Neurology 2009; 73(20): 1662-1669.

5) Maguire AM, High KA, Auricchio A, et al.: Age-dependent effects of RPE65 gene therapy for Leber's congenital amaurosis: a phase 1 dose-escalation trial. Lancet 2009; 374(9701): 1597-1605.

6) Nathwani AC, Tuddenham EGD, Rangarajan S, et al.: Adenovirus-associated virus vector-mediated gene transfer in hemophilia B. N Engl J Med 2011; 365(25): 2357-2365.

7) 小澤敬也：遺伝子治療の復活：世界の現状. 金田安史（編）. 遺伝子医学MOOK 30 今, 着実に実り始めた遺伝子治療—最新研究と今後の展開. メディカル ドゥ, 2016.

8) Ylä-Herttuala S: Endgame: glybera finally recommended for approval as the first gene therapy drug in the European union. Mol Ther 2012; 20(10):1831-1832.

9) Hacein-Bey-Abina S, Hauer J, Lim A, et al.: Efficacy of gene therapy for X-linked severe combined immunodeficiency. N Engl J Med 2010; 363(4): 355-364.

10) Aiuti A, Cattaneo F, Galimberti S, et al.: Gene therapy for immunodeficiency due to adenosine deaminase deficiency. N Engl J Med 2009; 360(5): 447-458.

11) Cartier N, Hacein-Bey-Abina S, Bartholomae CC, et al.: Hematopoietic stem cell gene therapy with a lentiviral vector in X-linked adrenoleukodystrophy. Science 2009; 326(5954): 818-823.

12) Biffi A, Montini E, Lorioli L, et al.: Lentiviral hematopoietic stem cell gene therapy benefits metachromatic leukodystrophy. Science 2013; 341(6148):1233158.

13) Maude SL, Frey N, Shaw PA, et al.: Chimeric antigen receptor T cells for sustained remissions in leukemia. N Engl J Med 2014; 371(16): 1507-1517.

14) Takahashi K, Yamanaka S: Induction of pluripotent stem cells from mouse embryonic and adult fibroblast cultures by defined factors. Cell 2006; 126(4): 663-676.

15) Ieda M, Fu JD, Delgado-Olguin P, et al.: Direct reprogramming of fibroblasts into functional cardiomyocytes by defined factors. Cell 2010; 142(3): 375-386.

16) Shigematsu H, Yasuda K, Iwai T, et al.: Randomized, double-blind, placebo-controlled clinical trial of hepatocyte growth factor plasmid for critical limb ischemia. Gene Ther 2010; 17(9):1152-1161.

17) Sanada F, Taniyama Y, Azuma J, et al.: Hepatocyte growth factor, but not vascular endothelial growth factor, attenuates angiotensin II-induced endothelial progenitor cell senescence. Hypertension 2009; 53(1): 77-82.

18) Tebas P, Stein D, Tang WW, et al.: Gene editing of CCR5 in autologous CD4 T cells of persons infected with HIV. N Engl J Med 2014; 370(10): 901-910.

19) Liang P, Xu Y, Zhang X, et al.: CRISPR/Cas9-mediated gene editing in human tripronuclear zygotes. Protein Cell 2015; 6(5): 363-372.

## まとめのページ

- □ 1972年フリードマンによって遺伝子治療の概念が提唱され、遺伝子治療開発の道が拓かれた。

- □ 2000年フィッシャーによって臨床的な有効性が示され、遺伝子治療は花を咲かせた。

- □ その後、さまざまな臨床研究が施行されたが、不十分な効果や、副作用の問題、利益相反、プロトコル違反など多くの問題が発生し、遺伝子治療は低迷の時期を迎えた。

- □ 低迷の間にむしろ基礎的研究は進み、AAVベクターなどさまざまなベクターが用いられ、各々が改良を遂げた。治療薬として承認されたAAVベクター製剤も登場している。

- □ レトロウイルスベクター、AAVベクターに続き、第3世代レンチウイルスベクターが使用され始めている。

- □ 2018年では、世界の遺伝子治療の臨床研究の66%はがんを標的として行われているが、生活習慣病に対する遺伝子治療の臨床研究も進められている。

- □ ゲノム編集技術やiPS細胞の登場によって、遺伝子治療の概念はより広がり多様な可能性をもつようになった。一方でヒト生殖細胞へのゲノム編集など新たな問題点も浮上している。

## 練習問題

**❶** 以下の**1**から**5**までの記述のうち、<u>誤っているもの</u>を<u>2つ</u>選びなさい。

**1** 1972年にフィッシャーは、遺伝子治療の概念と研究の進め方に関する論文を発表し、遺伝子治療基盤開発研究への道を拓いた。

**2** 基礎研究を経て、1990年のADA欠損症の臨床研究スタートを皮切りに遺伝子治療の開発が加熱した。

**3** 1995年にNIHから遺伝子治療臨床研究の見直しを求める報告が出され、遺伝子治療は反省期に入った。

**4** 2000年にフリードマンが、X-SCIDに対する遺伝子治療の有効性を報告したが、その後、遺伝子治療はさまざまな問題に直面し、停滞期に入った。

**5** 2008年頃よりAAVベクターを用いた遺伝子治療の成功例が報告されるようになり、再び遺伝子治療は脚光を浴びるようになった。

**❷** 以下の**1**から**5**までの記述のうち、<u>誤っているもの</u>を<u>2つ</u>選びなさい。

**1** 遺伝子治療の誕生から現在まで、遺伝子治療は何の問題もなく、常に飛躍的な発展を遂げてきた。

**2** 最初の遺伝子治療は、T細胞にレトロウイルスを用いてADA遺伝子を挿入し、再度生体に戻すものであり、患者は通常の生活を送ることができるようになった。

**3** NIHのオルキン–モツルスキー委員会は「遺伝子治療が成功した症例は認められず、さらなる基礎研究が必要」との見解を示した。

**4** 1999年に、米国ではレトロウイルスベクター投与後のはじめての死亡例が報告された。

**5** 2000年に、フランスでは治療効果の高いX-SCIDへのレトロウイルスベクターによる遺伝子治療で白血病の発生が報告された。

**❸** 以下の**1**から**5**までの記述のうち、<u>誤っているもの</u>を<u>2つ</u>選びなさい。

**1** レトロウイルスベクターは、染色体に組み込まれるため長期発現が可能であると同時に発がん性があり、非増殖細胞に導入できないという問題があった。

**2** AAVベクターは、非分裂細胞に効率よく遺伝子導入が可能であり、発現期間も長いが、病原性ウイルスのAAVに由来するため安全性が低い。

**3** AAVベクターの臨床応用で特に進んでいるのは神経疾患に対してであり、X-SCIDが治療標的となっている。

**4** AAVベクターは、レーバー先天性黒内障での視力回復や、血友病Bなどで効果が認められている。

**5** リポ蛋白リパーゼ欠損症に対してAAVベクター製剤が欧州医薬品庁（EMA)で承認されている。

**4** 以下の**1**から**5**までの記述のうち、誤っているものを**2つ**選びなさい。

**1** 発がん性のあったX-SCID症例における造血幹細胞を標的としたレトロウイルスベクターは改良されることなく、この治療法は廃止された。

**2** 近年レトロウイルスベクターに代わり、第3世代レンチウイルスベクターが使用され始めている。

**3** 遺伝性神経脱髄疾患である副腎白質ジストロフィーは造血幹細胞への遺伝子治療により、正常遺伝子をもつ血球系細胞が脳血流関門を越えて中枢神経に侵入し、病状の進行が抑制されている。

**4** 先天性免疫不全のウィスコット・アルドリッチ症候群やサラセミアへの治療にも第3世代レンチウイルスベクターが使用されている。

**5** レンチウイルスベクターは、病原性ウイルスであるアデノウイルスをもとに開発されたため当初は規制が厳しかったが、改良後は臨床研究だけでなくさまざまな実験に使用されている。

**5** 以下の**1**から**5**までの記述のうち、誤っているものを**2つ**選びなさい。

**1** 2018年現在、世界の遺伝子治療の臨床研究の66%は単一遺伝子疾患を標的として行われている。

**2** がんを正確に認識する抗体分子に補助分子や活性化する遺伝子を結合させたキメラ分子をT細胞に発現させた遺伝子改変T細胞を用いた治療が試みられており、特にCD19抗原をもつ急性リンパ性白血病への治療に高い期待が寄せられている。

**3** 2006年には山中4因子Oct3/4、Sox2、Klf4、c-Mycを同時に遺伝子導入することによるiPS細胞の樹立により、ダイレクトリプログラミング法は再生医療のこれまでの認識を覆す革命的変化となった。

**4** 生活習慣病関連疾患への遺伝子治療として、2010年には、HGF遺伝子治療による下肢虚血疾患への第Ⅲ相臨床試験が日本で施行されている。

**5** 血管新生因子FGF-2の発現非伝播型組換えセンダイウイルスベクターによる遺伝子治療の臨床研究が進行中である。

**6** 以下の**1**から**5**までの記述のうち、誤っているものを**2つ**選びなさい。

**1** これまでの遺伝子治療は、変異遺伝子の修復による治療であったが、ゲノム編集技術の発展によって、遺伝子変異はそのままで、欠損している機能を正常な遺伝子で補う治療が可能になりつつある。

**2** CCR5遺伝子というケモカイン受容体の遺伝子を欠損している人はHIVに感染しないことから、HIV感染症患者のT細胞のCCR5遺伝子を人工制限酵素で欠失させ、患者に戻す臨床試験が進んでいる。

**3** 人工制限酵素を用いると、標的と類似している他の配列（オフターゲット）を切断し変異を挿入する可能性があるため、オフターゲット検出技術の向上が求められる。

**4** 人工制限酵素CRISPR/Cas9によるゲノム編集技術は、生殖細胞への遺伝子操作を可能にした。

**5** 日本においても、2015年にヒトの受精卵への遺伝子修復の研究が報告されている。

## 解答と解説

**① 解答：1、4**

解説：

**1** 遺伝子治療の概念をいち早く提唱したのは、米国のテオドール・フリードマンである。「遺伝子治療の父」と呼ばれている。

**4** 遺伝子治療が臨床的に劇的な効果を発揮することを世界ではじめて実証したのはフランスのアラン・フィッシャーである。

**② 解答：1、4**

解説：

**1** フリードマンによって産声を上げた遺伝子治療は、フィッシャーによって臨床的な有効性が示され花を咲かせたが、不十分な効果や、副作用の問題、利益相反、プロトコル違反などさまざまな問題が発生するなど、その歴史は苦難の連続であった。

**4** 遺伝子治療自体による最初の死亡事故は、冠動脈内に注入されたアデノウイルスベクターが引き起こした全身性の炎症反応が誘因になったと考えられている。アデノウイルスは風邪の原因となるウイルスの1つで、アデノとは扁桃腺などの「腺」を意味する言葉で、感染した場合、扁桃腺やリンパ節の中で増殖する。増殖に必要な遺伝子領域を欠失させ、代わりに外来の遺伝子を組み込んだアデノウイルスはベクター（遺伝子の運び屋）として用いられる。

**③ 解答：2、3**

解説：

**2** 非病原性ウイルスのAAVに由来するため安全性が高い。AAVは1965年に調製されたアデノウイルス中の混入物として発見された。病原性をもたないことからウイルス学での大きな研究対象とはならなかったが、遺伝子治療用ベクターとしては、非病原性で安全性が高いことが逆に大きな利点となった。

**3** AAVは分裂細胞だけでなく、非分裂細胞にも効率よく遺伝子導入することができ、そのような細胞では遺伝子発現が長時間持続する。これらの特徴を活かした遺伝子治療の対象疾患としては、神経細胞であれば、パーキンソン病が第一候補となる。

**④ 解答：1、5**

解説：

**1** 発がん性のあったX-SCID症例における造血幹細胞を標的としたレトロウイルスベクターも改良され、安全性を高めた自己不活性化（SIN）レトロウイルスベクターでは白血病の発生もみられていない。

**5** レンチウイルスベクターは、病原性ウイルスであるHIVをもとに開発された。

**⑤ 解答：1、3**

解説：

**1** 2018年現在、世界の遺伝子治療の臨床研究の66%はがんを標的として行われている。

**3** リプログラミング法である。細胞がそれまでに継承・蓄積してきた厳重な固定化を消去・再構成し、受精卵並みの分化能を取り戻すことを「リプログラミング（初期化）」といい、山中伸弥はリプログラミングという現象をたった4つの遺伝子を細胞に導入することにより再現できることを、2006年にマウスで、2007年にはヒトで示した。一方、体細胞から多能性幹細胞を経ずに特異的な分化細胞に直接誘導することを「ダイレクトリプログラミング」という。

**⑥ 解答：1、5**

解説：

**1** これまでの遺伝子治療は、遺伝子変異はそのままで、欠損している機能を正常な遺伝子で補う治療であったが、ゲノム編集技術の発展によって、変異遺伝子の修復による治療が可能になりつつある。

**5** 多くの国と同様に、日本においてもヒトの生殖細胞や胚の遺伝子改変は遺伝子治療臨床研究に関する指針で禁止されている。受精卵への遺伝子治療は次世代以降にゲノム配列の変化をもたらすため、安全性の確認に何世代も追跡する必要が生じる。なお、2015年に報告されたのは日本ではなく、中国においてである。

# 1. 概論

初級　上級　認定医

国立がん研究センター 社会と健康研究センター 生命倫理・医事法研究部　田代 志門

## Abstract

　再生医療の倫理的課題は、研究の進展とともに、現在基礎研究から臨床研究へと大きく広がりつつある。臨床研究の倫理の基本となる3つの視点としては、①インフォームドコンセント、②リスク・ベネフィット評価、③研究対象者の公正な選択、があるが、本節ではまず②について述べる。リスク・ベネフィット評価を支えている倫理的な原則は「与益」であり、具体的には、「多様なリスクと利益の同定」「リスクの最小化と利益の最大化」「リスクと利益の比較考量」という3つのプロセスからなる。

　これまで、再生医療の臨床研究においては、研究対象者のリスクの最小化と利益の最大化が注目されてきたが、併せて研究のもたらす社会的利益についても検討する必要がある。そのためには研究デザインの慎重な検討が必要であり、研究者は個々の研究対象者へのリスクと利益に加え、研究成果が将来どのように社会に還元されるのか、という視点をもつことが求められる。

- ▶ 現在、多くの再生医療は実用化に向けた「研究」として実施されており、再生医療の倫理の基礎として臨床研究の倫理を踏まえる必要がある。

- ▶ 臨床研究の倫理の基本的な視点は、①インフォームドコンセント、②リスク・ベネフィット評価、③研究対象者の公正な選択、である。

- ▶ リスク・ベネフィット評価の基本的な手順は、「多様なリスクと利益の同定」「リスクの最小化と利益の最大化」「リスクと利益の比較考量」からなる。

- ▶ 研究の利益には、研究対象者に対する治療上の利益だけではなく、研究成果が将来世代にもたらす社会的な利益が含まれる。

- ▶ 研究デザインの選択に際しては、研究に参加する患者の利益・不利益と研究成果がもたらす社会的な利益の間に緊張関係が生じる場合があり、慎重に検討する必要がある。

## 1 | 今求められる 再生医療の倫理

　従来、日本の再生医療の倫理に関する議論は、ほぼ幹細胞を用いた基礎研究に集中してきた。具体的にいえば、研究のために必要となる細胞の入手や当該細胞の特徴に関わる議論がそれである[1]。例えば、ES細胞（embryonic stem cell：胚性幹細胞）研究に関しては、どのような受精卵をどのような手続きで得るべきか、研究目的で受精卵を破壊することが許容されるのか、どのような研究であれば許容されるのか、といった論点が集中的に検討されてきた。同様に、EG細胞（embryonic germ cell：胚性生殖細胞）研究や胎児細胞移植においては、人工妊娠中絶の意思決定との関係で、細胞を提供する両親の意思の自発性の問題などが議論されてきた[2]。

　これらの論点は、引き続き検討が必要なものであるが、その一方で、再生医療研究は現在基礎から臨床へと大きく発展しつつあり、将来の医療への応用を意識した検討が重要性を増している。また同時に、iPS細胞（induced pluripotent stem cell：人工多能性幹細胞）の登場に伴い、細胞の提供者に関わる問題の比重が相対的に低下すると同時に、ES細胞研究においても「樹立」と「使用」を区別する方向での議論が進んでいる（実際、2014年には「ヒトES細胞の樹立及び使用に関する指針」は、「ヒトES細胞の樹立に関する指針」と「ヒトES細胞の分配及び使用に関する指針」に分けられている）。そこで本節では、主に臨床研究や治験の場面を想定して、現在求められている再生医療の倫理について概観してみたい。なお本件は、2018年11月に公布された、「再生医療等の安全性の確保等に関する法律施行規則及び臨床研究法施行規則の一部を改正する省令」において、「研究として再生医療等を行う場合の基本理念」（省令第8条の2）として触れられている。

## 2 | 基本となる 3つの視点

　再生医療を含む臨床研究の倫理において、最も基本となる視点は、①インフォームドコンセント、②リスク・ベネフィット評価、③研究対象者の公正な選択、の3つである。これらは米国の「ベルモント・レポート」[3]（1979年）により確立した枠組みであり、その後の国際的な臨床研究倫理の基礎となっている。このうち、①と③については後節で詳細を検討するため、本節ではまず②について概説する。

　リスク・ベネフィット評価を要請する倫理原則は、「可能な限り利益を大きく、不利益を小さくすべし」という「与益（beneficence）」の原則である。与益の原則は、日常的な医療・ケアの提供においては最も基本的な原則であり、医療者にとっては常識的な内容であるが、研究の場合、「利益」に含まれる要素に特徴がある。すなわち、研究に参加した個々の患者に対する治療上の利益（直接的な利益）に加え、新しい治療法の安全性や有

効性が明らかになることによる社会的な利益（将来世代への利益）が含まれる。社会的な利益は、日常診療では考慮されないが、研究実施の際には必須である。その一方で、直接的な利益は日常診療であれば必須であるが、研究ではせいぜい「見込み」にすぎない。臨床研究のリスク・ベネフィット評価に際しては、まずはこの点を理解しておく必要がある。

## 3 | リスク・ベネフィット評価のプロセス

　臨床研究におけるリスク・ベネフィット評価についてはさまざまな立場があるものの、おおむね共通して採用されているのは、①多様なリスクと利益の同定、②リスクの最小化と利益の最大化、③リスクと利益の比較考量、の3つのプロセスである[4]。

　まず①多様なリスクと利益の同定について、リスクは、(1) 発生する確率、(2) 大きさ、(3) 長さ、という3つの要素が考慮される。すなわち、研究が研究対象者に悪影響を及ぼす可能性はどの程度で、それはどの程度深刻であり、かつどの程度持続するものなのか、という点である。またリスクの同定に際してしばしば指摘されるのは、身体的・心理的なリスクのみならず、社会的・経済的リスクも考慮すべきだという点である。すなわち、研究参加に伴い副次的に生じ得る社会的差別や経済的損失、プライバシー侵害などのリスクについても考慮される。

　次に、②リスクの最小化と利益の最大化について述べる。ここにおいてはまず、可能な限り研究対象者の被るリスクを最小化することが目指される。例えば、医療スタッフの配置や研究方法の変更、モニタリングの強化、適格基準の変更などによって、リスクをさらに軽減することが目指される。もちろん現実的な制約はあるものの、同じ研究目的を達成することができるのであれば、より低いリスクの方法を選択すべきである。また同時に、利益の最大化としては、個々の研究対象者への健康上の利益はもちろんのこと、研究成果から得られる社会的利益を最大化するための工夫を求めることになる。

　以上の段階を経て、最後に、③リスクと利益の比較考量、すなわち期待される利益に照らしてリスクが適切なもの (reasonable) であるかどうか、という判断がなされる。先に述べたように、この判断が難しいのは、日常診療とは異なり、研究においてはリスクを負う人々と利益を得る人々が必ずしも一致しない点にある。すなわち、どのような研究であっても研究対象者に対するリスクや負担は生じるが、研究の利益は必ずしも研究対象者個人に対するものには限定されない。むしろ、研究を正当化する主要な利益は社会的なものであり、結局のところ、「研究対象者に対するリスクや負担」と「社会的な利益」という、単位の違うものを比較考量することが求められる [図1]。この点に、臨床研究特有の倫理的判断の難しさがある。

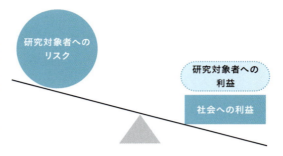

図1：臨床研究における「リスクと利益の比較考量」

〔出所〕田代志門：臨床研究におけるリスク・ベネフィット評価．医学のあゆみ 2013; 246(8).

## 4 研究デザインの選択

ところで、再生医療研究のリスクと利益に関していえば、従来は研究に参加する患者に対するリスクと利益に焦点を置いた議論がなされてきた。この論点は今後も引き続き重要であるが、再生医療が今後日常的な医療となっていくためには、社会的利益についても十分に検討しておく必要がある。その際に1つの論点となるのが、有効性を検証する研究を実施する際に、どのような研究デザインを選択すべきか、という点である。

例えば、医薬品を用いた検証的な研究においては、ランダム化比較試験（randomized controlled trial：RCT）が必須であり、新薬開発の際にはプラセボ対照が求められる場合もある。しかし再生医療の場合には手術手技を含むことも多くあり、同じ発想で対照群を置こうとすれば、シャム手術（偽手術）などが必要になってしまう。シャム手術の実施は通常のプラセボ投与とは違い、対照群に対して専ら研究目的で身体的な侵襲や負担を伴う処置がなされることにもなり、倫理的なハードルは高い。また、対照群に対して現在の標準治療が提供される場合にも、現在の治療が不十分である場合には、いったん患者が研究参加に同意したとしても、対照群に割り当てられると同意を撤回してしまうという事態が生じ得る。実際、米国では、神経難病に関する再生医療の臨床研究に関して、患者団体から対照群を置かない研究デザインを要望する声も上がっているという[5]。

しかしその一方で、対照群を置かない研究では治療法の客観的な評価は不可能であり、やみくもに単群で研究を行うことは許容できないとの指摘もある。そのため、1つの代替案として、研究結果が短期的な効果を示した場合には、対照群に割り当てられた患者に対しても事後的に治療を提供する、といった提案もされている。ただしこの方法が使えるのは、比較的進行が緩やかな疾患のみであり、症状の進行速度が速いものに関しては現実的な解決にはならない。また、仮に提供されるとしても、あくまでも研究段階の治療であり、長期的なリスクは不明であることは強調

されるべきであろう。

　以上のように、現在研究段階にある再生医療が今後日常的な医療として確立していくためには、どのような研究デザインを選択するべきか、という問題は避けて通れない。その際には、実施可能性や科学的妥当性と併せて、倫理面での検討が必要となる。もちろん、研究に参加する患者に過度のリスクや負担を求めるような研究デザインは倫理的に許容できない。しかしその一方で、有効性が適切に評価されないまま新たな治療法が提供され続けることは、長期的には社会資源の浪費を招き、結果としてその治療に期待した患者を裏切ることにもなりかねない。この点で、再生医療の臨床研究においては、研究に参加する患者の利益・不利益と研究成果がもたらす社会的な利益を慎重に検討する必要がある。

**文献**

1) 金村米博：幹細胞医療. 霜田求, 他（編）. シリーズ生命倫理学 12 先端医療. 丸善, 2012; 60-84.

2) 玉井眞理子, 平塚志保（編）：捨てられるいのち、利用されるいのち―胎児組織の研究利用と生命倫理. 生活書院, 2009; 3-179.

3) National Commission for the Protection of Human Subjects of Biomedical and Behavioral Research: The Belmont report: ethical principles and guidelines for the protection of human subjects of research. Washington DC: U.S. Government Printing Office, 1979; 1-20.

4) 田代志門：臨床研究におけるリスク・ベネフィット評価. 医のあゆみ 2013; 246(8): 539-544.

5) Lo B, Parham L: Resolving ethical issues in stem cell clinical trials: the example of Parkinson disease. J Law Med Ethics 2010; 38(2): 257-266.

## まとめのページ

☐ 従来、日本の再生医療の倫理に関する議論は、ほぼ幹細胞を用いた基礎研究に集中してきた。

☐ 現在、多くの再生医療は実用化に向けた「研究」として実施されており、再生医療の倫理の基礎として臨床研究の倫理を踏まえる必要がある。

☐ 臨床研究の倫理の基本的な視点は、①インフォームドコンセント、②リスク・ベネフィット評価、③研究対象者の公正な選択、である。

☐ リスク・ベネフィット評価を要請する倫理原則は、「可能な限り利益を大きく、不利益を小さくすべし」という「与益 (beneficence)」の原則である。

☐ リスク・ベネフィット評価の基本的な手順は、「多様なリスクと利益の同定」「リスクの最小化と利益の最大化」「リスクと利益の比較考量」からなる。

☐ 研究の利益には、研究対象者に対する治療上の利益だけではなく、研究成果が将来世代にもたらす社会的な利益が含まれる。

☐ 再生医療における研究デザインの選択では医薬品と同じ発想で対照群を置くことが難しい場合がある。

☐ 研究デザインの選択に際しては、研究に参加する患者の利益・不利益と研究成果がもたらす社会的な利益の間に緊張関係が生じる場合があり、慎重に検討する必要がある。

## 練習問題

**①** 以下の**1**から**5**までの記述のうち、誤っているものを**2つ**選びなさい。

**1** 従来、日本の再生医療の倫理に関する議論は、幹細胞を用いた基礎研究に集中していたが、現在は臨床研究に広がってきた。

**2** これまでのES細胞研究における議論の1つは、どのような受精卵をどのような手続きで得るべきか、ということであった。

**3** これまでのEG細胞研究における議論の1つは、研究目的で受精卵を破壊することが許容されるのか、ということであった。

**4** iPS細胞の登場に伴い、細胞の提供者に関わる問題の比重が相対的に上昇した。

**5** ES細胞研究においても「樹立」と「使用」を区別する方向での議論が進んでいる。

**②** 以下の**1**から**5**までの記述のうち、誤っているものを**2つ**選びなさい。

**1** 再生医療を含む臨床研究の倫理において、最も基本となる視点は、「リスク・ベネフィット評価」の他に、「インフォームドコンセント」「研究対象者の公正な選択」の3つである。

**2** 「リスク・ベネフィット評価」「インフォームドコンセント」「研究対象者の公正な選択」の3つの視点は、「ニュルンベルク綱領」により確立した枠組みであり、その後の国際的な臨床研究倫理の基礎となっている。

**3** リスク・ベネフィット評価を要請する倫理原則は、「可能な限り利益を大きく、不利益を小さくすべし」という「正義 (justice)」の原則である。

**4** 研究の「利益」に含まれる要素として、研究に参加した個々の患者に対する治療上の利益がある。

**5** 研究の「利益」に含まれる要素として、新しい治療法の安全性や有効性が明らかになることによる社会的な利益がある。

**③** 以下の**1**から**5**までの記述のうち、誤っているものを**2つ**選びなさい。

**1** 臨床研究におけるリスク・ベネフィット評価は、「多様なリスクと利益の同定」「リスクの最小化と利益の最大化」「リスクと利益の比較考量」の3つのプロセスである。

**2** リスクの同定に際して、身体的・心理的・社会的・経済的リスクのいずれか1つを選択して考慮すべきである。

**3** 可能な限り研究対象者の被るリスクを最小化することが目指される。

**4** 研究においてはリスクを負う人々と利益を得る人々が必ず一致する。

**5** 「研究対象者に対するリスクや負担」と「社会的な利益」という、単位の違うものを比較考量する点に臨床研究特有の倫理的判断の難しさがある。

1. 概論　065

❹ 以下の**1**から**5**までの記述のうち、<u>誤っているもの</u>を<u>2つ</u>選びなさい。

**1** 医薬品を用いた検証的な研究においては、ランダム化比較試験が必須であり、新薬開発の際にはプラセボ対照が求められる場合もある。

**2** 医薬品と同じ発想で、再生医療の場合にも対照群に対して専ら研究目的で身体的な侵襲や負担を伴うシャム手術（偽手術）を行うことが倫理的に推奨される。

**3** 患者団体から対照群を置かない研究デザインを要望する声も上がっている一方で、対照群を置かない研究では治療法の客観的な評価は不可能という見解もある。

**4** 1つの代替案として、研究結果が短期的な効果を示した場合には、対照群に割り当てられた患者に対しても事後的に治療を提供する、といった提案もされている。

**5** 再生医療の臨床研究においては、研究に参加する患者に過度のリスクや負担を求めるような研究デザインも倫理的に許容される。

## 解答と解説

**① 解答：3、4**

解説：

**3** 受精卵を破壊することが許容されるのか、という問題はES細胞に関するものである。EG細胞（embryonic germ cell：胚性生殖細胞）は、妊娠5～9週の死亡胎児から始原生殖細胞を取り出して、ES細胞と同様に培養することにより樹立される。

**4** iPS細胞の登場に伴い、細胞の提供者に関わる問題の比重が相対的に低下した。

**② 解答：2、3**

解説：

**2** この3つの視点は、「ベルモント・レポート」（1979年）により確立した枠組みであり、その後の国際的な臨床研究倫理の基礎となっている。

**3** リスク・ベネフィット評価を要請する倫理原則は、「可能な限り利益を大きく、不利益を小さくすべし」という「与益（beneficence）」の原則である。

**③ 解答：2、4**

解説：

**2** リスクの同定に際して、身体的・心理的なリスクのみならず、社会的・経済的リスクも考慮すべきである。

**4** 研究においてはリスクを負う人々と利益を得る人々が必ずしも一致しない。

**④ 解答：2、5**

解説：

**2** シャム手術の実施は通常のプラセボ投与とは違い、対照群に対して専ら研究目的で身体的な侵襲や負担を伴う処置がなされることにもなり、倫理的なハードルは高い。

**5** 研究に参加する患者に過度のリスクや負担を求めるような研究デザインは倫理的に許容できない。しかしその一方で、有効性が適切に評価されないまま新たな治療法が提供され続けることは、長期的には社会資源の浪費を招き、結果としてその治療に期待した患者を裏切ることにもなりかねない。

# 2. インフォームドコンセント

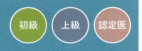

国立循環器病研究センター 医学倫理研究部　**松井 健志**

## Abstract

「インフォームドコンセント（informed consent：IC）」とひと口に言っても、その意味と目的は、診療における場合と医学研究における場合とで大きく異なっている。

目の前にいる1人の患者自身にとっての最善の利益を医療従事者と患者が協働で追求することが目的である診療において、患者が与えるICとは、医療従事者による十分な説明に基づき、治療に伴う利益とリスク全てをひっくるめたうえで、患者自らが最善と考える治療を自律的に選択すること、つまり「患者の自律的選択権」の保障を意味する。

一方、将来の治療や診断などにつながる新たな知識・科学的真理の探究を目的とする医学研究において、被験者が与えるICとは、科学的探究という他者利益のための道具として自らの身体や情報を差し出すとともに、それに伴うリスクをわが身に引き受けるという自己犠牲の覚悟を意味している。

革新的医療分野である再生医療では、この診療と研究との隔たりが小さくなり、「自己の最善の利益のため」という診療でのICと、「他者利益のための自己犠牲」という医学研究でのICとの近接が生じるが、それだけに一層、いまだ不確実性の高い再生医療に伴う治療的利益の過大評価とリスクについての過小評価を招く危険性が高い。そのため、再生医療のICにおいては、それらの問題を考慮したうえでの適切かつ十分な説明が重要となる。

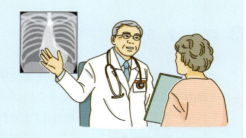

## Point

- ICの発展経緯は診療と医学研究とでそれぞれ異なっており、それぞれの意味と目的も大きく異なっている。
- 診療でのICは、医療従事者による十分な説明に基づいて患者自らが「最善の治療」を自律的に選択し、「患者の自律的選択権」を保障することにある。
- 医学研究でのICは、知らない間に危険な研究に利用されることがないよう「被験者を保護する」ことに主眼があり、法や指針などの外的規制によって規定され、強制されている。
- 再生医療の多くはいまだ「研究」段階ではあるものの、被験者である患者にとっては「唯一かつ最善の治療機会（last resort）」的意味合いが強いために、そのICでは、治療的利益についての過大評価とリスクの過小評価を招かないような説明が重要となってくる。

## 1 | インフォームドコンセント (IC)とは

自律尊重 (respect for persons) の原則から導かれる IC とは何か？　最近では、医療従事者や医学研究者にとってその答えはかなり自明のことであるかもしれない。最もシンプルには、主体による「Information (情報・説明) に基づく Consent (同意・承諾) である」と言い得るし[1]、その主体による「自律的な承認行為 (権限付託) である」と定義されることもある[2]。あるいは、特に医療の文脈に即して、「患者が医療従事者より十分な説明を受け、それを理解したうえで、自らになされる検査や治療について選択、同意」[3] を自律的にすること、ともいうことができるだろう。これらはいずれも一面、ほぼ正しい IC の定義である。しかし同時に、日本の多くの IC 解説本と同様に、これらは IC の本質を必ずしも適切に捉えた定義でもない。そのため、これらの定義からだけでは、とりわけ再生医療における IC の意味を正確に理解することはできない。本節では、その理由を踏まえながら、再生医療における IC の含意と課題について検討する。

### [1] 2つの歴史、2つのIC

IC の本質を捉えようとするならば、その発展には実は診療の場と医学研究の場で別々の経緯があり、したがって、それぞれに固有の意味と目的があることを理解しておく必要がある。

### [2] 診療におけるIC

ヒポクラテスの時代を含めたあらゆる時代、あらゆる国の医療において、患者による何らかの「同意」は常に存在してきた。しかし、それが今日でいう IC へと発展を遂げるのは、20世紀初頭以降の治療同意の必要性をめぐる医療訴訟の増加と、いくつかの判例を通じてのことである。

端緒となったサルゴ事件*と呼ばれる医療事故裁判では、裁判所は、「インフォームドコンセントに必要な事実を完全に説明する (警告的な説明を患者に与える) 慎重さを…医師はもっている」[4] ことを知るべきであると判決し、IC という言葉をはじめて用いて、患者への事前の情報提供の重要性を指摘した。またその後の類似の判決でも、医師には、患者の治療同意を得る際に、治療に伴う危険について十分に説明する義務があり、また、危険に加えて、代替治療、病気の性質、治療の内容、成功の可能性などについても十分に説明する義務があることが示された[1]。

こうした判例の積み重ねを経て、今日では、医師をはじめとする医療従事者による十分な説明に基づいて、治療に伴う利益とリスク全てをひっくるめたうえで、患者自らが考える「最善の治療」を患者が自律的に選択するという「患者の自律的選択権」の保障が、診療 IC の意味であり目的であると考えられている[4,5]。

---

**＊：サルゴ事件**
1957年、サルゴ (Sargo) が、経胸腔大動脈造影後に下半身麻痺となった際、検査の実施に際して麻痺のリスクを警告しなかったのは過失による不法行為に該当するとして医療者側を訴えた。

## [3] 医学研究における IC

　診療の場合と異なり、医学研究における被験者の「同意」への関心がもたれ始めたのは、特に19世紀末の germ theory（病原細菌説）の隆盛以降のことである。発端は、同意を得ないままに病原体を被験者の体内へ注入する、といった細菌学実験への社会的非難の高まりであったが、それ以上に大きな契機となったのは、第二次世界大戦の狂気のなかで繰り返されたナチスによる非人道的な人体実験である。

　この人体実験に加担した医師の戦争犯罪を裁いたのがニュルンベルク裁判であるが、同裁判を通じて、人体を使った医学研究における10項目の倫理的要件がニュルンベルク綱領（1947年）[6] としてまとめられた。その第一要件に定められたものが被験者の IC であり、医学研究において「被験者の IC は絶対に必要」であると規定されるとともに、IC の成立要件として、①被験者が法的同意能力を有していること、②その同意は任意に与えられること、③十分な知識が与えられること、④被験者はその内容を理解していること、が必要であるとはじめて明確化された。一方で、ニュルンベルク綱領のように、被験者の IC が医学研究実施のための絶対的要件として求められることになると、小児や知的障害者などの法的同意能力を有さない人々が医学研究から完全に締め出され、結果として研究の恩恵に預かれない集団をつくってしまう、という「正義 (justice)」に関わる別の倫理的問題が生じてくる。そのため、こうした厳格な IC の適用に伴う問題点は、世界医師会ヘルシンキ宣言（1964年採択）を含むその後のさまざまな指針や法規制のなかで修正されて、今日に至っている。

　このような経緯で確立されてきた被験者の IC は、その目的の主眼を、同意のないまま、あるいは本人が気づかないままに、危険な医学研究の被験者として勝手に利用されることがないよう「被験者を保護する」ことに置く。それゆえに、いくつかの例外は無論あるものの、原則的に「取得しなければならないもの」として法や指針などの外的規制により強制されているという特徴がある[2, 5]。

## [4] 2つの IC の意味構造の相違

　このように別々の経緯と目的をもって発展してきた診療と医学研究それぞれの IC には、当然ながら、その意味構造にも大きな倫理的相違が存在する（なお、ここでは扱わないが、この両者の相違は「与益 (beneficence)」や「正義」の原則についての、診療と医学研究での意味内容の相違とも密接に関わっていることは付言しておく）。

　診療では、その目的 (end) は目の前にいる1人の患者自身の最善の利益の追求である。また、診療で提案される治療選択肢は、有効性と安

全性の両面で一定程度確立したものであって、それに伴う直接の治療的利益は大きく期待されるべきものである。無論、副作用のない薬はないとよくいわれる通り、あらゆる治療選択肢には常に何らかのリスクが伴っている。しかし、治療の間中そのリスクを負うのも同一の患者自身であるため、診療では、リスクの負担者と利益の享受者との間に倫理的な緊張関係は存在しない。したがって、こうした診療において患者が与える診療でのICの本質は、最善の治療という自己利益の追求に合意するとともに、その追求の代償として治療過程でのさまざまなリスクを同時に引き受ける、という自己選択であり、またその意思表明である。すなわち、「情けは他人（ひと）のためならず」ならぬ、「同意は他人（ひと）のためならず」というのが診療でのICの本質であるといえる。

　一方、医学研究でのICは、被験者が医学研究（者）に対して与えるものである。研究とは、未知のこと、不完全な事項、あるいはこれまで誤って理解されてきた事項の真実を明らかにして、有用な新たな知識を科学という壮大な知の体系のなかに付け加える営為である。この営為のうちにおいて、研究の目的は広く社会にとって有用で新たな知識を生み出し、科学的真理を追求することであって、被験者は第一義的にはその知識創出のための道具・手段（tool/means）にすぎない。そのため、被験者が与える医学研究でのICの意味は、将来の治療や診断などにつながる新たな知識・科学的真理を探究するという未知の冒険に、医学研究者とともに出発するという表明であるとともに、それにとどまらず、その探究の道具として自らの身体や情報を差し出して、それによって生じ得るさまざまなリスクをわが身に引き受けるという合意であって、「他者利益のために自己を犠牲にする」ことの覚悟表明に他ならない[7]。

## 2｜再生医療への含意

　輸血や骨髄移植など、古くから日常診療としてすでに行われている、ある種の再生医療でのICは、診療でのICであることは明らかである。一方、問題となるのは、近年盛んになっている、ヒトiPS細胞（induced pluripotent stem cell：人工多能性幹細胞）やES細胞（embryonic stem cell：胚性幹細胞）を含め、自己由来または他者（あるいは異種）由来の幹細胞などを特殊加工ないし体外で人工的に培養したものや、あるいはそうした幹細胞などから人工的に構築した組織や生きたヒト細胞を組み込んだ機器などを用いた、いまだ実験的な段階にある「研究」ないしは「医療革新（medical innovation）」としての再生医療の場合に、そのICをどう考え、どう扱うべきか、という点である。

　日本も含め、これまでの世界的な研究倫理分野での標準的見解にのっとり、再生医療であっても「研究」として実施される場合、あるいは「研

究」の側面が少なからずある場合は、そこで求められるものはあくまで医学研究でのICであるべきである、と主張される。すなわち、そこで被験者が与えるICは、再生医療の発展のための新たな知識・科学的真理の追求に同意することであり、そのための自己犠牲に同意することと同義となる。

　しかし、いかに実験的・研究的な意味合いの強いものであろうとも、例えば、これまで治療法の全くなかった患者に対して、その患者を被験者として、唯一の治療可能性に賭けて患者自身に由来する幹細胞などを試行的に導入するという場合には、被験者自身にとっては、研究への参加が「唯一かつ最善の治療機会 (last resort)」であり、なおかつそれが自分だけのオーダーメード的「治療」として提供される、という意味合いが少なくない。この場合、そこで被験者が与えるICは、医学研究でのICの本質である「他者利益のための自己犠牲」という性質が弱まり、「自己の最善の利益のため」という診療でのICに大きく近づいていく[8]。

　再生医療がこのようなlast resort的意味合いの強いものになればなるほど、被験者が再生医療に対してもつ期待は過大となり、一方で、「他者利益のための自己犠牲」という厳然たる事実についての被験者の側の認識が薄まってリスクの過小評価を招く危険がある。それはまた逆に、リスクが実際の危害として顕在化した場合や、細胞培養に失敗して未投与に終わった場合、あるいは期待した効果が得られなかった場合などには、当初の「他者利益のための自己犠牲」の覚悟が希薄であるがために、その反動として被害者意識が強く現れる危険性が高いということでもある[9]。患者や被験者だけでなく医師などや研究者の側までもが前のめりとなりやすい再生医療であるがゆえに、この点は強調しても、しすぎることはないだろう[10]。

　そうすると、少なくとも現時点の再生医療において、適切なICを得ようとするならば、当然、①確立した治療に比べて不確定・未知のリスクが高いことについてのより十分な説明と、②有効性への過剰な期待を招かないより慎重な説明、そして、③無治療も含め、あり得る他の治療選択肢についての熟慮と丁寧な説明が必要となってくる。また、④試されるもの以外の手技や経過観察の過程に伴う身体的、心理的あるいは経済的な負担・不便や不利益についての十分な説明も通常よりも一層重要となるだろう。

　しかしながら、十分な説明をしようとすると、どうしても与える情報量が多くなるきらいがあり、逆にそのことがICのために真に必要な情報の理解を妨げている、という問題が指摘されている[11]。そこで最近では、ICは、研究への参加や不参加の決定に当たって被験者としてどうしても理解

しておかなければならない重要な事項の説明に限定するべきである、という提案がなされるようになってきている[12]。こうした提案はICの目的や本質から考えても当然であり、再生医療においても傾聴すべきものである。

**文献**

1) 前田正一：インフォームド・コンセント. 赤林朗 (編). 入門・医療倫理Ⅰ. 勁草書房, 2005; 141-158.

2) R. フェイドン, T. ビーチャム：酒井忠昭, 秦洋一 (訳). インフォームド・コンセント—患者の選択. みすず書房, 1994; 219-239.

3) 池辺寧：インフォームドコンセント. 近藤均, 酒井明夫, 中里巧, 他 (編). 生命倫理事典. 太陽出版, 2002; 75-77.

4) Appelbaum PS, Lidz CW, Meisel A：杉山弘行 (訳). インフォームドコンセント—臨床の現場での法律と倫理. 文光堂, 1994; 243-288.

5) 田代志門：研究倫理とは何か—臨床医学研究と生命倫理. 勁草書房, 2011; 32-48.

6) ニュールンベルク綱領. 近藤均, 酒井明夫, 中里巧, 他(編). 生命倫理事典. 太陽出版, 2002; 683-684.

7) 松井健志：臨床試験におけるインフォームド・コンセント. 薬理と治療 2011; 39(7): 639-640.

8) 山本圭一郎, 田代志門：再生医療の臨床研究と倫理—「医療革新」は研究か診療か. 医薬ジャーナル 2014; 50(8): 87-90.

9) 一家綱邦, 藤田みさお, 八代嘉美, 他：再生医療を実施する自由診療クリニックに対する民事訴訟—明らかになった実態と残った問題. 医事新報 2015; 4766: 14-16.

10) International Society for Stem Cell Research: Recommendation 3.3.3.1. Guidelines for stem cell research and clinical translation. 2016; 22.

11) Institute of Medicine of the National Academies; Committee on Assessing the System for Protecting Human Research Participants; Federman DD, et al., eds.: Responsible research: a systems approach to protecting research participants. Washington DC: The National Academy Press, 2002; 92-128.

12) Federal Policy for the Protection of Human Subjects. Final rule. Fed Regist 2017; 82(12): 7149-7274.

## まとめのページ

☐ ICの発展経緯は診療と医学研究とでそれぞれ異なっており、それぞれの意味と目的も大きく異なっている。

☐ 診療におけるICは、20世紀初頭以降の治療同意の必要性をめぐる医療訴訟の増加と、いくつかの判例を通じて発展した。

☐ 診療におけるICは、医療従事者による十分な説明に基づいて患者自らが「最善の治療」を自律的に選択し、「患者の自律的選択権」を保障することにある。

☐ 診療におけるICの本質は「最善の利益の追求」という意思表明である。

☐ 医学研究におけるICは、第二次世界大戦中に繰り返されたナチスによる非人道的な人体実験への反省を契機に発展した。

☐ 医学研究におけるICは、知らない間に危険な研究に利用されることがないよう「被験者を保護する」ことに主眼があり、法や指針などの外的規制によって規定され、強制されている。

☐ 医学研究におけるICの本質は「他者利益のために自己を犠牲にする」という覚悟表明である。

☐ 再生医療の多くはいまだ「研究」段階ではあるものの、被験者である患者にとっては「唯一かつ最善の治療機会 (last resort)」的意味合いが強いために、そのICでは、治療的利益についての過大評価とリスクの過小評価を招かないような説明が重要となってくる。

## 練習問題

**❶** 以下の**1**から**5**までの記述のうち、<u>誤っているもの</u>を<u>2つ</u>選びなさい。

**1** ICの目的は、診療における場合か医学研究における場合かにかかわらず、同一と考えてよい。

**2** 診療における患者の「同意」がICに発展したのは、20世紀初頭以降の治療同意の必要性をめぐる医療訴訟の増加と、いくつかの判例を通じてのことである。

**3** 端緒となったタスキギー事件と呼ばれる医療事故裁判において、裁判所は、ICという言葉をはじめて用いて、患者への事前の情報提供の重要性を指摘した。

**4** タスキギー事件後の類似の判決でも、医師には、患者の治療同意を得る際に、治療に伴う危険について十分に説明する義務があり、また、危険に加えて、代替治療、病気の性質、治療の内容、成功の可能性などについても十分に説明する義務があることが示された。

**5** 診療におけるICは、医療従事者による十分な説明に基づいて患者自らが「最善の治療」を自律的に選択し、「患者の自律的選択権」を保障することにある。

**❷** 以下の**1**から**5**までの記述のうち、<u>誤っているもの</u>を<u>2つ</u>選びなさい。

**1** 医学研究におけるICの発展の大きな契機となったのは、第二次世界大戦中に繰り返されたナチスによる非人道的な人体実験である。

**2** ナチスによる非人道的な人体実験に加担した医師の戦争犯罪を裁いたのがニュルンベルク裁判である。

**3** 人体を使った医学研究における10項目の倫理的要件がヒポクラテスの誓いとしてまとめられた。

**4** ニュルンベルク綱領の第1項として、医学研究において「被験者のICは絶対に必要である」と規定された。

**5** 医学研究におけるICは、その目的の主眼を、知らない間に危険な研究に利用されることがないよう「患者の自律的選択権を保障する」ことに置く。

**❸** 以下の**1**から**5**までの記述のうち、<u>誤っているもの</u>を<u>2つ</u>選びなさい。

**1** ヘルシンキ宣言でICの成立要件がはじめて明確化された。

**2** ICの成立要件として、「被験者が同意能力を有していること」がある。

**3** ICの成立要件として、「その同意は任意に与えられること」がある。

**4** ICの成立要件として、「十分な謝礼が与えられること」がある。

**5** ICの成立要件として、「被験者はその内容を理解していること」がある。

**④** 以下の**1**から**5**までの記述のうち、誤っているものを**2つ**選びなさい。

**1** ICの意味は、診療における場合と医学研究における場合とで大きく異なっている。

**2** 診療において患者が与えるICとは、最善の治療という自己利益の追求に合意するとともに、その追求の代償として治療過程でのさまざまなリスクを同時に引き受ける、という自己選択である。

**3** 診療におけるICの本質は「他者利益のために自己を犠牲にする」という意思表明である。

**4** 医学研究において被験者が与えるICとは、科学的探究という他者利益のための道具として自らの身体や情報を差し出すとともに、それに伴うリスクをわが身に引き受けるという合意である。

**5** 医学研究におけるICの本質は「最善の利益の追求」という覚悟表明である。

**⑤** 以下の**1**から**5**までの記述のうち、誤っているものを**2つ**選びなさい。

**1** 再生医療であるので、「研究」として実施される場合でも、そこで求められるものはあくまで診療におけるICであるべきである、と主張される。

**2** 研究として実施される再生医療において、被験者が与えるICは、再生医療の発展のための新たな知識・科学的真理の追求に同意することであり、そのための自己犠牲に同意することと同義となる。

**3** 再生医療の多くはいまだ「研究」段階ではあるものの、被験者である患者にとっては「唯一かつ最善の治療機会 (last resort)」的意味合いが強い。

**4** 再生医療のうち last resort 的意味合いの強いものである場合、被験者が再生医療に対してもつ期待は過大となり、一方で、「最善の治療という自己利益の追求」という認識が薄まってリスクの過小評価を招く危険がある。

**5** 当初の「他者利益のための自己犠牲」の覚悟が希薄であると、細胞培養に失敗して未投与に終わった場合などには、その反動として被害者意識が強く現れる危険性が高いということになる。

**⑥** 以下の**1**から**5**までの記述のうち、誤っているものを**2つ**選びなさい。

**1** 現時点の再生医療において、適切なICを得ようとするならば、「確立した治療に比べて不確定・未知のリスクがないことについてのより十分な説明」が必要である。

**2** 現時点の再生医療において、適切なICを得ようとするならば、「有効性への過剰な期待を招かないより慎重な説明」が必要である。

**3** 現時点の再生医療において、適切なICを得ようとするならば、「無治療も含め、あり得る他の治療選択肢についての熟慮と丁寧な説明」が必要である。

**4** 現時点の再生医療において、適切なICを得ようとするならば、「試されるもの以外の手技や経過観察の過程に伴う身体的、心理的あるいは経済的な負担・不便や不利益についての十分な説明」も通常よりも一層重要となる。

**5** 十分な説明をしようとすると、どうしても与える情報量が多くなるきらいがあるが、それによってICのために真に必要な情報の理解を妨げられることは許容されている。

## 解答と解説

**❶ 解答：1、3**

解説：

**1** ICの目的は、診療における場合と医学研究における場合とで大きく異なっている。

**3** ICという表現がはじめて司法の場にもち込まれたのはサルゴ事件の判決である。一方、タスキギー事件は米国公衆衛生局による梅毒人体実験である。

**❷ 解答：3、5**

解説：

**3** 人体を使った医学研究における10項目の倫理的要件がニュルンベルク綱領としてまとめられた。ヒポクラテスは古代ギリシャの医師で医学の祖と称されている。医師の職業倫理について書かれたギリシャ神への宣誓文がヒポクラテスの誓いである。

**5** 医学研究におけるICは、その目的の主眼を、知らない間に危険な研究に利用されることがないよう「被験者を保護する」ことに置く。

**❸ 解答：1、4**

解説：

**1** ニュルンベルク綱領でICの成立要件がはじめて明確化された。

**4** ICの成立要件として、「十分な知識が与えられること」がある。ただし、詳細な情報提供がなされていることは、必ずしも被験者がその情報を十分に理解していることを保証するものではない。かえって、本当に理解すべき事項を分からなくされてしまう危険性もある。

**❹ 解答：3、5**

解説：

**3** 診療におけるICの本質は「最善の利益の追求」（最善の治療という自己利益の追求）という意思表明である。

**5** 医学研究におけるICの本質は「他者利益のために自己を犠牲にする」という覚悟表明である。

**❺ 解答：1、4**

解説：

**1** 再生医療であっても、「研究」として実施される限りは、あるいは「研究」の側面が少なからずある場合は、そこで求められるものはあくまで医学研究でのICであるべきである、と主張される。

**4** 再生医療のうち last resort 的意味合いの強いものである場合、「他者利益のための自己犠牲」という認識が薄まってリスクの過小評価を招く危険がある。

**❻ 解答：1、5**

解説：

**1**「確立した治療に比べて不確定・未知のリスクが高いことについてのより十分な説明」が必要である。

**5** 十分な説明をしようとすると、どうしても与える情報量が多くなるきらいがあり、逆にそのことがICのために真に必要な情報の理解を妨げている、という問題が指摘されている。

# 3. 研究対象者の選択

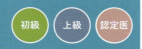

国立がん研究センター 社会と健康研究センター 生命倫理・医事法研究部　田代 志門

## Abstract

　再生医療の臨床研究において、どのような患者集団を対象として研究を実施するべきか、誰が実際の研究対象者となるべきか、という決定には、「利益と負担のフェアな分担」に関わる倫理的な問いが含まれている。研究対象者の選択に際して、まず考慮しなければいけないのは、目的と方法に応じた科学的に妥当な研究対象者の選択が行われているかどうか、という点である。具体的には研究対象者の適格基準の倫理的な吟味がこれに該当する。加えて、研究対象者の選択に関しては、集団レベルでの公平性に関する考慮も必要となる。具体的には、将来的に研究成果の恩恵を受ける集団と研究参加のリスクや負担を負う集団が乖離していないかどうかを確認することがこれに該当する。とりわけ、「社会的に弱い立場にある者」を対象とする場合には注意が必要である。

　また、再生医療のような革新的な研究分野ではじめて人に対する研究が行われる際に、他に治療法のない重症患者と小康状態の患者のいずれを対象とすべきか、という点が現在議論されている。この論点は「研究対象者の公正な選択」のみならず、「インフォームドコンセント」や「リスク・ベネフィット評価」とも密接に関わっており、総合的な判断が求められる。

- ▶ どのような患者集団を対象に研究を実施するのか、という決定には、「利益と負担のフェアな分担」に関する倫理的な問題が含まれている。
- ▶ 研究対象者の公正な選択のためには、適格基準の妥当性を科学的な側面だけではなく、倫理的な側面から評価することが重要である。
- ▶ 研究対象者に「弱者」が含まれる場合には、特別な配慮が求められる。
- ▶ 革新的な治療法を人に応用する際に、他に治療法のない重症患者を対象とすべきか、小康状態の患者を対象とすべきかについては議論が分かれており、個別の研究に即して慎重な判断が必要である。

## 1 フェアな分担の ために

臨床研究の倫理の基本となる視点には、①インフォームドコンセント、②リスク・ベネフィット評価、③研究対象者の公正な選択、の3つがあり、本節では③を扱う。研究対象者の公正な選択を支える倫理原則は、「利益と負担の分担はフェアでなければならない」という「正義（justice）」の原則である。この背景には、過去の研究において、弱い立場にある患者が研究対象者となり、新しい医療技術の開発のために不当な負担を負わされることが繰り返されてきた、という反省がある。

実際、日本でも過去には「学用患者」という名称で、入院費を無料にする代わりに、実験台になることを承諾させられた患者が全国にいたという。現在でも、例えばコストの低い開発途上国で研究を実施し、そこで得られた成果を先進国が享受するという構造への問題提起が行われている[1]。この点で、再生医療の実用化に向けた研究においても、誰が現在研究対象者となるリスクや負担を背負い、誰が将来その利益を享受するべきか、という視点をもつことが求められる。

## 2 「公正な選択」を どう確保するか

研究対象者の選択を考える際に、まず考えなければいけないのは、目的と方法に応じた、科学的に妥当な研究対象者の選択が行われているかどうか、という点である。具体的には研究対象者の適格基準の倫理的な吟味がこれに該当する。特に倫理面では、①手近な患者であり、拒否されにくい患者であるといった安易な理由から研究対象者を選択しないこと、②同じ目的を達成するために、よりリスクの低い研究対象者を選択すること、などが要点となる[2]。

なお、適格基準の吟味を行う際には、不必要に基準を緩めていないか、という視点と併せて、必要以上に厳格な基準になっていないか、という視点も重要である。すなわち、本来研究対象者として組み入れなければならない対象を安易に除外することがそれに当たる。例えば、ある細胞治療が対象としている患者集団には未成年者が多いにもかかわらず、未成年者の研究参加に伴うさまざまな手続きや倫理的考慮に手間がかかるから、といった理由で成人のみを対象とすることは妥当ではない。というのも、未成年者を対象としないことで、研究結果を未成年者に適用することが困難になってしまい、本来利益を享受すべき患者に治療法が届かないといった事態を招きかねないからである。

## 3 「社会的弱者」とは

さらに、研究対象者の選択に関しては、集団レベルでの公平性に関する考慮も必要となる。具体的には、将来的に研究成果の恩恵を受ける集団と研究参加のリスクや負担を負う集団が乖離していないかどうかを確認することがこれに該当する。とりわけ、「社会的に弱い立場にある者

（vulnerable population)」を対象とする場合には注意が必要である。社会的弱者は、一般的にはインフォームドコンセントに関連して議論されることが多く、小児などの同意能力が十分ではない者や上下関係で下位にある者など、自発的な意思決定の困難さに着目されることが多い。しかし本来、脆弱性はインフォームドコンセントのみに関わるものではなく、その他、経済的・社会的に困窮している国や地域を含む場合もあり、多角的な視点から検討されなくてはならない。

　特に、弱者を対象とする研究のなかでも最も議論の蓄積のあるのが小児の領域である。小児を対象とする臨床研究においては、小児の有する身体的・人格的・社会的な未成熟性・脆弱性に対して、追加的な保護が必要だと考えられている[3]。これらの追加的保護としては、インフォームドアセントや親の許可といった意思決定プロセスに関する手続きも含まれるが、より本質的にはリスクの最小化や利益の最大化が重要であり、何よりも当該研究で小児を対象とすることの必然性についての明確な説明が求められる。これは一般的に「必要性要件（necessity requirement)」と呼ばれるものであり[4]、研究対象者集団のニーズに合致しない研究に弱者が利用されることを防止するための基準として、国内外の研究倫理ガイドラインで採用されている。いずれにしても、弱者を対象とする研究を実施する際には、研究対象者特有の脆弱性への配慮が妥当かどうかを十分に検討しておく必要がある。

# 4 重症患者か 小康状態の患者か

　さらに近年では、再生医療のような革新的な研究分野ではじめて人に対する研究が行われる際に、他に治療法のない重症患者と小康状態の患者のいずれを対象とすべきか、という点が議論されている[5]。前者を対象とするという立場はこれまで支持されてきた比較的スタンダードな見解であり、研究に参加する患者自身の利益とリスクを重視した立場である。すなわちこれは、研究者は一番困っている患者に対してこそ手を差し伸べるべきであり、他に治療法がないからこそ未知のリスクが許容される、という論拠によるものである。逆にいえば、この立場をとる場合には、研究参加によって小康状態の患者の病状を悪化させることは許容されない、という結論が導かれる。

　これに対して、後者を対象とするという立場は比較的新しい考え方であり、患者自身の自律的な意思決定と研究成果がもたらす社会的な利益を重視したものである。すなわち、他に治療法があるほうが自律的な意思決定が可能であること、また、重症患者だけを集めた研究データはゆがんだ結果をもたらす可能性があることがその論拠である。さらにこの立場を支持する場合には、患者自身の利益についても、小康状態の患者のほ

うが有効性を期待できるという主張もなされる。ただしその一方で、小康状態の患者を対象として大きな健康被害が生じた場合には、重症患者に比べて社会的な非難が集まりやすく、リスクが大きい場合に実施がためらわれるのも事実であろう。

以上の2つの立場は、いずれかの考え方が「正解」ということではなく、研究の内容次第で結論は変わり得るものである。むしろ重要なのは、この問題が「研究対象者の公正な選択」に加えて、「インフォームドコンセント」や「リスク・ベネフィット評価」とも密接に関わっていることを十分に意識しておくことである。すなわち、どのような患者集団を研究の対象として設定するか、という問題を検討する際には、それぞれの集団ごとにリスクとベネフィットがどう異なっており、集団を変えることで意思決定プロセスにどのような影響を与えるのかということを検討することが求められる。

なお、こうした難しい倫理的意思決定においては、研究計画の内容に関する実質的な検討と併せて、検討のプロセス自体を充実させることも必要だと指摘されている。具体的にいえば、研究計画の妥当性について、前もって立場の異なる複数の患者団体から意見を聴取すべきという提案がそれである[6]。もちろん従来、研究計画の策定段階において研究対象者となる患者からの意見を聞くべきである、という議論はあったが[7]、ここではそれをさらに複数化することを要請している。こうした手続き的なプロセスの充実は、確かに多様な視点からの吟味を可能にする場合があり、傾聴に値する提案であろう。

**文献**

1) 田代志門：国際共同研究の倫理―研究の「利益」とグローバルな正義. 医哲学医倫理 2014; 32: 96-100.
2) 松井健志：臨床研究の倫理（研究倫理）についての基本的考え方. 医のあゆみ 2013; 246(8): 529-534.
3) 松井健志, 伊吹友秀, 田代志門, 他：小児を対象とする臨床研究において求められる倫理的配慮の原則. 日小児会誌 2016; 120(8): 1195-1205.
4) Wendler D, Shah S, Whittle A, et al.: Nonbeneficial research with individuals who cannot consent. IRB 2003; 25(4): 1-4.
5) Dresser R: First-in-human trial participants: not a vulnerable population, but vulnerable nonetheless. J Law Med Ethics 2009; 37(1): 38-50.
6) Kimmelman J: Stable ethics: enrolling non-treatment refractory volunteers in novel gene transfer trials. Mol Ther 2007; 15(11): 1904-1906.
7) 田代志門：なぜ臨床試験に患者参画が必要なのか. 血液内科 2016; 73(1): 128-132.

## まとめのページ

☐ 臨床研究の倫理の基本となる視点には、「インフォームドコンセント」「リスク・ベネフィット評価」「研究対象者の公正な選択」の3つがある。

☐ どのような患者集団を対象に研究を実施するのか、という決定には、「利益と負担のフェアな分担」に関する倫理的な問題が含まれている。

☐ 研究対象者の公正な選択のためには、適格基準の妥当性を科学的な側面だけではなく、倫理的な側面から評価することが重要である。

☐ 研究対象者の選択に際して、まず考慮しなければいけないのは、目的と方法に応じた科学的に妥当な研究対象者の選択が行われているかどうか、という点である。

☐ 適格基準の吟味を行う際には、不必要に基準を緩めていないか、という視点と併せて、必要以上に厳格な基準になっていないか、という視点も重要である。

☐ 集団レベルでの公平性に関する考慮として、将来的に研究成果の恩恵を受ける集団と研究参加のリスクや負担を負う集団が乖離していないかどうかを確認することも必要である。

☐ 研究対象者に「弱者」が含まれる場合には、特別な配慮が求められる。

☐ 革新的な治療法を人に応用する際に、他に治療法のない重症患者を対象とすべきか、小康状態の患者を対象とすべきかについては議論が分かれており、個別の研究に即して慎重な判断が必要である。

## 練習問題

**①** 以下の **1** から **5** までの記述のうち、誤っているものを2つ選びなさい。

**1** 臨床研究の倫理の基本となる視点には、「研究対象者の公正な選択」の他に「インフォームドコンセント」「リスク・ベネフィット評価」がある。

**2** 「研究対象者の公正な選択」を支える倫理原則は、「利益と負担の分担はフェアでなければならない」という「与益（beneficence）」の原則である。

**3** 「研究対象者の公正な選択」が必要とされる背景として、過去の研究において、弱い立場にある患者が研究対象者となり、新しい医療技術の開発のために不当な負担を負わされることが繰り返されてきた、という反省がある。

**4** 日本では過去に弱い立場にある患者を研究対象者として、新しい医療技術の開発のために不当な負担を負わせた例はない。

**5** 再生医療の実用化に向けた研究においても、誰が現在研究対象者となるリスクや負担を背負い、誰が将来その利益を享受するべきか、という視点をもつことが求められる。

**②** 以下の **1** から **5** までの記述のうち、誤っているものを2つ選びなさい。

**1** 研究対象者の公正な選択のためには、まず、科学的に妥当な研究対象者の選択が行われているかどうか、という点を考える必要がある。

**2** 研究対象者には、手近な患者や拒否されにくい患者を第一に選択する。

**3** 研究対象者には、同じ目的を達成する場合、よりリスクの低い集団を選択する。

**4** 適格基準の吟味を行う際には、不必要に基準を緩めていないか、という視点が重要であり、厳格な基準であればあるほど望ましい。

**5** ある細胞治療が対象としている患者集団には未成年者が多いにもかかわらず、未成年者の研究参加に伴うさまざまな手続きや倫理的考慮に手間がかかるから、といった理由で成人のみを対象とすることは妥当ではない。

**③** 以下の **1** から **5** までの記述のうち、誤っているものを2つ選びなさい。

**1** 研究対象者の選択に関しては、患者個人レベルでの公平性を考慮するが、集団レベルでの公平性に関する考慮は必要ない。

**2** 小児を対象とする臨床研究においては、小児の有する身体的・人格的・社会的な未成熟性・脆弱性に対して、追加的な保護が必要だと考えられている。

**3** 小児を対象とする臨床研究における追加的な保護には、インフォームドアセントや親の許可といった意思決定プロセスに関する手続きも含まれる。

**4** 小児を対象とする臨床研究における追加的な保護として、より本質的にはリスクの最小化や利益の最大化が重要である。

**5** 小児を対象とする臨床研究では、大人が代わりにできる研究であっても、当該研究で小児を対象とすることの利便性が優先される。

**❹** 以下の**1**から**5**までの記述のうち、<u>誤っているもの</u>を**2つ**選びなさい。

**1** 再生医療のような革新的な治療法を人に応用する際に、他に治療法のない重症患者こそ対象にすべきという考え方と小康状態の患者こそ対象にすべきという考え方の2つがある。

**2** 他に治療法のない重症患者を対象とするという立場は、研究者は一番困っている患者に対してこそ手を差し伸べるべきであり、他に治療法がないからこそ未知のリスクが許容される、という論拠によるものである。

**3** 小康状態の患者を対象とするという立場は、他に治療法があるほうが患者自身の自律的な意思決定が可能であり、また、重症患者だけを集めた研究データはゆがんだ結果をもたらす可能性がある、ということを論拠にしている。

**4** 他に治療法のない重症患者と小康状態の患者のいずれを対象とすべきか、という問題は「インフォームドコンセント」や「リスク・ベネフィット評価」を考慮せずに検討することが求められる。

**5** 新規性の高い研究計画の妥当性についても、研究計画の策定段階において研究対象者となる患者からの意見を聞く必要はない。

## 解答と解説

**❶ 解答：2、4**

解説：

**2** 「研究対象者の公正な選択」を支える倫理原則は、「利益と負担の分担はフェアでなければならない」という「正義 (justice)」の原則である。

**4** 日本でも過去には「学用患者」という名称で、入院費を無料にする代わりに、実験台になることを承諾させられた患者が全国にいたといわれている。

**❷ 解答：2、4**

解説：

**2** 手近な患者であり、拒否されにくい患者であるといった安易な理由から研究対象者を選択しない。

**4** 必要以上に厳格な基準になっていないか、という視点も重要である。

**❸ 解答：1、5**

解説：

**1** 集団レベルでの公平性として、将来的に研究成果の恩恵を受ける集団と研究参加のリスクや負担を負う集団が乖離していないかどうかを確認する必要がある。

**5** 小児を対象とする臨床研究では、大人では代わりにできないことについての説明、すなわち、当該研究で小児を対象とすることの必然性についての明確な説明が求められる。

**❹ 解答：4、5**

解説：

**4** この問題が「研究対象者の公正な選択」に加えて、「インフォームドコンセント」や「リスク・ベネフィット評価」とも密接に関わっていることを十分に意識しておくことが重要である。

**5** 研究計画の妥当性について、前もって立場の異なる複数の患者団体から意見を聴取すべきという提案がされている。

# 4.「ヘルシンキ宣言」と日本における研究倫理規則

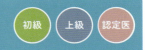

量子科学技術研究開発機構　栗原千絵子

## Abstract

　「ヘルシンキ宣言」は、世界医師会による「人間を対象とする医学研究の倫理的原則」であり、各国の規制や医学雑誌の投稿規定に取り入れられることで拘束力をもつ、国際標準的な研究倫理規範である。

　日本では、「人を対象とする医学系研究に関する倫理指針」(文部科学省、厚生労働省)(以下、「医学系指針」)が、「ヘルシンキ宣言」とほぼ同様の適用範囲を定めている。再生医療分野の、人を対象とする研究において、再生医療等を研究として実施する場合は、「再生医療等の安全性の確保等に関する法律」(再生医療等安全性確保法)に従って実施しなければならないが、再生医療等に関する場合でも基礎的な研究や調査研究など同法の適用されない人を対象とする研究は「医学系指針」に従わなければならない。

　いずれにおいても、倫理審査やインフォームドコンセントなどの基本的な倫理原則の他、利益相反審査、研究のデータベース登録・公開など、研究の公正性に関わる規定も定められている。

　「ヘルシンキ宣言」は、先進国と開発途上国の共同研究をめぐる論争を受けて、プラセボ対照試験の許容限界や、研究終了後に有効性が証明された方法への患者アクセスの問題などが盛り込まれている点が特徴的である。また、医師が患者を救う目的で未実証の治療を用いる際の原則も定められている。

　再生医療等安全性確保法が適用される研究は、「モニタリング」および必要に応じた「監査」によって、研究が適正に実施され、データが正しく記録されていることを、第三者的な視点でチェックすることが義務づけられている。

- ▶「ヘルシンキ宣言」の中核となる倫理原則は「個々の研究対象者の権利・利益は医学研究の目的よりも優先する」という、医師の責務に基づく原則である。
- ▶プラセボ対照試験や研究終了後の患者アクセスの問題は、開発途上国の対象者を搾取するような研究をめぐっての国際的論争を反映している。
- ▶日本の「医学系指針」および再生医療等安全性確保法施行規則は、研究の実施手順や資料の保存など、詳細な手順を定めている。
- ▶モニタリングと監査についての規定は、研究データの意図的な操作が疑われた事件が社会問題化したことによって設けられた。
- ▶「ヘルシンキ宣言」は、研究による害を被った対象者への補償を定めている。「医学系指針」および再生医療等安全性確保法の適用される研究においても同様である。

## 1 人を対象とする医学研究の倫理

### [1] ヘルシンキ宣言

「ヘルシンキ宣言」は、世界医師会（World Medical Association：WMA）による「人間を対象とする医学研究の倫理的原則」であり、初版採択は1964年、第9回目の最新改訂は2013年にブラジルのフォルタレザでのWMA総会で採択された[1,2]。個人の特定が可能な試料・情報についての研究を含む、人間を対象とする医学研究を適用範囲とする。医師に向けられた宣言であるが、医師以外にも採用されることを推奨している。宣言自体に法的拘束力はないが、各国の法令・指針などや学術誌の投稿規定に取り入れられることで国際標準的な研究倫理規範としての実質的な拘束力をもつ。

### [2] 医学系指針

日本では、「人を対象とする医学系研究に関する倫理指針」（文部科学省、厚生労働省）[3]（「医学系指針」）が「ヘルシンキ宣言」とほぼ同様の範囲の研究に適用されるものとして2015年4月より施行されている。なお、2002年、2003年にそれぞれ施行された疫学研究、臨床研究の倫理指針が統合されたものである。

再生医療分野の、人を対象とする研究のうち、「再生医療等の安全性の確保等に関する法律」（再生医療等安全性確保法）（➡第1部 第3章「3. 再生医療等の安全性の確保等に関する法律」）が適用されない、試料・情報のみを扱う研究（人のサンプルを扱うものやカルテ調査など）には、「医学系指針」が適用される。

### [3] 再生医療等安全性確保法との関係

再生医療等安全性確保法が適用される再生医療を研究として行う場合には、同法および同法施行規則の示す基準[4]を順守しなければならない。製薬企業などから資金提供を受ける研究ならば、企業との契約や資金提供の公表について「臨床研究法」[5]が適用される。また、再生医療等製品の治験（製品の製造販売承認申請を目的とする臨床試験）であれば「医薬品、医療機器等の品質、有効性及び安全性の確保等に関する法律」（医薬品医療機器等法）に基づく「再生医療等製品の臨床試験の実施の基準に関する省令」（再生医療等製品GCP省令）（➡第1部 第3章「4. 医薬品、医療機器等の品質、有効性及び安全性の確保等に関する法律」）が適用される。

## 2 「ヘルシンキ宣言」の内容

### [1] 医の倫理と研究倫理

WMAは、第二次世界大戦中の医師らによる「人道に対する罪」への強い反省に基づき1947年に設立された。「ヘルシンキ宣言」は、戦後も問

*1：この「福利」（well-being）の語は　「ジュネーブ宣言」の2017年改訂で入ったので、「ヘルシンキ宣言」2013年版第3項での「ジュネーブ宣言」の引用には記載がない。

題となった非倫理的な医学研究に対する医師らの熱い議論に導かれ、医師の専門職行動規範として採択された。「ヒポクラテスの誓い」の現代版ともいえる「ジュネーブ宣言」（1948年）[6]に示される「私の患者の健康と福利*1を私の第一の関心事とする」との原則、「医の国際倫理綱領」（1949年）[7]による「医師は医療の提供に際して、患者の最善の利益のために行動すべき」との原則を踏まえ、「個々の研究対象者の権利・利益は医学研究の目的よりも優先する」という医師の責務に基づく原則を中核とする。

　「研究」は一般化可能な知識の生成を目的とし、「診療」は目の前の患者の利益を目的とする行為であるが、医師である限りは、対象者である患者の権利・利益を最優先しつつ研究を実施しなければならないことをこの宣言は教えている。

## [2] 一般的な倫理原則

　「ヘルシンキ宣言」の基本構造は、リスク・ベネフィット評価、倫理審査委員会による研究計画の審査、インフォームドコンセント、プライバシー保護などの一般的な対象者保護原則からなる。2000年以降の改訂では、利益相反の開示、研究情報のデータベース登録・公開、狙った意図に反する研究結果（ネガティブな結果）であっても公表すべきことなど、研究の公正性・信頼性確保のための原則が盛り込まれている。最新改訂では、研究による害を被った対象者への治療と補償の責務が定められた。また、データベース公開は、「ヘルシンキ宣言」の対象となる全ての研究に義務づけられる。この基本構造は「医学系指針」および再生医療等安全性確保法それぞれの適用される研究においてもほぼ同様である。

## [3] 特徴的な倫理原則

　「ヘルシンキ宣言」のここ20年ほどの改訂作業では、先進国の企業や研究機関が企画し、開発途上国で実施される臨床試験におけるプラセボ対照試験が、開発途上国の対象者を搾取しており、試験結果として得られた医薬品に先進国の患者しかアクセスできないという状況が、国際的論争を呼んだ。これらの論点についての最新版の内容は**表1**の通りである。

　他に、効果が証明されていない新規の方法について、患者を救う目的で使用する場合の原則についても示している点が特徴的である。

**表1：ヘルシンキ宣言に特徴的な倫理原則の最新内容（要約）**

**プラセボ対照試験の許容限界（第33項）**
新たな介入は、最善と証明された介入と比較されなければならないが、以下の場合は例外：
●最善と証明された介入がない。
●科学的に必要不可欠な理由があり、重篤または回復不能な害のリスクが増加しない。

**研究終了後のアクセス（第34項）**
臨床試験の開始前に、終了後に有効であるとされた介入を必要とする全ての研究参加者に対し、介入へのアクセスについて、スポンサー、研究者、政府が取り決めておく。この情報はインフォームドコンセントのプロセスで伝える。

**証明されていない介入の臨床的使用（第37項）**
他に方法がなく、証明されていない介入が患者を救う可能性があれば、専門家の助言および患者の同意を得て、その介入を実施することがある。この場合は引き続き研究計画として立案し、有効性と安全性を評価すべきである。実施については記録し、公表しなければならない。

〔資料〕・World Medical Association: Declaration of Helsinki: Ethical principles for medical research involving human subjects. Adopted by the 18th WMA General Assembly, Helsinki, Finland, June 1964, and last amended by the 64th WMA General Assembly, Fortaleza, Brazil, October 2013.
・World Medical Association：日本医師会（訳）．ヘルシンキ宣言 人間を対象とする医学研究の倫理的原則（2013年10月改訂）．

## 3 日本における研究倫理規制の内容

### [1] 責務と手順の規則

　「医学系指針」には根拠法に基づく拘束力はないが、公的研究費受給の条件としたり、各研究機関内の規則などに取り入れることで拘束力をもつ。研究機関の長、研究責任者、研究者の責務を定め、機関内での実施許可申請、研究計画書や対象者への説明文書の記載内容、一般委員を含み多様な立場の意見を反映すべき倫理審査委員会の構成や審査手順、利益相反審査、議事録の作成・公表、研究情報のデータベース公開、有害事象報告、個人情報保護、健康被害補償、研究や審査に関する資料の保存、結果の公表などについて、具体的かつ詳細に手順を示している **[図1]**。

　再生医療等安全性確保法の適用される研究も同様のプロセスを経るが、審査等業務は「倫理審査委員会」ではなく、「特定認定再生医療等委員会」（第1種、第2種）または「認定再生医療等委員会」（第3種）に依頼する。

### [2] モニタリングと監査

　「医学系指針」における一部の研究や再生医療等安全性確保法の適用される研究には、「モニタリング」および必要に応じた「監査」によって、研究が規則や計画書などに従い適正に実施され、データが正しく記録されているかを、第三者的視点でチェックすることが義務づけられる。狙っ

\*2：倫理審査委員会の構成や審査手順

再生医療等安全性確保法および臨床研究法が適用される場合も手順の基本構造は同様だが、倫理審査委員会は研究機関の長の諮問機関ではなく、実施する医師が直接、特定認定再生医療等委員会または認定再生医療等委員会に審査を依頼する形となる。

図1：倫理審査委員会の構成や審査手順[*2]

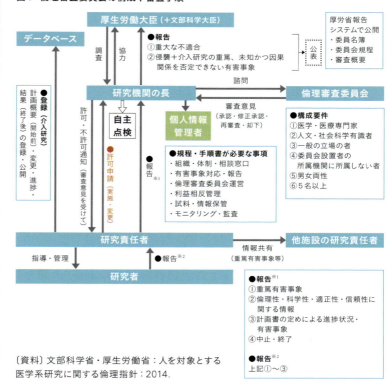

〔資料〕文部科学省・厚生労働省：人を対象とする医学系研究に関する倫理指針：2014.

た結果を出すために臨床研究データを意図的に操作したと疑われる事件が社会問題化したことによって規定が設けられた。再生医療の臨床研究においても、その信頼性確保のためには、モニタリングや監査を行うことが重要である。

**文献**

1) World Medical Association: Declaration of Helsinki: Ethical principles for medical research involving human subjects. Adopted by the 18th WMA General Assembly, Helsinki, Finland, June 1964, and last amended by the 64th WMA General Assembly, Fortaleza, Brazil, October 2013.
2) World Medical Association：日本医師会（訳）．ヘルシンキ宣言 人間を対象とする医学研究の倫理的原則（2013年10月改訂）．
3) 文部科学省・厚生労働省：人を対象とする医学系研究に関する倫理指針（平成26年文部科学省・厚生労働省告示第3号）：2014.
4) 厚生労働省：再生医療等の安全性の確保等に関する法律施行規則及び臨床研究法施行規則の一部を改正する省令（平成30年厚生労働省令第140号）：2018.
5) 臨床研究法（平成29年法律第16号）：2017.
6) World Medical Association: WMA Declaration of Geneva. Adopted in September 1948, last amended in October 2017.
7) World Medical Association: WMA International Code of Medical Ethics. Adopted in October 1949, last amended in October 2006.

## まとめのページ

☐ 人を対象とする研究においては、医学研究者の論文発表に向けたインセンティブや、治療法の有効性についての医師の思い込みなどが、対象者の権利と利益を阻害することがないよう、国際標準や国内規制としてルールが定められてきている。

☐ 特に再生医療では、研究と診療の境界があいまいであったり、それでいて複雑な法規制が重なり合ったりしているため、対象者保護の中核となる倫理原則を常に明確に認識して研究に従事する必要がある。

☐ 「ヘルシンキ宣言」は、世界医師会による「人間を対象とする医学研究の倫理的原則」である。

☐ 「ヘルシンキ宣言」の中核となる倫理原則は「個々の研究対象者の権利・利益は医学研究の目的よりも優先する」という、医師の責務に基づく原則である。

☐ 「ヘルシンキ宣言」のプラセボ対照試験や研究終了後の患者アクセスの問題は、開発途上国の対象者を搾取するような研究を巡っての国際的論争を反映している。

☐ 日本の「医学系指針」および再生医療等安全性確保法は、研究の実施手順や資料の保存など、詳細な手順を定めている。

☐ 「医学系指針」および再生医療等安全性確保法のモニタリングと監査についての規定は、研究データの意図的な操作が疑われた事件が社会問題化したことによって設けられた。

☐ 「ヘルシンキ宣言」も「医学系指針」および再生医療等安全性確保法も、研究による害を被った対象者への補償を求めている。

## 練習問題

**❶** 以下の**1**から**5**までの記述のうち、<u>誤っているもの</u>を**2つ**選びなさい。

**1** 「ヘルシンキ宣言」は1964年にフィンランドのヘルシンキで開催された世界医師会総会において採択された。

**2** 「ヘルシンキ宣言」の第9回目の改訂は2013年にブラジルのリオデジャネイロで開催された世界医師会総会において採択された。

**3** 「ヘルシンキ宣言」は個人の特定が可能な試料・情報についての研究を含む人間を対象とする医学研究を適用範囲とする。

**4** 「ヘルシンキ宣言」は医師に向けられた宣言である。

**5** 「ヘルシンキ宣言」には従う義務があり、従わない場合の罰則が盛り込まれている。

**❷** 以下の**1**から**5**までの記述のうち、<u>誤っているもの</u>を**2つ**選びなさい。

**1** 「医学系指針」は「ヘルシンキ宣言」を踏まえているが、適用される研究の範囲は「ヘルシンキ宣言」のごく一部に限られる。

**2** 「医学系指針」は2015年4月より施行されている。

**3** 「医学系指針」は2003年に施行された臨床研究の倫理指針と2002年に施行された疫学研究の倫理指針が統合されたものである。

**4** 再生医療については、再生医療等安全性確保法が適用され、研究として実施する場合には「医学系指針」が併せて適用される。

**5** 再生医療等製品の治験の場合には、医薬品医療機器等法に基づく再生医療等製品GCP省令が適用される。

**❸** 以下の**1**から**5**までの記述のうち、<u>誤っているもの</u>を**2つ**選びなさい。

**1** 世界医師会は、第二次世界大戦中の医師らによる「人道に対する罪」への強い反省に基づき1947年に設立された。

**2** 「ヘルシンキ宣言」では、戦後も問題となった非倫理的な医学研究に対する医師らの熱い議論に導かれ、医師の専門職行動規範として採択された。

**3** 「ヘルシンキ宣言」は、「ジュネーブ宣言」(1948年)や「ニュルンベルク綱領」(1949年)の原則を踏まえている。

**4** 「ヘルシンキ宣言」は、「医学研究の目的は個々の研究対象者の権利・利益よりも優先する」という医師の責務に基づく原則を中核とする。

**5** 「研究」は一般化可能な知識の生成を目的とし、「診療」は目の前の患者の利益を目的とする行為であるが、医師である限りは、対象者である患者の権利・利益を最優先しつつ研究を実施しなければならないことを「ヘルシンキ宣言」は教えている。

**4** 以下の**1**から**5**までの記述のうち、<u>誤っているもの</u>を**2**つ選びなさい。

**1** 「ヘルシンキ宣言」は、世界医師会による「研究対象者保護のための倫理原則および指針」である。

**2** 「ヘルシンキ宣言」の基本構造は、リスク・ベネフィット評価、倫理委員会による研究計画の審査、インフォームドコンセント、プライバシー保護などの一般的な対象者保護原則からなる。

**3** 「ヘルシンキ宣言」の2000年以降の改訂では、利益相反の開示、研究情報のデータベース公開、狙った意図に反する研究結果（ネガティブな結果）であっても公表すべきことなど、研究の公正性・信頼性確保のための原則が入ってきている。

**4** 「ヘルシンキ宣言」の2013年改訂では、研究による害を被った対象者への治療と補償の責務が定められた。

**5** データベース公開は、「ヘルシンキ宣言」では介入のある研究に義務づけられているが、「医学系指針」は対象とする全ての研究に義務づけている。

**5** 以下の**1**から**5**までの記述のうち、<u>誤っているもの</u>を**2**つ選びなさい。

**1** ここ20年ほどの間、開発途上国が企画して先進国で行われた臨床試験では、プラセボ対照試験が研究対象者を搾取するものだとして批判され、国際的な論争を呼んだ。

**2** 2013年版の「ヘルシンキ宣言」は第33項において、どのような場合においても、新たな介入は、最善と証明された介入と比較されなければならない、としている。

**3** 2013年版の「ヘルシンキ宣言」は第34項において、終了後に有効とされた介入を必要とする研究参加者の当該介入へのアクセスについて事前に取り決めておき、インフォームドコンセントのプロセスで伝えるべきことを規定した。

**4** 「ヘルシンキ宣言」は、効果が証明されていない新規の方法を、専門家の助言と患者の同意を得て、患者を救う目的で使用することを許容しているが、引き続き研究計画として有効性・安全性を評価し、記録・公表することを求めている。

**5** 「ヘルシンキ宣言」は、研究の結果が狙った意図と反するネガティブなものであっても公表すべきことを求めている。

**❻** 以下の**1**から**5**までの記述のうち、<u>誤っているもの</u>を**2つ**選びなさい。

**1**「ヘルシンキ宣言」は、研究による害を被った対象者への補償を求めている。この点は、「医学系指針」および再生医療等安全性確保法の適用される研究でもほぼ同様である。

**2**「医学系指針」の適用される一部の研究および再生医療等安全性確保法の適用される研究では、必要に応じたモニタリングと監査の実施が新たに義務づけられた。

**3** 再生医療等安全性確保法に基づく研究は、機関の長に申請し、機関の長の諮問機関である認定再生医療等委員会または特定認定再生医療等委員会の承認を受けてから実施しなければならない。

**4**「医学系指針」の適用される介入を行う研究および再生医療等安全性確保法の適用される研究では、あらかじめ当該研究の概要を公開データベースに登録して適宜登録内容を更新し、研究を終了したときは結果を登録することが求められている。

**5**「医学系指針」では、重大な不適合や有害事象の報告手順を定めており、再生医療等安全性確保法の適用される研究でも、同様の手順を定めた規定が適用される。

第2章 倫理

4.「ヘルシンキ宣言」と日本における研究倫理規則　　095

## 解答と解説

### ❶ 解答：2、5

解説：

**2**「ヘルシンキ宣言」の第9回目の改訂は2013年にブラジルのフォルタレザで開催された世界医師会総会において採択された。第7回目の改訂は2004年東京、第8回目の改訂は2008年ソウル（韓国）総会である。

**5**「ヘルシンキ宣言」自体に法的拘束力はないが、各国の法令・指針などや学術誌の投稿規定に取り入れられることで国際標準的な研究倫理規範としての実質的な拘束力をもつ。

### ❷ 解答：1、4

解説：

**1**「医学系指針」は「ヘルシンキ宣言」を踏まえ、ほぼ同様の範囲の研究に適用される。

**4** 再生医療分野の人を対象とする研究のうち、再生医療等安全性確保法が適用されない試料・情報のみを扱うものは「医学系指針」、同法が適用されるものは同法施行規則の示す基準を順守しなければならない。

### ❸ 解答：3、4

解説：

**3**「ヘルシンキ宣言」は、「ジュネーブ宣言」や「医の国際倫理綱領」(1949年)の原則を引用している。「ニュルンベルク綱領」(1947年)はナチス・ドイツによる戦時中の人体実験を裁く判決文に示された許容される人体実験の条件を示す原則であり、「ヘルシンキ宣言」には引用されていない。

**4**「ヘルシンキ宣言」は、「個々の研究対象者の権利・利益は医学研究の目的よりも優先する」という医師の責務に基づく原則を中核とする。

### ❹ 解答：1、5

解説：

**1**「ヘルシンキ宣言」は、世界医師会による「人間を対象とする医学研究の倫理的原則」である。「研究対象者保護のための倫理原則および指針」はベルモント・レポート (1979年) の副題である。

**5** データベース公開は、「医学系指針」では介入のある研究に義務づけられるが、「ヘルシンキ宣言」は対象とする全ての研究に義務づけている。

**❺ 解答：1、2**

解説：

**1** 先進国が企画して開発途上国で行われた臨床試験において、先進国で標準となっている方法を使わずに、新しい治療法とプラセボとの比較が行われたことから、開発途上国の対象者を搾取するものだとして、国際的な論争を呼んだ。

**2** 第33項では、新たな介入は、最善と証明された介入と比較されなければならないが、最善と証明された介入がない場合や科学的に避けられない理由があり、重篤で回復不能な害のリスクが増加しない場合は例外としている。

**❻ 解答：2、3**

解説：

**2**「医学系指針」の適用される一部の研究および再生医療等安全性確保法の適用される研究では、モニタリングと必要に応じた監査の実施が義務づけられた。すなわち、モニタリングは必ず、監査は必要に応じて実施することが求められている。

**3**「医学系指針」では機関の長に申請して機関の長の諮問機関である倫理審査委員会の承認を得るが、再生医療等安全性確保法では、申請者が直接、認定再生医療等委員会または特定認定再生医療等委員会に審査依頼する。

# 5. 個人情報保護法

大阪大学大学院医学系研究科 医の倫理と公共政策学分野　加藤和人
大阪大学 データビリティフロンティア機構　山本奈津子

## Abstract

　再生医療研究の実施に当たり、研究の被験者あるいは研究試料・情報の提供者に関する個人情報を保護したうえで、研究を進めることは必須である。わが国では、2003年に「個人情報の保護に関する法律」（個人情報保護法）[1]が制定されたが、それから10年が経過した頃には、時代の変化に対応できなくなっていた。そこで、情報通信技術（information and communications technology：ICT）の普及や、個人に関する大量かつ多種多様な情報流通といった状況に合わせ、個人情報の保護を強化しつつ利活用を促進することを目的として、制度の見直しが行われた。2017年には、改正された個人情報保護法および関連の医学研究倫理指針が施行された。

　本節では、まず、個人情報の新しいカテゴリーとして、個人識別符号と要配慮個人情報が設けられ、ゲノム情報の一部がそれらに相当するようになったことを紹介する。そのうえで、試料・情報の利用（特に既存試料・情報）の取り扱いにこれまでと異なる手続きが必要になったことや、情報のやりとりに関する記録義務や海外への情報提供についての説明同意の取得など、研究現場で新しく留意・対応すべき点について解説する。

- ▶ ICTの普及や、個人に関する大量かつ多種多様な情報流通といった時代の変化に合わせ、個人情報保護法が改正された。
- ▶ 個人情報の定義として、個人識別符号と要配慮個人情報という新しいカテゴリーが設けられ、そのなかにゲノムデータの一部が含まれることになった。
- ▶ それに対応して医学系の研究倫理指針も改正され、情報の利用や提供に関する手続き、海外への情報の提供などの際の手続きが変更された。
- ▶ 新しい制度のもとで適切に情報を保護しつつ利用するためには、研究に携わる専門家が制度を理解し、運用できるようになる必要がある。

## 1 はじめに

医学研究を実施する際には、患者や健常人の個人情報やゲノム情報、臨床情報などを利用する。それらの情報に関わる個人の権利利益を適切に保護しつつ、疾患の原因の解明や予防法・治療法の開発を効果的に進めることが重要になる。すなわち、研究の推進と患者・市民の権利保護とを両立させるための配慮が要求される。本節では、2017年の改正個人情報保護法の施行、およびそれに伴う研究倫理指針の改正などについて解説する。

## 2 個人情報保護法の改正

日本で個人情報保護を定めた法律には、民間事業者を対象とした個人情報保護法、国の行政機関を対象とした「行政機関の保有する個人情報の保護に関する法律」(行政機関個人情報保護法)、国立大学・研究機関などを対象とした「独立行政法人等の保有する個人情報の保護に関する法律」(独立行政法人等個人情報保護法) がある。その他に、都道府県市区町村ごとに個人情報保護条例も存在する。これらは互いに類似する内容をもつが、基本となるのは個人情報保護法の第1章〜第3章であり、全ての法律・条例に傘をかける形で、個人情報の定義といった共通の概念を規定している。

これらの法律は今から10年以上前の2003年に制定されたものであり、時代の変化に対応できなくなっているという状況があった。そこで、ICTの普及や、個人に関する大量かつ多種多様な情報流通といった変化に合わせ、個人情報の保護を強化しつつ利活用を促進することを目的として、2013年頃から制度の見直しが始まった。同時期にEUでも一般データ保護規則案が検討され、他国に対して情報保護の強化を求めたことから、国際調和も制度見直しの重要な目的の1つとなった。2015年9月に個人情報保護法が、2016年5月に行政機関個人情報保護法、独立行政法人等個人情報保護法が改正された。

主な改正の内容は、①個人情報の定義の明確化 (個人識別符号や要配慮個人情報に関する規定の整備)、②本人の同意なく個人情報を利用する場合の規定の追加 (匿名加工情報の制度の整備)、③トレーサビリティの確保 (第三者提供に係る確認および記録の作成義務、不正な利用に関する罰則の追加)、④個人情報保護委員会の新設、⑤国境を越える個人データの提供に関する規定の整備などである。

## 3 個人情報の定義の明確化

個人情報の定義は、2003年の法律では、「生存する個人に関する情報であって、当該情報に含まれる氏名、生年月日その他の記述等により特定の個人を識別することができるもの (他の情報と容易に照合することができ、それにより特定の個人を識別することができることとなるものを含む。)」であった。

5. 個人情報保護法　099

2015年改正法では、これが2種類に分けられ、一方は従来と同じ内容、もう一方は「個人識別符号が含まれるもの」とされた。「個人識別符号」とは、その情報単体で個人識別性のあるものを明確にした、新しい類型である。具体的には、指紋認証や顔認証などのために作成される生体認証データ、役務提供に伴い交付される番号である基礎年金番号や旅券番号などが該当する。そして、全核ゲノムシークエンスデータなどのDNA塩基配列情報の一部*も、このカテゴリーのなかに位置づけられることになった。なお、これらの具体例は法律条文ではなく、政令（2016年10月改正の「個人情報の保護に関する法律施行令」[2）]）のなかで指定されている。

また、より厳格な規制を行う「要配慮個人情報」の制度も導入された。法律条文には、要配慮個人情報に該当するものとして、個人情報のうち、人種・信条・社会的身分・病歴・犯罪歴などが記載されている。これらに加え、健康診断や検査の結果や診療録なども、本人に対する不当な差別、偏見、不利益が生じないよう取り扱いに特に配慮すべきものとして、政令において要配慮個人情報に指定されている。要配慮個人情報の取得や提供には、原則として本人同意（オプトイン）が必要と定められ、あらかじめ本人に通知し、または本人が容易に知り得る状態に置く措置をとり、本人がこれに反対をしないかぎり、同意したものとみなし、取得や提供をすることを認めること（オプトアウト）は禁止された。

ここで、研究現場ではしばしば、個人情報保護法が直接に研究活動を規制すると理解されている場合があるが、そうではない。これらの法律には、改正前後を通じて、学術研究などを阻害しないよう配慮する条文がある。とりわけ重要な条文は、個人情報保護法第76条第1項で、「大学その他の学術研究を目的とする機関若しくは団体又はそれらに属する者」が「学術研究の用に供する目的」で個人情報を取扱う場合は、法の第4章以下の義務規定などを適用しないとされている（「適用除外」）。つまり、個人情報の定義を含む基本的部分（個人情報保護法の第1章〜第3章）は適用除外にならないが、個人情報を取り扱ううえでの義務規定は、研究機関の研究活動では免除されているのである。そのうえで、同条第3項に、これらの適用除外規定を利用できる事業者などであっても、「個人情報等の適切な取扱いを確保するために必要な措置を自ら講じ、かつ、当該措置の内容を公表するよう努めなければならない」とされており、医学研究分野では、個人情報保護法の趣旨を盛り込んだ研究倫理指針が存在している。そこで、今回の法改正においては、これら関連する指針も改正されることになった。

## 4 研究倫理指針の改正

個人情報保護法の改正を受けて、各種ガイドライン、研究倫理指針などの見直しが行われた。例えば、2017年4月に「医療・介護関係事業者

---

**＊：DNA塩基配列情報**

個人識別符号に該当するDNA塩基配列についてのより具体的な例は、「個人情報の保護に関する法律についてのガイドライン（通則編）」（個人情報保護委員会、2016年11月〔2017年3月一部改正〕）のなかで、以下のように記載されている。

「ゲノムデータ（細胞から採取されたデオキシリボ核酸〔別名DNA〕を構成する塩基の配列を文字列で表記したもの）のうち、全核ゲノムシークエンスデータ、全エクソームシークエンスデータ、全ゲノム一塩基多型（single nucleotide polymorphism：SNP）データ、互いに独立な40カ所以上のSNPから構成されるシークエンスデータ、9座位以上の4塩基単位の繰り返し配列（short tandem repeat：STR）等の遺伝型情報により本人を認証することができるようにしたもの」

における個人情報の適切な取扱いのためのガイダンス」が制定された。研究倫理指針に関しては、同年2月に「人を対象とする医学系研究に関する倫理指針」（以下、「医学系指針」）[3]と「ヒトゲノム・遺伝子解析研究に関する倫理指針」（以下、「ヒトゲノム指針」）[4]が、同年4月に「遺伝子治療等臨床研究に関する指針」[5]が、一部改正された（3指針とも同年5月30日から施行）。前項でも述べたように、医学研究の多くは個人情報保護法の例外規定などの対象であるが、倫理指針には法律の趣旨が盛り込まれることとなり、いくつかの重要な改正が行われることになった。

まず、①個人情報の定義が変わり、ゲノム情報の一部が個人識別符号となることにより、これまでの連結不可能匿名化、連結可能匿名化という用語の定義が廃止された。氏名などの情報を取り去った後でも、ゲノム情報の一部（独立した40以上のSNPを含む塩基配列など）は個人情報としての取り扱いを行う必要が出てきた。

それにより、②既存試料・情報の利用の手続きが変わることになり、例えば、これまでは連結不可能匿名化をすれば利用できていた情報が、個人を識別できる情報（例えば個人識別符号に該当するゲノム情報）を利用する際には、利用の内容を公開・通知し、原則として拒否の機会を与えること（オプトアウト）が必要になった。また、③海外へ情報を提供する場合、その旨をインフォームドコンセントの際に説明し、原則として同意を取得することが必要になった。なお、海外への個人情報の提供については、ゲノム解析を行う事業者や検査会社に委託する場合でも、明示的な同意を得ておくことが必要であることには注意したい。ただし、これについては今後、「個人情報の保護に関する法律についてのガイドライン」にて変更される可能性があるため、注意が必要である。さらに、④個人情報のトレーサビリティを確保するという観点から、個人情報の提供や受領についての記録を残すことが必要となった。

文部科学省、厚生労働省などの指針を管轄する省のホームページには、以上のポイントを含め、指針本文、解説、Q&Aおよび改正に関する説明会資料などが掲載されている。それらを参照しながら、個々の研究内容に応じた対応を取ることが必要である。

## 5 | 再生医療研究について

再生医療研究に携わる場合は、基礎研究であれば、その内容に応じて上記の「医学系指針」や「ヒトゲノム指針」に従って研究を行うことになる。患者への細胞移植を伴う臨床研究であれば、「再生医療等の安全性の確保等に関する法律」（再生医療等安全性確保法）[6]に従うことになる。個人情報保護法との関係では、特定の法律がその分野での個人情報の取り扱いについて定めている場合は、そちらが優先され、個人情報保護

法の対象からは外れることになっている。例えば、個人情報保護法第23条（第三者提供の制限）では、第1項で「個人情報取扱事業者は、次に掲げる場合を除くほか、あらかじめ本人の同意を得ないで、個人データを第三者に提供してはならない」とあり、第1号で「法令に基づく場合」と記載されているように、例外規定が存在する。したがって、他の法律に基づいて個人情報の第三者提供を行う場合は、他の法律の規定通りに行うことが可能である（例えばがん登録に係る個人情報の第三者提供は、「がん登録等の推進に関する法律」〔2013年12月成立、2016年1月施行〕に基づいて患者本人の同意を取得することなく行うことができるなど）。

　本節執筆の時点で、再生医療等安全性確保法が個人情報保護法の各条項が定める例外規定に該当するかどうかは明らかではないが、今後、政府の関係部署から両法律の関係について示されることが期待される。いずれにせよ、実施する再生医療研究の内容により、対応する指針や法律に沿って、個人情報を適切に保護しつつ、研究を進める必要がある。

**文献**
1) 個人情報の保護に関する法律（平成15年5月30日法律第57号）：2003.
2) 個人情報の保護に関する法律施行令（平成15年12月10日政令第507号）：2003.
3) 文部科学省・厚生労働省：人を対象とする医学系研究に関する倫理指針（平成26年12月22日文部科学省・厚生労働省告示第3号）：2014.
4) 文部科学省・厚生労働省・経済産業省：ヒトゲノム・遺伝子解析研究に関する倫理指針（平成13年3月29日文部科学省・厚生労働省・経済産業省告示第1号）：2001.
5) 厚生労働省：遺伝子治療等臨床研究に関する指針（平成27年8月12日厚生労働省告示第344号）：2015.
6) 再生医療等の安全性の確保等に関する法律（平成25年11月27日法律第85号）：2013.

## まとめのページ

☐ 情報通信技術の普及や、個人に関する大量、多種多様な情報流通といった時代の変化に合わせ、2017年に個人情報保護法が改正された。

☐ 改正個人情報保護法では、個人情報の新しいカテゴリーとして「個人識別符号」と「要配慮個人情報」が設けられた。

☐ 個人情報保護法の主な改正の点としては、以下が挙げられる。
- 個人情報の定義の明確化
- 本人の同意なく個人情報を利用する場合の規定の追加（匿名加工情報の制度の整備）
- トレーサビリティの確保
- 個人情報保護委員会の新設
- 国境を越える個人データの提供に関する規定の整備

☐ 個人情報は2種類に分けられる。
- 従来と同様、生存する個人に関する情報であり、氏名、生年月日その他記述により特定の個人を識別できるもの
- 個人識別符号が含まれるもの、すなわち生体認証データ（指紋認証、顔認証データなど）、DNA塩基配列情報の一部（全核ゲノムシークエンスデータ、全エクソームシークエンスデータ、全ゲノム一塩基多型（SNP）データ、40カ所以上の独立なSNPなど）、役務提供に伴い交付される番号（基礎年金番号、旅券番号）

☐ 要配慮個人情報：人種・信条・社会的身分・病歴・犯罪歴などに加え、健康診断や検査の結果や診療録などが含まれ、これらの情報の取得や提供にはオプトアウトは禁止された。

☐ 個人情報保護法の改正に伴い、研究倫理指針も改正された。

☐ 医学系の研究倫理指針の改正
- 個人情報の定義が変わり、連結不可能匿名化、連結可能匿名化の用語が廃止された。氏名などの情報がなくてもゲノム情報の一部は個人情報として取り扱う必要がある。
- 海外へ情報を提供する場合は、その旨、インフォームドコンセントにおいて説明し、同意を得る必要がある。
- 個人情報の提供や受領についての記録を残す必要がある（トレーサビリティ）。

☐ 現状では再生医療等安全性確保法に個人情報保護法改正の内容が反映されていないが、今後、両法の関係について明示されるであろう。

5. 個人情報保護法

**練習問題**

❶ 以下の**1**から**5**までの記述のうち、誤っているものを**2**つ選びなさい。

**1** 個人情報保護法の改正において「個人識別符号」と「要配慮個人情報」のカテゴリーが加わった。

**2** 全SNP情報は、個人識別符号に含まれるが、部分SNP情報は含まれない。

**3** クレジットカード番号は、個人識別符号に含まれない。

**4** 旅券番号は、要配慮個人情報に含まれる。

**5** 個人情報保護法では、学術研究を阻害しないよう義務規定において学術研究での例外規定が設けられている。

❷ 研究倫理指針に関する以下の**1**から**5**までの記述のうち、誤っているものを**2**つ選びなさい。

**1** 既存の全核ゲノムシークエンスのデータは、本人の同意を改めて取得しなければ用いることはできない。

**2** 個人を特定できる病歴の既存データの利用は、本人の同意を取得することができない場合、利用の内容を公開・通知し、拒否の機会を与えることで可能となる。

**3** 海外に情報を提供する場合は、そのことを説明文書に記載し、本人の同意を取得する必要がある。

**4** 個人情報の漏洩防止の観点から、個人情報の提供や受領について記録は残すべきではない。

**5** がん登録は患者本人の同意を取得せずに行うことができる。

## 解答と解説

**❶ 解答：2、4**

解説：

**2** 互いに独立した40カ所以上のSNPから構成されるシークエンスデータも個人識別符号に含まれる。

**4** 旅券番号は個人識別符号に含まれるが、要配慮個人情報には含まれない。

**❷ 解答：1、4**

解説：

**1** 全核ゲノムシークエンスのデータは、利用に合理的理由や社会的重要性があれば、個人識別符号としてオプトアウトなどが可能である。その際には、本人の同意を得るのが困難であることが条件になる。

**4** どのような個人情報をやりとりしているのかをきちんと認識するため、研究倫理指針に従い、記録を残さなくてはならない。

5. 個人情報保護法　　105

# 6. 再生医療と社会とのコミュニケーション

神奈川県立保健福祉大学　八代 嘉美

## Abstract

　2014年には、世界ではじめてiPS細胞（induced pluripotent stem cel：人工多能性幹細胞）由来細胞をヒトに移植する臨床研究が実施されるに至った。わが国において、治療法を世界に先駆けて実施するというケースは極めて少なく、世界から大きな注目を集めた。これまで、臨床で展開されるための課題として、研究者は安全性と有効性の確認を最優先として研究を推進してきた。しかし、臨床研究段階へと移行する研究が増加するなか、社会における問題点も多様化している。このように、研究の進展により再生医療の技術的可能性が高まり、社会のあり方や生命観にも関わる再生医療の革新的な技術が広く社会に受容される際には、研究者コミュニティと社会とにおける認識にギャップが生じ、それが技術発展の障壁となる可能性がある。

　近年、欧米の科学技術政策では「責任ある研究・イノベーション」（RRI）の枠組みが注目を集めつつある。そこでは、研究者や政策立案者は社会のニーズに応じた説明責任を果たすことが求められている。すなわち再生医療も、社会にスムーズに受け入れられるためには、実現化後のイメージについての情報を社会に提供する必要がある。本節ではRRIの考え方を軸に、再生医療研究者が社会とのコミュニケーションを行う場合に考えておくべきことを整理する。

- ▶ 科学研究は、幅広い層に向けてできるだけ開かれた形であることが望まれてきている。
- ▶ 学会による各種の指針や声明の集約、学会員に対する教育機会の提供は、社会的期待や政策的・社会的要請に応えるものである。
- ▶ 研究内容について、有用性を過剰に強調するような情報の発信は自制することが望ましい。
- ▶ 科学的に不正確な情報が流布することによって社会が不利益を被りかねない状況が発生した場合、研究者は正確な情報の発信を時機を逃さず行うべきである。

# 1 | コミュニケーション教育とRRI

**＊：第4期科学技術基本計画**
科学技術基本計画は、科学技術基本法に基づいて、政府が策定する科学技術の振興に関する施策の総合的かつ計画的な推進を図るための基本的な計画であり、今後10年程度を見通した5年間の科学技術政策を具体化したものである。

近年、科学研究に参画する者が社会に情報発信を行うことが強く求められるようになっており、「第4期科学技術基本計画＊」（2011年8月19日閣議決定）以降は、政策の企画立案および推進への国民参画の促進やリスクの伝達も含めた科学技術コミュニケーションの促進を目指すことが明記されている。また、「再生医療を国民が迅速かつ安全に受けられるようにするための施策の総合的な推進に関する法律」（再生医療推進法）や「再生医療等の安全性の確保等に関する法律」（再生医療等安全性確保法）では、社会との情報の共有や、生命倫理に対する配慮が必要なことが明記されている。これらのことは、国が再生医療研究の推進に当たって、社会の理解を得ることや社会との協調を重要視していることをうかがわせる。

こうした流れは欧米から来たものであり、例えばEU全体が参画する科学技術的枠組みであるHorizon 2020では、「責任ある研究・イノベーション」（responsible research and innovation：RRI）の考え方を基本とした基幹プログラムの1つとして「社会と共にある・社会のための科学」が設定され、7年間で4億ユーロが投じられることになっている。欧州委員会では、以下の点を政策的な意味づけとして挙げている[1]。

①科学技術研究やイノベーションへのより幅広いアクターの参加
②科学技術の成果に対するアクセシビリティの向上
③研究プロセスや活動へのジェンダー平等の確保
④倫理的課題の考慮
⑤科学教育の推進

つまり、RRIとは、先端的な科学技術研究において、社会的な期待の実現と公正さの確保、および一般の人々の参加を促して、意見を省察的に踏まえるプロセスを備えつつ適切に研究を進めていくための考え方であるといえる。こういった点を教育することを考えるとき、まず重要となるのは大学などの研究者教育に携わる機関によるものだが、研究分野それぞれの特性などを考慮すれば、多数を対象とする共通科目などの教育カリキュラムでは不十分であることは明白である。

そこで注目されるのが「学会」である。

アリゾナ州立大学のデビッド・ガストンらは「学会」について、研究振興のための研究資金提供機関などと研究機関との間に立ち、研究の実践と政策的・社会的要請の間の緊張関係を調整し、境界設定に関与する「境界組織」として捉える[2]。このことは学会を、研究者による自治と社会的な期待とを仲介・調整する集合体とみなすことを意味している。すなわち、学会による各種の指針や声明の集約、そしてセミナーなどの学会員に対する教育機会の提供は、こういった社会的期待や政策的・社会的要請に応えるものであるといえるだろう[3]。すなわち、研究の特性に従

ったコミュニケーションの実践だけでなく、研究者は社会とどのようにして関係を構築していくべきなのか、学会員に対してその教育を行うことも、これからの学会組織に期待される役割の1つとなるだろう。

## 2 「トラブル」を避けるためには現実とイメージのギャップを埋める必要がある

今日的な再生医療的治療の原点は、1983年に米国マサチューセッツ工科大学のハワード・グリーンらが、重症熱傷患者の皮膚を培養し、移植を行ったことに求められる。それから30数年が経過したが、実現化し市販されている「再生医療」の製品は、世界を見わたしても100に満たない。それでも、これまでにない革新的な治療とされる再生医療は社会から期待され、メディアも注目する。だが、メディアの「過剰な注目」は、その筆を滑らせる危険性をはらんでいる。

カナダ・アルバータ大学のカメノヴァとカウフィールドは、2015年に米国、英国、カナダの新聞記事を比較し、メディアが再生医療の臨床研究をどう伝えたかについて分析を行っている[4]。この分析では、2009年に世界ではじめてES細胞（embryonic stem cell：胚性幹細胞）を脊髄損傷の治療に用いた臨床研究について、米国、英国、カナダの新聞が報じた記事を対象としている。この臨床研究が行われたのは、ES細胞研究に慎重な共和党から積極的な民主党へ政権が移行した時期であり、実際には2011年に実施主体の企業が撤退したため研究は中止されたものの、当時は大きく報道されていた。

カメノヴァらの分析によれば、1年以内には実用化できる、というようなことを報じてしまった記事が少なからず存在していたうえ、記事の報道内容についての分析では、調査の対象となった3カ国全てにおいて、楽観的な記事が、悲観的あるいは中立的な記事よりも非常に多いことが明らかとなった。この実施主体が企業であったため、楽観的な内容を中心に情報が発表されていたことは否定できない。だが、実際には研究が中止されたのみならず、当該企業は再生医療研究自体から撤退してしまっている。こうした内容を受け、カメノヴァらはメディアが楽観的な報じ方をすることが社会からの過剰な期待につながっている、と指摘している。

インターネットの時代となり、速報性の面ではネットニュースも伸びてきてはいるが、新聞やテレビの報道は依然、再生医療関係の情報源として広く人々の信頼を集めている[5]。そのため、一般の人々が考える再生医療のイメージと実際の状況との間にギャップがあることに関して、新聞やテレビの報道にその責任の一端があることも否めない。そのようなギャップの存在するなかで、再生医療やiPS細胞研究に社会から寄せられる大きな期待や患者が抱く病気の治癒への希望を利用して、根拠のない、そして安全性すら明確ではない細胞移植などの行為を実施している医師・

医療機関の存在が大きな問題になっている。

2010年には、韓国人男性が京都の医療機関で、脂肪から分離された細胞を点滴によって投与された後に死亡するという事例が起きている[6]。韓国では、患者自身の細胞であろうとも、ひとたび体外に取り出された後は国レベルでの厳しい手続きを経なければ体内に移植することはできないが、当時の日本では医師の裁量権を根拠とする保険外診療で細胞の投与を行う場合、薬事法に基づく治験申請は必要とされなかったために、公的機関では市中での実施状況を把握できていなかった。また2012年には、前述とは別の医療機関で実施された脂肪由来細胞移植で、移植を受けた患者が「しびれが残る」と後遺症を訴え、医療訴訟を提起している。この訴訟では2015年に医療機関側の説明不足を認め、医療費を含む賠償を命じる患者側の全面勝訴となる判決が下された[7]。

このような状況を改善するため、わが国では2013年に再生医療の安全性を確保するための法律が整備された。それでもなお、インターネット上では科学的根拠や安全性確保手段の明確でないまま医療情報の提供と称して、科学的な根拠に乏しい「幹細胞を用いた治療」を紹介する日本語のホームページが存在している。こうした医療機関の存在はわが国だけではなく、国際的にも問題となっており、国際幹細胞学会（International Society for Stem Cell Research：ISSCR）は2016年に「幹細胞研究と臨床研究に関するガイドライン」を策定し、会員がこうした行為を実施したり関与したりしないよう求めている[8]。

前述の通り、わが国では再生医療の安全性を確保するための法律が整えられ、細胞移植を実施する医療機関に対して審査を行う体制と、それらの医療機関が実施状況を国に届け出る体制が確立された。これによって、届出内容と異なる、あるいは届出をすることのないまま治療の提供を行う医療機関や細胞培養加工施設に、厚生労働省が緊急停止命令を出すなど、安全性の管理という面では一定の成果につながっている。

## 3 ギャップの原因は研究する側にもある

さて、先に再生医療への過剰な期待について、新聞などのメディアの責任を指摘した。しかし、本当にそれはメディアのみの責任であろうか。実は、再生医療領域に限らず、医学系・基礎生物学系の研究機関によるプレスリリースの「誇張」についても研究報告がある[9]。この英国の報告では、査読つき学術誌に掲載された論文についてマスメディアにリリースする際に、実際の論文よりも内容を誇張してしまうものがどの程度あるのか、といったことを調べている。明らかとなったのは、動物実験による結果しか得られていなくても、ヒトでもそうであると断じてしまったり、相関関係のみしか示されていないデータを相関関係が確かめられたと伝え

**6. 再生医療と社会とのコミュニケーション　109**

たりするプレスリリースが全体の3割を超えており、そうしたプレスリリースに基づく新聞報道では、8割以上が誇張された内容を伝えているのである。

こういった状況の要因として、例えば英国では、研究実績に応じて大学運営費の傾斜配分をする評価制度が実施されており、満足のいく成果がないとの評価を受けると交付金を削減され、閉鎖に至る基礎研究分野も出ていることが背景にある。こうした苦境に陥らないための社会へのアピールとして過剰な宣伝を行うことは、短期的にみれば研究資金を獲得することにつながるかもしれないが、長期的には科学研究の自由さや多様性を失わせることにもなる。また、宣伝文句とは異なる実際の応用への困難さが社会からの失望を招き、結局は研究者自らの首を絞めることになる。

こうした誇張された宣伝はまた、再生医療の臨床研究に対して一般の人々がその言葉の意味を正確に把握しないまま、「何にでも効く万能策」として過大な期待を寄せる原因ともなっている。難病患者の治療への希望は、患者が臨床研究に参加する動機ともなるが、臨床研究を行う医師・研究者の側は有効性に先んじて安全性の確認を重視しているため、双方の意識の乖離の源泉ともなり「therapeutic misconception」（臨床試験と治療の混同）を生むこととなる[10]。研究に参加する患者側からみれば、「医師が自分に対して行う行為である」という点において治療でも臨床試験でも差はないが、自分が受けている行為が何なのか、その目的や意義について真の理解がなければ、その成果に対して大きく失望することもあるだろう。この点もまた、正確な報道が求められるゆえんである。

## 4 情報発信を行う際に気をつけておくべきこと

再生医療の成果は、人口問題や医療経済など、社会のあり方自体に大きなインパクトを与える可能性がある。そのため本格的な普及が始まる前の段階から、研究者や医療従事者と社会の幅広い層がその有用性とリスクについての理解を共有し、患者が研究や治療への参加を判断する基盤を整えなければならないだろう。その努力がなされないと、何が起こるのだろうか。

成城大学の標葉隆馬らは、北海道における遺伝子組換え作物をめぐる議論に関して、それを示している[11]。遺伝子組換え作物についての議論が盛んだった時期、1990年代までの新聞記事では産業や医療への応用に対する期待というのがメインになっていたが、実際に応用が始まる1990年代後半に入ると、安全性への不安を強くかき立てる記事が増加する傾向がみられたという。その不安が頂点に達した2005年3月31日、北海道で「北海道遺伝子組換え作物の栽培等による交雑等の防止に関す

る条例」が公布されている。この条例は、事実上遺伝子組換え作物をつくれなくしたといってもよいレベルの厳しい規制を設けている。

だが、その状況を危惧した遺伝子組換え作物に関連する学会が共同で声明を発したのは条例の審議がほぼ終わった時期であり、遺伝子組換え作物についての記事の件数も減少傾向に入ってからであった。当然、共同声明の効果はなく、遺伝子組換え作物に対する社会の姿勢はその方向で決まってしまった。つまり、時期を逃せば誰も聞く耳をもたず、発信した情報は理解もされないことが明らかとなったのである。専門家が問題についてきちんとした枠組みを設定しなければ、偏った理解が定着してしまいかねないのである。こうした点も踏まえつつ、再生医療の研究現場は今後、社会と情報を共有し、協調していかなければ、その認識のギャップに永遠に苦しむことになる。

それでは、研究者はどのように社会に情報を発信していくべきだろうか。例えば、早稲田大学のジャーナリズム研究者が中心となって設立されたサイエンス・メディア・センター(SMC)では、科学者が活字メディアやオンラインジャーナルの取材に対応する際に心がけるべき点について提言している(本節末に抜粋)。

新聞紙面やテレビ番組の放送時間には制限があり、正確な情報を伝えるために無限に努力できるわけではない。そのため、編集者やディレクターがスペースや時間に応じて取材素材を編集し、制限内に収めている。その結果、取材に当たった記者やそれに応じた研究者の意図とは異なる形で報道される可能性もあることは、残念ながら否定できない。それでもなお、前述の通り新聞やテレビは一般の人々が再生医療に関する情報を入手する最もポピュラーかつ有力な媒体であり、そこで提供される情報は世論に大きな影響を与える。社会に研究を理解してもらい、また科学的根拠の乏しい行為から人々を守るためには、研究者自身もメディアの特性を知り、それに応じた情報提供を行うよう心がけることが必要となるのである。

SMCではこうした点を研究者に伝えるため、学会などでメディアトレーニングコースを実施している。これによって研究者とジャーナリストの間に横たわる価値基準や行動規範における大きな溝を少しでも埋め、科学をめぐる言説のすれ違いを減少させる努力を行っている。

## 5│おわりに

欧州の研究とイノベーションのための研究枠組計画であるHorizon 2020では、研究現場と社会が科学的知識を共有しながらその価値観を形づくっていくことをそのプログラムのなかに明記している。求められるのは即物的な成果だけではなく、新しい価値観を創出することであり、そ

れこそが社会から負託された科学者の義務といってもよい。

　かつて、遺伝子治療において夢の治療法と期待されながら、臨床研究中の死亡例の発生[12]によって反発が起こり、研究の停滞を余儀なくされた過去がある。再生医療においてはそのような事態を招かないように、研究者コミュニティによる時宜に応じた情報発信を行っていく必要がある。

　研究機関単位での広報や企業からの情報発信では、ある程度宣伝の色彩を帯びることもやむを得ないが、学会という中間組織が行う専門家集団としての情報発信の場合は、社会からの信頼を保つという観点から、中立的かつ正確な情報であることが求められる。また、SNSなどを通じた個人レベルでの情報発信でも、発信しようとする内容が正確か、その媒体で適切なものかを判断して行う必要がある。

　過大な期待は容易に過大な落胆に転じ、結果としてその研究領域全体への過剰な規制へとつながる可能性をはらんでいる。そのようなことで社会に再生医療という新しい医療の実現化を遅らせるような「機会損失」をもたらさないようにすることを、研究者は忘れてはならない。

#### 文献

1) EU commition: Science with and for Society: 2013. https://ec.europa.eu/programmes/horizon2020/en/h2020-section/science-and-society

2) Guston DH, Clark W, Keating T, et al.: Report of the workshop on boundary organizations in environmental policy and science, 2000. http://www.hks.harvard.edu/gea/pubs/huru1.pdf.

3) 標葉隆馬：学会組織はRRIにどう関わりうるのか．科学技術社会論学会（編）．科学技術社会論研究 2017; 14：158-174.

4) Kamenova K, Caulfield T: Stem cell hype: media portrayal of therapy translation. Sci Transl Med 2015; 7(278): 278ps4. doi: 10.1126/scitranslmed.3010496.

5) Shineha R, Inoue Y, Ikka T, et al.: Science communication in regenerative medicine: Implications for the role of academic society and science policy. Regen Therapy 2017; 7: 89-97. doi.org/10.1016/j.reth.2017.11.001.

6) Cyranoski D: Korean deaths spark inquiry. Nature 2010; 468(7323): 465.

7) Ikka T, Fujita M, Yashiro Y, et al.: Recent court ruling in Japan exemplifies another layer of regulation for regenerative therapy. Cell Stem Cell 2015; 17(5): 507-508.

8) International Society for Stem Cell Research: Guidelines for stem cell research and clinical translation: 2016. http://www.isscr.org/docs/default-source/guidelines/isscr-guidelines-for-stem-cell-research-and-clinical-translation.pdf

9) Sumner P, Vivian-Griffiths S, Boivin J, et al.: The association between exaggeration in health related science news and academic press releases: retrospective observational study. BMJ 2014; 349: g7015. doi: http://dx.doi.org/10.1136/bmj.g7015

10) Kimmelman J: The therapeutic misconception at 25：treatment, research, and confusion. Hastings Cent Rep 2007; 37(6): 36-42.

11) Shineha R, Hibino A, Kato K: Analysis of Japanese newspaper articles on genetic modification. JCOM 2008; 7(2).

12) Hacein-Bey-Abina S, Garrigue A, Wang GP, et al.: Insertional oncogenesis in 4 patients after retrovirus-mediated gene therapy of SCID-X1. J Clin Invest 2008; 118(9): 3132-3142.

## まとめのページ

□ 近年、科学技術政策では「責任ある研究・イノベーション」(RRI)の枠組みが注目を集めつつある。

□ 研究者や政策立案者には社会のニーズに応じた説明責任を果たすことが求められている。

□ 「学会」には社会とのコミュニケーションの主体として、また学会員に対する教育主体としての社会的期待が高まりつつある。

□ 再生医療に対する社会の大きな期待を利用して、科学的根拠や安全性確保手段が明確でない治療を行う医療機関も存在している。

□ 社会の過剰な期待を煽るような情報発信のあり方は避けるべきである。

□ 科学技術基本政策では、研究者に対してリスクの伝達も含めたコミュニケーションの促進を目指すことが求められている。

□ メディアが1つのニュースを伝える紙面や時間には限りがあり、その特性を知ったうえでメディアの取材に対応するべきである。

□ 情報を発信するタイミングを逃したり、不正確な情報発信を行うことは、社会からの信頼を失うことにつながる。

## 科学者のためのメディア対応 Tips（抜粋）　　　一般社団法人 サイエンス・メディア・センター提供

### ◉ジャーナリストから科学者へのアドバイス

　ジャーナリストは科学者とは異なる職業的な要求や制約のなかで働いています。しかし、敵というわけではありません。相手のことを理解することが、社会に向けてあなたのメッセージを的確に伝えるためのスタートになります。

### 1. 科学者のメッセージを取り扱う際にジャーナリストが考えていること

- 視聴者・読者には、メディアの情報を読んだり、見たり、聴いたりする義務はありません。したがって、内容はすべて興味深いものである必要があります。
- 視聴者・読者の関心を引く「観点」が不可欠です。
- どんなに魅力的な内容であっても、メディアにおいてはすべての情報に「賞味期限」があります。
- ジャーナリストは、一般の人々に対して科学を簡単に伝えなければなりません。
- ジャーナリストは、視聴者・読者がどうしてその問題に注目すべきなのか説明しなければなりません。
- ジャーナリストは、科学者の研究に資金提供しているのが誰で、その理由は何なのかを知っておくことが重要な場合があります。
- ジャーナリストは、科学者の所説をどのように放送・掲載するのかの決定権を持てない場合があります。その場合は編集者やデスクが決断を下し、どのような観点で放送・掲載するのかを決定します。

### 2. ジャーナリストがより作業をしやすくするために

- ジャーナリストに協力し、自然で友好的な態度で対応してください。
- 明解に分かりやすく説明してください。
- 自分の研究が重要である理由を、より大きな視点から見て説明してください。
- 質問に対しては、できれば短めに答えてください。
- 約束した時間は必ず空けておいてください。
- 視聴者・読者を理解した上で対応してください。視聴者・読者はあなたの同僚研究者ではありません。
- 視聴者・読者が、あなたの述べる点についてなぜ注意しなければならないのかを説明してください。

### 3. 科学者が知っておくべきメディア業界のポイント

**早さこそが命！**：ジャーナリストは普通とは全く異なる時間的な制約の中で働いています。2時間ほどの間にテーマの全く異なる3つの情報を取り扱うこともざらです。科学者が電話に出られなかったり内容を簡潔に説明できなかったりすると、ジャーナリストは今後その科学者に意見を求めることはありません。ジャーナリストは、科学者のコメントがあってもなくても、記事を書かなくてはならないのです。

**情報は制御しきれない**：アメリカ合衆国大統領でさえ、新聞が印刷される前にそこに何が書かれるのかを知ることはできません。もちろん科学者も同様です。一人のジャーナリストもまた、情報の流れにすべての権限を握っているわけではありません。これは、記事が提出された後は、全ては編集者に委ねられるからです。編集者や整理担当者は記事に見出しを付け、スペースにどれくらい余裕があるのか、その記事を他のニュースの中にどのように組み込むのかを考慮して、記事を切ったり変更したりします。

**ニュースの予定に関する事実**：科学者の研究は非常に重要なことが多いため、ジャーナリストは科学

者への取材に時間を長くかけることがあります。 しかし、 有名人が問題を起こして逮捕されるなどの事件が起こると、 科学の記事が大きく省略されてしまうこともあります。 こうしたときには、 ジャーナリストも科学者と同様に憤慨しています。

## ●科学者のための活字・オンラインメディア取材への対応 Tips

　　活字メディアの情報は、 インターネットを通じて広がるため、 現代においても正確な議論の起点となる強力なメディアです。

### 1. ジャーナリストから連絡があったとき
**インタビューの目的を確認する**
- 最新の問題に関する専門的なコメントが欲しいだろうか？
- 研究に関する記事を書きたいのだろうか？
- 科学者 （あなた） 自身とその活動のプロフィールが必要なのだろうか？

**ジャーナリストに質問する**
- 記事の観点、 背景はどのようなものですか？
- 記事全体の長さはどれくらいですか？
- 他には誰がインタビューを受けますか？

### 2. 出来れば時間をもらい、 インタビューの前に次のことを考えておくこと
**ジャーナリストが担当している新聞、 発行物、 ウェブサイトなどに関する予備知識を得る**
- 堅い内容のものですか？　それともエンターテイメントですか？
- 読者層はすでに科学的知識を持っている人々ですか？

**テーマとなる問題に関して下調べをする**
- どうしてそれがニュースになっているのでしょうか？（インターネットで簡単に検索してみてください）
- 他には誰が意見を述べていますか？
- 議論に何を付け加えるべきでしょうか？

### 3. インタビューに応じる際
- 図表、 数値、 画像などはクオリティーの高いものを提供し、 ジャーナリストがメッセージを伝える際に役立ててもらってください。 これにより、 ジャーナリストは話の内容を理解しやすくなり、 要点をさらに大きく引き立てることができます。
- 話す内容に関連する簡単な例え話や比喩などを考えておき、 理解しやすく、 優れた引用になるよう心がけてください。
- ジャーナリストには専門家仲間に対するのと同様の敬意を持って対応してください。
- 科学的にわかっていること、 まだわかっていないことをはっきり区別して説明してください。
- 使われても問題ない内容のみ発言してください。

6. 再生医療と社会とのコミュニケーション

## 4. インタビューの後

- コメントの不適切な引用が心配な場合は、確認のため、ジャーナリストに電話してください。原稿を見せるのはメディアの慣例ではありませんし、記事の主張はジャーナリスト自身のものであり、その権利は侵害してはいけません。しかしジャーナリストは通常、記事のなかからあなたのコメントとそれに関連する部分を進んで電話越しに読んでくれます。ジャーナリストも誤った引用は避けたいからです。

- 発表された内容が不適切であると感じた場合は、電話をかけ、誤りを指摘してください。しかし誤りが非常に深刻でない限りは、ジャーナリストが次により良いコンテンツを作り、そしてあなたが次の機会により適切に専門知識を説明できるための相互の学習機会となるようにするべきです。

- 話をしたジャーナリストの連絡先を保管するようにしてください。研究の進展について随時報告ができるだけでなく、将来他の研究についてメディアの関心を引きたいとき、自分から直接連絡することができるようになります。

## 練習問題

**①** 以下の**1**から**5**までの記述のうち、適切なものを<u>全て</u>選びなさい。

**1** 「責任ある研究・イノベーション」(RRI)では、研究やイノベーションについて、研究者が社会からの意見を取り入れ、そのあり方を考えていくことが求められる。

**2** 専門的な知識は研究者にしか分からないので、社会がそれを知る必要はない。

**3** 「学会」は学術的な問題を議論する場なので、研究の社会的意義や政策との調整といった社会的な問題に関与する必要はない。

**4** 再生医療推進法や再生医療等安全性確保法では、社会との情報の共有や、生命倫理に対する配慮が必要なことが明記されている。

**5** 専門分野特有の問題に関するコミュニケーション教育は、大学などの教育機関が実施する。

**②** 以下の**1**から**5**までの記述のうち、取材に応じる前に知っておくこととして<u>誤っているもの</u>を<u>全て</u>選びなさい。

**1** 視聴者や読者はメディアの情報を読んだり、見たり、聞いたりする義務はないので、研究者は取材に対してできる限り大げさによいところを伝えなければならない。

**2** 魅力的な内容であれば、発表から数年経った内容でもプレスリリースしてよい。

**3** ジャーナリストが取材に来たにもかかわらず、記事にならなかったり放送されなかったりした場合は、抗議してよい。

**4** ジャーナリストは研究にかかった原資について、どこから、どのくらいの額が出ているのかを知りたいと考えることがある。

**5** 取材は記者との1対1のコミュニケーションであるから、読者や視聴者がどう考えるかは気にしなくてよい。

**③** 以下の**1**から**5**までの記述のうち、取材時やその後の対応として<u>誤っているもの</u>を<u>全て</u>選びなさい。

**1** ジャーナリストから連絡があったときは、インタビューの目的や予定文量、内容などの詳細を質問してはならない。

**2** 話す内容に関連する簡単な例え話や比喩などを考えておく。理解しやすく、優れた引用になるようであれば、科学的に分かっていること、まだ分かっていないことの区別が不明瞭でもよい。

**3** 初対面の記者であっても、「録音しない」と言ってレコーダーのスイッチを切っていれば、報道されて困る話をしても差し支えない。

**4** コメントの確認はメディアの習慣上行われるものではないので、絶対に強要してはならない。

**5** 報道された内容に事実誤認や過剰な点があっても直接指摘する必要はなく、SNSなどでその問題点を書けばよい。

## 解答と解説

**①** **解答：1、4**

解説：

**1** RRIとは、先端的な科学技術研究において、社会的な期待の実現と公正さの確保、および一般の人々の参加を促して、意見を省察的に踏まえるプロセスを重視する考え方である。

**2** RRIでは、社会を構成するさまざまな人々が専門知識にアクセスできるようにすることを求めている。

**3** 「学会」の役割の1つに、研究者による学術的な自治の基盤として研究の実践と政策的・社会的要請の間の緊張関係を調整することがある。

**4** 2014年に施行された再生医療等安全性確保法などでは、かつて起こった事例を踏まえ、社会からの理解や生命倫理への配慮を重要視している。

**5** 専門分野に特有の問題は、大学などで多数を対象としたカリキュラムで教育するのは不適当で、学会のように専門性の高い場がそれを担うことが期待され始めている。

**②** **解答：1、2、3、5**

解説：

**1** 視聴者や読者にメディアの情報全てを読み聞きする義務はないが、視聴者・読者の関心を引くために大げさな情報を発信することは過剰な期待を生み、科学的な発見の本質を見誤らせることがあるので、慎むべきである。

**2** 情報には「賞味期限」があり、数年前の情報をプレスリリースされても新鮮さがない。また、適切なタイミングで情報提供をしないと、社会が誤解をしたり、経済的・政策的な支援を受けられなくなる恐れがある。

**3** 新聞やテレビ番組には紙面・時間的な制約があり、記者が必ずしもその報道の決定権をもっているわけではない。編集者やディレクターがより重要と考える内容が優先されることもしばしばある。

**4** いかに画期的にみえる研究内容であっても、特定の商品や団体が過剰に有利になりそうな結果であったりする場合、その利益相反（conflict of interest: COI）などを確認される場合がある。また、メディアはその特性上、政治・経済に関わる数字はより詳細に伝えようとする傾向がある。

**5** 取材に来る記者は1人でも、その背後には数多くの視聴者・読者がいる。記者に理解してもらうために分かりやすい言葉を使う必要はあるが、その記者がそれをさらに分かりやすくするため過剰に期待や展望を語ることで、話したことが増幅される可能性を考慮しなければならない。

**❸ 解答：1、2、3、4、5**

解説：

1 取材の申し入れ時や現場では、積極的に以下のことを確認する。
- ・話題になっている問題に関する専門家のコメントが欲しいのか
- ・自分が研究していることに関する記事を書きたいのか
- ・記事の観点、背景はどのようなものか
- ・記事全体の長さはどのくらいか
- ・他に誰がインタビューを受けるのか

2 いかに分かりやすい比喩であっても、科学的内容を逸脱しないよう心がける。正確な図表、数値、画像などと併用し、正確な知識の伝達に努める。

3 いかにオフレコであると言われても、使われて問題のない内容のみ発言する。

4 コメントの不適切な引用が心配な場合、ジャーナリストに確認を求めることは差し支えない。メディアの側も引用に誤りのあることを恐れるため、放送時間や紙面の印刷までに時間がある場合は、問い合わせした本人のコメントやそれに関わる部分は見せてくれる場合が大半である。

5 発表された内容が不適切であると感じた場合は、まず直接記者に連絡を取り、誤りを指摘する。このことにより信頼関係が構築でき、次回以降の紙面の質が向上する。直接連絡を取らずにSNSなどで批判することは、双方の信頼関係の毀損につながる。

6. 再生医療と社会とのコミュニケーション

# 1. 概論

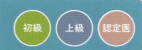

国立医薬品食品衛生研究所 再生・細胞医療製品部　佐藤 陽治

## Abstract

　わが国には、再生医療・細胞治療（再生医療等）を実用化するための道筋として、「医療としてのトラック（医事トラック）」と「業としての製品開発トラック（薬事トラック）」の2つのトラックがある。

　医事トラックでは、医師または歯科医師が人または動物の細胞に自ら加工を施し、自らの患者に投与する「医療行為」として再生医療等が実施される。医療としての実施はさらに2つに大別される。すなわち、厚生労働省の行政指針に従って実施される「臨床研究」（およびその結果を踏まえた「先進医療」）と、医師または歯科医師の裁量のもとで実施される「自由診療」である。これらの医事トラックを包括して、安全な再生医療を迅速かつ円滑に実施するよう制定された新たな法が、「再生医療等の安全性の確保等に関する法律」（再生医療等安全性確保法）である。

　一方、薬事トラックでは、細胞を加工して製造される製品（再生医療等製品）について、薬事の規制のもと、治験を行ったうえで厚生労働大臣の製造販売承認を受け、保険適用医療を実現することになる。2013年に「薬事法」が改正・改称されて成立した「医薬品、医療機器等の品質、有効性及び安全性の確保等に関する法律」（医薬品医療機器等法、または薬機法）では、再生医療等製品の特性を考慮し、合理的かつ効率的な実用化が実施できるよう、条件及び期限付製造販売承認などの柔軟な制度が導入されている。

- ▶ 日本では、再生医療等の開発の道筋として、「医療としての実用化」と「製品としての実用化」の2つのトラックがある。

- ▶「医療としての実用化」では、再生医療等の提供は、再生医療等安全性確保法により規制され、提供計画を厚生労働省に提出しなければならない。

- ▶ 再生医療等安全性確保法のもとでは、医師または歯科医師は自らの患者に提供する再生医療等で用いる細胞の加工を「特定細胞加工物製造事業者」に委託することができる。

- ▶「製品としての実用化」を規制する医薬品医療機器等法には、医薬品・医療機器とは独立した「再生医療等製品」という製品カテゴリーが設けられている。また、再生医療等製品が一定の要件を満たす場合、厚生労働大臣は、条件及び期限を付して製造販売承認を与えることができる。

# 1 再生医療等の実用化促進のための法律

近年のバイオテクノロジーや幹細胞生物学の発展とともに、ヒト細胞または動物細胞に培養や活性化などの加工を施して患者に投与する再生医療および細胞治療（再生医療等）の研究・開発が急速に進んでいる。またその対象とする疾患は多岐にわたっており、これまでになかった新しい治療法が次々に生み出され、実用化に向けて大きな期待が寄せられている。しかしながら、治療のために患者に投与される細胞は、従来の医薬品や医療機器とは異なり、「生きている」という意味で動的かつ複雑で多様な特性をもつことから、その安全性、有効性、品質に関してもこれまでの医薬品などに関する規制の考え方をそのまま当てはめることが必ずしも合理的とはならない。そこで日本では、安全性を確保しながら再生医療等の実用化を促進するために、規制環境の整備が行われてきた。

わが国においては、人または動物の細胞に培養、その他の加工を施したものを用いた再生医療等の実用化には、「医療としてのトラック（医事トラック）」と「業としての製品開発トラック（薬事トラック）」の2つの道筋がある【図1】。医事トラックでは、再生医療等が、医師または歯科医師が人または動物の細胞に自ら加工を施し、自らの患者に投与する「医療行為」として実施される。医療としての実施にはさらに大きく分けて2つの種類がある。1つは厚生労働省の行政指針に従って手続きを行った後、厚生労働大臣の了承を得て実施する「臨床研究」（およびその結果を踏まえた「先進医療」）、もう1つは、国に計画を提出し、医師または歯科医師の裁量のもとで実施される「自由診療」である。これに対し、薬事トラックでは、細

図1：日本における再生医療等の規制の枠組みと関連法の成立

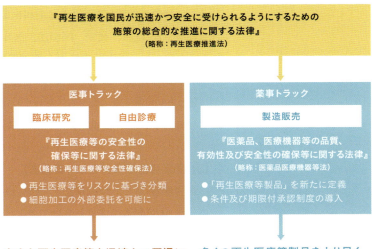

〔資料〕厚生労働省：再生医療等の安全性の確保等に関する法律について：2014.

胞を加工して製造される製品（再生医療等製品）について、薬事の規制のもと、治験を行ったうえで厚生労働大臣の製造販売承認を受け、保険適用医療を実現することになる。

2013年にわが国では、再生医療等に関する規制を大きく変化させる3つの法律、すなわち「再生医療を国民が迅速かつ安全に受けられるようにするための施策の総合的な推進に関する法律」（再生医療推進法）、「再生医療等の安全性の確保等に関する法律」（再生医療等安全性確保法）、「医薬品、医療機器等の品質、有効性及び安全性の確保等に関する法律」（医薬品医療機器等法、または薬機法）が成立した。

## [1] 再生医療推進法

2013年に議員立法として成立・施行された再生医療推進法は、再生医療を国民が迅速かつ安全に受けられるようにするために、その研究開発・提供や普及の促進に関して基本理念を定め、国、医師など、研究者および事業者の責務を明らかにするとともに、再生医療の研究開発から実用化までの施策の総合的な推進を図ることにより、国民が受ける医療の質や保健衛生の向上に寄与することを目的としている。本法律では、国は再生医療の迅速かつ安全な研究開発・提供や普及の促進に関する施策を総合的に策定・実施する責務を有すると規定されている。

## [2] 再生医療等安全性確保法

2014年に施行された再生医療等安全性確保法は、医師または歯科医師による再生医療等の医療行為（医事トラック）を規制するための法律である。医師または歯科医師が自らの患者に医療を施すことを目的に、人または動物の細胞に医師または歯科医師が自ら加工を施し、これを患者に投与することは、従来、医師法、医療法などの医事関連法規のもとで行われてきた。再生医療等安全性確保法施行後の現在は、医師または歯科医師は細胞の加工を外部の「特定細胞加工物製造事業者」に委託することが可能となった一方、そのリスク区分に応じて、厚生労働大臣などへの再生医療等提供計画の提出が義務づけられている。

## [3] 医薬品医療機器等法（薬機法）

再生医療等安全性確保法と同時に成立した医薬品医療機器等法は、再生医療推進法の成立を受けて2013年に薬事法を改正および改称したものであり、2014年から施行されている。この改正により、「再生医療等製品の製造販売業及び製造業」という新たな章が設けられたと同時に、医薬品や医療機器と独立したカテゴリーとして、「再生医療等製品」

と呼ばれる新規製品カテゴリーが設けられ、その特性を踏まえた安全対策などの規制が定められた。再生医療等製品を製造販売する場合には、医薬品や医療機器と同様に品質、有効性および安全性の審査を受けた後に、厚生労働大臣の製造販売承認を得なければならない。ただし再生医療等製品に限っては、一定の条件を満たせば、有効性が推定され、安全性が認められた段階で、厚生労働大臣は特別に早期に、条件及び期限を付して製造販売承認を与えることが可能となっている。

## 2 再生医療関連の法令で用いられる言葉の定義

　本節で示される再生医療関連の法令を理解するためには、使用される言葉の定義を正確に理解することが重要である。以下に再生医療等安全性確保法および医薬品医療機器等法の理解に欠かせない言葉の定義を示す。

### [1] 再生医療

　「再生医療」という言葉について、法的裏づけのある定義はわが国には存在しない。ただし、内閣府の定義では、厳密な意味での組織再生を伴う「再生医療」を、
　　①患者の体外で人工的に培養した幹細胞等を、患者の体内に移植等することで、損傷した臓器や組織を再生し、失われた人体機能を回復させる医療
　　②患者の体外において幹細胞等から人工的に構築した組織を、患者の体内に移植等することで、損傷した臓器や組織を再生し、失われた人体機能を回復させる医療
　のいずれかであるとし、
　　③生きた細胞を組み込んだ機器等を患者の体内に移植等すること又は内因性幹細胞を細胞増殖分化因子により活性化/分化させることにより、損傷した臓器や組織の自己再生能力を活性化することで失われた機能を回復させる医療
　を広義での再生医療に含める、としている[1]。

### [2] 再生医療等

　再生医療等安全性確保法では「再生医療等」という言葉が「再生医療等技術」という言葉とともに定義されている。同法によれば、「再生医療等技術」とは、
　　①人の身体の構造又は機能の再建、修復又は形成
　　②人の疾病の治療又は予防
　を目的として用いられる医療技術であって、細胞加工物（次項参照）を

第3章 法令

1. 概論　123

用いるものを指し、「再生医療等」は再生医療等技術を用いて行われる医療を指す。つまり、臨床上の使用目的にかかわらず、細胞加工物を患者に投与する医療は「再生医療等」となる。ただし、医薬品医療機器等法に基づく再生医療等製品の治験および製造販売承認を受けた再生医療等製品の承認内容に沿った使用は、再生医療等安全性確保法下の「再生医療等」に該当しない。また、①輸血、②造血幹細胞移植、③生殖補助医療は、再生医療等安全性確保法の定める「再生医療等技術」とはみなされない[2]。

## [3] 細胞加工物・特定細胞加工物・再生医療等製品

再生医療等安全性確保法における「細胞加工物」とは、「人又は動物の細胞に培養その他の加工を施したもの」をいい、「特定細胞加工物」とは、再生医療等に用いられる細胞加工物のうち再生医療等製品であるもの以外のものをいう **[図2]**。

一方、医薬品医療機器等法における「再生医療等製品」とは、次に掲げる物（医薬部外品および化粧品を除く）であって、政令で定めるものをいう。

①次に掲げる医療又は獣医療に使用されることが目的とされている物のうち、人又は動物の細胞に培養その他の加工を施したもの。
　i) 人又は動物の身体の構造又は機能の再建、修復又は形成。
　ii) 人又は動物の疾病の治療又は予防。
②人又は動物の疾病の治療に使用されることが目的とされている物のうち、人又は動物の細胞に導入され、これらの体内で発現する遺伝子を含有させたもの。

上記①に含まれる製品は、細胞の由来により、ヒト細胞加工製品または動物細胞加工製品と呼ばれる[3, 4]。また、上記②に該当する製品は、

図2：細胞加工物、再生医療等製品、特定細胞加工物の関係

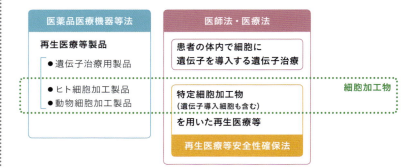

遺伝子治療用製品と呼ばれる。再生医療等安全性確保法は「患者の体内で細胞に遺伝子を導入する遺伝子治療」を対象としないが、医薬品医療機器等法のもとで製造販売される「再生医療等製品」としての「遺伝子治療用製品」には、患者に直接投与して体内で細胞に遺伝子導入するための遺伝子ベクターや腫瘍溶解性ウイルスなどの遺伝子発現治療製品も含まれる点に注意が必要である。

なお、再生医療等安全性確保法および医薬品医療機器等法でいう「加工」とは、細胞・組織の人為的な増殖・分化、細胞の株化、細胞の活性化などを目的とした薬剤処理、生物学的特性改変、非細胞成分との組み合わせまたは遺伝子工学的改変などを施すことをいう。組織の分離、組織の細切、細胞の分離、特定細胞の単離（薬剤などによる生物学的・化学的な処理により単離するものを除く）、抗生物質による処理、洗浄、ガンマ線などによる滅菌、冷凍、解凍などは「加工」とみなさない。ただし、これらの「加工とみなされない操作」が施された細胞であっても、本来の細胞と異なる構造・機能を発揮することを目的として患者に移植・適用するもの（非相同的使用）については、「特定細胞加工物」または「再生医療等製品」とみなされ、法の規制対象となる[2,4]。細胞の非相同的使用は、患者への適用後の細胞の挙動が予測しにくいため、ハザード（危険要因）の1つとみなされるからである。

**文献**

1) 内閣府総合科学技術会議基本政策推進専門調査会：資料4-2 社会還元加速プロジェクト トロードマップ：2008年5月15日.
2) 厚生労働省：「再生医療等の安全性の確保等に関する法律」、「再生医療等の安全性の確保等に関する法律施行令」及び「再生医療等の安全性の確保等に関する法律施行規則」の取扱いについて（平成26年10月31日医政研発1031第1号）：2014.
3) 厚生労働省：別表第二．薬事法等の一部を改正する法律の施行に伴う関係政令の整備等及び経過措置に関する政令（平成26年政令第269号）：2014.
4) 厚生労働省：再生医療等製品の製造販売承認申請に際し留意すべき事項について（平成26年8月12日薬食機参発0812第5号）：2014.

## まとめのページ

- [ ] わが国での再生医療・細胞治療（再生医療等）を実用化するための道筋として「医療としてのトラック（医事トラック）」と「業としての製品開発トラック（薬事トラック）」がある。

- [ ] 医事トラックは臨床研究または自由診療として提供される再生医療等などを包括し、再生医療等安全性確保法で規制される。

- [ ] 薬事トラックは、医薬品医療機器等法で規制される。

- [ ] 医薬品医療機器等法では、再生医療等製品の条件及び期限つき製造販売承認など柔軟な制度が導入されている。

- [ ] 再生医療等安全性確保法のもとでは、医師または歯科医師が患者に提供する再生医療等で用いる細胞の加工を細胞加工業者に委託することができる。

- [ ] 再生医療等安全性確保法では、厚生労働大臣などへの再生医療等提供計画の提出が義務づけられている。

- [ ] 輸血、造血幹細胞移植、生殖補助医療は再生医療等安全性確保法の定める「再生医療等技術」には含まれない。

- [ ] 「細胞加工物」のうち、再生医療等安全性確保法で扱われるものを「特定細胞加工物」という。一方、医薬品医療機器等法において扱われるものは「再生医療等製品」という製品カテゴリーに属す。

- [ ] 再生医療等安全性確保法および医薬品医療機器等法でいう「加工」とは、細胞・組織の人為的な増殖・分化、細胞の株化、細胞の活性化などを目的とした薬剤処理、生物学的特性改変、非細胞成分との組み合わせまたは遺伝子工学的改変などを施すことをいう。

- [ ] 「加工」とみなされた操作が施されていなくても非相同的使用であれば「特定細胞加工物」または「再生医療等製品」とみなされ、法の規制対象となる。

**練習問題**

**❶ 以下の1から5までの記述のうち、誤っているものを2つ選びなさい。**

1 医師または歯科医師の裁量のもとで実施される「自由診療」は、再生医療等安全性確保法の規制から外れる。
2 赤血球輸血は、再生医療等安全性確保法の規制から外れる。
3 白血病治療のための臍帯血移植は再生医療等安全性確保法の規制から外れる。
4 がん治療目的や美容整形目的での臍帯血移植は再生医療等安全性確保法の規制から外れる。
5 治験で用いる骨髄間葉系幹細胞は、医薬品医療機器等法で規制される。

**❷ 以下の1から5までの記述のうち、正しいものを2つ選びなさい。**

1 生きた細胞を組み込んだ機器などを患者の体内に移植することは再生医療に含まれる。
2 医薬品医療機器等法では、再生医療に用いられる製品は医療機器として扱われる。
3 再生医療等技術には、人の疾病の治療や予防は含まない。
4 再生医療等安全性確保法では、動物に対する医療は含まれていないが、医薬品医療機器等法では、動物を対象にした医療も含んでいる。
5 抗生物質による処理は、細胞加工物の「加工」に当たる。

## 解答と解説

**❶ 解答：1、4**

解説：

**1** 自由診療は「医事トラック」として再生医療等安全性確保法で扱う。

**4** 厚生労働省が定める造血機能障害を伴う疾病およびその他の疾病については、「造血幹細胞の適切な提供の推進に関する法律」（造血幹細胞移植推進法）で扱うが、それ以外の疾病の治療などに用いられる場合は、再生医療等安全性確保法または医薬品医療機器等法の対象となる。

**❷ 解答：1、4**

解説：

**2** 再生医療等製品というカテゴリーが新しくできた。

**3** 再生医療等安全性確保法での再生医療等技術には、人の構造または機能の再建、修復または形成と、人の疾病の治療または予防の両方を含む。

**5** 抗生物質による処理や、洗浄、ガンマ線による滅菌、冷凍、解凍などは「加工」とみなさない。

# 2. 治験薬GMPをもとにした被験製品の製造体制の整備

北海道大学病院 臨床研究開発センター　杉田 修

## Abstract

　現在、アカデミアでは再生医療等製品の実用化に向けた研究が進められている。すでに被験製品（医薬品治験における被験薬）を患者に投与して、安全性や効果を医師主導治験で実証しているものもある。治験では、細胞や組織は加工後に患者に投与されるため、患者からの試料の採取時から製造工程全てを通じ、十分な注意を払って進めることが必要である。

　再生医療等製品の製造に関しては「再生医療等製品に係る『薬局等構造設備規則』、『再生医療等製品の製造管理及び品質管理の基準に関する省令』及び『医薬品、医薬部外品、化粧品及び再生医療等製品の品質管理の基準に関する省令』について」[1]ならびに「再生医療等製品に係る『薬局等構造設備規則』、『再生医療等製品の製造管理及び品質管理の基準に関する省令』及び『医薬品、医薬部外品、化粧品及び再生医療等製品の品質管理の基準に関する省令』の取扱いについて」[2]などに注意事項を含め詳細に記載されているので、確認しておく必要がある。

　一方、国内の医師主導治験は「医薬品の臨床試験の実施の基準に関する省令」（GCP省令）に基づくため、被験製品は原則「治験薬の製造管理及び品質管理基準及び治験薬の製造施設の構造設備基準」（治験薬GMP）に準拠した適切な製造施設や製造・品質評価体制のもとで製造される必要がある。さらに再生医療の場合、ヒト由来の組織、細胞が原料となるが、量的に制限されることにも留意が必要である。

　これら被験製品の製造体制の構築や運営は、治験薬GMPを基本にしたうえで、再生医療等製品特有の課題に的確に対処するために各種法規やガイドラインを十分に反映して進めることが求められる。

- ▶ 医師主導治験に供する被験製品は治験薬GMPをもとに製造体制・品質評価体制などを構築することが基本である。
- ▶ 再生医療等製品のもつ特有の課題に対処するために各種法規やガイドラインが公表されており、被験製品の製造体制の構築にはこれらを十分に反映させたうえで治験薬GMPに基づく体制の構築を進めることが重要である。

## 1 概論

　再生医療とは病気や事故などで機能不全になった組織や臓器を再生させる新しい治療法の1つであり、患者の細胞や組織に人為的な操作（増殖、分化、株化、活性化など）を加えて患者に戻し、治癒を図るものである。2014（平成26）年11月に「医薬品、医療機器等の品質、有効性及び安全性の確保等に関する法律」（医薬品医療機器等法）が施行され、再生医療等製品の定義や、再生医療等製品に関する規制が設けられた。

　再生医療等製品の製造管理および品質管理に関しては、「再生医療等製品の製造管理及び品質管理の基準（Good Gene, Cellular, and Tissue-based Products Manufacturing Practice：GCTP）に関する省令」（GCTP省令）が、医薬品のGMP（Good Manufacturing Practice）、医療機器のQMS（Quality Management System）とは別の規制体系として整備された。この基準は医薬品のGMPの原則をもとに、再生医療等製品に特有の組織や細胞の入手から加工方法、製品の品質確保のための方策、汚染に対する品質管理などについて規定している。また、運用についてはGMPの運用を基盤に再生医療等製品に特有の品質リスクを防ぎ、品質を確保するための体制を規定している。言い換えれば、作業手順などの文書（ソフト）および構造設備（ハード）を組み込んだ体制のもと、原料の入手から管理、工程中の管理、中間体および製品の品質試験、ならびに製造管理などを総合的に管理して、規定された品質を確保できる体制を構築することを意図している。さらに、GCTP省令では、再生医療等製品の特殊性を考慮して、品質の照査やベリフィケーションについて重要事項として新たに条項を設けた。

　再生医療に関するアカデミアでの研究は医師主導治験を行い、企業に導出して実用化を目指す戦略が標準的である。また、医師主導治験では医薬品医療機器総合機構（PMDA）に治験薬の情報（製造、品質など）、治験薬概要書、治験内容、実施体制、治験実施計画書（案）などを添付して治験開始の可否を判断する通称「30日ルール」があり、この際に提出する文書は基礎研究からの積み重ねをまとめたものとして、治験を開始する際の重要な資料となる。

## 2 治験薬GMPから学ぶ再生医療等製品の製造に関する考え方

　治験薬に際しては、「GCP（Good Clinical Practice）省令」（第17条［治験薬の交付］）に「治験依頼者は治験薬の品質の確保のために必要な構造設備を備え、かつ適切な製造管理および品質管理の方法が採られている製造所において製造された治験薬を、治験依頼者の責任のもと実施医療機関に交付しなければならない」と記載されている。ここに記載されている「適切な製造管理および品質管理の方法が採られている製造所」とは、「治験薬の製造管理、品質管理等に関する基準（治験薬GMP）につい

て」[3] に定められた要求事項に適合する水準の製造所と考えるべきである。また、再生医療等製品については治験薬を被験製品と読み替えて作業を進める。

## 3 治験薬GMPの目的

治験薬GMPの目的として以下の3点が掲げられている。
①治験薬の品質を保証することで、不良な治験薬から被験者を保護すること。
②治験薬のロット内およびロット間の均質性を保証することで、臨床試験の信頼性を確保すること。
③治験薬が開発候補として絞り込まれた段階においては当該治験薬と市販後製品の一貫性を、治験薬の製造方法および試験方法が確立した段階においては当該治験薬と市販後製品の同等性を、おのおのの保証することで市販後製品の有効性および安全性ならびに臨床試験の適切性を確保すること。

## 4 被験製品の製造体制の整備上のポイント

GCTP省令は再生医療等製品の製造管理および品質管理の基準と市販用の再生医療等製品の製造について記載されたものである。基本的にはGMP（治験薬GMPを含む）の内容とほぼ同じ構成であり、被験製品の製造時から十分理解しておくべき内容である。また、再生医療等製品の治験から市販までの製造の一貫性の確保のみならず、これらの適切な順守は開発の加速化にも直結すると考えられる。

GCTP省令は第1条～第23条に各種項目が規定されているが、そのうち第4条（品質リスクマネジメント）、第14条（ベリフィケーション）、第15条（製品の品質の照査）などは新たに設定された条項である。また、第10条（構造設備）、第11条（製造管理）、第12条（品質管理）などの条項では再生医療等製品の特性を踏まえたうえで製造時に留意すべき重要な点が多く記載されているため、十分に理解しておく必要がある。

治験薬GMPで基準書等以外に作成を指示されている手順書や構造設備、製造体制、文書管理に関する文書など全体の文書体系を整備しておくことは、被験製品の確実な製造体制、高精度の品質評価体制の構築に直結し、将来的に企業への導出時の調査や製造承認申請に向けてPMDAの査察の準備の意識づけとしても重要である。

## 5 治験薬GMPの視点に基づく留意点

治験薬GMPは、GCP省令に基づき実施される治験に用いる被験薬の製造に適用される。再生医療等製品のGCPでは、医薬品の場合の「被験薬」に相当する語として「被験製品」が使われる。そのうえで治験薬GMPに沿って製造整備、人員、設備などのほかに、再生医療等製

品の特殊性に鑑みた事項を考慮して製造体制を整備すべきである。治験薬GMPの体制を十分に理解して体制の整備や運用を行うことが望ましい。以下に、治験薬GMPを基本にした製造体制構築・運用時の留意事項を概説する。

### [1] 組織（製造部門、品質部門の分離〔責任体制の明確化〕）

治験薬の製造には治験薬製造部門と治験薬品質部門が必要であり、治験薬品質部門は治験薬製造部門から独立していることが要求されている[図1]。また、治験薬の製造・品質管理業務に関しての最終的な責任や管理業務を担当する治験薬製造管理者を設置することも可能である。

### [2] 職員

製造・品質管理業務を適正かつ円滑に実施するため、それぞれの部門に適切な人数の責任者、業務遂行能力を有する人員を確保する必要がある。また、「医薬品及び医薬部外品の製造管理及び品質管理の基準に関する省令」（GMP省令）に規定されている製造・品質管理組織、職員に関する同様の要件が、GCTP省令や「再生医療等の安全性の確保等に関する法律施行規則」の第93条（製造部門及び品質部門）、第94条（施設管理者）、第95条（職員）に定められている。

治験薬に限らず再生医療等製品などの製造において、一定の品質をもつ製品を恒常的に得るためには、その施設において製造や品質管理に関わる構成員や体制[図1]、組織の責務を定めて文書化する必要がある。

### [3] 出荷判定

治験薬GMPでは品目ごとに治験薬品質部門のあらかじめ指定した者に、治験薬の出荷の可否を決定させる必要がある（部門から独立させ、治験薬製造管理者を置く場合もある）。GCTP省令では再生医療等製品の出荷可

図1：治験薬GMPに基づく標準的な組織図

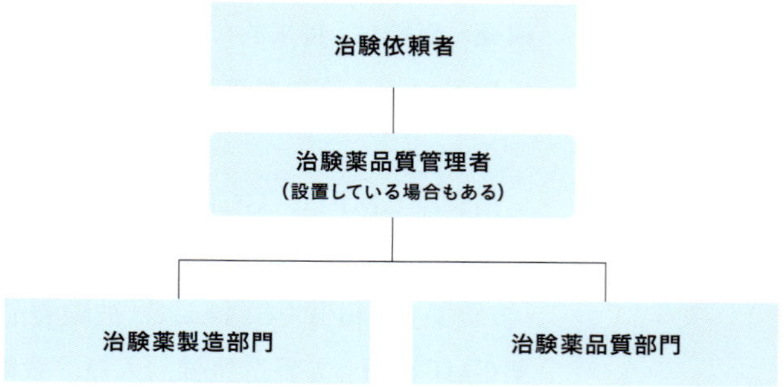

否の決定は、当該治験および治験薬の製造管理および品質管理について十分な教育訓練を受け、知識経験を有する、あらかじめ指名を受けた者が行うように規定されている。出荷判定の際には製造管理および品質管理の結果を適正に評価して治験薬製造施設からの出荷可否を決定する。

## [4] 文書類（製品標準書、管理基準書類、手順書類、記録書類）[3]

　構造設備の衛生管理や職員の衛生管理などについて記載した衛生管理基準書、製造工程の管理や製品の保管などについて記載した製造管理基準書、検体の採取方法や試験検査結果の判定方法などについて記載した品質管理基準書、製造施設ごとに製造手順、規格などを記載した製品標準書を備える必要がある。このほかに、出荷の管理などに関わる手順書類 **[表1]** や、その他の製造管理および品質管理を適正かつ円滑に実施するための必要事項についてあらかじめ手順書（記録書を伴う）を作成しておく必要がある。原料（細胞など）の受け入れから製造、出荷までの一連の工程はこれらの基準書類、手順書類に基づいて行われ、行った操作などは全て記録として保管される。

　文書体系は製造所のGMPを規定するGMP規定*を最上位規定とし、その細目として基準書類や手順書類が制定され、規定にのっとり組織内で承認、交付されるように運用する。

　また、治験薬の製造管理および品質管理を適正かつ円滑に実施するため、GMP規定の手順に関する文書（手順書）**[表2]** を治験薬製造施設ごとに作成し、これを保管しなければならない。

## [5] バリデーションおよびベリフィケーション

　「バリデーション」とは、治験薬製造施設の製造設備ならびに手順、工程その他の治験薬の製造管理および品質管理の方法が、期待される結果を与えるかどうかを検証し、これを文書にすることをいう。通常、製造

---

**＊：GMP規定**
GMP総則では「品質マニュアル」などと呼ばれる。GMP規定には作成の義務は記載されていないが、施設の製造・品質管理の方針について定め、GMP文書の最上位に位置づけられる文書として必要である。

第3章　法令

---

### 表1：治験薬GMPの文書体系の基本構造

| 文書の位置づけ | 対象となる文書 | 内容 |
|---|---|---|
| 上位規定 | 製造所のGMP規定 | その施設の製造に関する基本方針 |
| 中位規定 | 基準書<br>●衛生管理基準書<br>●製造管理基準書<br>●品質管理基準書 | 施設の項目ごとの管理水準を定義 |
|  | 製品標準書 | 製造品目ごとに管理法、規格、試験法を定義 |
| 下位規定 | 手順書（＋記録書） | 中位規定と連携した手順書と記録書を作成 |

**2. 治験薬GMPをもとにした被験製品の製造体制の整備**　133

**表 2：「治験薬製造施設」ごとに作成すべき基本となる手順類**

- 治験薬製造施設からの出荷の管理に関する手順
- バリデーションおよびベリフィケーションに関する手順
- 変更の管理に関する手順
- 逸脱の管理に関する手順
- 品質などに関する情報および品質不良などの処理に関する手順
- 回収処理に関する手順
- 自己点検に関する手順
- 教育訓練に関する手順
- 文書および記録の管理に関する手順
- その他製造管理および品質管理を適正かつ円滑に実施するために必要な手順

方法や試験方法が確立し、再現性も考慮することが必要な場合に行う。

「ベリフィケーション」とは、当該治験薬に期待される品質が得られたことを手順書、計画書、記録、報告書などから確認し、これを文書にすることをいう。通常、限定された状況、限定されたロットに対して、その妥当性や適切性の評価確認のために行う。

治験薬の製造管理および品質管理を適正かつ円滑に実施するため、開発に伴う段階的な状況、治験の目的、リスクなどを考慮し、必要なバリデーションまたはベリフィケーションをあらかじめ指定した者が実施する。

バリデーションまたはベリフィケーションの結果に基づき、製造管理または品質管理に関して改善が必要な場合は、所要の措置を講じるとともに、当該措置の記録を作成し、これを保管しなければならない。

特にヒト由来の組織または細胞が原料となる場合は、製造実績が限られ、製造工程の制御因子の評価などは必ずしも十分ではない場合もあり、恒常的な製造法は確立していない状況である。そこでGCTP省令第14条において、バリデーションに加えて、期待される品質の確認などを製造ごとに評価するベリフィケーションの考え方が明示された。治験の段階からこのような工程や品質の妥当性や適切性の確認など品質確保に向けた取り組みを行うことは極めて重要である。

## [6] 構造設備

構造設備については治験薬GMPが医薬品を基本に記載されているので、再生医療等製品に関してはGCTP省令などから、この製品に留意すべき点について必ず確認しておく必要がある。

特に設備には計画・仕様・設計通りに設置され、全てが適格であることを評価・確認するクオリフィケーションが求められている。再生医療等製品の製造場所については「構造設備規則（再生医療等製品関連）」に詳

細に規定されているが、被験製品の製造設備に対しても、被験者を保護するうえでの安全性や品質を確保する体制や意識を徹底するために、GCTP省令で定められている規定は手順書に反映させるなどして、十分順守すべきである。

高い品質をもった被験製品の製造および品質管理を的確に行うには、これら文書（ソフト）と構造設備（ハード）を連携させて運用する必要があり、GMPでは車の両輪に例えて説明されている。再生医療等製品の製造においても同様に重要な理念である。

### [7] 交差汚染の防止

治験薬に特有の必要事項に係る措置を適切に講じること。

### [8] 治験薬の品質を保証

安定性の悪い治験薬については、投与されるまでの時間を考慮し、再現性など十分な検討を行い、治験の信頼性の確保に努めること。

### [9] 品質リスクマネジメント

リスクとは、製品の初期開発から製造販売が終了するまでの全期間にわたる製品の品質に対する問題発生やその可能性を指し、リスクマネジメントとは、適切な手続きに従いリスクの評価、管理などを行い、損失の回避または低減を図るために製品の製造手順や品質の継続的な改善を促進する主体的な取り組みを指す。

## 6｜おわりに

再生医療等製品の原料はヒトから採取された細胞や組織であり、その製造工程や品質評価にはまだ追求すべき点が多くあることを考慮し、多面的な情報をもとに体制構築を続けることが重要である。特に品質は製造工程のステップごとに被験製品に組み込まれ、安定的な品質は製造の一貫性や工程内の品質評価の妥当性の指標とも考えられる。なかでも、再生医療等製品の原料となる細胞や組織は必ずしも一定の規格をもつものではなく、それゆえ被験製品の製造ごとに製造や品質に関わる要因を分析して確実な工程や品質評価に反映させながら、製造法や品質評価の手順を作り込んでいく必要がある。

**文献**

1) 厚生労働省：再生医療等製品に係る「薬局等構造設備規則」、「再生医療等製品の製造管理及び品質管理の基準に関する省令」及び「医薬品、医薬部外品、化粧品及び再生医療等製品の品質管理の基準に関する省令」について（平成 26 年 8 月 12 日薬食発 0812 第 11 号）：2014.

2) 厚生労働省：再生医療等製品に係る「薬局等構造設備規則」、「再生医療等製品の製造管理及び品質管理の基準に関する省令」及び「医薬品、医薬部外品、化粧品及び再生医療等製品の品質管理の基準に関する省令」の取扱いについて（平成 26 年 10 月 9 日薬食監麻発 1009 第 1 号）：2014.

3) 厚生労働省：治験薬の製造管理、品質管理等に関する基準（治験薬 GMP）について（平成 20 年 7 月 9 日薬食発第 0709002 号）：2008.

## まとめのページ

□ 治験薬の製造は、治験薬GMPに定められた要求事項に適合する水準の製造所で製造されなければならない。

□ 治験薬GMPの目的は以下の3点である。
　①治験薬の品質を保証することで、不良な治験薬から被験者を保護すること。
　②治験薬のロット内およびロット間の均質性を保証することで、臨床試験の信頼性を確保すること。
　③治験薬が開発候補として絞り込まれた段階においては当該治験薬と市販後製品の一貫性を、治験薬の製造方法および試験方法が確立した段階においては当該治験薬と市販後製品の同等性を、おのおの保証することで市販後製品の有効性および安全性ならびに臨床試験の適切性を確保すること。

□ GCTP省令では、品質リスクマネジメント、ベリフィケーション、製品の品質の照査の条項が新たに設定された。

□ GCTP省令では、構造設備、製造管理、品質管理などの条項では再生医療等製品の特性を踏まえたうえで製造時に留意すべき重要な点が多く記載されているため、GMP省令との違いに留意する必要がある。

□ GCTP省令ではGMP省令と同様、再生医療等製品の製造において、製造部門と品質部門が必要であり、品質部門は製造部門から独立していることが必要である。

□ 製造施設ごとに文書体系を整備する必要がある。

□ バリデーションとは、治験薬に期待される結果を与えるかどうかをあらかじめ検証し、文書にすることをいう。一方、ベリフィケーションとは、治験薬に期待される品質が得られたことを文書にすることをいう。

□ 品質リスクマネジメントとは、リスクの評価と管理により、それを回避するための継続的な取り組みを指す。

**練習問題**

以下の（　　）内に入れるべき文言を選択肢から選びなさい。

**❶** 治験薬GMPの目的の1つ目は、「治験薬の（　　）を保証することで、不良な治験薬から被験者を保護すること」である。

**1** 一貫性
**2** 品質
**3** 均質性
**4** 安全性
**5** 安定性

**❷** 治験薬GMPの目的の2つ目は、「治験薬のロット内およびロット間の（　　）を保証することで、臨床試験の信頼性を確保すること」である。

**1** 一貫性
**2** 品質
**3** 均質性
**4** 安全性
**5** 安定性

**❸** 治験薬GMPの目的の3つ目は、「治験薬が開発候補として絞り込まれた段階においては当該治験薬と市販後製品の（　　）を、治験薬の製造方法および試験方法が確立した段階においては当該治験薬と市販後製品の同等性を、おのおの保証することで市販後製品の有効性および安全性ならびに臨床試験の適切性を確保すること」である。

**1** 一貫性
**2** 品質
**3** 均質性
**4** 安全性
**5** 安定性

**❹** 治験薬GMPの文書体系において最上位に規定されている文書は（　　）である。

**1** 治験薬概要書
**2** 製品標準書
**3** 品質管理基準書
**4** 治験薬GMP規定
**5** 製造管理基準書

❺ ベリフィケーションとは、当該治験薬に期待される品質が得られたことを手順書、計画書、記録、報告書などから確認し、これを文書にすることをいう。通常、（　　）された状況、（　　）されたロットに対して、その妥当性や適切性の評価確認のために行う。

1 指示
2 指定
3 限定
4 製造
5 選択

❻ 治験薬の製造には（　　）と（　　）が必要であり、相互に独立していることが要求されている。

1 治験薬管理部門
2 治験薬品質部門
3 治験薬統括部
4 治験薬製造部門
5 治験薬調製部門

## 解答と解説

**①** 解答：**2**

解説：
**2** 治験薬GMPの目的のなかの原則に明記されている。

**②** 解答：**3**

解説：
**3** 治験薬GMPの目的のなかの原則に明記されている。

**③** 解答：**1**

解説：
**1** 治験薬GMPの目的のなかの原則に明記されている。

**④** 解答：**4**

解説：
**4** 治験薬GMPの文書体系において最上位に規定されている文書は治験薬GMP規定であり、製造施設の製造に関する基本方針を記載した文書と位置づけている。

**⑤** 解答：**3、3**

**⑥** 解答：**2、4**（順不同）

# 3. 再生医療等の安全性の確保等に関する法律

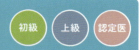

順天堂大学 革新的医療技術開発研究センター　飛田 護邦

## Abstract

　世界に先駆けて本格的な超高齢社会を迎えているわが国にとって、日常生活を健康的に送ることができるよう、健康寿命の延伸を目指すことは課題であり、再生医療の推進は1つの重要な取り組みである。

　2013年5月に「再生医療を国民が迅速かつ安全に受けられるようにするための施策の総合的な推進に関する法律」[1]が公布、施行され、再生医療を国民が迅速かつ安全に受けることを可能とするための基本理念を定めるとともに、国が法制上の措置などによる対応を講じることが明記された。この法律をもとに、2014年11月に「再生医療等の安全性の確保等に関する法律」(再生医療等安全性確保法)[2]と、「薬事法等の一部を改正する法律」[3]が施行された。

　さまざまな疾患により、失われた組織や臓器を、機能的、構造的に修復するための組織工学的技術は、近年飛躍的に発展している。今後、体性幹細胞を応用した臨床研究だけでなく、iPS細胞 (induced pluripotent stem cell：人工多能性幹細胞) やES細胞 (embryonic stem cell：胚性幹細胞) を用いた臨床研究が活発に行われていくなか、このような先進的な技術を迅速かつ安全に推進していくための枠組みを整備することは必要不可欠である。

　本節では、再生医療等安全性確保法の概要、提供基準、認定再生医療等委員会、および細胞培養加工施設の概要などを紹介するとともに、各種手続きについて解説する。

**Point**

▶ 再生医療等安全性確保法の範囲には、①再生医療等の提供基準、②認定再生医療等委員会の設置要件や運営に係る基準、③細胞培養加工施設の構造設備および製造管理などに係る基準、などが示されている。

▶ 再生医療等の提供基準では、提供される再生医療等のリスクに応じて、再生医療等提供計画に関する手続きの方法が定められている。

▶ 認定再生医療等委員会は、提供基準を十分に理解したうえで適切な意見を述べる必要があり、その役割は極めて重要である。

▶ 細胞培養加工施設において製造を行う場合、製造を行う場所や、提供される再生医療等のリスクにかかわらず、いずれの場合も適用される構造設備基準は同じである。

## 1 はじめに

これまで、体性幹細胞などのヒト幹細胞を用いた臨床研究を行う場合、ヒト幹細胞を用いた臨床研究に関わる者は、「ヒト幹細胞を用いる臨床研究に関する指針」[4]に示された事項を順守してきた。当指針に基づき臨床研究を実施する場合には、研究機関は、厚生労働大臣に対して実施計画を提出し、その後、厚生労働省の「ヒト幹細胞臨床研究に関する審査委員会」での審議を経て、臨床研究の実施の適否が判断される仕組みとなっていた。

一方で、自由診療として提供されている再生医療については、順守すべき事項が定められておらず、当該医療の提供実態を把握することが困難であった。このような状況のなか、2010年に国内の診療所で、治療のため幹細胞を投与された患者が投与直後に肺塞栓により死亡する事例が発生した。また2012年には、さまざまな病気の治療などに有効であることをうたい、来日した外国人に、まだ安全性の確立していない幹細胞治療を多数実施している事例が明らかになり、日本における再生医療への規制のあり方が議論されるようになった。

このような社会的状況を受け、2013年5月には、「再生医療を国民が迅速かつ安全に受けられるようにするための施策の総合的な推進に関する法律」が公布、施行され、再生医療を国民が迅速かつ安全に受けることを可能とするための基本理念を定めるとともに、国が法制上の措置などによる対応を講じることが明記された。この法律をもとに、2014年11月に「再生医療等の安全性の確保等に関する法律」(再生医療等安全性確保法)と、「薬事法等の一部を改正する法律」に基づく「医薬品、医療機器等の品質、有効性及び安全性の確保等に関する法律」(医薬品医療機器等法)が施行された**[図1]**。

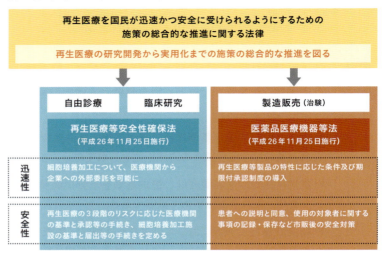

図1：再生医療の実用化を促進する制度的枠組み

〔資料〕厚生労働省：再生医療等の安全性の確保等に関する法律の概要：2013.

以降、医薬品医療機器等法の承認を受けた再生医療等製品を当該承認に従い用いる場合以外も含め、再生医療等安全性確保法で定める基準を順守し提供することが求められるようになった。

そこで、本節では、再生医療等安全性確保法の基本的事項を解説する。ただし、本節の解説内容は、再生医療等安全性確保法全体を網羅しているものではなく、同法の要点をできるだけ理解しやすい用語を用いて解説しているため、詳細については、関係法令を参照していただきたい。

## 2 | 再生医療等安全性確保法の基礎知識

### [1] 法律の内容

再生医療等安全性確保法は再生医療等を安全に提供するために制度化され、その範囲には、再生医療等の提供基準、認定再生医療等委員会の設置要件および運営などに係る基準、細胞培養加工施設の構造設備および製造管理などに係る基準が示されており、適切な手続き*を行う必要がある。

再生医療等は新しい技術であり、まだ確立した医療技術ではないため、再生医療等を提供する医師または歯科医師は、安全かつ妥当性を有する技術を患者に提供するために、再生医療等安全性確保法および関係法令 [表1] を十分に理解することが必要である。また、同法では、法に違反した場合の罰則についても定められており、再生医療等の提供などを行う際には、適切に関連規定を順守することが求められる。

### [2] 再生医療等安全性確保法に含まれる再生医療等技術

再生医療等安全性確保法は再生医療等の安全性確保に主眼を置いており、そのなかで示される再生医療等技術とは、人の身体の構造または機能の再建、修復または形成、あるいは人の疾病の治療または予防を目的として細胞加工物を用いるものと定義され、臨床研究だけでなく治療（自由診療）として実施されている再生医療等技術も再生医療等安全性確保法の対象に含まれている。法の名称に「再生医療等」と「等」がつけられているのは、いわゆる再生医療だけでなく、細胞を用いた美容治療やがん免疫療法として行われている細胞治療、予防目的で提供される細胞治療などもその対象となるためである。

再生医療等安全性確保法において、臨床研究または治療（自由診療）として実施される再生医療等は、提供される医療のリスクに応じて第1種（高リスク）、第2種（中リスク）、第3種（低リスク）に分類され、それぞれ定められた手続きを経たうえで提供を開始することができる [図2]。リスク分類については、第1種再生医療等には、iPS細胞や遺伝子を導入する操

*：手続き
各種手続きの詳細については、厚生労働省のホームページ（http://www.mhlw.go.jp//stf/seisakunitsuite/bunya/0000058916.html）および各種申請書作成支援サイト（http://saiseiiryo.mhlw.go.jp/）を確認いただきたい。

**表1：再生医療等安全性確保法および関係法令の一覧（2018年12月時点の情報に基づく）**

| 法令の種類 | 主な法令の内容 |
|---|---|
| 法律 | 再生医療等の安全性の確保等に関する法律（平成25年法律第85号） |
| 政令 | 再生医療等の安全性の確保等に関する法律施行令（平成26年8月8日政令第278号） |
| 省令 | 再生医療等の安全性の確保等に関する法律施行規則（平成26年9月26日厚生労働省令第110号） |
| | 再生医療等の安全性の確保等に関する法律施行規則及び臨床研究法施行規則の一部を改正する省令<br>（平成30年厚生労働省令第140号） |
| 通知 | 「再生医療等の安全性の確保等に関する法律」、「再生医療等の安全性の確保等に関する法律施行令」及び「再生医療等の安全性の確保等に関する法律施行規則」の取扱いについて<br>（平成26年10月31日医政研発1031第1号厚生労働省医政局研究開発振興課長通知） |
| | 「「再生医療等の安全性の確保等に関する法律」、「再生医療等の安全性の確保等に関する法律施行令」及び「再生医療等の安全性の確保等に関する法律施行規則」の取扱いについて」の一部改正について<br>（平成30年11月30日医政研発1130第1号厚生労働省医政局研究開発振興課長通知） |
| その他<br>関連通知等 | 国が行う特定細胞加工物の製造の許可等における登録免許税及び手数料に係る事務処理について<br>（平成26年11月19日医政研発1119第1号厚生労働省医政局研究開発振興課長通知） |
| | 再生医療等の安全性の確保等に関する法律等に関するQ&Aについて（平成26年11月21日事務連絡） |
| | 再生医療等の安全性の確保等に関する法律等に関するQ&A（その2）について（平成27年6月18日事務連絡） |
| | 再生医療等の安全性の確保等に関する法律等に関するQ&A（その3）について（平成28年4月4日事務連絡） |
| | 再生医療等の安全性の確保等に関する法律等に関するQ&A（その4）について（平成30年11月30日事務連絡） |
| | 再生医療等提供計画等の記載要領等について（平成26年11月21日事務連絡） |
| | 再生医療等提供計画等の記載要領の改訂等について（平成27年8月21日事務連絡） |
| | 再生医療等提供状況定期報告書等の記載要領 について（平成28年10月19日事務連絡） |
| | 認定再生医療等委員会における審査業務の留意事項について<br>（平成26年11月25日医政研発1125第4号厚生労働省医政局研究開発振興課長通知） |
| | 特定細胞加工物の輸入に係る取扱いについて<br>（平成26年11月25日医政研発1125第5号厚生労働省医政局研究開発振興課長通知） |
| | 細胞培養加工施設における特定細胞加工物の製造の許可又は届出の申請に関する経過措置期間の終了について（平成27年5月1日事務連絡） |
| | 再生医療等提供計画の提出に関する経過措置期間の終了について（平成27年6月18日事務連絡） |
| | 「再生医療等の安全性の確保等に関する法律」に基づき研究を実施するに当たり留意すべき事項について<br>（平成27年9月15日医政研発0915第1号厚生労働省医政局研究開発振興課長通知） |
| | 臍帯血を用いた再生医療等について（平成28年6月3日事務連絡） |
| | 特定細胞加工物の製造の許可・認定又は許可・認定の更新に係る調査申請の取扱いについて<br>（平成28年6月27日事務連絡） |
| | がん免疫細胞療法と免疫チェックポイント阻害薬との併用について（注意喚起）（平成28年7月28日事務連絡） |
| | 再生医療等を治療として行う際の妥当性の考え方について（平成28年7月28日事務連絡） |
| | 再生医療等の安全性の確保等に関する法律に基づく手続の周知徹底について（平成29年9月8日医政研発0908第1号） |
| | 臍帯血プライベートバンクを利用する再生医療等提供計画の添付書類に関して（平成29年11月1日医政研発1101第1号） |
| | 「再生医療等に用いるヒトES細胞シードストックの品質に係る認定再生医療等委員会による審査のポイント」について（平成30年11月5日医政研発1105第1号） |
| | 再生医療等の審査手数料の設定について（平成30年11月30日事務連絡） |

**図2：リスクに応じた再生医療等の提供までの流れ**

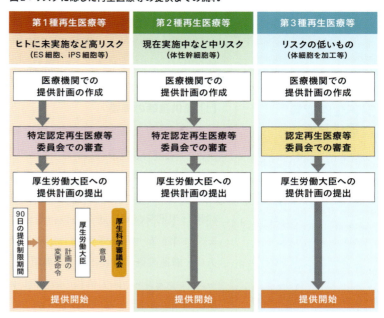

〔資料〕厚生労働省：再生医療等の安全性の確保等に関する法律の概要：2013.

**図3：再生医療等技術のリスク分類**

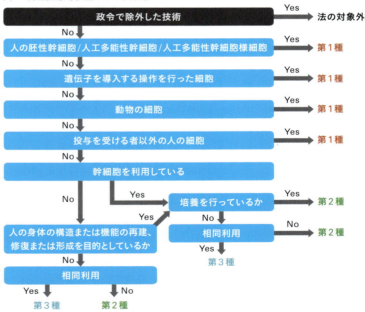

〔資料〕厚生労働省：「再生医療等の安全性の確保等に関する法律」、「再生医療等の安全性の確保等に関する法律施行令」及び「再生医療等の安全性の確保等に関する法律施行規則」の取扱いについて：2014.

作を行った細胞を用いるもの、投与を受ける者以外の人の細胞を用いる
ものなどが該当する。第2種再生医療等には、培養した幹細胞を利用し
たものなどが該当する。第3種再生医療等には、がん免疫療法にリンパ
球を用いるものなどが該当する【図3】。

## 3 | 再生医療等 提供基準

### [1] 提供基準の概要

　再生医療等を提供しようとする医療機関は、提供する再生医療等がど
のリスク区分に分類された場合でも、再生医療等提供基準の順守と再生
医療等提供計画を厚生労働大臣へ提出することが求められる。再生医
療等提供基準については、「再生医療等の安全性の確保等に関する法
律施行規則及び臨床研究法施行規則の一部を改正する省令」[5](以下、改
正省令) 第5条〜第26条の13に定められており、①医療機関が有すべき
人員・構造設備・施設に関する事項、②細胞の入手の方法、③インフォ
ームドコンセントや個人情報の取り扱いに関する事項、④健康被害の補
償に関する事項などが示されている。再生医療等提供計画を提出しよう
とする際には、計画の内容が提供基準に合致していなければならない。

### [2] 再生医療等提供計画に関する手続き

　再生医療等提供計画の提出に当たっては、提供しようとする再生医療
等が第1種または第2種再生医療等の場合には、特定認定再生医療等
委員会に提供計画を提出し、委員会の意見を聴いたうえで、厚生労働大
臣に提出する (様式第1または様式第1の2〔改正省令第27条関係〕)。

　提供しようとする再生医療等が第3種再生医療等の場合には、認定再
生医療等委員会に再生医療等提供計画を提出し、委員会の意見を聴い
たうえで、厚生労働大臣に提出する (様式第1または様式第1の2〔改正省令第
27条関係〕)。なお、第1種再生医療等については、厚生労働大臣は厚生
科学審議会の意見を聴いたうえで意見を述べることができる。第1種再
生医療等について意見を述べることができる期間については、90日以内
という上限を設けている。提供計画の様式は、研究として行う場合と治
療として行う場合とで異なることに注意する必要がある。

　また、再生医療等の提供が開始された後も安全性を確保するために、再
生医療等を提供する病院または診療所 (以下、再生医療等提供機関) が計画
を変更する場合には、変更届 (様式第2〔改正省令第28条関係〕) や軽微な変
更の届出 (様式第3〔省令第30条関係〕) がある。そのため、省令第29条に規
定されている変更の内容を確認し、適切に手続きを行う必要がある。

　再生医療等提供機関の管理者 (以下、提供機関管理者) は、再生医療等
の提供を中止したときには、中止した日から10日以内に、契約をしている (再

生医療等提供計画に記載されている）認定再生医療等委員会へ通知するとともに、中止の手続き（様式第4〔改正省令第31条関係〕）を行うこととなっている。

提供機関管理者が疾病等報告を行う際には、認定再生医療等委員会へ報告する手続き（別紙様式第1〔改正省令第35条関係〕）、および厚生労働大臣へ報告する手続き（別紙様式第2〔改正省令第36条関係〕）がある。疾病等報告は疾病ごとに分類されており（改正省令第35条）、報告を行うまでの日数が異なることに注意が必要である。同様に、定期報告を行う際にも、認定再生医療等委員会へ報告する手続き（別紙様式第3〔改正省令第37条関係〕）、および厚生労働大臣へ報告する手続き（別紙様式第4〔改正省令第38条関係〕）がある。

## 4 認定再生医療等委員会

### [1] 認定再生医療等委員会の概要

再生医療等安全性確保法では、認定再生医療等委員会の設置要件および審査等業務について順守事項が定められている。認定再生医療等委員会には、特定認定再生医療等委員会と認定再生医療等委員会があり、それぞれの構成要件および構成基準などは異なっている。認定再生医療等委員会は、再生医療等提供計画を提出しようとする医療機関においても要件を満たせば設置することが可能であるが、他の医療機関などが設置した認定再生医療等委員会と契約し、意見を聴くことも可能である。

認定再生医療等委員会は、再生医療等を提供しようとする医療機関から依頼された再生医療等提供計画の審査を行うだけでなく、再生医療等提供機関から疾病などの報告や定期報告などを受けた場合においても、審査し意見を述べることが求められる。再生医療等を適切に推進していくためには、認定再生医療等委員会は審査業務の内容などについて秘密を保持し、各委員は提供基準を十分に理解したうえで適切な意見を述べる必要があり、その役割は極めて重要である。

### [2] 認定再生医療等委員会の運営に関する手続き

認定再生医療等委員会を設置しようとする際には、改正省令第42条で定められている設置が可能な団体であるかを確認し、認定の申請を行う必要がある（様式第5〔改正省令第43条関係〕）。その際には、改正省令第44条または第45条に規定された委員の構成要件、および第46条または第47条に規定されている構成基準を満たすことが必要である【表2】。

また、認定再生医療等委員会を設置した者（以下、認定委員会設置者）は、認定再生医療等委員会の設置に係る変更を行う際にも手続き（様式第7〔省令第51条関係〕）をしなければならない。さらに、認定委員会設置者は、3年ごとの更新の手続き（様式第12〔改正省令第58条関係〕）や廃止の手続き

**表2：認定再生医療等委員会の設置要件資料**

| | 特定認定再生医療等委員会 | 認定再生医療等委員会 |
|---|---|---|
| **委員の属性** | 1. 分子生物学、細胞生物学、遺伝学、臨床薬理学または病理学の専門家<br>2. 再生医療等について十分な科学的知見および医療上の識見を有する者<br>3. 臨床医（現に診療に従事している医師または歯科医師をいう。）<br>4. 細胞培養加工に関する識見を有する者<br>5. 医学または医療分野における人権の尊重に関して理解のある法律に関する専門家<br>6. 生命倫理に関する識見を有する者<br>7. 生物統計その他の臨床研究に関する識見を有する者<br>8. 第1号から前号までに掲げる者以外の一般の立場の者 | 1. 再生医療等について十分な科学的知見および医療上の識見を有する者を含む2名以上の医学または医療の専門家（ただし、所属機関が同一でない者が含まれ、かつ、少なくとも1名は医師または歯科医師であること。）<br>2. 医学または医療分野における人権の尊重に関して理解のある法律に関する専門家または生命倫理に関する識見を有する者<br>3. 前2号に掲げる者以外の一般の立場の者 |
| **構成基準** | ● 委員数は8名以上<br>● 1から8までの兼務は不可<br>● 男女両性がそれぞれ2名以上<br>● 設置者と利害関係を有しない者が2名以上含まれていること<br>● 同一医療機関に所属している者が半数未満 | ● 委員数は5名以上<br>● 1から3までの兼務は不可<br>● 男女両性で構成されること<br>● 設置者と利害関係を有しない者が2名以上含まれていること<br>● 同一医療機関に所属している者が半数未満 |

**設置できる団体等：**病院・診療所の開設者、医学医術に関する学術団体、一般社団法人、一般財団法人、特定非営利活動法人、学校法人、独立行政法人、国立大学法人、地方独立行政法人

〔資料〕厚生労働省：再生医療等の安全性の確保等に関する法律施行規則及び臨床研究法施行規則の一部を改正する省令（平成30年厚生労働省令第140号）：2018.

（様式第13〔改正省令第59条関係〕）もあることに注意しなければならない。

　認定再生医療等委員会が審査等業務を行うためには、構成要件や構成基準を満たすだけでなく、改正省令第63条または第64条に規定されている開催要件を満たしたうえで、委員会を開催する必要がある。また、認定委員会設置者は、審査等業務に関する事項を記録し、10年間保存する責務もある。

## 5 │ 細胞培養加工施設

### [1] 細胞培養加工施設の概要

　特定細胞加工物（再生医療等安全性確保法において、再生医療等に用いられる細胞加工物〔人または動物の細胞に培養その他の加工を施したもの〕のうち、再生医療等製品以外のもの）を製造する場合、特定細胞加工物製造事業者（特定細胞加工物の製造をする施設の許可もしくは認定または届出をした者）は、細胞培養加工施設の構造設備基準、製造および品質管理の方法、試験検査の実施方法、保管の方法ならびに輸送の方法などを順守する必要がある。

　再生医療等安全性確保法で定める再生医療等提供基準（改正省令第8条）において、提供機関管理者は、特定細胞加工物製造事業者に対して、特定細胞加工物の製造および品質管理などを行わせることとなっている。すなわち、提供機関管理者である医師または歯科医師の指示により、細胞培養加工施設において特定細胞加工物は製造されることになる。

## [2] 構造設備の概要と手続き

　細胞培養加工施設の構造設備基準（省令第89条）は、特定細胞加工物の製造をどこで行うかにより手続きは異なるが、製造を行う場所や、提供される再生医療等のリスクにかかわらず、いずれの場合も適用される構造設備基準は同じである。医療機関内に細胞を培養、加工する施設がある場合は届出（様式第27〔省令第85条関係〕）を行う。国内に医療機関外で細胞を培養、加工する施設がある場合には許可を受ける手続き（様式第14〔改正省令第72条関係〕）が必要となり、さらに、医薬品医療器機総合機構（PMDA）による製造許可に関する書面または実地調査の手続き（様式第20〔省令第81条関係〕）が必要である。国外に細胞を培養・加工する施設がある場合には認定手続き（様式第22〔省令第83条関係〕）およびPMDA調査の手続き（様式第26〔省令第84条関係〕）を行う。なお、これらの手続きは、細胞培養加工施設ごとに行う必要がある。

　また、特定細胞加工物の製造を開始した後においても、構造設備に係る手続きとして、細胞培養加工施設の構造設備などの変更に係る手続き（様式第19〔改正省令第78条関係〕、様式第24〔省令第84条関係〕、または様式第28〔省令第87条関係〕）、細胞培養加工施設の廃止に関する手続き（様式第29〔省令第88条関係〕）、許可および認定施設においては、5年ごとの更新に係る手続き（様式第19〔改正省令第78条関係〕または様式第25〔省令第84条関係〕）が義務づけられている。

　特定細胞加工物の製造を行う構造設備の基準は、細胞培養を行う細胞培養加工施設だけでなく、細胞培養以外の加工を行う場合も順守する必要がある。例えば、末梢血から多血小板血漿（platelet-rich plasma：PRP）を診療所内の手術室で加工（製造）する場合、再生医療等提供計画を提出する前に、地方厚生局長へ細胞培養加工施設の届出が必要となる。PRPの加工および提供を行う診療所は、再生医療等提供機関であり、細胞培養加工施設でもある。すなわち、当該医療機関の長は、提供機関管理者であり、特定細胞加工物製造事業者でもあることを理解しなければならない。

　また、再生医療等安全性確保法の特徴の1つとして、細胞培養加工の外部委託が可能となったことが挙げられる。再生医療等安全性確保法の施行前までは、医療機関が細胞の培養などの加工を委託する際、委託先は医療機関に限られていたが、再生医療等安全性確保法では、国内外の企業（特定細胞加工物製造事業者）が再生医療等を提供する医療機関から細胞培養などの加工を受託できるようになった。細胞加工物の製造管理および品質管理は、再生医療等を安全に提供するための根幹であるため、今後、細胞培養加工の外部委託が発展していくことが期待されている。

### [3] 細胞培養加工施設における製造管理・品質管理

　特定細胞加工物の製造および品質管理の方法、試験検査の実施方法、保管の方法ならびに輸送の方法などについても、製造を行う場所や再生医療等のリスクにかかわらず同じ基準が適用される。また、その運用については、製造する特定細胞加工物の内容に応じ、適切に管理していくことが重要となる。

　特定細胞加工物製造事業者が順守すべき特定細胞加工物の製造および品質管理などについては、省令第92条〜第100条に規定されており、特に品質リスクマネジメント（省令第92条）、標準書（省令第96条）の整備、手順書（省令第97条）の整備、製造管理（省令第99条）、および品質管理（省令第100条）などに係る業務は、高度な知識と技術が要求されるため、適切な人員を配置することが求められる。

　細胞培養加工施設における品質管理の方法については、省令第101条〜第110条に規定されている。また、特定細胞加工物製造事業者は、特定細胞加工物の製造件数を報告する義務があり、細胞培養加工施設の届出をした日から起算して1年ごとに定期報告（別紙様式第8〔省令第112条関係〕）が必要である。

## 6 おわりに

　再生医療に関する法律として世界に類をみない再生医療等安全性確保法には、学術分野、産業分野、医療分野などから大きな期待が寄せられており、海外からもこの法律の動向に注目が集まっている。しかしながら、再生医療等安全性確保法は施行されたばかりであるため、リスク分類、提供基準、認定再生医療等委員会、および細胞培養加工に係る基準などを適切に運用していくためのガイドラインなどの整備が必要であり、そのためには、今後も産官学一体となり再生医療を力強く推進していくことが重要である。

　また、多種多様な疾患の治療法や予防法になり得る再生医療の普及のあり方についてはますますの議論が必要である。再生医療等安全性確保法における再生医療の普及のあり方として、再生医療等安全性確保法下の臨床研究として安全性および妥当性などが評価された再生医療等技術が、再生医療等安全性確保法下の治療へと発展していくという道筋も必要かもしれない。

　再生医療等安全性確保法が再生医療等の普及を推進していく一助になることを期待したい。

**文献**

1) 再生医療を国民が迅速かつ安全に受けられるようにするための施策の総合的な推進に関する法律（平成 25 年法律第 13 号）：2013.
2) 再生医療等の安全性の確保等に関する法律（平成 25 年法律第 85 号）：2013.
3) 薬事法等の一部を改正する法律（平成 25 年法律第 84 号）：2013.
4) 厚生労働省：ヒト幹細胞を用いる臨床研究に関する指針（平成 25 年厚生労働省告示第 317 号）：2013.
5) 厚生労働省：再生医療等の安全性の確保等に関する法律施行規則及び臨床研究法施行規則の一部を改正する省令（平成 30 年厚生労働省令第 140 号）：2018.

## まとめのページ

☐ 再生医療等安全性確保法には、再生医療等を臨床研究または治療として提供しようとする際に順守すべき事項が規定されている。

☐ 再生医療等を提供する医師または歯科医師は、提供基準を順守し、再生医療等提供計画、定期報告、疾病等報告、変更届などの手続きを適切に行わなければならない。

☐ 認定再生医療等委員会は、再生医療等提供計画に記載されている再生医療等について、適切に審査し、意見を述べなければならない。

☐ 特定細胞加工物の製造を行う際、特定細胞加工物製造事業者は細胞培養加工施設の構造設備に関する基準、製造管理および品質管理に関する基準を順守しなくてはならない。

## 練習問題

**❶** 以下の**1**から**5**までの記述のうち、**誤っているもの**を**1つ**選びなさい。

**1** 再生医療等安全性確保法には、再生医療等を臨床研究または治療として行う際に、順守すべき事項が規定されている。

**2** 再生医療等安全性確保法において、再生医療等は、第1種、第2種、および第3種再生医療等の区分が定められており、区分ごとに、再生医療等提供計画を厚生労働大臣に提出しなければならない。

**3** 認定再生医療等委員会において、再生医療等提供機関から定期報告を受けた際、必要があると認めるときは、当該認定再生医療等委員会は再生医療等の提供を中止すべき旨の意見を述べることができる。

**4** 認定再生医療等委員会の委員もしくは認定再生医療等委員会の審査等業務に従事する者またはこれらの者であった者は、正当な理由がなく、当該審査等業務に関して知り得た秘密を漏らしてはならない。

**5** 再生医療等安全性確保法において、厚生労働大臣に再生医療等提供計画を提出せず、再生医療等を提供した場合のみ、罰則規定がある。

**❷** 以下の**1**から**5**までの記述のうち、**誤っているもの**を**2つ**選びなさい。

**1** 医師または歯科医師は、研究として再生医療等を行う場合のみ、その安全性および妥当性について、科学的文献その他の関連する情報または十分な実験の結果に基づき、倫理的および科学的観点から十分検討しなければならない。

**2** 再生医療等を行う医師または歯科医師は、再生医療等を受ける者に対し、当該再生医療等について、口頭で同意を得なければならない。

**3** 再生医療等を行う医師または歯科医師は、当該再生医療等の同意を得るに際し、当該再生医療等の実施により予期される効果および危険についてのほか、実施にかかる費用に関する事項についても、できる限り平易な表現を用い、文書により再生医療等を受ける者に説明を行わなければならない。

**4** 提供機関管理者は、再生医療等提供計画に記載された再生医療等の提供について、当該再生医療等の提供によるものまたは当該再生医療等の提供によるものと疑われる感染症による疾病などの発生を知ったときは、再生医療等提供計画に記載された認定再生医療等委員会に報告しなければならない。

**5** 提供機関管理者は、再生医療等の提供の状況について、再生医療等提供計画を厚生労働大臣に提出した日から起算して1年ごとに、当該再生医療等提供計画に記載された認定再生医療等委員会に報告しなければならない。

**❸** 以下の**1**から**5**までの記述のうち、<u>誤っているもの</u>を<u>1つ</u>選びなさい。

**1** 提供機関管理者は、特定細胞加工物の製造を、特定細胞加工物製造事業者に委託することができる。

**2** 病院や診療所に設置される細胞培養加工施設において、特定細胞加工物の製造をしようとする者は、細胞培養加工施設ごとに、厚生労働大臣に届け出なければならない。

**3** 特定細胞加工物製造事業者は、新たに特定細胞加工物の製造を行う場合、製造手順書などが期待される結果を与えることを検証しなくてはならない。

**4** 特定細胞加工物製造事業者は、特定細胞加工物の安全性の確保に重大な影響を及ぼす恐れがある事態が生じた場合には、特定細胞加工物の提供先の再生医療等提供機関および厚生労働大臣に報告しなければならない。

**5** 特定細胞加工物製造事業者は、特定細胞加工物の製造の状況について、毎年度初頭に報告をしなければならない。

## 解答と解説

**❶ 解答:5**

解説:

**5** 再生医療等安全性確保法における罰則の対象としては、第22条（緊急命令）の規定による命令に違反した者、第29条（秘密保持義務）の規定に違反して秘密を漏らした者、提供計画に虚偽の記載をして再生医療を提供した者、届出をしないまたは許可を受けないで特定細胞加工物を製造した者、などがある。(再生医療等安全性確保法第6章第59条〜第64条　罰則)

**❷ 解答:1、2**

解説:

**1** 研究として再生医療等を行う場合だけでなく、治療として再生医療等を行う場合も該当する。(省令第10条　再生医療等を行う医師又は歯科医師の要件)

**2** 文書により同意を得なければならない。(省令第13条　再生医療等を受ける者に対する説明及び同意)

**❸ 解答:5**

解説:

**5** 許可または認定を受けた日もしくは届出をした日から起算して、1年ごとに、当該期間満了後60日以内に行わなければならない。(省令第112条　定期報告)

第3章 法令

3. 再生医療等の安全性の確保等に関する法律　155

# 4. 医薬品、医療機器等の品質、有効性及び安全性の確保等に関する法律

国立医薬品食品衛生研究所 再生・細胞医療製品部　佐藤 陽治

## Abstract

　2013（平成25）年、「薬事法」を改正・改称した「医薬品、医療機器等の品質、有効性及び安全性の確保等に関する法律」（医薬品医療機器等法、「薬事法」に対して「薬機法」とも呼ばれる）が成立した。これに伴い、「医薬品」および「医療機器」とは独立した新たな製品カテゴリーとして「再生医療等製品」が定義されるとともに、その特性を踏まえた安全対策などの規制が設けられ、また再生医療等製品に対する条件及び期限付承認制度が設けられた。再生医療等製品の製造販売においては、その品質・有効性・安全性確保のために、製造販売業者および製造業者が従うべき多くの基準が存在する。本節では、医薬品医療機器等法のうち再生医療等製品に関わる主な部分とこれらに基づく各種基準を紹介するとともに、製造販売承認の手続きの流れを解説する。

　なお、本節での［法第XX条］との表記は医薬品医療機器等法の条項番号を指す。また、本節での《　》で括った文章は、医薬品医療機器等法からの引用であることを示す。［政令第XX条］［施行規則第XX条］との表記は、それぞれ「医薬品、医療機器等の品質、有効性及び安全性の確保等に関する法律施行令」[1)]、「医薬品、医療機器等の品質、有効性及び安全性の確保等に関する法律施行規則」[2)]の条項番号を指す。

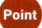

- ▶「医薬品医療機器等法」の目的は、医薬品等の品質、有効性および安全性の確保ならびにこれらの使用による保健衛生上の危害の発生および拡大の防止のために必要な規制を行うことなどにより、保健衛生の向上を図ることにある。

- ▶ 再生医療等製品の製造販売業の許可を得るには、GQPとGVPと呼ばれる基準に従う必要がある。また、再生医療等製品の製造業の許可・認定を得るには、「薬局等構造設備規則」に従う必要がある。

- ▶ 厚生労働大臣は、一定の要件を満たした再生医療等製品について、適正使用確保のために必要な条件および7年を超えない範囲内の期限を付して製造販売承認（条件及び期限付製造販売承認）を与えることができる。

- ▶ 再生医療等製品の製造所における製造管理・品質管理は、GCTPと呼ばれる基準に従う必要がある。

- ▶ 再生医療等製品の製造販売業者による製造販売後調査は、GPSPと呼ばれる基準に従う必要がある。

## 1 | 医薬品医療機器等法の目的

「医薬品、医療機器等の品質、有効性及び安全性の確保等に関する法律」(医薬品医療機器等法)は、「医薬品」「医療機器」のみならず、「医薬部外品」「化粧品」および「再生医療等製品」の5つの製品群を規制する法律である(「再生医療等製品」の定義は、本書第1部第3章「1.概論」を参照)。なお、人用のみならず動物用の製品も規制対象としている点に注意が必要である。本法律の目的は、これらの製品の《品質、有効性及び安全性の確保並びにこれらの使用による保健衛生上の危害の発生及び拡大の防止のために必要な規制を行うとともに、指定薬物の規制に関する措置を講ずるほか、医療上特にその必要性が高い医薬品、医療機器及び再生医療等製品の研究開発の促進のために必要な措置を講ずることにより、保健衛生の向上を図ること》とされている[法第1条]。

国、都道府県等、医薬品等関連事業者等、医薬関係者は、それぞれ以下の責務を負う。

---

①国の責務

医薬品等(医薬品医療機器等法の規制対象となる製品)の品質・有効性・安全性の確保、これらの使用による保健衛生上の危害の発生および拡大の防止その他の必要な施策を策定・実施する。

②都道府県等の責務

関連施策に関し、国との適切な役割分担を踏まえて、当該地域の状況に応じた施策を策定・実施する。

③医薬品等関連事業者等[*1]の責務

事業者等の相互間の情報交換を行うことなどの必要な措置を講ずることにより、医薬品等の品質・有効性・安全性の確保、ならびにこれらの使用による保健衛生上の危害の発生・拡大の防止に努める。

④医薬関係者[*2]の責務

医薬品等の有効性・安全性その他これらの適正な使用に関する知識と理解を深めるとともに、これらの使用の対象者(動物への使用にあっては、その所有者または管理者)およびこれらを購入しよう、または譲り受けようとする者に対し、これらの適正な使用に関する事項に関する正確かつ適切な情報の提供に努める。

---

なお、国民の役割としては、医薬品等を適正に使用するとともに、これらの有効性・安全性に関する知識と理解を深めるよう努めなければならないことが挙げられている。

**＊1：医薬品等関連事業者等**
医薬品等の製造販売業者、薬局開設者、病院・診療所・飼育動物診療施設の開設者などを指す。

**＊2：医薬関係者**
医師、歯科医師、薬剤師、獣医師などを指す。

第3章 法令

4. 医薬品、医療機器等の品質、有効性及び安全性の確保等に関する法律　157

## 2 再生医療等製品の製造販売業および製造業

### [1] 医薬品等の製造販売

　「製造販売」とは、その製造（他に委託して製造をする場合を含み、他から委託を受けて製造をする場合を除く）または輸入をした医薬品（原薬たる医薬品を除く）、医薬部外品、化粧品、医療機器もしくは再生医療等製品を、それぞれ販売、貸与、もしくは授与、または医療機器プログラム（医療機器のうちプログラムであるもの）を電気通信回線を通じて提供することをいう［法第2条第13項］。

### [2] 再生医療等製品の製造販売業および製造業の許可

　再生医療等製品は、《厚生労働大臣の許可を受けた者でなければ、業として、製造販売をしてはならない》とされている［法第23条の20］。「製造販売業の許可」は、申請対象となる再生医療等製品の品質管理方法および製造販売後安全管理の方法が、厚生労働省令の基準（GQPやGVP；次項［3］を参照）に適合するかどうかなどを審査することにより与えられる。再生医療等製品の製造販売業の許可の申請は、都道府県知事に提出する［施行規則第137条の2］。

　再生医療等製品を製造することについては、《再生医療等製品の製造業の許可を受けた者でなければ、業として、再生医療等製品の製造をしてはならない》とされている［法第23条の22］。「製造業の許可」は、厚生労働省令の基準に適合するかどうかなどを審査することにより、厚生労働大臣が製造所ごとに与える。再生医療等製品の製造業の許可の申請は、地方厚生局長に提出する［施行規則第137条の8］。なお、外国においてわが国に輸出される再生医療等製品を製造しようとする者（再生医療等製品外国製造業者）は、厚生労働大臣の認定を受けることができる。認定は、国内製造業者と同様の区分に従い、製造所ごとに与えられる。再生医療等製品の外国製造業者の認定の申請は、医薬品医療機器総合機構（PMDA）に提出する。

　製造販売業者が自ら再生医療等製品を製造する場合には、製造販売業の許可を得るとともに、自ら製造業の許可を得る必要がある。一方、製造販売業者が他の業者に製造を外部委託する場合には、委託を受けた業者が製造業の許可（外国製造業者の場合には認定）を得る必要がある。

### [3] 再生医療等製品の製造販売業の許可の基準
#### ①品質管理業務に関する基準（GQP）

　製造販売業者は、自ら再生医療等製品を製造する場合であっても外部委託する場合であっても、品質管理に関して責任をもたなければならない。品質管理業務に関する基準は、「医薬品、医薬部外品、化粧品及

び再生医療等製品の品質管理の基準に関する省令」[3]に定められており、通称「GQP (Good Quality Practice)」と呼ばれている。製造販売業の許可を得るにはGQPへの適合性が確認されなければならない。

**②製造販売後安全管理業務に関する基準**（GVP）

製造販売業者は、自ら再生医療等製品を製造する場合であっても外部委託する場合であっても、製造販売後の安全管理の責任も負う必要がある。製造販売後安全管理業務に関する基準は、「医薬品、医薬部外品、化粧品、医療機器及び再生医療等製品の製造販売後安全管理の基準に関する省令」[4]に定められており、通称「GVP (Good Vigilance Practice)」と呼ばれている。製造販売業の許可を得るにはGVPへの適合性も確認されなければならない。

### [4] 再生医療等製品の製造業の許可・認定の基準

製造業の許可・認定のための製造所の構造設備の基準は、「薬局等構造設備規則」[5]に定められている。基準への適合性の調査はPMDAが実施する。

## 3 再生医療等製品の製造販売承認

### [1] 製造販売承認が与えられないケース

再生医療等製品の製造販売をしようとする者は、《品目ごとにその製造販売についての厚生労働大臣の承認を受けなければならない》とされている［法第23条の25］。ただし、以下のいずれかに該当するときは、承認は与えられない。

---

① 申請者が厚生労働大臣から製造販売業の許可を受けていないとき。

② 申請に係る再生医療等製品を製造する製造所が、申請をした品目について製造ができる区分に係る製造業の許可または認定を受けていないとき。

③ 申請に係る再生医療等製品の名称、構成細胞、導入遺伝子、構造、用法、用量、使用方法、効能、効果、性能、副作用その他の品質、有効性および安全性に関する事項の審査の結果、その物が次のイからハまでのいずれかに該当するとき。

　イ　申請に係る効能、効果または性能を有すると認められないとき。

　ロ　申請に係る効能、効果または性能に比して著しく有害な作用を有することにより、再生医療等製品として使用価値がないと認められるとき。

---

4. 医薬品、医療機器等の品質、有効性及び安全性の確保等に関する法律　159

＊3：厚生労働省令で定める場合
申請に係る再生医療等製品の性状または品質が保健衛生上著しく不適当な場合［施行規則第137条の22］。

　　ハ　イまたはロに掲げる場合のほか、再生医療等製品として不適
　　　当なものとして厚生労働省令で定める場合＊3に該当するとき。
　④ 申請に係る再生医療等製品の製造所における製造管理また
　　は品質管理の方法が、厚生労働省令で定める基準に適合して
　　いると認められないとき。

## [2] 条件及び期限付承認

　2013（平成25）年の薬事法改正では、再生医療等製品の特性を踏まえた新たな規制が加えられている。すなわち、「医薬品」および「医療機器」とは独立した新たな製品カテゴリーとして「再生医療等製品」が定義されるとともに、その特性を踏まえた安全対策などの規制が設けられ、また再生医療等製品に対して条件及び期限付承認制度が設けられた。

　条件及び期限付承認制度とは、承認の申請者が製造販売をしようとする物が、以下のいずれにも該当する再生医療等製品である場合には、厚生労働大臣は、薬事・食品衛生審議会の意見を聴いて、その適正な使用の確保のために必要な条件及び7年を超えない範囲内の期限を付してその品目に係る製造販売承認を与えることができる、という制度である［法23条の26］。

　① 申請に係る再生医療等製品が均質でないこと。
　② 申請に係る効能、効果または性能を有すると推定されるものであ
　　ること。
　③ 申請に係る効能、効果または性能に比して著しく有害な作用を有
　　することにより再生医療等製品として使用価値がないと推定され
　　るものでないこと。

　なお、条件及び期限を付した製造販売承認を受けた者は、当該再生医療等製品の使用の成績に関する調査などを行い、その結果を厚生労働大臣に報告しなければならない［法23条の26第3項］。また、条件及び期限付承認の期限内に、当該再生医療等製品の使用成績に関する資料をその他の必要な資料と併せて添付し、製造販売承認の申請を改めて行わなければならない［法23条の26第5項］。

## [3] 製造販売承認の申請時に必要な資料

　再生医療等製品の製造販売の承認を受けようとする者は、《厚生労働省令で定めるところにより、申請書に臨床試験の試験成績に関する資料その他の資料を添付して申請しなければならない。この場合において、当

該資料は、厚生労働省令で定める基準に従って収集され、かつ、作成されたものでなければならない》[法第23条の25第3項]。添付すべき資料としては、申請に係る再生医療等製品の構成細胞、導入遺伝子の種類、投与経路、構造、性能などに応じ、次に掲げる資料とすることとされている[施行規則第137条の23]。

① 起原または発見の経緯および外国における使用状況等に関する資料
② 製造方法ならびに規格および試験方法等に関する資料
③ 安定性に関する資料
④ 効能、効果または性能に関する資料
⑤ 体内動態に関する資料
⑥ 非臨床安全性に関する資料
⑦ 臨床試験等の試験成績に関する資料
⑧ リスク分析に関する資料
⑨ 法第65条の3に規定する添付文書等記載事項に関する資料

　当該申請に係る事項が医学・薬学上公知であると認められる場合その他、資料の添付を必要としない合理的理由がある場合においては、その資料を添付することを要しない。


## [4] 生物由来原料基準

　再生医療等製品の製造においては、生きた細胞などが原料、材料として用いられるため、当該製品の高度な精製や感染因子の不活化・除去が困難または不可能な場合が多い。したがって、再生医療等製品の品質・安全性確保の観点から最終製品への感染因子の混入を防止するためには、製造工程の入口の段階に当たる原料・材料および原材料（原料等）の選択と適格性評価、および製造工程における品質管理が非常に重要なポイントとなる。医薬品医療機器等法に基づき製造販売される再生医療等製品の製造においては、原則として、ヒトその他の生物（植物を除く）に由来する原料等は、法第42条に基づいて定められた「生物由来原料基準」[6]に適合している必要がある。


## [5] 原薬等登録原簿（マスターファイル）

　再生医療等製品が原薬等を原料または材料として製造されるものであるときは、当該再生医療等製品の製造販売承認申請時に原薬等の製造方法や品質などに関する資料が必要である。ただし、これらの資料は原

薬等のメーカーしか持っておらず、企業秘密であるなどの理由で再生医療等製品の製造販売業者には開示できない場合がある。こうした問題を回避する策として、原薬等に関する情報を厚生労働省（実務はPMDAが行う）に登録する制度が設けられている。これを原薬等登録原簿（マスターファイル）の制度という。

製造販売承認の申請に係る再生医療等製品が、マスターファイルに収められている原薬等を原料または材料として製造されるものであるときは、マスターファイルに登録されていることを証する書面をもって承認申請時に添付するものとされた資料の一部に代えることができる［法第23条の25第4項］。厚生労働省（またはPMDA）は当該原薬等について、マスターファイルにある情報に基づいて審査を行うことになる。

### [6] 非臨床安全性試験とGLP

製造販売承認申請書に添付する非臨床安全性に関する資料は、《厚生労働省令で定める基準に従って収集され、かつ、作成されたものでなければならない》［法第23条の25第3項］。非臨床安全性試験に関する基準は、「再生医療等製品の安全性に関する非臨床試験の実施の基準に関する省令」[7]に定められており、通称「GLP（Good Laboratory Practice）」と呼ばれている。製造販売承認申請書に添付する非臨床安全性に関する資料は、このGLPに適合するものでなければならない。

### [7] 治験とGCP

「治験」とは、医薬品等の製造販売承認を申請する際に提出すべき資料のうち《臨床試験の試験成績に関する資料の収集を目的とする試験の実施》をいう［法第2条第17項］。なお、製造販売承認申請書に添付する臨床試験成績（治験成績）に関する資料その他の資料は、《厚生労働省令で定める基準に従って収集され、かつ、作成されたものでなければならない》［法第23条の25第3項］。治験の実施に関する基準は、「再生医療等製品の臨床試験の実施の基準に関する省令」[8]に定められており、通称「GCP（Good Clinical Practice）」と呼ばれている。製造販売承認申請書に添付する治験成績に関する資料は、このGCPに適合するものでなければならない。

なお、医薬品医療機器等法では、《治験の依頼をしようとする者又は自ら治験を実施しようとする者は、あらかじめ、厚生労働省令で定めるところにより、厚生労働大臣に治験の計画を届け出なければならない》と定められている［法第80条の2第2項］。当該届出に関する治験の計画に関し、厚生労働大臣は保健衛生上の危害の発生を防止するため、必要な調査

を30日以内に行う（実務はPMDAが行う）。したがって原則として、厚生労働大臣への届出をした日から起算して30日経過した後でなければ、治験を医療機関に依頼または自ら治験を実施してはならない。

## [8] 製造販売承認申請の審査

### ①医薬品医療機器総合機構 (PMDA)

再生医療等製品の製造販売承認申請の承認は厚生労働大臣が行うが、PMDAに再生医療等製品（もっぱら動物のために使用されることが目的とされているものを除く）の製造販売承認のための審査ならびにそのために提出された資料に基づいた調査（審査など）を行わせることができるとされている [法第23条の27、政令第43条の29]。実際は、全ての再生医療等製品の審査などがPMDAで行われている。

### ②製造販売承認の流れ

再生医療等製品の製造販売承認申請の審査においては、当該品目に係る申請内容および申請時に添付された資料に基づき、当該品目の品質、有効性および安全性に関する調査が行われる。承認の流れは以下の通りである。

> ①PMDAとの相談
>
> 申請および審査の効率化を図るため、製造販売承認申請に先立ち、治験や承認申請に向けての各相談事項について、PMDAは対面助言や事前面談を実施している。またPMDAは、日本発の革新的医薬品・医療機器・再生医療等製品の創出に向けて、シーズ発見後の大学・研究機関、ベンチャー企業を主な対象として、医薬品等候補選定の最終段階から主に臨床開発初期（POC〔proof of concept〕試験〔前期第Ⅱ相試験程度〕まで）に至るまでに必要な試験・治験計画策定などに関する相談への指導・助言を行う「レギュラトリーサイエンス戦略相談（旧称：薬事戦略相談）」を実施している。
>
> ②申請のチーム審査
>
> 関連各分野の専門知識を有するPMDA承認審査担当職員のチームにより行われる。
>
> ③申請資料のGLP適合性およびGCP適合性の調査
>
> チーム審査と同時に、PMDAの信頼性保証担当職員により、申請資料の倫理的・科学的信頼性（GLPおよびGCPへの適合性）の調査が行われる。
>
> ④製造所のGCTP適合性の調査
>
> チーム審査などと並行して、承認申請をしようとする再生医療等

4. 医薬品、医療機器等の品質、有効性及び安全性の確保等に関する法律　163

製品の製造所における製造管理および品質管理の方法が厚生労働省の定める基準（GCTP；次項4を参照）に適合しているかについて、PMDAの品質管理担当職員により調査が行われる。

⑤専門協議

より専門性の高い見地からの審査を行う目的で、チーム審査の過程で発見された主要な問題点について、外部専門家と協議および意見の調整を行う。

⑥申請者への指示と申請者の回答

チーム審査および専門協議で議論された問題点について、申請者による説明の機会を設け、申請者と協議、あるいは申請者に指示を行う。必要に応じて、その後に審査チームと外部専門家による専門協議を改めて行う。

⑦審査報告書の作成

審査結果は審査報告書にまとめられ、GCTP適合性調査の結果とともに厚生労働省に報告される。

⑧薬事・食品衛生審議会への諮問

厚生労働省は、審査が終了した再生医療等製品の製造販売承認について薬事・食品衛生審議会に諮問する。諮問された製品は同審議会の薬事分科会で審議される。審議結果は、厚生労働大臣に答申される。

⑨厚生労働大臣による製造販売承認の決定

薬事・食品衛生審議会の答申をもとに、厚生労働大臣は申請された再生医療等製品の製造販売の承認の可否を判断する。

## 4 | 再生医療等製品の製造管理・品質管理

医薬品医療機器等法では、《申請に係る再生医療等製品の製造所における製造管理又は品質管理の方法が、厚生労働省令で定める基準に適合していると認められないとき》には当該再生医療等製品に対して製造販売の承認は与えられない[法第23条の25第2項]。再生医療等製品の製造所における製造管理または品質管理に関する基準は、「再生医療等製品の製造管理及び品質管理の基準に関する省令」[9]に定められており、通称「GCTP (Good Gene, Cellular, and Tissue-based Products Manufacturing Practice)」と呼ばれている。GQPが製造販売業者の品質保証部門による品質管理業務の基準であるのに対し、GCTPは製造業者の製造所ごとに課される基準であることに注意が必要である。

医薬品医療機器等法とは別に、医療行為としての再生医療・細胞治療を規制する法律として「再生医療等の安全性の確保等に関する法律」

（再生医療等安全性確保法）がある。同法における加工細胞の製造管理・品質管理の基準は、「再生医療等の安全性の確保等に関する法律施行規則」[10] に定められている。患者の安全性確保の視点からすれば、法律の違いにより加工細胞の品質基準が異なることはあり得ない。したがって、医薬品医療機器等法および再生医療等安全性確保法における製造管理・品質管理基準は、文書・手続きは異なっているものの、達成されるべき基準のレベル自体は同様のものとなっている。

## 5 | 再生医療等製品の安全対策

### [1] 対象者に対する説明と同意

いかなる医療製品においても、副作用を完全に回避することは不可能である。特に、再生医療等製品の場合、ヒトの細胞あるいはヒトの配列をもつ遺伝子から成る製品であり、動物を使った非臨床試験での応答の種差・免疫拒絶反応の問題や、治験の例数が他の医薬品等よりも限られるケースが多いなどの事情により、安全性のみならず有効性も厳密に把握することが難しい。したがって、医薬品医療機器等法では、《再生医療等製品取扱医療関係者は、再生医療等製品の有効性及び安全性その他再生医療等製品の適正な使用のために必要な事項について、当該再生医療等製品の使用の対象者に対し適切な説明を行い、その同意を得て当該再生医療等製品を使用するよう努めなければならない》とされている［法第68条の4］。

### [2] 製造販売後調査（市販後調査）

上記で述べた理由により、再生医療等製品の安全性・有効性評価においては、限られた治験の範囲ではなく、製造販売後に実際の医療現場での使用実績（リアル・ワールド・エビデンス）に基づいた評価体制を構築することが極めて重要となる。再生医療等製品の条件及び期限付承認制度の導入の背景にもこうした理由がある。なお、再生医療等製品の使用成績調査（条件及び期限付承認の期間も含む）は、「再生医療等製品の製造販売後の調査及び試験の実施の基準に関する省令」[11] に定められた基準（通称「GPSP（Good Postmarketing Study Practice）」と呼ばれている）に従って実施する必要がある。

#### 文献
1) 厚生労働省：医薬品、医療機器等の品質、有効性及び安全性の確保等に関する法律施行令（最終改正：平成30年7月11日政令第207号）：1961.
2) 厚生労働省：医薬品、医療機器等の品質、有効性及び安全性の確保等に関する法律施行規則（最終改正：平成30年1月19日厚生労働省令第6号）：1961.
3) 厚生労働省：医薬品、医薬部外品、化粧品及び再生医療等製品の品質管理の基準に関する省令（最終改正：平成26年7月30日厚生労働省令第87号）：2004.

4. 医薬品、医療機器等の品質、有効性及び安全性の確保等に関する法律　165

4) 厚生労働省：医薬品、医薬部外品、化粧品、医療機器及び再生医療等製品の製造販売後安全管理の基準に関する省令（最終改正：平成 27 年 3 月 26 日厚生労働省令第 44 号）：2004.

5) 厚生労働省：薬局等構造設備規則（最終改正：平成 27 年 4 月 1 日厚生労働省令第 80 号）：1961.

6) 厚生労働省：生物由来原料基準(最終改正：平成 30 年 2 月 28 日厚生労働省告示第 37 号)：2003.

7) 厚生労働省：再生医療等製品の安全性に関する非臨床試験の実施の基準に関する省令（平成 26 年 7 月 30 日厚生労働省令第 88 号）：2014.

8) 厚生労働省：再生医療等製品の臨床試験の実施の基準に関する省令（最終改正：平成 28 年 7 月 21 日厚生労働省令第 129 号）：2014.

9) 厚生労働省：再生医療等製品の製造管理及び品質管理の基準に関する省令（平成 26 年 8 月 6 日厚生労働省令第 93 号）：2014.

10) 厚生労働省：再生医療等の安全性の確保等に関する法律施行規則（平成 26 年 9 月 26 日厚生労働省令第 110 号）：2014.

11) 厚生労働省：再生医療等製品の製造販売後の調査及び試験の実施の基準に関する省令（平成 26 年 7 月 30 日厚生労働省令第 90 号）：2014.

## まとめのページ

☐ 医薬品医療機器等法の目的は、以下である。
- 医薬品等の品質・有効性・安全性の確保
- 医薬品等の使用による保健衛生上の危害の発生・拡大の防止のために必要な規制を行い、指定薬物の規制に関する措置を講ずること
- 医療上特にその必要性が高い医薬品・医療機器・再生医療等製品の研究開発の促進のために必要な措置を講ずること
- 以上により、保健衛生の向上を図ること

☐ 製造販売業の許可においては、GQPやGVPへの適合性が調査される。

☐ 製造業の許可（国内）・認定（外国）においては、薬局等構造設備規則への適合性が調査される。

☐ 医薬品医療機器等法においては、一定の条件のもと、厚生労働大臣は、再生医療等製品に対して条件及び期限を付して製造販売承認を与えることができる。

☐ 医薬品医療機器等法に基づき製造販売される再生医療等製品の製造においては、ヒトその他の生物（植物を除く）に由来する原料等は、原則として生物由来原料基準に適合している必要がある。

☐ 製造販売承認申請時に提出する治験成績、非臨床安全性に関する資料は、それぞれGCP、GLPに適合している必要がある。

☐ 製造販売承認の申請に際しては、再生医療等製品の製造所における製造管理・品質管理の方法がGCTPに適合している必要がある。

**練習問題**

**❶** 以下の**1**から**5**までの記述のうち、誤っているものを**2つ**選びなさい。

**1** 医薬品医療機器等法は、動物用再生医療等製品を対象とはしていない。

**2** 医薬品医療機器等法における国の責務は、医薬品等（医薬品医療機器等法の規制対象となる製品）の品質・有効性・安全性の確保、これらの使用による保健衛生上の危害の発生および拡大の防止その他の必要な施策を策定・実施することである。

**3** 医薬品医療機器等法における医薬品等関連事業者等の責務は、事業者等の相互間の情報交換を行うことなどの必要な措置を講ずることにより、医薬品等の品質・有効性・安全性の確保、ならびにこれらの使用による保健衛生上の危害の発生・拡大の防止に努めることである。

**4** 医薬品医療機器等法における医薬関係者の責務は、医薬品等の有効性・安全性その他これらの適正な使用に関する知識と理解を深めるとともに、これらの使用の対象者およびこれらを購入しよう、または譲り受けようとする者に対し、これらの適正な使用に関する事項に関する正確かつ適切な情報の提供に努めることである。

**5** 医薬品医療機器等法における国民の責務は、医薬品等を適正に使用するとともに、これらの有効性・安全性に関する知識と理解を深めるよう努めることである。

**❷** 以下の**1**から**5**までの記述のうち、誤っているものを**2つ**選びなさい。

**1** 医療機器プログラムを電気通信回線を通じて提供する行為は、医薬品医療機器等法における「製造販売」には含まれない。

**2** 医師であっても厚生労働大臣の許可を受けた者でなければ、業として、再生医療等製品の製造販売をしてはならない。

**3** 再生医療等製品の製造販売業の許可の申請は、PMDAに提出する。

**4** 再生医療等製品の製造業の許可の申請は地方厚生局長に、外国製造業者の場合はPMDAに提出する。

**5** 製造販売業者が他の業者に製造を外部委託する場合には、委託を受けた業者が製造業の許可（外国製造業者の場合には認定）を得る必要がある。

**❸** 以下の**1**から**5**までの記述のうち、誤っているものを**2つ**選びなさい。

**1** 再生医療等製品の製造販売業の許可を厚生労働大臣から得るにはGQPへの適合性が確認されなければならない。

**2** 再生医療等製品の製造販売業の許可を厚生労働大臣から得るにはGVPへの適合性が確認されなければならない。

**3** 再生医療等製品の製造業の許可・認定を厚生労働大臣から得るにはその製造所の構造設備が薬局等構造設備規則に適合していなければならない。

**4** 再生医療等製品の条件及び期限付製造販売承認を厚生労働大臣から得るには、当該再生医療等製品が均一でないことが必要である。

168

**5** 製造販売承認を与えるに値すると判断された再生医療等製品については、厚生労働大臣はその適正な使用の確保のために必要な条件および7年を超えない範囲内の期限を付して製造販売承認を与えなければならない。

**❹** 以下の**1**から**4**までの記述のうち、誤っているものを**2つ**選びなさい。

**1** 医薬品医療機器等法に基づき製造販売される再生医療等製品の製造においては、ヒトその他の生物（植物を除く）に由来する原料等は、原則として「生物由来原料基準」に適合している必要がある。

**2** 原薬等登録原簿に登録されている原薬等は、医薬品等の原料または材料としての品質があらかじめ審査されているため、登録済みであることを証する書面を承認審査時に添付することで、原料または材料としての妥当性が証明されていることになる。

**3** 再生医療等製品の治験の計画を届け出る際に添付する非臨床安全性に関する資料は、GLPに適合するものでなければならない。

**4** 再生医療等製品の製造販売承認申請書に添付する非臨床安全性に関する資料は、GLPに適合するものでなければならない。

**❺** 以下の**1**から**4**までの記述のうち、誤っているものを**2つ**選びなさい。

**1** 「治験」とは、医薬品等の製造販売承認を申請する際に提出すべき資料のうち臨床試験の試験成績に関する資料の収集を目的とする試験の実施をいう。

**2** 再生医療等製品の製造販売承認申請書に添付する治験成績に関する資料は、GCPに適合するものでなければならない。

**3** 再生医療等製品のうち、ES細胞（embryonic stem cell：胚性幹細胞）・iPS細胞（induced pluripotent stem cell：人工多能性幹細胞）を加工して製造されたものや、遺伝子導入細胞を含むものなど、高リスクと考えられる製品については、PMDAは製造販売承認のための審査を行わない。

**4** 再生医療等製品の製造販売承認審査の際は、当該再生医療等製品の製造所における製造管理および品質管理の方法がGCTPに適合しているかについて、地方厚生局により調査が行われる。

**❻** 以下の**1**から**4**までの記述のうち、誤っているものを**2つ**選びなさい。

**1** GQPは製造販売業者の品質保証部門による品質管理業務の基準であるが、GCTPは製造業者の製造所ごとに課される基準である。

**2** 再生医療等安全性確保法には製造管理・品質管理の基準がないため、同法に基づく再生医療等の提供においても医薬品医療機器等法に基づくGCTPが準用される。

**3** 治験段階にある再生医療等製品を使用する際は、事前に対象者からインフォームドコンセントを受領する必要があるが、製造販売承認を得た再生医療等製品を使用する場合にはその必要はない。

**4** 再生医療等製品の使用成績調査（条件及び期限付承認の期間も含む）は、GPSPに従って実施する必要がある。

## 解答と解説

**❶ 解答：1、5**

解説：

**1** 医薬品医療機器等法は、動物用再生医療等製品も対象としている。[法第2条第9項]

**5**「医薬品等を適正に使用するとともに、これらの有効性・安全性に関する知識と理解を深めるよう努めなければならない」というのは「国民の責務」ではなく「国民の役割」である。[法第1条の6]

**❷ 解答：1、3**

解説：

**1** 医療機器プログラムを電気通信回線を通じて提供する行為も、医薬品医療機器等法における「製造販売」に含まれる。[法第2条第13項]

**3** 再生医療等製品の製造販売業の許可の申請は、都道府県知事に提出する。[施行規則第137条の2]

**❸ 解答：4、5**

解説：

**4** 再生医療等製品の条件及び期限付製造販売承認を厚生労働大臣から得るには、当該再生医療等製品が「均質」でないことが必要である。[法23条の26]

**5** 承認の申請者が製造販売をしようとする物が、以下のいずれにも該当する再生医療等製品である場合には、厚生労働大臣は、薬事・食品衛生審議会の意見を聴いて、その適正な使用の確保のために必要な条件および7年を超えない範囲内の期限を付してその品目に係る製造販売承認を「与えることができる」。[法23条の26]

---

①申請に係る再生医療等製品が均質でないこと。

②申請に係る効能、効果または性能を有すると推定されるものであること。

③申請に係る効能、効果または性能に比して著しく有害な作用を有することにより再生医療等製品として使用価値がないと推定されるものでないこと。

---

**❹ 解答：2、3**

解説：

**2** 原薬等登録原簿（マスターファイル）に収められている原薬等が、再生医療等製品の原料または材料として妥当か否かは、当該原薬等の品質、用途、用量などを考慮しつつ製造販売承認申請ごとに審査されるものである。マスターファイルへの登録時に原薬等の品質の審査が行われることはない。

**3** 再生医療等製品の治験の計画を届け出る際に添付する非臨床安全性に関する資料は、必ずしもGLPに適合している必要はない。ただし、製造販売承認申請書に添付する非臨床安全性に関する資料は、GLPに適合するものでなければならない。[法第23条の25第3項]

**❺ 解答：3、4**

解説：

**3** 再生医療等製品の製造販売承認申請の承認は厚生労働大臣が行うが、PMDAに再生医療等製品（もっぱら動物のために使用されることが目的とされているものを除く）のうち政令で定めるものについての製造販売承認のための審査ならびにそのために提出された資料に基づいた調査（審査など）を行わせることができるとされている。[法第23条の27]

ただし、「政令で定めるもの」とは「再生医療等製品（もっぱら動物のために使用されることが目的とされているものを除く）の全部」とされている。[政令第43条の29]

**4** 再生医療等製品の製造販売承認審査の際は、当該再生医療等製品の製造所における製造管理および品質管理の方法がGCTPに適合しているかについて、PMDAにより調査が行われる。（「再生医療等製品に係る『薬局等構造設備規則』、『再生医療等製品の製造管理及び品質管理の基準に関する省令』及び『医薬品、医薬部外品、化粧品及び再生医療等製品の品質管理の基準に関する省令』の取扱いについて」〔平成26年10月9日厚生労働省薬食監麻発1009第1号〕）。

**❻ 解答：2、3**

解説：

**2** 再生医療等安全性確保法における加工細胞の製造管理・品質管理の基準は、「再生医療等の安全性の確保等に関する法律施行規則」に定められている。

**3** 再生医療等製品取扱医療関係者は、再生医療等製品の有効性および安全性その他再生医療等製品の適正な使用のために必要な事項について、当該再生医療等製品の使用の対象者に対し適切な説明を行い、その同意を得て当該再生医療等製品を使用するよう努めなければならない。[法第68条の4]

第3章 法令

4. 医薬品、医療機器等の品質、有効性及び安全性の確保等に関する法律　　171

# 1. 医療チームの安全を支える ノンテクニカルスキル

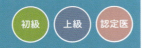

大阪大学医学部附属病院 中央クオリティマネジメント部 中島 和江

## Abstract

安全で質の高い医療を患者に提供するためには、医療者らがテクニカルスキルとともにノンテクニカルスキルを発揮することが不可欠である。ノンテクニカルスキルとは、専門家のテクニカルスキルを補い、安全で効率的に職務を遂行するための認知能力、社会能力、リソース活用能力などを意味する。具体的には、状況認識、意思決定、コミュニケーション、チームワーク、リーダーシップ、ストレス管理、疲労対処などが含まれる。

医療現場では、状況が時々刻々と変化する環境下で、適切な状況認識と意思決定が求められる。しかし、そこには時間や情報をはじめとするリソースの制約、さまざまなプレッシャー、認知能力の限界と意思決定バイアスなど、多くのバリアがある。したがって、チームメンバーのコミュニケーション、チームワーク、リーダーシップを通じて、チーム全体としてのパフォーマンスを最適化する必要がある。ノンテクニカルスキルを発揮する方法には、ブリーフィングおよびディブリーフィングの実施、チェックリストの活用、スピークアップやクローズドループ・コミュニケーションなどがある。

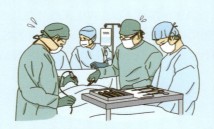
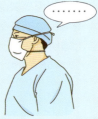

### Point

▶ 患者の状態、チームメンバーの構成や動きなど、あらゆるものが時々刻々と変化しているなかで、安全で質の高い医療を患者に提供するためには、医療者らのノンテクニカルスキルが不可欠である。

▶ ノンテクニカルスキルには、状況認識、意思決定、コミュニケーション、チームワーク、リーダーシップなどが含まれる。

▶ 1人1人の医療者の状況認識や意思決定には限界やバイアスがあることから、チーム全体としてのパフォーマンスを最適化することが大切である。

▶ チームメンバー全員が、想定、準備、役割分担、情報共有、協力・連携、声かけ、相互支援、学習を行えるように、場の設定、ツール開発、教育・訓練、良好な人間関係の形成が必要である。

## 1 複雑系としての医療

社会学者のチャールズ・ペローは、「Normal Accidents」という著書のなかで、世の中の産業を大きく2つに分類している。1つは「リニアシステム」、もう1つは「コンプレックスシステム」である**[図1]**[1]。リニアシステムは線系と直訳されるが、大量生産モデルとも呼ばれ、自動車の組み立てラインのような職場である。これは、システムの全体像が理解しやすく、そこでの業務は専門家でなくても行うことができ、さまざまな機能のつながりが及ぼす結果についての予測が可能で、問題が発生した場合にはその部分を全体から切り離すことが容易なシステムである。このようなシステムでは、業務プロセスがきちんと管理されれば、質の高いアウトカム（高品質の自動車）を得ることが可能である。

一方、コンプレックスシステムは複雑系[*1]と訳され、その代表格として医療、民間航空産業、宇宙産業などが挙げられる。これは、システムの全体像の把握が難しく、業務は専門家によって行われ、さまざまな機能のつながりが及ぼす結果を予測することが困難で、問題部分を全体から切り離すことが難しいシステムである。例えば、救命救急センターの初期治療室での救命治療は、患者の状態、チームのメンバー構成や動きがダイナミックに変化し、使えるリソース（時間、マンパワー、情報、道具など）も限られたなかで行われている。このような環境下で、安全で質の高い医療を提供できている理由の1つに、医療者のノンテクニカルスキルの発揮がある。

> [*1]：複雑系
> 多数の要素から構成され、それらの構成要素が相互に作用し機能を発揮しているシステムのことである。生命体や人間社会などは、それに加え環境に適応する機能も有することから複雑適応系と呼ばれる。そのような意味では自動車産業も医療も複雑適応系である。ただし、「組み立てライン」の部分だけをみると機能間の相互作用は比較的少ないことから、ペローはリニアシステムと呼んだ。

**図1：リニアシステムとコンプレックスシステム**

● リニアシステム（例：自動車生産ライン）

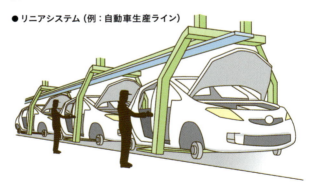

● コンプレックスシステム（例：救命救急センター）

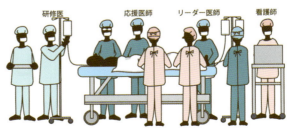

## 2 ノンテクニカルスキル

### [1] 定義

ノンテクニカルスキルとは、テクニカルスキル（専門的な知識や技術）を補い、安全で効率的に職務を遂行できるような認知能力、社会能力、および人的資源をうまく活用できる能力のことと定義されている。ノンテクニカルスキルの主たるカテゴリーとして、状況認識、意思決定、コミュニケーション、チームワーク、リーダーシップ、ストレス管理、疲労対処などがある[表1][2]。

表1：ノンテクニカルスキルの主なカテゴリー

- 状況認識（situation awareness）
- 意思決定（decision-making）
- コミュニケーション（communication）
- チームワーク（teamworking）
- リーダーシップ（leadership）
- ストレス管理（stress management）
- 疲労対処（coping with fatigue）など

### [2] 安全マネジメントにおける位置づけ

人々が安全に仕事を行うために必要な条件を分かりやすく示したSHEL（シェル）モデル*2[図2][3]では、中心のL（liveware、人）である自分自身が安全に医療を提供するためには、「SHEL」が不可欠としている。S（software）とは手順書やチェックリストなど、H（hardware）とは人と機器とのインターフェースなど、E（environment）とは職場の労働安全環境など、そしてもう1つのL（liveware）は、自分以外の人々、すなわち医療者、患者、家族などとの連携である。

多くの人々が相互に関係しながらチームとして仕事を行う際には、LとLをつなぐノンテクニカルスキルが必要となる。たとえ、高いテクニカルスキルを有する医療者で構成された医療チームであっても、ノンテクニカルスキルをうまく発揮することができなければ、有害事象につながることがある。専門

*2：SHELモデル
ヒューマンファクターズ・アプローチの代表的なモデルである。ヒューマンファクターズ・アプローチとは、人間の認知能力や身体能力の特性と限界を踏まえた科学的な取り組みのことである。

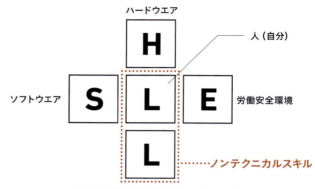

図2：SHEL（シェル）モデル

〔資料〕Hawkins HF: Human factors in flight. London: Gower Technical Press, 1987.

科や職種によって、求められるノンテクニカルスキルは多少異なる。本節では外科医の「NOTSS (non-technical skills for surgeons)」[4]を中心に紹介する。

## 3 ノンテクニカルスキルの主カテゴリーと構成要素

### [1] 状況認識 (situation awareness)

状況認識は、「情報の収集」「状況の把握」「次の予測」の3つの段階からなっている。例えば、「海面に大きな魚のヒレがみえる（情報の収集）」「あっ、サメだ！（状況の把握）」「危ない、急いで逃げろ（次の予測）」というプロセスでなされる[図3]。航空機事故では、状況認識に問題がみられたケースのうち、情報の収集の段階での失敗、すなわちパイロットや管制官がある問題の原因特定や解決に集中し、別の重大な事態が発生していることに気づかなかったものが80％を占めているという報告がある[5]。

図3：状況認識の構成要素

- 情報の収集
  (gathering information)
- 状況の把握
  (understanding information)
- 次の予測
  (projecting and anticipating future state)

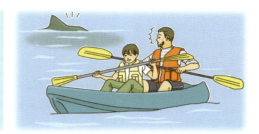

### [2] 意思決定 (decision-making)

適切な意思決定を行うためには、「オプションの検討」「決断と情報共有」「実行と評価」がなされる必要がある。つまり、複数のオプションについてそれぞれベネフィットとリスクを検討し、そのなかから決めたオプションをチームのメンバーと共有し、次に備えなければならない[図4]。医療における意思決定の難しい点は、「time critical decision」、すなわち、不

図4：意思決定の構成要素

- オプションの検討
  (considering options)
- 決断と情報共有
  (selecting and communicating options)
- 実行と評価
  (implementing and reviewing decisions)

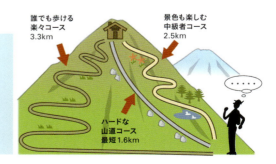

＊3：パイロットの決断
実話をもとに書かれ、また「ハドソン川の奇跡」として映画にもなった「機長、究極の決断」[6]では、離陸直後のニューヨーク上空でバードストライクのためにエンジン停止に陥ったUSエアウェイズの航空機のサレンバーガー機長が、真冬のハドソン川に着水する決断を行った状況が描かれている。事故後のボイスレコーダーの分析により、「バードストライクだ」から「（乗客に対して）衝撃に備えて身構えて」まで、わずか207秒であったことが判明している。

＊4：絵本「スイミー」[7]
レオ・レオニ作の小さな賢い魚の話であるが、ここにはリーダーシップ/フォロワーシップが描かれている。小さな魚のスイミーとその友達（魚）は、いつも大きなマグロに脅かされていた。スイミーは1匹だけ真っ黒な色で、他の友達は皆赤い色をしている。ある日、スイミーが友達に声をかけて、「僕が目になるから、皆は体の部分になって」と言い、皆で力を合わせて1匹の大きな魚の形を形成し、マグロに食べられないようにするという話である。スイミーがリーダーシップを、友達がフォロワーシップを発揮している。

確実な状況下においてもその場その場で決断し実行することが求められることである。さらに、決断・実行した結果を直ちに評価し、うまくいっていなければ、次のアクションで軌道修正しなければならない＊3。

## [3] コミュニケーションとチームワーク (communication and teamwork)

1人で完璧な状況認識や意思決定を行うことは難しいことから、ともに働くチームのメンバーで互いに協力し合うことが必要となる。コミュニケーションおよびチームワークには、「情報の交換」「共通認識の確立」「チーム活動の調整」が含まれる。特に重要な点は、共通認識の確立、すなわちチームのメンバー全員で、現在起こっていることやこれから起こり得ることを想定し、準備や対応を連携して行えるようにすることであり、そのためには言語化されたコミュニケーションが必須である [図5]。

## [4] リーダーシップ/フォロワーシップ (leadership/followership)

リーダーシップとは、チームリーダー個人の資質と考えられがちだが、そうではない。リーダーシップとはチームメンバー全員が発揮すべき能力のことであり、「スタンダードの維持」「他者の支援」「ストレスへの対処」が含まれる [図6]。そのなかでも「他者の支援」は重要である。すなわち、チームで業務を遂行する際に、チームのリーダーはチームのメンバーを支援し、チームのそれぞれのメンバーは、チームのリーダーや他のメンバーを支援することが必要とされる。後者はフォロワーシップとも呼ばれる＊4。

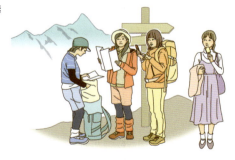

図5：コミュニケーションとチームワークの構成要素
- 情報の交換
  (exchanging information)
- 共通認識の確立
  (establishing a shared understanding)
- チーム活動の調整
  (coordinating team activities)

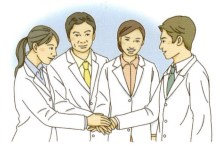

図6：リーダーシップの構成要素
- スタンダードの維持
  (setting and maintaining standards)
- 他者の支援
  (supporting others)
- ストレスへの対処
  (coping with pressure)

## 4 | 状況認識の限界

### [1] 一点集中

　認知心理学者のダニエル・シモンズらは、観察者にビデオ映像中のバスケットボールチームが行うパスの回数を数えさせ、それに夢中になっていると、画面中央に出てきた巨大なゴリラに半数の者が気づかないということを明らかにした[8]。これは、「一点集中 (inattentional blindness)」と呼ばれ、あることに集中していると別の予期しない出来事に気づけないという人間の認知能力の限界を示すものである[*5]。相当に訓練された人は別として、一般的には集中力と全体俯瞰力はトレードオフの関係にある。

　臨床現場では患者に生じた問題の診断やその解決のために、医療者がそのことに集中することがあるが、その際には全体を俯瞰することが難しくなる。そのため、適切な状況認識を行うためには、医療チームのメンバーの誰かが一点に集中している場合には、別の誰かが全体を観察し、必要に応じて、集中して処置などを行っている人に声をかけ、情報を伝えることが必要になる。

\*5：一点集中の身近な例「歩きスマホ」
スマホに夢中になっていると、周辺の状況認識が十分できなくなり、駅のプラットフォームから転落するなどの事故につながりかねない。

### [2] 認知的固着

　図7に「安いネックレス問題 (cheap necklace problem)」と呼ばれるクイズを示す。左側にある4つのチェーンを全部つないで、右側にあるような1本のネックレスをつくる。チェーンをつなぐ際にはいったんリングを開き、連結した後に開いた部分を閉じる必要がある。リングを1カ所開くと2セントかかり、閉じると3セントかかる。15セント以内でネックレスを作成する方法を答える問題である。

　通常、4つのチェーンをそのままつなごうとするが、この方法では4カ所連結する必要があり、20セントかかる。正解は、1本のチェーンをばらして3個のリングにし、これを使って3カ所で残りの3本のチェーンを連結

**図7：安いネックレス問題**

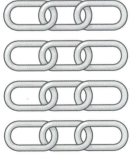
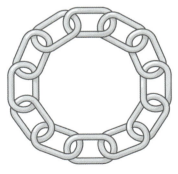

〔出所〕Fioratou E, Flin R, Glavin R: No simple fix for fixation errors: cognitive processes and their clinical applications. Anaesthesia 2010; 65(1): 61-69.

すると15セントでネックレスが作成できる。うまくいかないことが分かっているにもかかわらず、その方法しか頭に浮かんでこない状況を認知的固着（cognitive fixation）という[9]。

認知的固着は医療事故の背景要因の1つとして知られている。同じ状況に置かれても認知的固着に陥らない人もいることから、チームで仕事をする際には、互いに気づきやアイデアを声に出して共有し、状況認識を最新のものに更新し続けることが必要である。

### [3] 医療事故との関係

動画「Just a Routine Operation」は、英国人パイロットのマーティン・ブロミリーと英国ナショナル・ヘルス・サービス（National Health Service：NHS）によって作成された、医療チームにおけるノンテクニカルスキルの重要性を解説した教材である。内視鏡的副鼻腔手術と鼻中隔形成術を受ける予定であった同氏の妻が、全身麻酔導入時に挿管困難・換気困難に陥った。これは麻酔領域における緊急事態であり、当時の専門学会のガイドラインでは、直ちに輪状甲状靱帯切開術を行うこととされていた。担当麻酔科医と術者である耳鼻科医は、ガイドラインに書かれていた挿管困難・換気困難への対処方法に関する知識と技術を有していた。しかし、気管挿管することに一点集中してしまい、患者のバイタルサインの悪化や経皮的酸素飽和度が低下してから、かなりの時間が経過していることに気づかず、また認知的固着に陥り、うまくいかない気管挿管を何度もトライし続けた。患者は帰らぬ人となってしまった。同氏は本件を個人のテクニカルスキルの問題ではなく、医療チーム全体のノンテクニカルスキルの問題として捉え、医療におけるノンテクニカルスキルの教育と実践を提唱している[10]。分かりやすい内容になっているので、一度ご覧になっていただきたい。

## 5 | 撤退の決断を阻む意思決定バイアス

### [1] 医療における難しい決断

医療現場では、不確実な状況において困難な決断を迫られることがしばしばある。例えば、腫瘍摘出手術中の大量出血に際し、腫瘍摘出を続行するか、それとも手術を中止するかという判断を、その場で下さなければならない。その場にいる人たちにとって、無理して手術を遂行することが「果敢な挑戦」として称賛される結果になるのか、それとも「無謀な冒険」として批判されるような事態になるのかを見極めることは容易ではない。

次項に示す3つの意思決定バイアス（「サンクコストの呪縛」「自信過剰バイアス」「利用可能性ヒューリスティック」）は、意思決定を撤退よりも前進の方向

に強く後押しすることが知られている[11]。このような認知バイアスによる誤った決断を回避するためには、事前に多様性に富む人々でカンファレンスを行うこと、あらかじめ撤退のラインを決めそれに従うこと、直観や経験則だけでなく客観的データを参照すること、またチームメンバーで意見や懸念を話し合うことなどにより、総合的に判断をすることが必要である。

### [2] サンクコストの呪縛、自信過剰バイアス、利用可能性ヒューリスティック

サンクコスト (sunk cost) とは回収できない過去の投資 (時間、金銭、労力など) のことを意味する。意思決定の際に、このサンクコストにとらわれてしまうことをサンクコストの呪縛という。長期間、皆で苦労して成し遂げてきたプロセスを考えると、今さら後には引けないという気持ちになるものである。例えば、患者と家族と医療者での長い闘病期間を経て、明日いよいよ手術というときに、血液データ上に引っかかる点があるにもかかわらず、手術決行の判断をしてしまうというものである。

自信過剰バイアスは、文字通り自分の能力を過大評価してしまうことである。プロフェッショナルは自分の能力の限界を知っているにもかかわらず、よい意味でのプロとしての責任感、プライド、サービス精神、意地などが相まって、結果的に自信過剰バイアスといわれるような判断をしてしまうことがある。例えば、多くの病院で手術を断られ内科的治療では生命予後が厳しい患者に対して、主治医である外科医が「何とか患者を助けてあげたい。自分の技術とこれまでの経験で手術は可能だ」と判断するようなケースである。

ヒューリスティック (heuristic) は経験則とか認知的近道と訳される。利用可能性ヒューリスティックとは、想起しやすいもの (ぱっと頭に浮かぶこと) に判断が引っ張られることである。例えば、「このチームメンバーのときは、いつも困難なミッションに成功している」という考えが頭をよぎると、客観的データでは成功率が非常に低いにもかかわらず、できるはずだと思い込んで前進してしまうというものである。

## 6 ノンテクニカルスキルを発揮するための方法

医療現場とその周辺の状況が刻々と変化し、また状況認識や意思決定に影響を与えるさまざまな認知バイアスがあるなかで、限られたリソースを用いて、状況認識を最新のものにアップデートし、適切な意思決定を行うためには、次のようなことを実施することが必要である。もちろん、日頃からともに仕事をする人たちとコミュニケーションを図り、良好な人間関係を築いておくことが、ノンテクニカルスキルを発揮するために重要であることは言うまでもない[*6]。

＊6：手術におけるノンテクニカルスキルの実際

講演録「手術チームのノンテクニカルスキル～リスクに強いプロ集団」[12]には、心臓血管外科手術チームメンバー（外科医、麻酔科医、看護師、臨床工学技士）がどのようにノンテクニカルスキルを発揮しているのかが具体的に解説されている。

＊7：スピークアップ

speak-up、声かけ。

## [1] ブリーフィングとチェックリスト

　チームで業務を行う際には、その直前にチームメンバー全員で短い打ち合わせの時間（ブリーフィング〔briefing〕）をもち、想定される緊急事態と、それへの対処方法や役割分担（誰が、何をする）などを明確にしておくことが望ましい。頭のなかでこれから行う業務のリハーサルを行い、チームメンバーで共通認識をもち、万一の事態に備えた物と心の準備をすることで、いざというときに迅速かつ適切な行動が可能になる。

　航空機の離陸前のブリーフィングでは、副操縦士がチェックリストの項目に従い、声に出して、機長とともに緊急事態への対処方法と役割分担を確認する。これまでチェックリストは、人間の記憶力や集中力の限界による漏れをなくすために、また専門性の違いによる知識のばらつきなどを補うために用いられてきたが、このような情報共有のツールとしても有用である。

　医療においても、世界保健機関（WHO）が推奨している「手術安全チェックリスト」[13]が用いられるようになってきている。例えば手術の皮膚切開前に、多職種から構成される手術チームメンバー全員で手を止め、手術室の外回り看護師がチェックリストにある項目を声に出して尋ね、皆で声に出して確認し情報を共有する。**表2**は大阪大学医学部附属病院の手術部で用いられているチェックリストを確認する際の具体的な内容である。

## [2] スピークアップ

　適切な状況認識や意思決定を行うためには、チームメンバーによるスピークアップ[＊7]、声かけが不可欠である。効果的なスピークアップになるよう、とるべき行動を明確に述べること（例えば、「似た色のシリンジが複数あるので、一緒に薬剤名の確認をお願いします」）、業務の妨げにならない適切な

**表2：WHO「手術安全チェックリスト」の「タイムアウト」の場面で確認する内容（例）**

- タイムアウト＊を開始します。
- 手術チーム全員の名前と役割をお願いします。
- 患者さんのお名前、術式、手術部位をお願いします。
- 重要な手順や普段と異なる手順はありますか。
- 予想手術時間をお願いします。
- 予想出血量をお願いします。
- 器械の準備はできていますか。
- 抗生物質は60分以内に投与されましたか。
- 器械の準備はすすみましたか。
- 内視鏡装置について何か問題点はありますか。
- タイムアウトを終了します。

＊：タイムアウト：アメリカンフットボールなどの競技中の、協議を行うための短い中断時間のこと。

＊8：アサーション
assertion、はっきりと主張すること。

＊9：リコメンデーション
recommendation、意見具申。

＊10：リスニング
listening、傾聴。

＊11：デイビッド・ウイリアムズが講演した演題名と学会
Creating a culture of safety & Quality: lessons from the edge. International Forum on Quality and Safety in Health Care 2012 (Paris).

タイミングで行い、遅きに失しないこと、感情的になることなくはっきりと主張すること（アサーション＊8）を心がける。

スピークアップは一般的な用語であるが、上位職や目上の人に対して具体的な提案を行うことを意見具申（リコメンデーション＊9）という。また、指示の内容に不明な点がある場合には、遠慮なく直ちにこれを聞き正し、その実行に誤りがないようにしなければならない。

スピークアップのバリアとして「権威勾配」が知られている。そのため、声をかけてもらう立場になり得る人には、人の話に耳を傾けること、すなわちリスニング＊10が求められる。相手に質問をすること（例えば、「何が心配ですか」）、相手の言ったことを言い換えること、支援的に接することなどは、リスニングをうまく行うためのコツである。

チームメンバーの勇気ある意見具申により、司令官が撤退の決断をする場面が、映画「アポロ13」のなかに描かれている。打ち上げ後2日目に発生した宇宙船の燃料タンクの爆発に対して、ヒューストン宇宙センターの電気・環境担当官が、地上側の司令官に対して「燃料電池の反応バルブを閉じましょう」と提案をする。司令官はこの提案に従うと月に着陸することができなくなることから、これを却下する。しかし、その担当官は「3人の宇宙飛行士が地球に生還する方法はそれしかありません」とはっきりと主張し、これによって司令官は状況認識を新たにして、撤退の決断をし、宇宙飛行士は全員無事に地球に帰還する[14]。

## [3] クローズドループ・コミュニケーション

緊張状態で集中している場合には、人の声が耳に入ってこないことや、相手の言っている意味が理解できないことがある。スピークアップを行う際には、言いっ放し（一方向）ではなく、相手の耳に自分の声が届き、相手がその内容を理解でき、相手から返答が得られるような表現を用いることが必要である。これをクローズドループ・コミュニケーション（closed-loop communication）という【図8】。

カナダ人医師であるデイビッド・ウイリアムズはある国際学会で、自身の副操縦士時代の経験をもとに、クローズドループ・コミュニケーションについて分かりやすい解説をした＊11。あるフライトの着陸の際に、ウイリアムズは「Three green, no flaps, clear to land」と機長に対して伝えた。これは、「車輪が全て出てコックピット内に3つのグリーンランプがついている、主翼部分のフラップが降りていない、空港から着陸許可が出ている」という意味である。本当は「flaps down（フラップが降りている）」でなければならない。機長から返事がないため、同じフレーズを繰り返した。やはり返事がないため、着陸直前にもう一度同じフレーズを繰り返したが、機長

1. 医療チームの安全を支えるノンテクニカルスキル　181

**図8：クローズドループ・コミュニケーション**

からは返事がなく、フラップなしで着陸した。後になって、3回目には同じ表現ではなく、「機長、フラップが降りていません。フラップを降ろさないままで着陸しますか」と尋ねるべきであったと反省したそうである。

## [4] ディブリーフィング

安全で質の高い医療を行うためには、仕事に追われるだけでなく、医療チーム全体のパフォーマンスを振り返り、学習する機会（ディブリーフィング[*12]）をもつことが必要である。ノンテクニカルスキルに関する振り返りの項目には、コミュニケーション、役割分担、状況認識、応援要請、業務量負荷、リソース配分、うまくいった点、うまくいかなかった点などが含まれる。個人の反省や他人の批判に終始しないよう、気兼ねなく意見が言える雰囲気のもとで建設的で前向きな意見交換が行えることが望ましい[15]。

*12：**ディブリーフィング**
debriefing、振り返り。

**文献**

1) Perrow C: Normal accidents: living with high-risk technologies. Princeton: Princeton University Press, 1999; 96-100.
2) Flin R, O'Connor P: Safety at the sharp end: a guide to non-technical skills. Boca Raton: CRC Press, 2008.
3) Hawkins HF: Human factors in flight. London: Gower Technical Press, 1987.
4) Flin R, Youngson G, Yule S, et al.: The non-technical skills for surgeons (NOTSS) system handbook v1.2. Aberdeen: University of Aberdeen, 2012.
5) Jones DG, Endsley MR: Investigation of situation awareness errors. Proc. 8th Int'l Symp. Aviation Psychology 1995; 2: 746-751.
6) C・サレンバーガー：十亀洋（訳）. 機長、究極の決断：「ハドソン川」の奇跡. 静山社, 2011.
7) Lionni L: Swimmy. New York: Dragonfly Books, 1973.
8) Simons DJ, Chabris CF: Gorillas in our midst: sustained inattentional blindness for dynamic events. Perception 1999; 28(9): 1059-1074.

9) Fioratou E, Flin R, Glavin R: No simple fix for fixation errors: cognitive processes and their clinical applications. Anaesthesia 2010; 65(1): 61-69.

10) Bromiley M; NHS Institute for Innovation and Improvement: Just a routine operation.

11) Roberto MA: Lessons from Everest: the interaction of cognitive bias, psychological safety, and system complexity. California Management Review 2002; 45(1): 136-159.

12) 大阪大学医学部附属病院中央クオリティマネジメント部：平成 27 年度国公私立大学附属病院医療安全セミナー報告書及び学術集会講演録：手術チームのノンテクニカルスキル～リスクに強いプロ集団. 2016. http://www.hosp.med.osaka-u.ac.jp/home/hp-cqm/ingai/instructionalprojects/teamperformance/pdf/2015seminarbook.pdf

13) WHO: Surgical Safety Checklist. 2009. http://apps.who.int/iris/bitstream/10665/44186/2/ 9789241598590_eng_Checklist.pdf

14) H・クーパー Jr：立花隆（訳）. アポロ 13 号 奇跡の生還. 新潮社，1994.

15) Salas E, Klein C, King H, et al.: Debriefing medical teams: 12 evidence-based best practices and tips. Jt Comm J Qual Patient Saf 2008; 34(9): 518-527.

## まとめのページ

- □ ノンテクニカルスキルは安全で質の高い医療を患者に提供するために不可欠であり、状況認識、意思決定、コミュニケーション、チームワーク、リーダーシップ、ストレス管理、疲労対策などが含まれる。

- □ 状況認識には、「情報の収集」「状況の把握」「次の予測」の3つの要素が含まれる。

- □ 適切な意思決定を行うためには、「オプションの検討」「決断と情報共有」「実行と評価」がなされる必要がある。

- □ コミュニケーションとチームワークの発揮には、「情報の交換」「共通認識の確立」「チーム活動の調整」が必要である。

- □ リーダーシップ/フォロワーシップには、「スタンダードの維持」「他者の支援」「ストレスへの対処」が含まれる。

- □ 一点集中や認知的固着に陥ると、適切な状況認識ができなくなる。

- □ サンクコストの呪縛、自信過剰バイアス、利用可能性ヒューリスティックスなどの意思決定バイアスは、撤退の決断を困難にすることがある。

- □ チェックリストを用いたブリーフィングは、チームメンバー間での情報共有に有用である。

## 練習問題

**①** 以下の**1**から**5**までの記述のうち、<u>誤っているもの</u>を**2つ**選びなさい。

**1** 産業をリニアシステム（線系）とコンプレックスシステム（複雑系）とに分けた場合、医療はリニアシステムである。

**2** 臨床現場では、医療者があることに集中していると別の予期しないことに気がつかない場合があるため、全体を把握している医療チームメンバーの誰かが、全体を把握し、情報を伝えることが必要である。

**3** リーダーシップの発揮には他者を支援することが含まれる。

**4** コミュニケーションとチームワークには「情報の交換」「共通認識の確立」「チーム活動の調整」が必要である。

**5** 問題解決のために1つの方法を選択した場合には、いかなる状況でも最後まで、その方法でやり抜くことが必要である。


**②** 以下の**1**から**5**までの記述のうち、<u>誤っているもの</u>を**2つ**選びなさい。

**1** 前進か撤退かの判断をするときは、これまでに投じた経費や時間（サンクコスト）にこだわってはいけない。

**2** 前進か撤退かの判断を正しく行うためには、あらかじめ客観的なデータや理論に基づいた撤退のラインを決めておくことが必要である。

**3** 経験豊かなプロフェッショナルは、不確実な状況で決断を迫られた場合でも、自信過剰に陥ることはない。

**4** 直感や経験則などに頼ると適切な判断が損なわれることがあるため、科学的根拠（エビデンス）を参照することが有用である。

**5** 意思決定においては「情熱」が必要である。


**③** 以下の**1**から**5**までの記述のうち、<u>誤っているもの</u>を**2つ**選びなさい。

**1** 重要な意思決定においては、経験と知識の豊かなリーダーの意見を尊重することが重要である。

**2** 上司や先輩に対しても権威勾配に逆らって積極的に意見の具申や疑義の照会をしなければならない。

**3** 上司や先輩に対して意見を具申するときや情報を伝えるときは、明確に簡潔に伝え、相手が正しく理解したことを確認する必要がある。

**4** チームワークには「共通認識の確立」が必要であり、そのためにはコミュニケーションが必要である。

**5** 医療者が安全に医療を行うためには、「SHEL」が不可欠とされるが、Sはソフトウエア、Hはハードウエア、Eは環境、そして中心のLと外側のLは人、すなわちどちらも自分自身を指す。

1. 医療チームの安全を支えるノンテクニカルスキル　185

**④** 以下の**1**から**5**までの記述のうち、誤っているものを**2つ**選びなさい。

**1** 医療チームのメンバーの1人1人が高いテクニカルスキルを有していれば、ノンテクニカルスキルはそれほど重要でない。

**2** 医療における意思決定は、時間が限られていることや医療の不確実性などの理由により困難な場合がある。

**3** リーダーシップはチームのリーダーが発揮するものであり、チームメンバーの責務ではない。

**4** チェックリストは実施すべき事項を漏れなく行うためにだけではなく、チームメンバー間の情報共有のツールとしても利用できる。

**5** 同僚からのスピークアップは、状況を正しく認識するために有用である。

**⑤** 以下の**1**から**5**までの記述のうち、誤っているものを**2つ**選びなさい。

**1** 専門性や経験知の異なる多職種のメンバーで業務を行う際には、ブリーフィングにより危機的事態の役割分担を確認しておくことが望ましい。

**2** 上司と部下との権威勾配が強いほど、チームワークがうまく機能する。

**3** ディブリーフィングは、個人のうまくいかなかった点を指摘し反省する場である。

**4** 自分が懸念していることをチームのリーダーにきちんと伝えることは、フォロワーシップを発揮する一法である。

**5** チームメンバーに対する好き嫌いではなく、患者に安全で質の高い医療を提供するという医療のプロとしての責務を忘れてはならない。

**⑥** 以下の**1**から**5**までの記述のうち、誤っているものを**2つ**選びなさい。

**1** ノンテクニカルスキルには、ストレス管理や疲労対策が含まれる。

**2** ノンテクニカルスキルを発揮するためには、個人の心構えだけでなく、チームや組織としての仕組みの導入（ブリーフィング）やツール（チェックリスト）が必要である。

**3** 新人は一点集中や認知的固着に陥りやすいが、ベテランではその心配はない。

**4** チームのリーダーに対して指示や確認を求め、返事がない場合には諦める。

**5** いざというときにチームワークを発揮するために、普段から信頼に基づく良好な人間関係を構築するよう努める。

## 解答と解説

**❶ 解答：1、5**

解説：

**1** 医療はコンプレックスシステムであり、人々やテクノロジーのさまざまな機能が相互に関係している。

**5** 認知的固着に陥らないように注意が必要である。

**❷ 解答：3、5**

解説：

**3** プロフェッショナルが自信過剰バイアスに陥りやすいピットフォールとして、不確実な状況で困難な判断を求められるケースが知られている。

**5** 意思決定では、「オプションの検討」「決断と情報共有」「実行と評価」が必要である。

**❸ 解答：1、5**

解説：

**1** 意思決定には認知バイアスがつきものであり、経験と知識の豊かなリーダーでも誤った判断をすることがあるため、チームメンバーによる疑義照会や意見具申が必要である。

**5** 中心のLは自分自身、外側のLは自分以外の人々を指す。

**❹ 解答：1、3**

解説：

**1** テクニカルスキルの高い者でも、複数の人々から構成されるチームで仕事をする際にはノンテクニカルスキルが不可欠である。

**3** リーダーシップはチームメンバー全員が発揮すべきものである。

**❺ 解答：2、3**

解説：

**2** 権威勾配は強すぎても弱すぎても、チームワークがうまく機能しない

**3** ディブリーフィングはチームのパフォーマンスを建設的に振り返る場であり、個人の反省会や他者の批判の場ではない。

**❻ 解答：3、4**

解説：

**3** ベテランであっても一点集中や認知的固着に陥ることがある。

**4** 指示や確認を求めたのに返事がない場合には、表現を変えて、もう一度はっきりと確認したいことを伝え、返答を求めるようにする。

1. 医療チームの安全を支えるノンテクニカルスキル　187

# 2. 特定細胞加工物 / 再生医療等製品の安全性

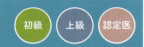

東京女子医科大学 先端生命医科学研究所　高木 亮、大和 雅之

## Abstract

　「再生医療等の安全性の確保等に関する法律」および「医薬品、医療機器等の品質、有効性及び安全性の確保等に関する法律」の施行により、再生医療の実用化に向けた制度的枠組みが構築された。特定細胞加工物／再生医療等製品（以下、細胞加工物）は疾患や障害の根治療法を可能とする新規医療技術として注目を集めているが、従来の医薬品などとは異なる製造工程が必要である。再生医療等を提供する医師または歯科医師と製造作業者をはじめとする再生医療等に従事する者は、科学的根拠に基づいて細胞加工物の安全性について考慮し、これらの法律や省令などに従って製造や処方を行わなければならない。

　本節では、再生医療の実践において安全性の観点から注意すべきポイントについて概説する。滅菌や、最終製品の破壊的試験に供することのできない、生きた細胞を人に投与する再生医療には、他の医薬品や医療機器とは異なる再生医療固有の安全性への配慮が必要であり、これに応じた製造に対する考え方が求められる。一方、細胞加工物の製造において、過度に重装備にならず、必要最小限かつ科学的に妥当な対応を検討できることも重要であると考えられる。

- ▶ 培養工程に起因するリスクとして、異物混入や交差汚染の可能性がある。これらをどのようにして防止するか考察し、どのように安全性を確保するかについて議論する。
- ▶ 細胞加工物の原材料の安全性をどのように担保するかについて考察する。
- ▶ 原材料由来不純物や異物混入などから想定されるリスクとして、アレルゲン性物質と感染症の原因となる微生物、それらへの対応について議論する。
- ▶ 細胞加工物に含まれる細胞に起因するリスクについて造腫瘍性に着目して考察する。

## 1 | はじめに

2014年に施行された「再生医療等の安全性の確保等に関する法律」(再生医療等安全性確保法)[1]および「医薬品、医療機器等の品質、有効性及び安全性の確保等に関する法律」(医薬品医療機器等法)[2]により、再生医療等の実用化に向けた制度的枠組みが構築された。

再生医療等安全性確保法は臨床研究および自由診療における再生医療等の提供について、医薬品医療機器等法は規制当局による薬事承認製造販売について、規制している。再生医療等を目的として製造される細胞加工物には生きた細胞が含まれ、患者への投与に供されるため、製造作業者は、研究などで行われる通常の細胞培養とは異なり、これらの法律に従って細胞加工物の安全性について考慮しながら培養を行わなければならない。また、再生医療等を提供する医師は、従来の薬の処方とは異なり、これらの法律に従って細胞加工物を取り扱わなければならない。

細胞加工物の安全性を確保するためには、①培養工程における異物混入や交差汚染の可能性、②原材料の安全性の担保、③アレルゲン性物質の有無、④感染症の原因となる微生物の有無、⑤特定細胞加工物/再生医療等製品に含まれる細胞に起因するリスク、などさまざまな視点から、該当する細胞加工物の潜在的なリスクと安全性や有効性のバランスを判断する必要がある。これらについて、適切に判断し対応するには、上記の法律や再生医療に関連する各種省令や指針について熟知する必要がある。一方で、滅菌ができない生きた細胞を患者に投与する再生医療等には、他の医薬品や医療機器とは異なる再生医療特有の安全性への配慮が必要である。そのため、細胞加工物の開発および製造に携わる医師や歯科医師および製造作業者をはじめとする再生医療等の従事者は、科学的根拠に裏打ちされた知識に基づいて移植に供される細胞加工物の安全性について判断する能力をもつことが重要である。そのためには、再生医療等技術を施す対象疾患に関する医学的な知見や、細胞加工物の材料となる細胞に関する細胞生物学的な見解、細胞加工工程で用いる試薬に関する分子生物学あるいは化学的な知識が必要となる。

本節では細胞加工物の安全性について、①取り違え・混同、②原材料、③アレルゲン性、④感染性(微生物)、⑤培養細胞に起因するリスク、について法令や科学的知見に基づく観点から論議する。

## 2 | 取り違え・混同および交差汚染の防止

細胞加工物の製造培養には複数の試薬や添加因子などを使用するため、試薬の取り違えに留意する必要がある。また、複数の細胞加工物を取り扱う場合には、培養中の細胞の混同および検体間の交差汚染の防止対策についても考える必要がある。製造工程を明記した標準業務手順

第4章 医療安全

**2. 特定細胞加工物/再生医療等製品の安全性**　189

書 (standard operating procedures：SOP) は、これらの対策を反映して作成される必要があり、その手順に従って細胞加工物の製造が行われなければならない。実際に、再生医療等安全性確保法の規定に基づいて定められた「再生医療等の安全性の確保等に関する法律施行規則」[3] (以下、施行規則) の第89条第1項2、第99条第1項20、および第100条第1項5では、製造管理・品質管理の観点から、細胞培養加工施設において、混同および交差汚染を防止するために必要な措置をとることが義務づけられている。

　具体的な対策と運用については細胞培養加工施設や細胞加工物の製造方法ごとに考える必要がある。再生医療等安全性確保法施行前の声明ではあるが、日本再生医療学会は「細胞調製に関する施設及び運用に対する考え方」において混同防止を目的として、①ドナー識別情報による識別、②ドナー識別情報の表示および移動、③人為ミス防止措置、④作業区域での管理、⑤患者情報の管理、⑥出荷施設先情報、⑦直接の容器・被包への表示、について提言している[4]。ここには明記されていないが、製造培養などの作業は作業者と記録者の2名で行うことが望ましい。記録者はSOPをもとに作成した作業記録書に従って作業者に作業工程を伝え、実施内容を記録する。このとき、試薬や細胞の製造番号や被験者識別番号ならびに試薬などの使用期限の記録を残すことは、トレーサビリティーの確保と同時に、作業者および記録者が製造番号などを確認するためのダブルチェック体制の構築にもなる。また、取り違えが起こりにくいように、試薬や培養細胞の保管を定位置で管理することや、期限の切れた試薬類は速やかに処分するなどの対策は有効である。

## 3 | 細胞加工物の原材料の安全性

　細胞加工物は生体組織から目的とする細胞を調製し、培養、分化誘導、遺伝子導入などを行った後に移植などに供される。しかし現状では、細胞生物学や分子生物学分野の研究で用いられる研究用試薬を用いて製造せざるを得ない。培養に使用する研究用試薬は一般的に滅菌されているため、その試薬の出荷判定の試験成績書 (certification of analysis：CoA) をもって無菌性を示すことは有用である。未滅菌の試薬類は、適切な細胞培養加工施設で濾過滅菌などを行うことで製造工程に使用することは可能であると考えられる。しかしながら、医薬品レベルとしての無菌性を十分に担保できているかについて考える必要がある。一案として、医薬品として製造承認を受けた製品を研究用試薬の代替品として用いることで、製造に関わる原材料の無菌性を担保できると考えられる。この場合、原薬等登録原簿 (master file：MF) を利用するのは非常に有効である。MF制度は、医薬品などの承認審査において原材料として用いられた原薬の

製造元の知的財産を保護しつつ、製造方法などの審査に必要な情報を利用可能とすることで、審査業務の効率化を図るために設立された制度である[5]。ただし、医薬品は一般に、研究用試薬と比較して純度に対する規格が低く、防腐剤などの添加物が含まれている場合が多い。したがって、従来の培養試薬と比較して代替品として使用可能かどうか培養試験などで確認することが重要である。なお、再生医療等技術の実用化に向けた研究開発が進み、再生医療等製品が医薬品および医療機器とは別の区分として新たに定義されたことなどを踏まえて「原薬等登録原簿の利用に関する指針について」[6]には再生医療等製品の形式追加などについて通知されており、今後の進捗が期待されている。併せて医薬品医療機器総合機構（PMDA）では「再生医療等製品材料適格性相談」を新設している。

　最終製品に残留した原材料に起因するリスクについても考える必要があるなかで、特に配慮しなければならないと考えられているものは動物やヒト組織などの生体由来材料である。医薬品などに用いられる生物由来材料の取り扱いおよびそれらの残留不純物については、「生物由来原料基準」[7]（以下、生原基）で生体由来材料（尿、血液、ヒト組織、反芻動物由来組織など）の取り扱いが定められており、薬事承認申請の基準となっている。また、使用した際のロット番号などの記録とその保管は重要であり、再生医療等安全性確保法にも義務づけられている。PMDAが取りまとめた「再生医療等製品（ヒト細胞加工製品）の品質、非臨床安全性試験及び臨床試験の実施に関する技術的ガイダンスについて」（以下、再生医療等製品ガイダンス）では、ヒト細胞加工製品の品質特性の評価項目の例として製造工程由来不純物を示している。不純物の例として血清由来アルブミンや抗生物質などが挙げられており、規格および試験方法などを最終製品において設定することなどが示されている。

　また、承認申請における品質および安全性の確保について、ヒト由来体性幹細胞（自己および同種）、ヒトiPS細胞（induced pluripotent stem cell：人工多能性幹細胞）、ヒトES細胞（embryonic stem cell：胚性幹細胞）ごとに通知が出されている。例えば「ヒト（自己）由来細胞や組織を加工した医薬品又は医療機器の品質及び安全性の確保について」[8]では、培地、添加成分（血清、成長因子および抗生物質など）および細胞の処理に用いる試薬などの全ての成分などについて、その適格性を明らかにすることなどが明記されている。抗生物質については、使用を極力避けるように記されているが、初代培養細胞を用いた製品では安定した培養を維持することは非常に難しいと考えられる。その場合、臨床研究では被験者の選定除外基準に抗生物質に対するアレルギーの有無を加えることや、該当する製品のイン

タビューフォームに、使用した抗生物質について記載することなどの対応が必要であると考えられる。これらに加えて、非臨床試験段階で生物由来材料に由来する不純物が最終製品にどれくらい残留しているかを調べておくことや、その不純物を除去するための洗浄工程のバリデーションを行うこと、そしてこれらの工程について明記したSOPを作成し、その手順を順守して被験者への移植に臨むことが重要であると考えられる。

## 4 アレルゲン性物質への対応

　細胞加工物は、ウシ血清や増殖因子などの添加物を含んだ培地を使用して目的とする細胞の培養を行う。したがって、最終製品に残存するこれら添加物がアレルゲンとなる可能性がある。アレルギー反応による重篤な有害事象として考えなければならないのはアナフィラキシー反応である。全身性アナフィラキシー患者の血液中にはアレルゲン特異的IgEが存在し、IgEに対する高親和性Fc受容体を介して活性化されたマスト細胞がアナフィラキシー反応の重要なエフェクター細胞となっている。使用する材料に起因するアレルギー反応が起こるかどうかを調べるには、移植を受ける被験者ないしは患者の血清中に細胞加工物の材料に特異的なIgEが存在するかを確認する必要がある。方法としては、その血清と目的とする材料を好塩基球に富むヒト白血球懸濁液に加えてヒスタミン産生能を調べる、あるいはパッチテストなどを実施することで確認できるが[9]、全ての症例での実施は現実的には考えにくい。

　これまでにウシ血清アルブミン（bovine serum albumin：BSA）に対するアレルギー反応が複数報告されているため、移植前に十分に細胞加工物の洗浄を行うことは重要である。しかし非臨床試験として、より高感度な計測により残留量を見積もっておくことは有益である。抗生物質についても同様である。完全合成培地を目指して、異種由来培地添加物を排除し、細胞成長因子などの培地添加物を全て、ヒト遺伝子組換え体や医薬品にすることができれば、それはそれで望ましいが、多くの医薬品が防腐剤を含んでいたり、ヒト遺伝子組換え体では、糖鎖の欠損により活性が低いなどの問題を抱えている場合もあり、必要に応じて、ウシ血清に頼らなければならない場面もいまだ存在することをよく理解しておくことが重要である。

　アレルギー反応が惹起されるには、過去にアレルゲンに感作されている必要がある。アナフィラキシー反応はIgEによって誘導されるが、この点においては他のI型アレルギー反応と同様である。したがって、細胞加工物の製造に用いる材料のうち、再生医療等を受ける者が感作される可能性のある原料から優先的に対策を練ることは有効である。ウシやブタ由来の物質は、日常的に食されている牛肉や牛乳、豚肉から感作されて

いる可能性があるので、それらの食品に対するアレルギーの有無を確認することは有用かもしれない。BSAは細胞培養に重要な添加物であるウシ血清に豊富に含まれており、牛肉や牛乳に含まれるアレルゲンの1つとして知られている。牛肉アレルギーをもつ人にはBSA特異的IgEが血中に存在し、BSAアミノ酸配列の524〜542の配列が主要なエピトープであることが報告されている[10]。さらに、牛肉アレルギー患者由来IgEは、未処理、熱処理、界面活性剤処理、還元剤処理を行ったBSAに対して反応性を保持していることが示されている[11]。このことから、培養液中に含まれるBSAは牛肉アレルギー保持者にアレルギー反応を惹起することが示唆される。

BSAのほかにもゼラチンはアレルゲンとして知られている。ゼラチンは3本鎖を形成する成熟したコラーゲンがほどけてできるノンヘリカルなコラーゲン由来の蛋白質の総称である。コラーゲンは細胞外の間質に豊富に存在することなどから、ゼラチンはアレルゲン性がないと考えられていたため、加工食品や医療領域の生体由来材料として用いられてきた。しかしながら、ワクチンの安定化剤として用いられていたゼラチンがアナフィラキシー反応を惹起する抗原となることが明らかになった[12]。このことは、間質系組織を模倣した細胞加工物に用いられるコラーゲンゲルがアレルギー反応を引き起こす可能性があることを意味している。

一方で、1994年から1996年にかけてゼラチンを含有するワクチンによる重篤なアナフィラキシー反応は、100万人当たり麻疹ワクチン：6.84例、風疹ワクチン：7.13例、ムンプスワクチン：4.36例、水痘ワクチン：10.3例発生している[13]。よって、アナフィラキシー反応は重篤な有害事象となるが、必ずしも発生頻度は高くないこともうかがえる。したがって、最終加工物に含まれる可能性のある原材料由来混入物に対して、それに関連する特定の食物や薬剤に対するアレルギーの有無を確認し、科学的根拠に基づいて想定されるリスクとベネフィットを比較して対応することが重要であると考えられる。

## 5 感染性微生物に対する対策

「再生医療等の安全性の確保等に関する法律施行規則及び臨床研究法施行規則の一部を改正する省令」[14]（以下、改正省令）第7条において、細胞提供者が細胞の提供を行うのに十分な適格性を有するかどうかの判定をするために、利用の目的に応じて、既往歴の確認、診察、検査などを行うことを規定し、さらに「『再生医療等の安全性の確保等に関する法律』、『再生医療等の安全性の確保等に関する法律施行令』及び『再生医療等の安全性の確保等に関する法律施行規則』の取扱いについて」[15]（以下、課長通知）では、特に、B型肝炎ウイルス（hepatitis B virus：

HBV)、C型肝炎ウイルス (hepatitis C virus：HCV)、ヒト免疫不全ウイルス (human immunodeficiency virus：HIV)、ヒトT細胞白血病ウイルス (human T-cell leukemia virus：HTLV)、およびパルボウイルスB19については、問診および検査 (血清学的試験、核酸増幅法などを含む) により感染していないことが確認されなければならないとしている。自己由来細胞を用いる場合は必ずしも提供者のスクリーニングを必要としないが、交差汚染防止や製造者の安全性確保からこれらのウイルスの検査の実施を考慮するよう定めている。また、再生医療等安全性確保法では再生医療等の提供に起因する感染症が発生した場合、第17条1項と第18条で認定再生医療等委員会および厚生労働大臣への報告を義務づけている。さらに前述の課長通知では、梅毒トレポネーマ、淋菌、結核菌などの感染歴、敗血症などや肝疾患の既往歴、伝達性海綿状脳症およびその疑いならびに認知症の有無など、輸血や移植を受けた経歴により細胞提供者の適格性を判断しなければならないとされている。また、免疫抑制状態の再生医療等を受ける者に特定細胞加工物の投与を行う場合は、必要に応じてサイトメガロウイルス、EBウイルスおよびウエストナイルウイルスについて、感染がないことを検査により確認することが必要である。生原基の輸血用血液製剤総則では、少なくとも梅毒トレポネーマ、HBV、HCV、HIV-1、HIV-2、HTLV-1の血清学的検査を行うことが義務づけられている。また生原基のヒト細胞組織原料基準では、組織採取に当たってドナーの細菌、真菌、ウイルスの感染について否定されていることを求めているが、再生医療等を受ける者と細胞提供者が同一である場合は必ずしもドナースクリーニングを必要としないとしている。これらから、細胞加工物に用いる細胞が自己であるかどうかが、感染症対処方法の構築に大きな影響を及ぼす可能性がある。そのため、ウイルス種ごとにホスト細胞に対する感染性、増殖能が異なることに十分留意し、加工する細胞種ごとに、検討すべきウイルスを精査するべきである。

　マイコプラズマ感染により、培養細胞の形態が変化したり、増殖速度が低下することが知られている。出荷試験に無菌試験が含まれていても、検査結果が出るまでに日数を要することから、製造の間、例えば培地交換の際に位相差顕微鏡により培養細胞の観察を行うことが一般的であると考えられるが、その際に、培地中の微生物の感染やわずかな培養細胞の形態変化、増殖速度の低下などに気づく観察眼を養うことが重要である。細菌感染を否定できない体表から採取した細胞を加工する場合、抗生物質の使用は不可避であるが、培養開始前の短時間の処置のみでその後の加工に用いる培地から抗生物質を除去できる場合もある。

## 6 培養細胞に起因するリスク──造腫瘍性について

造腫瘍性は、細胞加工物特有の考えるべき課題の1つであるといえる。再生医療等安全性確保法とそれに基づく課長通知においても「培養した幹細胞又は当該細胞に培養その他の加工を施したものを用いる再生医療等であって、前例のないものを提供する場合は、造腫瘍性の評価を含む安全性に対する配慮をしなければならない。」と記載されており、事実上、提供計画の提出資料に造腫瘍性試験の成績が求められる。現行の造腫瘍性試験は、軟カンテン培地培養、免疫不全動物への移植、核型解析、CGH、抗がん遺伝子のメチル化の解析などが挙げられる。再生医療等製品ガイダンスでは、ES/iPS細胞、体性幹細胞、体細胞の順に最終製品の悪性形質転換のリスクが高く、ES/iPS細胞では奇形腫形成のリスクも評価する必要があるとしている。一方で、造腫瘍性に関する懸念がより低い体性幹細胞、体細胞の製品については、必ずしも *in vivo* の造腫瘍性試験が必要ない場合も考えられるとしている。

例えば、免疫不全マウスへの移植による造腫瘍性否定試験には$10^7$個もの細胞を投与しなければならない。そのため増殖能の低い成体細胞による細胞加工物では、試験を行っただけで細胞が枯渇してしまう可能性もある。さらに言えば、自己細胞を用いた細胞加工物はバンク化した細胞加工物とは異なり、ロットごとに原料となる細胞のゲノムが異なる。そのため理論上では、移植に供する全ての細胞加工物の造腫瘍性を調べなければ、その細胞加工物の造腫瘍性を完全に否定したことにはならない。本節では、細胞生物学的知見から、細胞加工物の造腫瘍性について考えてみたい。

DNA複製時のエラーを修復する酵素は、マウスでは生殖細胞のみで発現しているのに対して、ヒトではほぼ全ての体細胞で発現している。さらに、テロメアおよびテロメレースによって説明されるヘイフリックの限界が存在し、正常ヒト細胞の無限寿命化は極めて例外的である[16]。そのため、培養工程で細胞が不死化することは非常にまれであり、培養ヒト角化細胞が株化処理を行わずに不死化しただけでも論文として報告されるほどである[17]。また、無限寿命化はがん化の第一歩であり、がん化するにはさらに多数の遺伝子変異が必要で、悪性化するにもさらなる変異が必要である。過去にヒト間葉系幹細胞の培養で自然にがん化したことが報告されたが[18]、その原因がヒトがん細胞の交差汚染であることが判明し、報告から5年後に撤回されている[19]。一方で、ヒトの生体内ではがん化が起こり、日本人口のおよそ1/2はがんを発症する。実際には40歳代でほぼ全員がドーマントとしてがん細胞を有している。その理由はヒト1個体中に含まれる60兆個ともいわれる細胞のターンオーバーにある。例えば、血液細胞は1日に1,250億個つくられ、皮膚表皮角化細胞は4週

間でターンオーバーする。さらに、培養系では存在しない紫外線、タバコ、アルコールなどのストレスに体細胞はさらされている。そのため、細胞加工物が移植された後にがん化する可能性を否定することはできないが、細胞移植で腫瘍化が観察された症例は非常に少ない。ロシアで行われた中絶胎児の神経幹細胞移植の結果、脳腫瘍や移植した腎臓内に腫瘍が形成された事例が報告されている[20]。このことは、ヒト由来細胞でも成体細胞以外は慎重に扱う必要があることを示唆しており、原材料となる細胞の性質を十分に理解することが細胞に起因するリスクを低減させるために重要であることを示していると考えられる。

### 文献

1) 再生医療等の安全性の確保等に関する法律（法律第 85 号）：2013.

2) 医薬品、医療機器等の品質、有効性及び安全性の確保等に関する法律（法律第 145 号）：1960.

3) 厚生労働省：再生医療等の安全性の確保等に関する法律施行規則（厚生労働省令第 110 号）：2014.

4) 日本再生医療学会：細胞調製に関する施設及び運用に対する考え方：2013.

5) 日下部哲也，嶽北和弘：原薬等登録原簿（マスターファイル）制度の概要―再生医療製品の円滑な開発のために．試薬会誌 2013; 41: 17-20.

6) 厚生労働省：原薬等登録原簿の利用に関する指針について（薬食機参発 1117 第 1 号、薬食審査発 1117 第 3 号）：2014.

7) 厚生労働省：生物由来原料基準（厚生労働省告示第 375 号）：2014.

8) 厚生労働省：ヒト（自己）由来細胞や組織を加工した医薬品又は医療機器の品質及び安全性の確保について（薬食発第 0208003 号）：2008.

9) Anthony SF, Eugene B, Dennis LK, et al.：福井次矢，黒川 清（監訳）．ハリソン内科学第 3 版．メディカル・サイエンス・インターナショナル，2009; 2130-2133.

10) Beretta B, Conti A, Fiocchi A, et al.: Antigenic determinants of bovine serum albumin. Int Arch Allergy Immunol 2001; 126(3): 188-195.

11) Restani P, Ballabio C, Cattaneo A, et al.: Characterization of bovine serum albumin epitopes and their role in allergic reactions. Allergy 2004; 59(Suppl 78): 21-24.

12) Sakaguchi M, Hori H, Hattori S, et al.: IgE reactivity to alpha1 and alpha2 chains of bovine type 1 collagen in children with bovine gelatin allergy. J Allergy Clin Immunol 1999; 104(3 Pt 1): 695-699.

13) Sakaguchi M, et al.: Minimum estimated incidence in Japan of anaphylaxis to live virus vaccines including gelatin. Vaccine 2000; 19: 431-436.

14) 再生医療等の安全性の確保等に関する法律施行規則及び臨床研究法施行規則の一部を改正する省令（平成 30 年厚生労働省令第 140 号）：2018.

15) 厚生労働省：「再生医療等の安全性の確保等に関する法律」、「再生医療等の安全性の確保等に関する法律施行令」及び「再生医療等の安全性の確保等に関する法律施行規則」の取扱いについて（平成 26 年 10 月 31 日医政研発 1031 第 1 号）：2014.

16) Hayflick L: The limited in vitro lifetime of human diploid cell strains. Exp Cell Res 1965; 37: 614-636.

17) Boukamp P, Petrussevska RT, Breitkreutz D, et al.: Normal keratinization in a spontaneously immortalized aneuploid human keratinocyte cell line. J Cell Biol 1988; 106(3): 761-771.

18) Rubio D, Garcia-Castro J, Martín MC, et al.: Spontaneous human adult stem cell transformation. Cancer Res 2005; 65(8): 3035-3039.

19) de la Fuente R, Bernad A, Garcia-Castro J, et al.: Retraction: spontaneous human adult stem cell transformation. Cancer Res 2010; 70(16): 6682.

20) Amariglio H, et al.: Donor-derived brain tumor following neural stem cell transplantation in an ataxia telangiectasia patient. PLoS Med 2009; 6(2): e1000029.

## まとめのページ

□ 細胞加工物の安全性を担保するためには、関連する法令などを熟知するとともに、科学的知見に基づいた判断能力が必要である。

□ 細胞培養加工施設およびその運用規則、製造および品質管理などの多角的視点から、取り違えと交差汚染の防止対策を構築しなければならない。

□ 生原基やPMDAの再生医療等製品ガイダンスなどをもとに、細胞加工物の原材料の安全性を考慮する必要がある。

□ アレルゲン性のある材料を使用する場合、それが残留不純物とならない適切な洗浄方法の構築や、最終加工物の残存量をあらかじめ調べておくことは重要である。

□ 細胞加工物由来物質に関連するアレルギーの有無を、移植を受ける被験者ないしは患者から確認することは重篤な合併症の予防に有効である。

□ 自己組織由来ではないヒト組織などを原材料とするときは、再生医療等に関連する法令などに従い、血清学的検査などによって感染性微生物汚染がないことを確認する必要がある。

□ 自己組織提供者に感染性微生物汚染の可能性のある感染症が確認された場合について、どのように対応するかあらかじめ考えておく必要がある。

□ 材料となる細胞の種類などに応じて細胞加工物に造腫瘍性がないことを確認しなければならない。

2. 特定細胞加工物／再生医療等製品の安全性　197

**練習問題**

**❶** 以下の **1** から **5** までの記述のうち、誤っているものを **2** つ選びなさい。

**1** 再生医療等安全性確保法と医薬品医療機器等法が施行されたので、これらを順守すれば十分に安全性を担保できる。

**2** 再生医療等安全性確保法と医薬品医療機器等法が施行されたので、これを順守するとともに科学的知見に基づいた判断によって安全性を担保するべきである。

**3** 最終製品を滅菌することができない生きた細胞を人に投与する再生医療には、他の医薬品や医療機器とは異なる再生医療固有の安全性への配慮が必要である。

**4** 再生医療等安全性確保法は臨床研究および自由診療、医薬品医療機器等法は製造販売について規制している。

**5** 再生医療等安全性確保法は臨床研究、自由診療、および製造販売について規制している。

**❷** 以下の **1** から **5** までの記述のうち、誤っているものを **2** つ選びなさい。

**1** 施行規則第89条において、混同および交差汚染を防止するため、製造管理に関する必要な措置をとることを定めている。

**2** 施行規則第99条において、混同および交差汚染を防止するため、製造管理に関する必要な措置をとることを定めている。

**3** 施行規則第100条において、混同および交差汚染を防止するため、検体を適切な識別表示により区分することを定めている。

**4** 細胞加工物の提供を受ける者あるいは細胞などの提供者を、特定しやすい情報をもとに識別番号を設定すれば、混同防止対策として有効である。

**5** 日本再生医療学会の「細胞調製に関する施設及び運用に対する考え方」は、混同防止を目的とした注意するべき点について明記している。

**❸** 以下の **1** から **5** までの記述のうち、誤っているものを **2** つ選びなさい。

**1** MFに登録された原薬を研究用試薬として代替使用することは、安全性の担保や申請などを円滑化するうえで有効である。

**2** MFに登録された原薬は安全性を担保しやすいので、研究用試薬と主成分が同じ医薬品であるならばこれを使用してもなんら問題がない。

**3** 生原基には医薬品および医療機器の製造に伴う生体由来材料の取り扱いが定められており、再生医療等製品はこの範疇に含まれていないが、参考とするべきである。

**4** 再生医療等製品ガイダンスではヒト細胞加工製品の品質特性の評価項目の例として製造工程由来不純物を示している。

**5** 非臨床試験段階で最終製品の洗浄方法や材料由来不純物の残留量を確認しておくことは重要である。

**❹** 以下の**1**から**5**までの記述のうち、<u>誤っているもの</u>を**2つ**選びなさい。

**1** アレルゲン性が報告されている物質であっても、過去に感作されていなければアナフィラキシー反応は惹起されない。

**2** 全身性アナフィラキシー患者の血液中にはアレルゲン特異的IgEが存在し、マスト細胞が重要なエフェクター細胞となっている。

**3** 全身性アナフィラキシー患者の血液中にはアレルゲン特異的IgAが存在し、マスト細胞が重要なエフェクター細胞となっている。

**4** 牛肉アレルギー患者のアレルゲン性物質の1つはBSAである。

**5** コラーゲンは細胞外に豊富に存在する蛋白質なのでアレルゲン性はない。

**❺** 以下の**1**から**5**までの記述のうち、<u>誤っているもの</u>を**2つ**選びなさい。

**1** 改正省令では、感染症などが発生した原因究明のため、細胞の一部の適当な試料を保管することを義務づけている。

**2** 再生医療等安全性確保法は、HBV、HCV、HIV、HTLV感染者由来組織を細胞加工物の材料として使用することを禁じている。

**3** 生原基のヒト細胞組織原料基準では、組織採取に当たってその目的に応じてドナーの細菌、真菌、ウイルスの感染について否定されていることを求めている。

**4** 再生医療等安全性確保法第18条は、再生医療等の提供に由来する感染症が発生した場合、厚生労働大臣への報告を義務づけている。

**5** 再生医療等安全性確保法第18条は、再生医療等の提供に由来する感染症が発生した場合、認定再生医療等委員会への報告を義務づけている。

**❻** 以下の**1**から**5**までの記述のうち、<u>誤っているもの</u>を**2つ**選びなさい。

**1** マウス体細胞と比較するとヒト体細胞の遺伝子変異は起こりにくい。

**2** ES/iPS細胞は形質転換のほかに奇形腫形成のリスクを評価する必要があるため、体性幹細胞や体細胞と比較して慎重に造腫瘍性について調べる必要がある。

**3** ヒト胎児由来幹細胞を用いた細胞加工物もヒト成体細胞と同様の造腫瘍性試験を実施すれば十分である。

**4** *in vivo*造腫瘍性試験は、細胞加工物を提供された後の安全性の確認に有効なので、全ての細胞加工物で実施しなければならない。

**5** 再生医療等製品ガイダンスでは造腫瘍性に関する懸念が低い体性幹細胞の製品については、必ずしも*in vivo*の造腫瘍性試験が必要ない場合も考えられるとしている。

**2. 特定細胞加工物／再生医療等製品の安全性** **199**

## 解答と解説

**❶ 解答：1、5**

解説：

1 各種法律や症例とともに科学的知識と考察力も必要である。

5 製造販売については医薬品医療機器等法にて規制されている。

**❷ 解答：1、4**

解説：

1 施行規則第89条は細胞培養加工施設の構造設備について定めている。

4 再生医療等安全性確保法第15条に抵触する恐れがある。

**❸ 解答：2、3**

解説：

2 MF登録原薬は大いに使用すべきだが、純度や添加剤の違いが細胞培養加工工程に影響を及ぼす可能性があり、培養実験などで妥当性を確認してから使用することが望ましい。

3 再生医療等製品は生原基の範疇に含まれている。

**❹ 解答：3、5**

解説：

3 アナフィラキシー反応にはIgEが関与する。

5 コラーゲンがほどけてできるゼラチンにアレルゲン性があることが報告されている。

**❺ 解答：2、5**

解説：

2 課長通知では細胞提供者の適格性判断をすることと記載されているが、禁止されているわけではない。特に細胞提供者と再生医療等を受ける者が同一である場合は必ずしもドナースクリーニングを必要としないとされている。

5 第18条は厚生労働大臣への報告について記述されている。

**❻ 解答：3、4**

解説：

3 ヒト胎児由来幹細胞移植で腫瘍形成が報告されたこと、成体細胞による細胞加工物と比較して臨床試験などに供された実例が少ないことから、区別して考えることが望ましい。

4 全ての製品で実施することは理想的であるが現実的ではなく、再生医療等製品ガイダンスが示すように使用する細胞種に応じて試験の必要性を判断することが望ましい。

第**2**部

再生医療等の提供

# 1. 再生医療等の提供を行う医療機関における施設要件と必要な人員

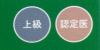

大阪大学 先進幹細胞治療学共同研究講座　宮川　繁
大阪大学医学部附属病院 未来医療開発部　岡田　潔

## Abstract

　再生医療は、細胞加工物を用いて人体の構造・機能を再建、修復または形成したり、疾病の治療・予防を行う医療である。細胞加工物を用いるため、多様なリスクを有する医療技術であり、同医療を提供する施設および人員は重要な役割を有し、責務も重大である。

　本節においては、再生医療等の提供を行う医療機関の必須要件、および同機関に所属し、細胞加工物を製造・提供する人の役割および責務を、主に「再生医療等の安全性の確保等に関する法律」や「再生医療等の安全性の確保等に関する法律施行規則」（以下、省令）で求められていることの概要を踏まえて解説する。

- ▶ 再生医療等の提供を行う医療機関には、法令に基づいた施設要件があり、同要件を的確に順守し、提供機関として届出をしなければならない。
- ▶ 第1種、第2種再生医療等の提供を行う医療機関は、実施責任者を置くことが必須であり、再生医療等を提供するうえで重要な責務を負う。
- ▶ 再生医療等を提供する者は、医師または歯科医師であり、十分な科学的、臨床学的な見識を有することが必須であり、確かな倫理性を基盤として、再生医療等を供与する必要がある。

## 1 再生医療等の提供を行う医療機関の施設要件

### [1] 再生医療等の提供を行う医療機関に関する主たる施設要件

　第1種、第2種に該当する先進的な再生医療等については、現在安全性を完全に証明できていないことから、ある程度のリスクを考慮している。このため提供機関には、そのリスクに対応できるような設備や体制を有することが求められている。主に、緊急の合併症などに対して最低限対応できる機関である必要があり、その要件として、救急設備を有している総合病院などが想定されているものと思われる。総合病院でなくてはならないわけではなく、地域連携などにより救急体制を構築できている小規模の病院または診療所でも可能であり、設備としては、X線装置、心電計、輸血および輸液を行うための設備、救急医療を受ける者のために優先的に使用される病床が設置されていることが必要である（省令第6条）[表1]。また、再生医療等の提供を行う医療機関において、自ら細胞加工を実施せず特定細胞加工物を用いる際には「特定細胞加工物概要書」を作成し製造事業者に製造および品質管理を行わせる必要がある（省令第8条）[表2]。

**表1：人員および構造設備その他の施設に関する事項（第1種、第2種のみ）**

**1. 人員**
- 再生医療等の提供を行う医療機関は当該第1種再生医療等または第2種再生医療等の実施に係る実施責任者を置くこと。
- 実施責任者は、医師または歯科医師であって、実施する第1種再生医療等または第2種再生医療等の対象となる疾患および関連する分野について、十分な科学的知見ならびに医療に関する経験および知識を有していること。研究として再生医療等を行う場合には、研究に関する倫理に配慮して当該研究を適正に実施するための十分な教育および訓練を受けていること。

**2. 構造設備**
救急医療を行うために必要な施設を有していること。（他の医療機関において救急医療を行うために必要な体制を確保しておくことでも可）

〔資料〕厚生労働省：再生医療等の安全性の確保等に関する法律施行規則：2014.

**表2：特定細胞加工物の製造および品質管理の方法**

- 特定細胞加工物概要書（特定細胞加工物の名称、構成細胞、製造方法等を記載）の作成
- 特定細胞加工物製造事業者に、法律に従った特定細胞加工物の製造および品質管理を行わせる義務

〔資料〕厚生労働省：再生医療等の安全性の確保等に関する法律施行規則：2014.

### [2] 再生医療等に用いる細胞の入手に関する施設要件および提供施設における細胞入手・説明と同意の際の心得（省令第7条）

　再生医療等に用いる細胞の入手に関しては、いくつもの要件が定められており、その特徴的な部分を抜粋した[表3]。細胞の入手に当たっては、汚染の防止に努めることと、入手を優先して本来の治療方針が変更されることなどがないように注意を払いたい。特に、細胞の提供者に対する倫理的配慮は重要であり、再生医療等の提供に関わる医師または歯

**1. 再生医療等の提供を行う医療機関における施設要件と必要な人員　203**

表3：再生医療等に用いる細胞の入手

**医療機関等の要件**
● 細胞の適切な採取および保管に必要な管理と、採取および保管に関する専門家を有すること

**再生医療等に用いる細胞の提供者に関する要件**
● 提供者の選定：細胞提供者の健康状態、年齢等を考慮して選定
● 提供者の適格性の確認：既往歴の確認、診察、検査等の実施
● 提供者の再検査：可能な範囲で適切な再検査の実施
● 文書による同意：定められた事項について文書により適切に説明し、文書で同意を取得
● 同意の撤回：培養その他加工が行われるまで撤回の機会を確保

**人の受精胚の提供を受ける場合**
● 生殖補助医療に用いる目的で作成された受精胚であって、当面当該目的に用いる予定がない もののうち、当該受精胚を滅失させることについて提供者の意思が確認できたものであるこ と等

**細胞の無償提供**
● 再生医療等に用いられる細胞は、交通費その他の実費を除き、無償で提供されること

**細胞の汚染の防止**
● 微生物等による汚染を防止すること、適切な検査を行うこと

**手術等で摘出された細胞の利用**
● 細胞の採取の目的を優先し、手術等の治療方針を変更してはならない

〔資料〕厚生労働省：再生医療等の安全性の確保等に関する法律施行規則：2014.

科医師は十分に留意する必要がある。細胞の提供者および再生医療等を受ける者に対する説明と同意については、記載項目に関して適切に説明し、十分な理解を得ることが重要である（省令第13条）**[表4]**。

第1種、第2種再生医療等を提供する際には、再生医療等の提供を行う医療機関において、実施責任者を置く必要がある**[表1]**。

実施責任者とは、再生医療等の提供を行う医療機関において、再生医療等を実施する医師または歯科医師に必要な指示を出すほか、再生医療等が再生医療等提供計画に沿って行われていることの確認など、再生医療等の実施に係る業務を統括する者を指す。また再生医療等提供計画の中止または暫定的な措置を講ずる必要がある。実施責任者は、1つの再生医療等提供計画について、再生医療等の提供を行う医療機関ごとに1名とすることが定められている。実施責任者は、誰でもよいわけではなく、医師または歯科医師であり、対象とする疾患に精通し、科学的知識、医療経験を有する必要がある。研究として再生医療等を行う場合には、研究に関する倫理に配慮して当該研究を適正に実施するための十分な教育および訓練を受けておかなければならない。再生医療等を提供する者も、医師または歯科医師であることが必須である。

## 2 │ 人員に関する基準 （省令第5条）

**[1] 再生医療等の提供を行う医療機関の管理者、実施責任者の責務**

再生医療等の提供を行う医療機関の管理者、実施責任者の責務は**表5**（省令第8、15～18、25条）の通りである。医療機関の管理者には、試料の保管が義務づけられており、細胞または細胞加工物を一定期間保管し

**表4：説明および同意に関する事項**

**再生医療等に用いる細胞の提供者に対する説明事項**

イ　提供する再生医療等の名称および当該再生医療等の提供について厚生労働大臣に再生医療等提供計画を提出している旨
ロ　細胞の提供を受ける医療機関等の名称および細胞の採取を行う医師または歯科医師の氏名
ハ　当該細胞の使途
ニ　細胞提供者として選定された理由
ホ　当該細胞の提供により予期される利益および不利益
ヘ　細胞提供者となることは任意であること
ト　同意の撤回に関する事項
チ　当該細胞の提供をしないことまたは同意を撤回することにより不利益な取り扱いを受けないこと
リ　研究に関する情報公開の方法（研究として再生医療等を行う場合に限る）
ヌ　細胞提供者の個人情報の保護に関する事項
ル　試料等の保管および廃棄の方法
ヲ　研究に対する省令第八条の八第一項各号に規定する関与に関する状況（研究として再生医療等を行う場合に限る）
ワ　当該細胞を用いる再生医療等に係る特許権、著作権その他の財産権または経済的利益の帰属に関する事項
カ　苦情および問い合わせへの対応に関する体制
ヨ　当該細胞の提供に係る費用に関する事項
タ　当該細胞の提供による健康被害に対する補償に関する事項
レ　再生医療等の提供に伴い、細胞提供者の健康、子孫に受け継がれ得る遺伝的特徴等に関する重要な知見が得られる可能性がある場合には、当該細胞提供者に係るその知見の取り扱い
ソ　細胞提供者から取得された試料等について、当該細胞提供者から同意を得る時点では特定されない将来の研究のために用いられる可能性または他の医療機関に提供する可能性がある場合には、その旨および同意を受ける時点において想定される内容
ツ　再生医療等の審査等業務を行う認定再生医療等委員会における審査事項その他当該再生医療等に係る認定再生医療等委員会に関する事項
ネ　研究に用いる医薬品等の製造販売をし、もしくはしようとする医療品等製造販売業者またはその特殊関係者による研究資金等の提供を受けて研究を行う場合においては、臨床研究法第三十二条に規定する契約の内容（研究として再生医療等を行う場合に限る）
ナ　その他当該細胞を用いる再生医療等の内容に応じ必要な事項

- - - - - - - - - - - - - - - - - - - - - - - - - - - - - - - - - - - - - - - - - - - - - - - - - - - - - - - - -

**再生医療等を受ける者に対する説明および同意**

一　提供する再生医療等の名称および厚生労働大臣に再生医療等提供計画を提出している旨
二　再生医療等を提供する医療機関の名称ならびに当該医療機関の管理者、実施責任者および再生医療等を行う医師または歯科医師の氏名（再生医療等を多施設共同研究として行う場合にあっては、代表管理者の氏名および当該再生医療等を行う他の医療機関の名称および当該医療機関の管理者の氏名を含む）
三　提供される再生医療等の目的および内容
四　当該再生医療等に用いる細胞に関する情報
五　再生医療等を受ける者として選定された理由（研究として再生医療等を行う場合に限る）
六　当該再生医療等の提供により予期される利益および不利益
七　再生医療等を受けることを拒否することは任意であること
八　同意の撤回に関する事項
九　再生医療等を受けることを拒否することまたは同意を撤回することにより不利益な取り扱いを受けないこと
十　研究に関する情報公開の方法（研究として再生医療等を行う場合に限る）
十一　再生医療等を受ける者または代諾者の求めに応じて、研究計画書その他の研究の実施に関する資料を入手または閲覧できる旨およびその入手または閲覧の方法（研究として再生医療等を行う場合に限る）
十二　再生医療等を受ける者の個人情報の保護に関する事項
十三　試料等の保管および廃棄の方法
十四　研究に対する第八条の八第一項各号に規定する関与に関する状況（研究として再生医療等を行う場合に限る）
十五　苦情および問合せへの対応に関する体制
十六　当該再生医療等の提供に係る費用に関する事項
十七　他の治療法の有無および内容ならびに他の治療法により予期される利益および不利益との比較
十八　当該再生医療等の提供による健康被害に対する補償に関する事項（研究として再生医療を行う場合に限る）
十九　再生医療等を受ける者の健康、子孫に受け継がれ得る遺伝的特徴等に関する重要な知見が得られる可能性がある場合には、当該者に係るその知見（偶発的所見を含む）の取り扱い
二十　再生医療等を受ける者から取得された試料等について、当該者から同意を受ける時点では特定されない将来の研究のために用いられる可能性または他の医療機関に提供する可能性がある場合には、その旨と同意を受ける時点において想定される内容
二十一　当該再生医療等の審査等業務を行う認定再生医療等委員会における審査事項その他当該再生医療等に係る認定再生医療等委員会に関する事項
二十二　研究に用いる医薬品等の製造販売をし、もしくはしようとする医薬品等製造販売業者またはその特殊関係者による研究資金等の提供を受けて研究を行う場合においては臨床研究法第三十二条に規定する契約の内容（研究として再生医療等を行う場合に限る）
二十三　その他当該再生医療等の提供に関し必要な事項

〔資料〕厚生労働省：再生医療等の安全性の確保等に関する法律施行規則：2014.

**表5：再生医療等の提供を行う医療機関の管理者などの責務**

> **1. 試料の保管**
> ● 細胞提供者または細胞を採取した動物の細胞の一部を一定期間保管
> ● 細胞加工物の一部を一定期間保管
> ● 保管期間終了後の取り扱いの決定および必要な措置
>
> **2. 疾病等の発生の場合の指示と報告**
> ● 当該再生医療等の中止その他の必要な措置を講ずるよう指示すること
> ● 特定細胞加工物事業者等への報告
> ● 医療機関の管理者への報告、代表管理者に通知（多施設共同研究の場合）
>
> **3. 実施状況の確認と指示**
> ● 適正に実施されていることを随時確認し、必要に応じて必要な措置を講じること
>
> **4. 補償の措置**
> ● 細胞提供者、または研究として提供を受ける者の補償の措置を講じること
>
> **5. 個人情報の取り扱い**
> ● 個人情報の取得および取り扱いの措置に関する実施規定を定めること
> ● 研究として利用する場合に、本人等に対する同意取得および開示等
>
> **6. 教育の機会の確保**
> ● 定期的に教育の機会を確保すること
>
> **7. 苦情および問い合わせへの対応**
> ● あらかじめ、窓口と手順の策定等を行うこと
>
> **8. 認定再生医療等委員会の意見への対応**
> ● 認定再生医療等委員会からの意見に対する必要な措置を講じること

〔資料〕厚生労働省：再生医療等の安全性の確保等に関する法律施行規則：2014.

なければならない。その際、特定細胞加工物の特性や医療技術によって個々に保管期間や方法および保管期間終了後の取り扱いを決定する必要がある。また、疾病などの発生に備えて、実施状況を随時確認し、必要な指示を行えるようにすることや、補償の措置を講じておくことなど、管理者の責務となっている項目について提供機関として適切に把握、運用することが求められる。加えて、研究として再生医療等を行う場合には、研究計画書の作成、モニタリングおよび監査手順書を実施させ、利益相反管理計画に基づく管理を行うことが求められる。再生医療等を多施設共同研究として行う場合には、医療機関の管理者は、当該再生医療等に係る業務を代表させるため、当該管理者のなかから代表管理者を選任する必要がある。

## [2] 再生医療等を提供する医師または歯科医師の責務に関する事項

表6では再生医療等を提供する医師または歯科医師の責務を列挙している（省令第10、11、13〜15、17〜19、22〜25条）。再生医療等を提供する医師または歯科医師は、ただ再生医療等を行うだけではなく、再生医療に関する十分な知識、臨床経験も有することが必須であり、科学的観点も担保しつつ、高い倫理性を基盤に、再生医療等提供計画および研究計画書に基づき再生医療等を提供することが求められる。

**表6：医師または歯科医師の責務に関する事項**

> 1. **再生医療等を行う医師または歯科医師の要件**
> ● 再生医療等を行うために必要な専門的知識および十分な臨床経験を有する者であること
> ● 研究として再生医療等を行う場合には、研究に関する倫理に配慮して当該研究を適正に実施するための十分な教育および訓練を受けていること
> 2. **再生医療等を行うに当たっての責務**
> ● 倫理的および科学的観点から十分検討をすること
> ● 再生医療等提供計画および研究計画書に基づき再生医療等を行うこと
> 3. **特定細胞加工物製造に関する指示**
> ● 特定細胞加工物概要書に従って製造されるよう指示すること
> 4. **特定細胞加工物の投与の可否の決定**
> 5. **環境への配慮**
> 6. **再生医療等を受ける者の選定**
> ● 病状、年齢、行為能力等の検討（経済的事由等の不適切な事由をもって選定しない）
> 7. **再生医療等を受ける者に対する説明および同意**
> 8. **代諾者の要件**
> 9. **安全性に疑義が生じた場合の措置**
> ● 当該細胞の安全性に関する疑義が生じた場合に必要な措置を講じること
> 10. **疾病等の発生の場合の措置**
> ● 速やかに再生医療等の提供を行う医療機関の管理者等に報告し、必要な措置をとること
> 11. **再生医療等の提供終了後の措置**
> ● 適当な期間の追跡調査
> 12. **再生医療等の提供を受ける者に対する情報の把握**
> ● 疾病等の情報を把握できるよう、あらかじめ適切な措置を講じること
> ● 不適合であると知ったときに医療機関の管理者等へ速やかに報告すること
> 13. **補償の措置**
> ● 細胞の提供を受ける場合に提供者への補償の措置を講じること
> 14. **個人情報に関する基準**
> ● 個人情報の匿名化
> 15. **教育を受ける義務**

〔資料〕厚生労働省：再生医療等の安全性の確保等に関する法律施行規則：2014.

　再生医療等を提供する医師または歯科医師は、多数の責務を有するが、特に安全性に疑義が生じた場合や疾病などが発生した場合の対応については、留意するべきと考えられる。また、はじめて人に投与される細胞加工物を用いる再生医療等を行う際には、造腫瘍性を含む安全性に対する十分な配慮が必要であり、再生医療等を受ける者にとって当該再生医療等を受けることによる利益が、不利益を上回ると十分予測されるかどうかを慎重に検討することが必須である。

　ここまで、法律で求められている施設要件、人員要件を概説したが、これらは法律で定められた必要最低限のものであり、実際に再生医療等の提供における科学的妥当性を示すには、法律で定められた以外の要件、体制をもつことが必要と考えられる。

　大阪大学では、再生医療等を提供するに当たって、「第一特定認定再

## 3 細胞加工物の早期製品化のために必要な人員および組織体制

＊：第一特定認定再生医療等委員会

第1種および第2種再生医療等に係る提供計画のうち、第二委員会の所掌に属するもの、つまり遺伝子治療に係る計画以外について審査等業務を行う。

表7：大阪大学第一特定認定再生医療等委員会における要件（例）

**治療について（第○回 大阪大学第一特定認定再生医療等委員会）**

治療に関する審査においては、以下の各項目に留意する。

① 自験例を含む安全性・有効性についてのデータ（治療の背景・根拠となるもの）の提示
　関連する侵襲的操作についての経験も参考とする（略歴も参照）。

② 計画開始後の治療例のフォロー、データ収集
　治療例の評価方法も含めて、定期報告等により委員会が評価、収集可能なものとする。

③ 最終製品の規格
　最終製品中に含まれる血小板数等を測定する。

④ 医療用に承認されていない試薬、器具（特に、真空採血管に使用される抗凝固薬＊）等の安全性確認
　＊クエン酸：添加済製品の使用は問題ない。
　　ヘパリン：生物由来製品であり、安全性の確認が必要。
　　　　　　　プレーンなプラスチック管と医療用ヘパリンの利用が望ましい。
　　EDTA：最終製品中に残存する濃度の提示が必要。

⑤ 患者説明文書の記載
　①のデータも踏まえて説明し、過剰な効果の記載を排除、リスク・ベネフィットを正確に開示し、患者が適切に治療を選択できるように配慮する。
　ホームページについても、患者の情報源となっている処、適切な記載とするよう依頼する。

以上の内容を事前に申請者にも伝え、委員会前に必要十分な記載内容とすることとし、効率的な審査に資することを目指す。

（提供：大阪大学第一特定認定再生医療等委員会）

生医療等委員会」＊においては**表7**のような要件を求めており、これらの要件に対応できるだけの人員、施設が必要である。例えば、臨床研究に関連する書類作成を担当する人員、臨床研究に精通したCRC（clinical research coordinator：治験コーディネーター）、データモニタリング・非臨床研究を行う人員など、臨床研究の立ち上げから実行までを一貫して行える体制になっており、これらの体制が整ってはじめて、細胞加工物の科学的安全性、有効性の検証が可能と考える。また、医師主導型治験などを行う際には、最終的には製品化を目指しているため、さらに、細胞加工物に関する厳格な規格設定、有効性、安全性を検証する適格なスタディデザインの構築、厚生労働省の「生物由来原料基準」への完全対応なども必要となる[1]。つまり、これらの問題点に対応するための人員（生物統計学専門家、生物由来原料基準に精通している人員など）を確保し、体制を整えることが、細胞加工物の製品化に大きな影響を与えるものと考えている。

**文献**

1) Uchida E: This Enables the Microbial Test According to the Japanese Pharmacopoeia (7) : Fundamental Requirement to Ensure Safety of Biotechnological/Biological Products, Listed in Japanese Pharmacopoeia, Against Virus. Journal of Antibacterial and Antifungal Agents 2012;40(7): 435-444.

## まとめのページ

☐ 再生医療等の提供を行う医療機関の設置要件は法令に基づいており、同要件を的確に順守しなければならない。

☐ 第1種、第2種再生医療等の提供を行う医療機関において、実施責任者を置く必要があり、多施設共同研究を行う際は、代表管理者を選任する必要がある。

☐ 実施責任者は、医師または歯科医師であり、対象とする疾患に精通し、科学的知識、医療経験を有する人物である必要がある。

☐ 再生医療等を提供する者は、医師または歯科医師でなくてはならない。

☐ 再生医療等を提供する医療機関の管理者には、試料の保管が義務づけられている。

☐ 再生医療等を提供する医療機関の管理者は、実施状況を随時確認し、疾病などの不測の事態に備えて、必要な指示を行えるようにし、補償の措置を講じておく。

☐ 再生医療等を提供する医師または歯科医師は、再生医療に関する十分な科学的知識、臨床経験、倫理性を有することが必須である。

☐ 再生医療等を提供する医師または歯科医師は、安全性に疑義が生じた場合や疾病などが発生した場合、しかるべき対応を行わなければならない。

☐ 第1種、第2種再生医療等の提供を行う医療機関に関する施設要件は、救急設備を有している総合病院などが想定されている。

## 練習問題

**❶** 以下の**1**から**3**までの記述のうち、正しいものを**1**つ選びなさい。

**1** 第1種、第2種再生医療等の提供を行う医療機関において、医師、歯科医師のみの構成で問題ない。

**2** 多施設共同研究を実施する際は、代表管理者を選任する必要がある。

**3** 入院する設備があれば、どの病院でも再生医療等を患者に提供することができる。

**❷** 以下の**1**から**3**までの記述のうち、正しいものを**1**つ選びなさい。

**1** 実施責任者は、医師または歯科医師であり、対象とする疾患に精通し、科学的知識、医療経験を有する必要がある。

**2** はじめて人に投与される細胞加工物を用いる再生医療等を行う際は、目的は安全性の検証のみであるため、患者の利益、不利益を考える必要はない。

**3** 代表管理者は、再生医療等提供計画ごとに必ず選任しなければならない。

**❸** 以下の**1**から**3**までの記述のうち、正しいものを**1**つ選びなさい。

**1** 再生医療等を提供する医師または歯科医師は、安全性に疑義が生じた場合や疾病などが発生した場合、しかるべき対応を行わなければならない。

**2** 再生医療等を提供する医療機関の管理者は、実施状況を随時確認し、疾病などの不測の事態に備えて、必要な指示を行えるようにするだけで、補償に関しては措置を行う必要はない。

**3** 実施責任者は、再生医療等の提供を行う医療機関において、再生医療等を行う医師または歯科医師に必要な指示を行うだけでよい。

**❹** 以下の**1**から**3**までの記述のうち、正しいものを**1**つ選びなさい。

**1** 再生医療等に関連する細胞または細胞加工物は保管の義務はない。

**2** 細胞の入手に当たって、汚染の防止に努めていれば、入手を優先して本来の治療方針が変更されてもよい。

**3** 第1種、第2種再生医療等を提供する際は、再生医療等の提供を行う医療機関において、実施責任者を置く必要がある。

**❺** 以下の**1**から**3**までの記述のうち、正しいものを<u>1つ</u>選びなさい。

**1** 再生医療等の提供を行う医療機関は、地域連携などにより救急体制を構築できている小規模の病院または診療所でも可能である。

**2** 再生医療等の提供を行う医療機関には、医師または歯科医師だけではなく、細胞加工物の質を維持するため、細胞培養士も必須である。

**3** 再生医療等の提供を行う医療機関は、再生医療等を行うため、細胞培養加工施設を維持管理していることが必須である。

## 解答と解説

**❶ 解答：2**

解説：

　第1種、第2種再生医療等を提供する際には、再生医療等の提供を行う医療機関において、医師、歯科医師のみだけではなく、実施責任者を設置することが必要である。また、施設要件は、緊急に患者を受け入れる設備が備わっていることが必須である。

**❷ 解答：1**

解説：

　はじめて人に投与される細胞加工物を用いる再生医療等を行う際には、患者の利益、不利益を十分検討したうえで、施行される必要がある。代表管理者は、多施設共同研究として行う場合に管理者のなかから選任される。

**❸ 解答：1**

解説：

　再生医療等を提供する医療機関の管理者は、補償に関して適切な措置を行う必要がある。実施責任者は、再生医療等の提供を行う医療機関において、再生医療等を行う医師または歯科医師に必要な指示を行うだけではなく、再生医療等提供計画の中止、または暫定的な措置を講ずる必要がある。

**❹ 解答：3**

解説：

　再生医療等に関連する細胞または細胞加工物には一定期間の保管の義務がある。細胞の入手に当たって、汚染の防止に努めていたとしても、入手を優先して本来の治療方針が変更されてはならない。

**❺ 解答：1**

解説：

　再生医療等の提供を行う医療機関の人員に関して、細胞培養士は必須ではない。再生医療等の提供を行う医療機関が細胞培養加工施設の維持管理をすることは必須ではない（例えば、提供機関と異なる細胞培養加工施設から細胞を入手する場合）。

# 2. 臨床研究の計画作成と委員会の設置・運営

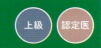

元厚生労働省医政局研究開発振興課再生医療等研究推進室　虎島 泰洋

## Abstract

### I. 臨床研究の計画作成

　再生医療等の臨床研究を行うためには、「再生医療等の安全性の確保等に関する法律施行規則」[1]（以下、省令）で定められている再生医療等提供基準に適合するよう、「再生医療等提供計画等の記載要領の改訂等について」[2]（以下、提供計画記載要領）を参照しつつ、再生医療等提供計画を作成する必要がある。再生医療等提供基準には、医療機関の要件や、細胞採取の方法、細胞提供者および再生医療等を受ける者に対する同意説明、医療機関管理者ならびに再生医療等を行う医師または歯科医師の責務などが定められている。省令の様式第1および添付資料に全ての事項を記載し、認定再生医療等委員会の意見を聴いたうえで、厚生労働省に提出する必要がある。

### II. 認定再生医療等委員会の設置・運営

　認定再生医療等委員会は、提供計画に対する審査等業務を行うものであり、「再生医療等の安全性の確保等に関する法律」の根幹をなす重要な役割を担うこととなる。病院もしくは診療所の開設者または医学医術に関する学術団体などが設置することができる。設置に当たっては、法に規定される、再生医療等に関して識見を有する委員の属性や、規程などの要件に適合していることについて、厚生労働大臣の認定を受ける必要がある。

- ▶「再生医療等提供計画（研究）」は、省令の様式第1および添付書類に全ての再生医療等提供基準を満たす記載がされていることを確認すること。
- ▶ 2018年に省令が改正されており、今後の通知など最新の状況を常に確認すること。
- ▶ 認定再生医療等委員会を設置できる者は、病院管理者や医学医術に関する学術団体などに限られている。
- ▶ 認定再生医療等委員会は、法に規定される属性と構成基準を満たした委員を選定し、審査等業務を行う体制を定めた規程などを策定し、厚生労働大臣の認定を受けることが義務づけられている。

# Ⅰ. 臨床研究の計画作成

## 1 | はじめに

　2014年11月に「再生医療等の安全性の確保等に関する法律」(再生医療等安全性確保法)が施行された。同法は、再生医療等の迅速かつ安全な提供や普及の促進を図ることを目的としており、再生医療等(再生医療および細胞治療)を行う際には、臨床研究だけでなく治療(自由診療)として行うものであっても、同法の対象となった。

　再生医療等安全性確保法においては、再生医療等技術はそのリスクに応じて第1種、第2種、第3種に分類される。どのリスク区分に分類された場合であっても、再生医療等提供基準に適合した再生医療等提供計画を作成し、あらかじめ認定再生医療等委員会の意見を聴いたうえで厚生労働省へ提出することが必要となる。第1種、第2種再生医療等は特定認定再生医療等委員会の、第3種は認定再生医療等委員会の意見を聴くこととなるが、第1種再生医療等は再生医療等提供計画を提出後90日の提供制限期間が設けられている。その間に厚生労働大臣が厚生科学審議会の意見を聴き、提供計画の変更命令などを行うことができることとなっており、審査の内容によって提供制限期間の延長、短縮がなされる。

　2018年11月に省令および関連する通知などの改正が行われた。2018年4月から施行された臨床研究法(平成29年法律第16号)との整合性を図り、特に研究として行われる再生医療等に関して多くの改正がなされ、2019年4月1日より施行される。

## 2 | 再生医療等提供基準

　再生医療等提供基準は、省令第5条から第26条の13において、医療機関の要件や、医療機関管理者ならびに再生医療等を行う医師または歯科医師の責務などが定められている。以下にその項目および内容を抜粋する。

● 人員 (第1種および第2種再生医療等に係る医療機関)(省令第5条)
　・実施責任者 (医師または歯科医師)を置かなければならない。
● 構造設備その他の施設 (第1種および第2種再生医療等に係る医療機関)(省令第6条)
　・救急医療に必要な施設または設備を有していること (他の医療機関と連携することによって、救急医療を行う必要な体制があらかじめ確保されている場合はこの限りではない)。
● 細胞の入手 (省令第7条)
　・再生医療等を行う医師または歯科医師は再生医療等に用いる細胞

が、以下に掲げる要件を満たしていることを確認し、必要に応じ検査などを行い、当該細胞が適切であることを確認する。

- 適切な保管などの管理が行われている医療機関などにおいて細胞の提供が行われたこと。
- 細胞提供者の健康状態、年齢その他の事情を考慮したうえで提供者が選定されたこと。
- 細胞提供者の適格性について利用の目的に応じて、既往歴の確認、診察、検査などを行ったこと。
- ウインドウ・ピリオド(ウインドウ期)を勘案し、可能な範囲で適切な時期に再検査を実施していること。
- 細胞提供を受ける際、提供者に対して、原則として省令に定められた事項を網羅した説明を文書により行い、文書により同意を得ていること。
- 細胞の提供が無償で行われたこと。
- 細胞の提供を受ける際に微生物などによる汚染の防止のための必要な措置が講じられていること。
- 動物の細胞を用いる場合は、細胞の採取に当たり必要な要件を満たし採取が行われたこと。

● 特定細胞加工物の製造および品質管理の方法 (省令第8条)

・管理者は、再生医療等に特定細胞加工物を用いる場合は、特定細胞加工物の名称、構成細胞および製造方法を記載した「特定細胞加工物概要書」を作成しなければならない。

・管理者は、再生医療等に特定細胞加工物を用いる場合は、特定細胞加工物製造事業者に、再生医療等安全性確保法第44条の規定に基づいて、細胞培養加工施設における特定細胞加工物の製造および品質管理を行わせなければならない。

● 研究として再生医療等を行う場合の基本理念 (省令第8条の2)

・再生医療等を受ける者の生命、健康および人権を尊重しなければならない。

● 多施設共同研究 (省令第8条の3)

・多施設共同研究を行う場合は研究に参加する医療機関の管理者のなかから代表管理者を選任する。

● 研究計画書 (省令第8条の4)

・管理者は、以下の事項を記載した研究計画書を作成しなければならない。
- 研究の実施体制、背景、目的
- 再生医療等を受ける者の選択および除外等

- 有効性・安全性の評価、統計的な解析に関する事項
- 倫理的な配慮に関する事項
- 研究の実施に係る金銭の支払いおよび補償に関する事項
- 研究の実施期間

● モニタリングおよび監査（省令第8条の5、8条の6、8条の7）

・管理者はモニタリングおよび監査に関する手順書を作成し、実施させなければならない。

・モニタリングおよび監査の対象となる研究に従事する者にそれらを行わせてはならない。

・モニタリングおよび監査に従事する者に対する指導および管理を行わなければならない。

● 利益相反管理計画の作成（省令第8条の8）

・管理者は利益相反管理基準を定めなければならない。

● 情報の公表など（省令第8条の9）

・管理者は世界保健機関（WHO）が公表を求める事項をデータベースに記録することで公表しなければならない。

・研究終了時には主要評価項目報告書、総括報告書を作成しなければならない。

● 再生医療等を行う医師または歯科医師の要件（省令第9条）

・再生医療等を行う医師または歯科医師は、当該再生医療等を行うために必要な専門的知識および十分な臨床経験を有し、研究倫理に関する教育および訓練を受けた者でなければならない。

● 再生医療等を行う際の責務など（省令第10～12条）

・医師または歯科医師は安全性および妥当性について倫理的および科学的観点から十分に検討する。

・医師または歯科医師は特定細胞加工物を投与する際には、当該特定細胞加工物が「特定細胞加工物概要書」に従って製造されたものか確認するなどにより、使用の可否を決定する。

・医師または歯科医師は提供計画および研究計画書に基づき再生医療等を行う。

・環境へ配慮する。

・再生医療等を受ける者の選定に際しては、病状、年齢その他の事情を考慮して行う。

● 再生医療等を受ける者に対する説明および同意・個人情報の取り扱い（省令第13、14条）

・再生医療等を受ける者に対して文書により適切な説明を行い、同意を得ていること。

・再生医療等を受ける者の代諾者に対する説明および同意について留意する。

● 試料の保管（省令第16条）
・提供者または細胞を採取した動物の細胞の一部などの適当な試料について、採取を行った日から一定期間保管しなければならない。

● 疾病等の発生の場合の措置（省令第17条）
・再生医療等を行う医師または歯科医師は、再生医療等の提供によるものと疑われる疾病、障害、もしくは死亡または感染症の発生（以下「疾病等の発生」という）を知ったときは、速やかにその旨を報告しなければならない。

● 再生医療等の提供終了後の措置など（省令第18条）
・再生医療等を行う医師または歯科医師は、再生医療等の提供を終了した後においても、適当な期間の追跡調査、効果についての検証その他の必要な措置を講ずるよう努めなければならない。

● 再生医療等を受ける者に関する情報の把握（省令第19条）
・健康状態などが把握できるよう、あらかじめ適切な措置を講じなければならない。

● 実施状況の確認（省令第20条）
・再生医療等の適正な実施を確保するために必要な指示をしなければならない。

● 不適合の管理（省令第20条の2）
・医師または歯科医師は省令や提供計画に適合していない状態であること（不適合）を知ったときは速やかに報告しなければならない。

● 健康被害の補償に関する事項（省令第21、22条）
・細胞提供者（細胞提供者が再生医療等を受ける者以外である場合）/再生医療等を受ける者（臨床研究の場合）の健康被害の補償を行う。

● 細胞提供者などに関する個人情報の取扱い（省令第23条）
・保有する個人情報は、必要な場合に個人を識別できる情報を保有しつつ匿名化したうえで、当該個人情報を取り扱わなければならない。

● 教育または研修（省令第25条）
・医療機関の管理者または実施責任者は、再生医療等を適正に実施するために定期的に教育または研修の機会を確保しなければならない。

● 苦情および問い合わせへの対応（省令第26条）
・管理者は、苦情および問い合わせに適切かつ迅速に対応するため、苦情および問い合わせを受け付けるための窓口の設置、苦情および問い合わせの対応の手順の策定その他の必要な体制を整備しなければならない。

● 個人情報の取り扱いなど（省令第26条の3〜第26条の13）
・管理者は個人情報の利用の目的をできる限り特定しなければならない。
・再生医療等に従事する者は、偽りその他不正の手段により個人情報を取得してはならない。
・医師または歯科医師は特定の場合を除き、本人などの同意を得なければならない。
・本人などから利用目的の通知、開示、訂正や利用停止などを求められた場合には遅滞なく対応しなければならない。

## 3 | 再生医療等提供計画の作成

　臨床研究として行う再生医療等提供計画の作成に当たっては、提供計画記載要領を順守し、省令の様式第1「再生医療等提供計画（研究）」を用いて作成する必要がある（治療〔自由診療〕として行う場合は様式第1の2）。再生医療等提供計画には、再生医療等提供基準が全て網羅されていることが必須である。提供計画記載要領と同時に発出された「再生医療等提供基準チェックリスト」（以下、チェックリスト）および補足資料は認定再生医療等委員会が提供計画の審査の際に使用するものとしているが、提出者としても提供計画に抜けがないよう活用いただきたい。

　また、2018年の省令改正により、WHO試験登録項目が追加されるなど様式第1が大きく変更されたが、その記載要領は本節の執筆時点では発出されていない。今後の通知など、最新の状況を常に確認することが求められる。

　以下に提供計画記載要領や臨床研究法に係る通知などから抜粋した注意点を補足する。

● 再生医療等の提供を行う医療機関の名称、住所、管理者の氏名
　医療法上、医療機関の管理者として届け出ている者を記載すること。例えば、医療法人である場合、理事長は必ずしも医療機関の管理者ではないため、留意が必要となる。多施設共同研究として行う場合は、代表する医療機関の名称、住所および当該管理者の氏名を記載すること。
● 提供しようとする再生医療等及びその内容
・提供しようとする再生医療等の名称及び分類
　再生医療等技術の内容が明確に判別できるように、用いる特定細胞加工物の種類および実施する目的を含み、かつ簡潔な名称とすること。特定細胞加工物の名称のみや、「多血小板血漿療法」といった漠然とした名称としないように留意すること。

＊：図中

『『再生医療等の安全性の確保等に関する法律』、『再生医療等の安全性の確保等に関する法律施行令』及び『再生医療等の安全性の確保等に関する法律施行規則』の取扱いについて」（平成26年10月9日薬食監麻発1009第1号）の図2（第1種・第2種・第3種再生医療等技術のリスク分類）を指す（➡第1部 第3章「3. 再生医療等の安全性の確保等に関する法律」の「図3：再生医療等技術のリスク分類」）。

再生医療等の分類は、通知などで規定されるリスク分類に基づき、どのような検討を経て、どのように図中＊で分類を判断したかについて判断の結果を含め記載すること。相同利用であるかないかについては、その判断した理由（例えば、採血により得られた細胞を血流の豊富な組織に投与するため）を含め記載する必要がある。

・再生医療等の内容

 - 研究の目的

 - 試験のフェーズ

 - 症例登録開始予定日

 - 第1症例登録日

 - 実施期間（開始日および終了日）

 - 実施予定被験者数

 - 試験の種類

 - 試験デザイン

 　　単施設か多施設か、盲検か非盲検か、ランダム化の有無など

 - 保険外併用療養の有無

 - 再生医療等の提供を行う国（日本国外でも行う場合）

 　　ない場合は「なし」と記載

 - 再生医療等を受ける者の適格基準

 　　主たる選択基準・除外基準、年齢下限・上限、性別

 - 中止基準

 　　個々の患者の中止や研究全体の中止について記載

 - 再生医療等の対象疾患などの名称、対象疾患コード、対象疾患キーワード

 - 介入の有無・内容、介入コード、介入キーワード

 - 主たる評価項目、副次的な評価項目

 - 再生医療等の内容（平易な表現を用いて記載したものを含む）

● 人員及び構造設備その他の施設等

　実施責任者、再生医療等を行う医師または歯科医師だけでなく、事務担当者、データマネジメント担当責任者、モニタリング・監査担当責任者、統計解析担当責任者などの記載も求められる。

　「救急医療に必要な施設又は設備の内容（他の医療機関の場合はその医療機関の名称及び施設又は設備の内容）」欄については、救急医療のために確保している病床数、設備の内容（X線装置、心電図、輸血および輸液のための装置など）について記載すること。なお、省令第6条にある「必要な体制があらかじめ確保されている場合」とは、当該再生医療を受ける者に対して救急医療が必要となった場合に、救急医療を

行うために必要な施設または設備を有する他の医療機関と、当該医療機関において患者を受け入れることについてあらかじめ合意がされている場合を指すものであることに留意すること。

「研究・開発計画支援担当者」とは、研究全体の方向性を明確にし、着想から戦略策定、成果の公表（または実用化）までの一連のプロセスの効率的な計画・運営と、必要な複数の臨床研究および基礎研究などの最適化を支援する者であって、臨床薬理学（特に薬効評価、研究倫理）、一般的臨床診療あるいは臨床研究関連法令に関する見地から臨床研究計画（または開発戦略）に批判的評価を加え、臨床開発計画に基づく最も有効で効率的な（最適化された）臨床研究計画の基本骨格の作成を支援する者。法令に基づく要件との形式的な整合の観点から、単に作成を代行する者や作成を指導する者は含まない。該当する業務を担当する者が複数いる場合は、部門の責任者であるかまたは職位が高いかにかかわらず、当該業務に最も主体的に関与し、実務的に貢献した者を登録する。

「調整・管理実務担当者」とは、臨床研究の計画的かつ効率的な運営・管理に関する知識および手法に基づき、臨床研究を円滑に運営する者。該当する業務を担当する者が複数いる場合は、部門の責任者であるかまたは職位が高いかにかかわらず、当該業務に最も主体的に関与し、実務的に貢献した者を登録する。

「実施責任者・再生医療等の提供を行う医療機関の管理者以外の研究を総括する者」とは、当該臨床研究に用いる医薬品などの特許権を有する者や当該臨床研究の研究資金などを調達する者などであって、研究を総括する者。

「多施設共同研究に関する事項」欄については、複数の該当研究機関がある場合は、欄を研究機関の数に合わせて増やし、記載すること。

● 再生医療等に用いる細胞の入手の方法並びに特定細胞加工物の製造及び品質管理の方法等

・再生医療等に用いる細胞の入手の方法（特定細胞加工物を用いる場合のみ記載）

- 細胞提供者から細胞の提供を受ける医療機関等の名称（動物の細胞を用いる場合にあっては当該細胞の採取を行う機関等の名称）

細胞の提供を受ける医療機関などが、再生医療等を提供する医療機関と同一である場合には、「再生医療等提供機関と同じ。」と記載すること。

- 細胞提供者の選定方法（動物の細胞を用いる場合にあってはド

ナー動物の選定方法）

　次に掲げる事項（ドナー動物についてはこれに準ずる事項）について記載すること。

　　① 細胞提供者の健康状態

　　② 細胞提供者の年齢

- 細胞提供者の適格性の確認方法（動物の細胞を用いる場合にあってはドナー動物の適格性の確認方法）

　細胞提供者を選定した後に行う適格性の確認事項、例えば、既往歴、診察内容、検査項目、検査方法について記載すること。ただし、再生医療等を受ける者の細胞を用いる場合であって、当該者のスクリーニングを行わない場合は、その旨を記載すること。

・特定細胞加工物の製造及び品質管理の方法（特定細胞加工物を用いる場合のみ記載）

　「製造及び品質管理の方法の概要」欄については、採取した細胞の加工の方法、特定細胞加工物などの保管方法（保管場所、保管条件および保管期間）、試験検査の方法などについて簡潔に記載すること。

　複数の細胞培養加工施設で特定細胞加工物の製造を行う場合は、「製造及び品質管理の方法の概要」から「細胞培養加工施設」までの欄を細胞培養加工施設の数に合わせて増やし、記載すること。

　多施設共同研究を行う際、共同研究機関がそれぞれ特定細胞加工物の製造を行う場合は、それぞれの細胞培養加工施設に関して施設番号を記入する必要があることに留意すること。

・再生医療等製品に関する事項（再生医療等製品を用いる場合のみ記載）欄

　再生医療等製品の適応外使用などによる研究を行う場合、用いる再生医療等製品の添付文書に記載されている事項を簡潔に記載すること。

・再生医療等に用いる未承認又は適応外の医薬品又は医療機器に関する事項（未承認又は適応外の医薬品又は医療機器を用いる場合のみ記載）

　医薬品について後発品が多い場合は、主となる薬剤で「○○等」と記載しても差し支えない。国内外で未承認の医薬品の場合は、開発コードを記載すること。承認・認証・届出がなされている医療機器については番号を記入するとともに、添付文書中にある一般的名称・類別を参照して記載すること。承認・認証・届出されていない医療機器については、医薬品医療機器総合機構（PMDA）のホームページを参照のうえ、一般的名称の定義をもとに、類別および一般的名称を記載する

こと。

● 再生医療等技術の安全性の確保などに関する措置

・利益相反管理に関する事項

　　契約締結日については、認定委員会への新規申請時は空欄でもよいが、厚生労働大臣への届出時には、契約締結日を記載すること（届出後の締結の場合は変更届を提出し、契約締結までは研究を開始しないよう留意する）。

・その他再生医療等技術の安全性の確保等に関する措置

－ 提供する再生医療等の安全性についての検討内容、提供する再生医療等の妥当性についての検討内容

　　検討の過程で用いた科学的文献その他の関連する情報（研究論文や学術集会の発表など）や実験結果（動物実験など）も含め、検討の概要を記載すること。同様の再生医療等技術の国内外の実施状況について、具体的な実施件数、報告例などを簡潔に記載すること。文献報告があれば（筆頭著者名、雑誌名、巻号、ページ、発行年）を記載すること。ここで検討した内容は、再生医療等提供状況定期報告で求められる安全性および科学的妥当性の評価において勘案すべきものである。

－ 特定細胞加工物の投与の可否の決定の方法（特定細胞加工物を用いる場合のみ必須）

　　特定細胞加工物の投与の可否の決定方法について次に掲げる事項を記載すること。

　　① 決定を行う時期
　　② 決定を行う者
　　③ その他

－ 細胞の安全性に関する疑義が生じた場合の措置の内容

　　細胞提供者または細胞を採取した動物の遅発性感染症の発症の疑いその他の当該細胞の安全性に関する疑義が生じたことを知った場合における、再生医療の安全性の確保などを図るための措置の内容を記載すること。

－ 疾病等の発生時における報告体制の内容

　　再生医療等を行う医師または歯科医師が、疾病等の発生を知った場合の報告体制（報告先や報告方法など）について記載すること。報告体制については、迅速かつ適切に報告できるよう、報告先や報告方法を記した図表を作成し、施設内に掲示しておくことが望ましい。

－ 再生医療等の提供終了後の措置の内容（疾病等の発生について

の適当な期間の追跡調査、効果についての検証の内容)

　　再生医療等を受けた個々の患者の定期検査やフォローアップを行う期間や方法などについて記載すること。再生医療等提供状況定期報告で求められる安全性および科学的妥当性の評価において指標となるような措置を記載する必要がある。

● 細胞提供者及び再生医療等を受ける者に対する健康被害の補償の方法
　　保険に加入予定の場合はその名称や内容について記載すること。健康被害に対する医療を提供する場合は、その旨を記載すること。過失に基づく健康被害への損害賠償と、過失がない場合に生じた健康被害に対する補償との違いを認識し、加入している保険の担保範囲を確認すること。

● その他
　・個人情報の取扱いの方法
　　　細胞提供者および再生医療等を受ける者に関する個人情報について、匿名化の有無などの個人情報の取扱いの方法の概要を記載すること。
　・教育又は研修の方法
　　　細胞培養加工に携わる者だけでなく、再生医療等の提供に係る関係者に対し、被験者保護に係るものを含む教育または研修の方法（内容や頻度など）を記載すること。
　・苦情及び問合せへの対応に関する体制の整備状況
　　　例えば、苦情および問い合わせを受けるための窓口、対応の手順について記載すること。

　　添付書類については割愛するが、認定再生医療等委員会における審査時に、提供計画記載要領で求められている添付書類以外に当該認定再生医療等委員会から提出を求められた書類などがある場合は添付すること。

## 4　再生医療等提供計画の提出

　　再生医療等提供計画の作成は、従来、厚生労働省の「各種申請書作成支援サイト」[3] を使い、ウェブ上で行っていたが、研究として再生医療等を行う場合に限り、臨床研究法と併せて「臨床研究実施計画・研究概要公開システム」(jRCT)[4] 上で登録することとなった。しかし注意すべきは、jRCT で入力完了したのみでは、提出は完了しない点にある。jRCT 上で出力した様式第1に捺印のうえ、所管の厚生局に持ち込むか、または郵送で提出する必要がある。
　　再生医療等安全性確保法に規定される「提出した日」は、厚生局に提

出したその日ではなく、厚生局が書類の形式的な不備がないとして受理し、当該提供計画に計画番号が付された日（受理日）となることにも注意が必要である。

　また、再生医療等に関する臨床研究は臨床研究法の適応除外となったが、医薬品等製造販売業者が製造販売またはしようとする医薬品等を用いて研究を行う際に、その業者等から資金提供を受ける場合には臨床研究法の第4章が適応となることを忘れてはならない。

## II. 認定再生医療等委員会の設置・運営

### 1 はじめに

　認定再生医療等委員会（以下、認定委員会）は、再生医療等に関して識見を有する者から構成され、再生医療等安全性確保法第26条第1項に掲げられる審査等業務を行うものであり、再生医療等安全性確保法の根幹をなす重要な役割を担うこととなる。認定委員会を設置する場合には、法令に規定される要件に適合していることについて、厚生労働大臣の認定を受ける必要がある。

### 2 再生医療等委員会認定申請書の作成

　認定委員会を設置できるのは、病院もしくは診療所の開設者または省令第42条に定められる団体（医学医術に関する学術団体、一般社団法人または一般財団法人、特定非営利活動法人、学校法人、独立行政法人、国立大学法人、地方独立行政法人）であり、医学医術に関する学術団体、一般社団法人または一般財団法人、特定非営利活動法人においては、省令第42条第2項の要件（役員に医師などの医療関係者が含まれていることなど）を満たす必要がある。申請書の作成に当たっては、提供計画記載要領に沿って、省令の様式第5を用いることとなるが、厚生労働省の支援サイトを使えば、ウェブ上で行うことができる。認定要件の内容は、再生医療等安全性確保法や省令だけでなく、通知など記載が広範囲に及ぶため、提供計画記載要領と同時に発出されたチェックリストを用いて遺漏のないよう記入する必要がある。

　2018年の省令改正により、審査等業務を行う体制や委員の要件、構成基準などが変更されたが、すでに認定を受けた委員会も施行日までに改正に対応した変更を行う必要がある。また、今後の通知など最新の状況を常に確認することが求められる。

　以下、チェックリストなどより抜粋し補足する。

#### ● 審査等業務を行う体制

- ・委員長を置くこと。
- ・開催頻度などの実施の方法が記載されていること。
- ・審査等業務に関する規程が定められていること。
- ・規程、委員名簿その他再生医療等委員会認定に関する事項および審査等業務の過程に関する記録を厚生労働省が整備するデータベースに記録し公表すること。
- ・審査等業務が適正かつ公正に行えるよう、その活動の自由および独立が保障されていること。
- ・審査等業務を継続的に実施できる体制を有していること。
- ・手数料の額および算定方法が、委員への報酬の支払いなど、当該認

定委員会の健全な運営に必要な経費を賄うために必要な範囲内とし、かつ公平なものとなるよう定めていること。

● 委員の要件

　表1の通り、特定認定委員会と第3種再生医療等提供計画のみを審査する認定委員会については、属性と構成基準が定められている。

　ここで重要なのは専門家として、再生医療等提供計画を審査する専門的知識を有することである。例えば、細胞培養加工に関する識見としては、細胞培養加工施設内の製造管理および品質管理に関する教育もしくは研究、または業務に携わっていることが求められる。

● 審査等業務

・審査等業務に関する以下に掲げる事項を含む規程が定められ、かつ公表されていること。

　－ 認定委員会の運営に関する事項（手数料を徴収する場合にあっては、当該手数料の額および算定方法に関する事項を含む）

　－ 提供中の再生医療等の継続的な審査に関する事項

　－ 会議の記録に関する事項

　　審査等業務に関する事項を記録するための帳簿

　　審査等業務の過程に関する記録

**表1：特定認定再生医療等委員会および認定再生医療等委員会の属性と構成基準**

| | 特定認定再生医療等委員会 | 認定再生医療等委員会 |
|---|---|---|
| **委員の属性** | 1. 分子生物学、細胞生物学、遺伝学、臨床薬理学または病理学の専門家<br>2. 再生医療等について十分な科学的知見および医療上の識見を有する者<br>3. 臨床医（現に診療に従事している医師または歯科医師をいう）<br>4. 細胞培養加工に関する識見を有する者<br>5. 医学または医療分野における人権の尊重に関して理解のある法律に関する専門家<br>6. 生命倫理に関する識見を有する者<br>7. 生物統計その他の臨床研究に関する識見を有する者<br>8. 第1号から前号までに掲げる者以外の一般の立場の者 | a. 再生医療等について十分な科学的知見および医療上の識見を有する者を含む2名以上の医学または医療の専門家（ただし、所属機関が同一でない者が含まれ、かつ、少なくとも1名は医師または歯科医師であること）<br>b. 医学または医療分野における人権の尊重に関して理解のある法律に関する専門家または生命倫理に関する識見を有する者<br>c. 前2号に掲げる者以外の一般の立場の者 |
| **構成基準** | ● 委員数は8名以上<br>● 1から8までの兼務は不可<br>● 男女両性がそれぞれ2名以上<br>● 設置者と利害関係を有しない者が2名以上含まれていること<br>● 同一医療機関に所属している者が半数未満 | ● 委員数は5名以上<br>● aからcまでの兼務は不可<br>● 男女両性で構成されること<br>● 設置者と利害関係を有しない者が2名以上含まれていること<br>● 同一医療機関に所属している者が半数未満 |

〔資料〕厚生労働省：再生医療等の安全性の確保等に関する法律施行規則及び臨床研究
法施行規則の一部を改正する省令（平成30年厚生労働省令第140号）：2018.

- 記録の保存に関する事項

  帳簿は最終記載から10年

  過程に関する記録は再生医療等の提供が終了してから10年

  認定委員会申請書の写しや委員名簿等は認定委員会廃止後10年

- 審査等業務に関して知り得た情報の管理および秘密の保持の方法
- 審査等業務に参加する委員および技術専門員の参加の制限に関する事項
- 疾病等の報告を受けた場合の手続きに関する事項
- 簡便な審査等および緊急審査を行う場合の手続きに関する事項
- 規程や委員名簿などの公表に関する事項
- 認定委員会を廃止する場合に必要な体制の整備に関する事項
- 苦情および問い合わせに対応するための手順その他の必要な体制整備に関する事項
- 認定委員会の委員や技術専門員、運営に関する事務を行う者の教育または研究に関する事項
- その他、認定委員会が独立した公正な立場における審査等業務を行うために必要な事項

## 3 再生医療等委員会認定申請書の提出

　特定認定委員会は厚生労働省医政局研究開発振興課が、第3種再生医療等提供計画のみを審査する認定委員会は所管の地方厚生局健康福祉部医事課が、それぞれ担当している。認定申請に当たっては、厚生労働省の支援サイトで申請書を作成しつつ、各担当者と調整しながら申請業務を進めていくこととなる。認定委員会は認定を受けることがゴールではなく、いかに質の高い審査等業務を行っていくかが肝要である。委員の専門性に基づく厳正な審査を行うことは言うまでもなく、再生医療や臨床研究に関する最新の知見を常に取り入れられるような委員の教育が重要である。また、審査等業務を円滑に行うためには、事務を行う者の適切なマネジメントが必須である。厚生労働省や学会が行う認定委員会に係るセミナーや支援事業などを活用し、審査の質を高め、再生医療の実用化に向けたオールジャパン体制の一端を担っていただきたい。

**文献**

1) 厚生労働省：再生医療等の安全性の確保等に関する法律施行規則（平成26年厚生労働省令第110号）：2014.
2) 厚生労働省：再生医療等提供計画等の記載要領の改訂等について（平成27年8月21日事務連絡）：2015.
3) 厚生労働省：各種申請書作成支援サイト．https://saiseiiryo.mhlw.go.jp/
4) 臨床研究実施計画・研究概要公開システム（jRCT）．https://jrct.niph.go.jp/

## まとめのページ

- ☐ 再生医療等提供計画の作成に当たっては、提供計画記載要領等を順守し、省令の様式第1を用いて作成する必要がある。

- ☐ 再生医療等提供計画には、再生医療等提供基準が全て網羅されていることが必須である。

- ☐ 再生医療等提供基準には、医療機関の要件や、細胞採取の方法、細胞提供者および再生医療等を受ける者に対する同意説明、医療機関管理者ならびに再生医療等を行う医師または歯科医師の責務などが定められている。

- ☐ 認定再生医療等委員会を設置できる者は、病院管理者や医学医術に関する学術団体などに限られている。

- ☐ 申請書の作成に当たっては、提供計画記載要領などに沿って、省令の様式第5を用いる。

- ☐ 審査等業務を行う体制を記載し、審査等業務に関する規程を定める必要がある。

- ☐ 認定再生医療等委員会は、法に規定される属性と構成基準を満たした委員を選定する必要がある。

- ☐ 審査等業務を円滑に行うため、委員や事務を行う者の教育として、厚生労働省や学会が行う認定再生医療等委員会に係るセミナーや支援事業などを活用することが望まれる。

## 練習問題

**1** 再生医療等提供基準に関する以下の記述のうち、正しいものを1つ選びなさい。

1 再生医療等を行う医師または歯科医師は、再生医療等の十分な経験を有する者でなければならない。
2 個人情報は、連結不可能匿名化をしたうえで、取り扱わなければならない。
3 細胞提供者の細胞の一部試料を、再生医療等により生じた感染症の原因究明などのため、採取した日から10年以上保管しなければならない。
4 再生医療等を行う医師または歯科医師は、「特定細胞加工物概要書」を作成しなければならない。
5 再生医療等を行う医師または歯科医師は、その安全性および妥当性について倫理的および科学的観点から十分に検討しなければならない。

**2** 再生医療等を行う医師または歯科医師が、細胞の入手の際に確認すべき事項として、誤っているものを1つ選びなさい。

1 細胞を採取する医療機関等の設備
2 細胞提供者に対する説明が文書により行われたこと
3 細胞の提供が実費を含めて無償で行われたこと
4 細胞提供者の感染症情報
5 汚染を防止するための措置の内容

**3** 第2種の再生医療等提供計画を審査する認定再生医療等委員会の構成基準として誤っているものを1つ選びなさい。

1 設置者と利害関係を有しない者が半数以上
2 委員数は8名以上
3 生命倫理に関する識見を有する者が含まれること
4 男女両性がそれぞれ2名以上
5 同一医療機関に所属している者が半数未満

**4** 認定再生医療等委員会および審査等業務に係る文書管理について、正しいものを全て選びなさい。

1 審査等業務に関する事項を記録する帳簿を公表すること
2 審査等業務に関する規程を公表すること
3 審査等業務の過程に関する記録を公表すること
4 委員会委員名簿を公表すること
5 審査等業務の過程に関する記録は審査した日から10年間保存すること

**2. 臨床研究の計画作成と委員会の設置・運営**    229

**❺** 審査等業務に関する規程に必ず含むべき事項について<u>誤っているもの</u>を<u>1つ</u>選びなさい。

**1** 活動の自由および独立が保障されていること
**2** 知り得た情報の管理および秘密の保持の方法
**3** 業務を継続的に実施できる体制
**4** 提供中の再生医療等の継続的な審査に関する事項
**5** 迅速審査に関する規定

## 解答と解説

**❶ 解答：5**

解説：

1 再生医療等を行う医師または歯科医師は、当該再生医療等を行うために必要な専門的知識および十分な臨床経験を有し、研究倫理に関する教育および訓練を受けた者でなければならない。（省令第9条）

2 匿名化を行う場合にあっては、必要な場合に特定の個人を識別できる情報を保有しつつ行ったうえで、当該個人情報を取り扱わなければならない。（省令第23条）

3 提供者または細胞を採取した動物の細胞の一部などの適当な試料について、採取を行った日から一定期間保存しなければならないとされているが、特定細胞加工物の特性や医療技術によって個々に保存期間や方法を決定する必要がある。（省令第16条）

4 「特定細胞加工物概要書」は提供機関管理者が作成しなければならない。（省令第8条）

**❷ 解答：3**

解説：

3 細胞提供者に対して、細胞の提供に係る対価を支払ってはならないが、交通費その他の実費に相当するものは除外されている。なお、再生医療等を行う医師または歯科医師が特定細胞加工物を入手する際に製造事業者に対して加工の対価を支払うことは差し支えない。（省令第7条第12号）

**❸ 解答：1**

解説：

1 認定再生医療等委員会の構成基準として、認定再生医療等委員会を設置する者と利害関係を有しない者が2名以上含まれていること、と定められている（省令第46条）。利害関係とは、金銭の授受や雇用関係などを指しており、例えば、認定再生医療等委員会の設置者の役員、職員または会員などが利害関係を有する者に該当する。

**❹ 解答：2、3、4**

解説：

1 審査等業務に関する事項を記録するための帳簿を備え、最終の記載の日から10年間保存しなければならないが、公表の義務はない。（省令第67条）

5 審査等業務の過程に関する記録は、個人情報、研究の独創性および知的財産権の保護に支障を生じる恐れのある事項を除きこれを公表しなければならず、当該計画に係る再生医療等の提供が終了した日から少なくとも10年間保存しなければならない。（省令第71条）

**❺ 解答：5**

解説：

**5** これまでいわゆる迅速審査として行われていた再生医療等提供計画の変更の変更に係る審査に関する事項は省令改正により削除された。新たに再生医療等の提供に重要な影響を与えないもので認定再生医療等委員会の指示に対応するものを審査する簡便な審査、再生医療等を受ける者の保護の観点から緊急に再生医療等の中止等措置を講ずる必要がある場合に行う緊急審査を審査等業務に関する規程に定める方法により行うことができるようになった。(省令第64条の2)

# 1. 再生医療等の適正な提供

兵庫医科大学 先端医学研究所 医薬開発研究部門　山原 研一

## Abstract

　再生医療等の提供を実施する医療機関に対し、「再生医療等の安全性の確保等に関する法律」（平成26年法律第85号、再生医療等安全性確保法）をはじめとする法規制が2014（平成26）年以降施行されたことから、再生医療等の提供に関しての基本的な枠組みやルールが示されている。法的な詳細については別章（➡第1部第3章）に譲り、本節では再生医療等の提供を実施予定あるいはすでに実施している医療機関において、わが国ではどういった規則を守るべきか、再生医療等提供計画に始まる再生医療等の適正な提供に必要なルールに関して解説したい。

- ▶ 医療機関が再生医療等を提供するには、再生医療等提供計画を作成し、認定再生医療等委員会による意見を得たうえで、厚生労働大臣に届出をする。
- ▶ 再生医療等はリスクに応じて3つに分類され、そのリスクにより意見を求める認定再生医療等委員会が異なること、また再生医療等提供計画の厚生労働大臣による受理後の実施可能時期に違いがある。
- ▶ 再生医療等提供計画の実施中、提供しようとする医療機関の管理者は試料や記録を保管し、定期的に認定再生医療等委員会や厚生労働大臣に報告することが求められる。
- ▶ 再生医療等提供計画を変更あるいは中止したい場合は、認定再生医療等委員会との協議（意見書取得・届出）、厚生労働大臣への届出が必要となる。

# 1 再生医療等安全性確保法に基づく再生医療等の提供を始めるには

**＊：再生医療等**

「再生医療等」とは、再生医療等安全性確保法に規定されている言葉である。詳細は同法第2条を参照していただきたいが、「再生医療等」とは、「人の身体の構造又は機能の再建、修復または形成」あるいは「人の疾病の治療又は予防」を目的とした医療技術であって、細胞加工物を用いて行われる医療を指している。ただし、「再生医療等の安全性の確保等に関する法律施行令」第1条に記載されている通り、「再生医療等」はすでに確立された医療である輸血、造血幹細胞移植、体外受精などが除外され、また治験も対象外である。

## [1] 再生医療等提供計画の作成

医療機関が再生医療等＊の提供を始めるには、再生医療等安全性確保法、「再生医療等の安全性の確保等に関する法律施行令」[1]（以下、政令）、「再生医療等の安全性の確保等に関する法律施行規則」[2][3]（以下、省令）、「『再生医療等の安全性の確保等に関する法律』、『再生医療等の安全性の確保等に関する法律施行令』」及び『再生医療等の安全性の確保等に関する法律施行規則』の取扱いについて」[4]（以下、課長通知）、「再生医療等提供計画等の記載要領等の改訂について」[5]（以下、事務連絡）などの関連する法規則に基づき、再生医療等提供計画（研究は省令様式第1、治療は省令様式第1の2）を作成するところから始まる。**表1**にその記載事項を示す。

**表1：再生医療等提供計画（再生医療等安全性確保法省令様式第1）の記載事項**
（再生医療等安全性確保法第4条）

> ① 病院・診療所の名称及び住所、管理者の氏名
> ② 提供しようとする再生医療等及びその内容
> ③ 病院・診療所の人員・構造設備等、および実施体制に関する事項（研究の場合）
> ④ 多施設共同研究に関する事項（研究の場合）
> ⑤ 再生医療等に用いる細胞の入手方法、特定細胞加工物の製造・品質管理の方法、委託先の名称、委託の内容、再生医療等製品に関する事項（再生医療等製品を用いる場合のみ）
> ⑥ 再生医療等技術の安全性の確保等に関する措置
> ⑦ 細胞提供者及び再生医療等を受ける者に対する健康被害の補償の方法
> ⑧ 審査業務等を行う認定再生医療等委員会に関する事項
> ⑨ その他厚生労働省令で定める事項（細胞提供者及び再生医療等を受ける者に関する個人情報の取扱いの方法、教育又は研修の方法、苦情及び問い合わせへの対応に関する体制の整備状況等）

〔資料〕厚生労働省：再生医療等の安全性の確保等に関する法律：2013.
厚生労働省：再生医療等の安全性の確保等に関する法律施行規則：2014.

現在、再生医療等提供計画を含む再生医療等安全性確保法に関係する申請書や報告書は、厚生労働省が提供する支援システム[6]**[図1]**を介しての作成が可能であり、関連する法規則を読み込まなくとも再生医療等提供計画を作成でき、便利である。ここで注意すべき点として、作成した再生医療等提供計画はインターネットによるオンライン提出はできず、作成後に申請書を印刷出力して、地方厚生局や厚生労働省に郵送または直接持参のうえ、厚生労働大臣に提出する必要がある（ただし、添付書類に関しては印刷による提出は不要）。

再生医療等提供計画の記載において、課長通知の別紙様式第5「再生医療等提供基準チェックリスト」**[表2]**およびその補足資料は、省令の条文順に必要事項を確認することができ、大変便利である。

**図1：厚生労働省提供の各種申請書作成支援サイト**

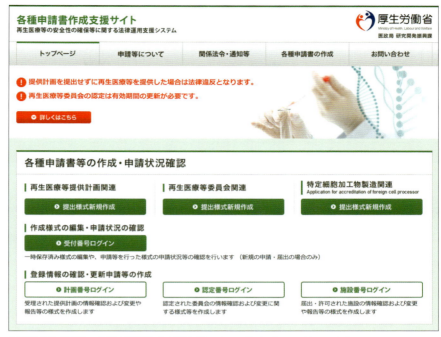

〔資料〕厚生労働省の各種申請書作成支援サイト　https://saiseiiryo.mhlw.go.jp/

とりわけ、再生医療等提供計画に関し、

① 再生医療等提供計画の届出は、提供する医療機関の管理者が行うこと（再生医療等安全性確保法第4条）。

② 再生医療等の実施に関する実務を担当する実施責任者（医師又は歯科医師）を置くこと（省令第5条第1項、第2項）。

③ 再生医療等に用いる細胞を提供する細胞培養加工施設は、あらかじめ厚生労働大臣に対して届出又は許可を済ませ、施設番号を有する施設でなければならない（再生医療等安全性確保法第4条）。

④ 再生医療等に用いる細胞の提供者及び再生医療等を受ける者に対する補償の方法を決めること（省令第22条）。

⑤ 再生医療等提供機関の管理者は個人情報の適正な取り扱いに関する個人情報取扱実施規程を定めること（省令第26条の三）。

といった点は、事前の確認・調整が必要な内容と思われ、注意を要する。

また、複数の医療機関が同一内容の再生医療等を共同して提供する場合は、再生医療等提供計画において多施設共同研究の形で、複数の医療機関を登録可能である。この場合、再生医療等提供計画には、多施設共同研究にて再生医療等の提供を行う医療機関の管理者のなかから、代表管理者を選任しなければならないことに注意が必要である（省令第8条の三）。

**表2：再生医療等提供基準チェックリスト（抜粋）**

1. 細胞培養加工施設以外の項目について

| 番号 | 確認事項 | 対応する条項等 | 確認欄 |
|---|---|---|---|
| **省令第5条（人員）** | | | |
| 1 | 第1種再生医療等又は第2種再生医療等に係る再生医療等提供機関は、実施責任者を置いているか。また実施責任者は医師又は歯科医師であって、当該分野に関する科学的知見、経験及び知識を有しているか。 | 第1項<br>第2項 | □<br>□該当なし |
| 2 | 共同研究の場合、共同研究を行う再生医療等提供機関の実施責任者の中から統括責任者を選任しているか。 | 第3項 | □<br>□該当なし |
| **省令第6条（構造設備その他の施設）** | | | |
| 3 | 第1種再生医療等又は第2種再生医療等に係る再生医療等提供機関は、救急医療に必要な施設又は設備を有しているかどうか。ただし、他の医療機関と連携することにより、必要な体制があらかじめ確保されている場合はこの限りでない。 | | □<br>□該当なし |
| **省令第7条（細胞の入手）** | | | |
| 再生医療等を行う医師又は歯科医師は、再生医療等に用いる細胞が、次に掲げる要件（番号4～18）を満たしていることを確認しなければならない。 | | | |
| 4 | 細胞提供者からの細胞の提供又は動物の細胞の採取が行われる医療機関等は以下の要件を満たしているか。<br>・適切に細胞の提供を受け又は動物の細胞の採取をし、当該細胞の保管に当たり必要な管理を行っていること。<br>・細胞の提供を受けること又は動物の細胞の採取をすること並びに当該細胞の保管に関する十分な知識及び技術を有する者を有していること。 | 第1号 | □ |
| 5 | 細胞提供者の健康状態、年齢その他の事情を考慮した上で、当該細胞提供者の選定がなされているか。 | 第2号 | □ |
| 6 | 細胞提供者の適格性の判定に際し、既往歴の確認、診察、検査等を行っているか。 | 第3号 | □ |
| 7 | 細胞の提供を受けた後に、感染症の感染後、検査をしても感染を証明できない期間があることを勘案し、検査方法、検査項目等に応じて、可能な範囲で、適切な時期に再検査を実施しているか。 | 第4号 | □ |

〔資料〕再生医療等提供計画等の記載要領等の改訂について：2019.

## [2] 再生医療等の分類

　再生医療等を提供する医療機関は、その再生医療等がどのようなリスク分類に該当するか判断しなければならない。再生医療等安全性確保法において、再生医療等は人の生命および健康に与える影響の程度に応じ、第1種、第2種、第3種と3つに分類されている。これらのリスク分類の詳細は他節（➡第1部 第3章「3. 再生医療等の安全性の確保等に関する法律」）に譲るが、医療機関が再生医療等を提供するまでに至る手続きが、これら3分類によって異なっていることに注意が必要である【図2】。

## [3] 認定再生医療等委員会による意見書

　次に、再生医療等を提供したい医療機関の管理者は、その計画内容に関し、認定再生医療等委員会の意見を聴かなければいけないこととな

っている（再生医療等安全性確保法第4条）。意見を受けるべき委員会は再生医療等の3分類により違いがあることに留意すべきである**[図2]**。

具体的には、第1種および第2種の場合、認定再生医療等委員会のなかでもより高い審査性、第三者性を有する特定認定再生医療等委員会、第3種の場合は通常の認定再生医療等委員会による意見を受けたうえで、その意見書を再生医療等提供計画への添付書類として厚生労働大臣に提出する形となる。再生医療等安全性確保法に基づき認定を受けた認定再生医療等委員会の最新リストは、厚生労働省サイト「再生医療について」[7]において公開されており、再生医療等を提供したい医療機関は、リスク分類に応じ、いずれかの委員会に提供計画の内容に関する意見を受けることが必要である。

この際、省令第40条により、再生医療等を提供しようとする医療機関の管理者は、認定再生医療等委員会の設置者との間であらかじめ**表3**の内容を含む契約書を締結しなければならないと定められており、対応が必要である（ただし、当該再生医療等を提供しようとする医療機関の開設者あるいは再生医療等を提供しようとする医療機関を有する法人が設置した認定再生医療等委員会の場合、本契約は不要である）。

なお、再生医療等提供計画を厚生労働大臣に届け出た際には、意見を受けた認定再生医療等委員会にその旨を速やかに通知しなければならないこととなっている（省令第27条第2項）。

### 図2：再生医療等計画実施までの流れ

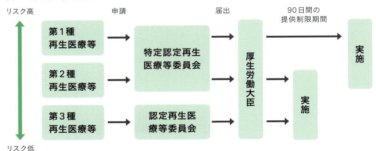

〔資料〕厚生労働省：再生医療等の安全性の確保等に関する法律：2013.

### 表3：認定再生医療等委員会の審査等業務に関する契約内容

① 当該契約を締結した年月日
② 当該再生医療等提供機関及び当該認定再生医療等委員会の名称及び所在地
③ 当該契約に係る業務の手順に関する事項
④ 当該認定再生医療等委員会が意見を述べるべき期限
⑤ 細胞提供者及び再生医療等を受ける者の秘密の保全に関する事項
⑥ その他必要な事項

〔資料〕厚生労働省：再生医療等提供計画等の記載要領等の改訂について：2019.

## [4] 再生医療等提供計画の申請に必要な添付書類

再生医療等提供計画の厚生労働大臣への届出に当たり、厚生労働省の事務連絡において**表4**のような添付すべき書類が記されている。厚生労働省が提供する支援システム[6]を用いた提供計画作成では、これらの添付書類を同システムにアップロードする形式となっている。

いずれも作成に時間・労力がかかる書類であるが、詳細は他節に譲る（➡第2部 第1章「2. 臨床研究の計画作成と委員会の設置・運営」）。これらの添付書類に関しては、複数の医療機関による多施設共同研究の場合、全ての医療機関分の添付書類を用意する必要があり、注意を要する。

表4：再生医療等提供計画の届出に必要な添付書類

| |
| --- |
| ① 認定再生医療等委員会意見書 |
| ② 提供する再生医療等の詳細を記した書類 |
| ③ 実施責任者及び再生医療等を行う医師又は歯科医師の氏名、所属、役職及び略歴（研究に関する実績がある場合には、当該実績を含む）を記載した書類 |
| ④ 再生医療等に用いる細胞の提供を受ける場合にあっては、細胞提供者又は代諾者に対する説明文書及び同意文書の様式 |
| ⑤ 再生医療等を受ける者に対する説明文書及び同意文書の様式 |
| ⑥ 再生医療等提供計画に記載された再生医療等と同種又は類似の再生医療等に関する国内外の実施状況を記載した書類 |
| ⑦ 再生医療等に用いる細胞に関連する研究を記載した書類 |
| ⑧ 特定細胞加工物概要書、特定細胞加工物標準書、衛生管理基準書、製造管理基準書及び品質管理基準書 |
| ⑨ 再生医療等製品の添付文書等 |
| ⑩ 再生医療等の内容をできる限り平易な表現を用いて記載したもの |
| ⑪ 委託契約書の写しその他これに準ずるもの |
| ⑫ 個人情報取扱実施規程 |
| ⑬ その他 |

〔資料〕厚生労働省：再生医療等提供計画等の記載要領等の改訂について：2019.

## [5] 細胞提供者、再生医療等を受ける者に対する健康被害の補償

再生医療等提供計画において、特定細胞加工物の原料となる細胞の提供者（ドナー）および再生医療等を受ける者に対する健康被害の補償の方法を明記する必要があり、具体的にはその補償を可能とする保険加入が考えられる。省令第21条および第22条において、細胞の提供者に対しては研究・治療を問わず、また再生医療等を受ける者に対しては研究の場合は、補償のために保険の加入などの必要な措置を講じておかなければならないとされている**[図3]**。すなわち、治療目的で再生医療等を受ける者に対する補償義務は法的には定められていない。

**図3：補償措置の法的必要性と日本再生医療学会による補償に関するガイドライン**

[法律上の補償措置にかかる整理]　　　　　　　　　　　　　　　　[日本再生医療学会での対応状況]

| | 細胞提供者<br>（右記以外の者） | 再生医療等を<br>受ける者 | |
|---|---|---|---|
| 臨床研究 | 補償措置「要」 | 補償措置「要」 | → ガイドラインを策定済 |
| 臨床研究<br>以外 | 補償措置「要」 | 補償措置<br>「定めなし」 | → 新たに手引きを策定 |

〔資料〕日本再生医療学会：再生医療等の治療における健康被害補償に関する手引きQ&A：2016.

日本再生医療学会は再生医療等安全性確保法の施行と同時に、臨床研究として実施される再生医療等に関し、「再生医療等臨床研究における健康被害補償に関するガイドライン」[8]を策定し、また、同学会が主導する形で「再生医療等臨床研究賠償補償制度」を創設し、臨床研究として再生医療等に用いる細胞を提供する者および再生医療等を受ける者に対する健康被害補償のルール・制度が整備された。

さらに同学会は、「再生医療等の治療における健康被害補償に関する手引き」[9]を策定し、再生医療等の治療に用いる細胞を提供する者および治療を受ける者に対する健康被害の補償について手引きを定めた。また、同学会は、自由診療を含む治療として行われる全ての再生医療等を対象とし、同法で定めのない再生医療等を受ける者に対する補償にも対応した「再生医療等治療賠償補償制度」を同学会の会員を対象とした団体保険の形で提供するに至っている。

## 2 再生医療等を提供する医療機関が実施すべきルール

厚生労働大臣に受理された再生医療等提供計画に基づき、医療機関は再生医療等の提供を実施することとなるが、実施中も関連する法規則に基づくさまざまなルールがある。

### [1] 再生医療等の提供

再生医療等提供計画が厚生労働大臣に受理された段階で、晴れて再生医療等を提供開始することが可能となる。ただし、最もリスクの高い第1種再生医療等提供計画に関しては、厚生労働大臣への届出が受理されてから一定の提供制限期間（基本は90日間）を経過した後でなければ、実施できないこととなっている。なお、この提供制限期間に、必要に応じ厚生労働大臣から計画の変更やその他必要な措置命令などが出されることとなっている。

省令第20条において、再生医療等の提供開始後も、提供を行う医療機関の管理者あるいは実施責任者は、再生医療等提供計画に従い適正

に実施されていることを随時確認するとともに、必要な措置を講じなければならないと定められている。

## [2] 試料の保管

再生医療等の提供を行う機関の管理者は、再生医療等を受ける者が感染症を発症した場合などの原因究明のため、細胞提供者の適切な試料（例えば、血液など）あるいは特定細胞加工物の一部を一定期間保管することが定められている（省令第16条）。この保管期間について具体的には定められていないが、後述する再生医療等の提供に関する記録の保存期間（最低10年、研究終了後5年）を参考にした設定が考えられよう。ただし、保管しないまたは保管できないことについて合理的な理由がある場合はこの限りではない、とされている。

## [3] 教育・研修に関する基準

省令第25条には、再生医療等を行う医師または歯科医師は定期的に教育・研修を受ける必要があること、再生医療等の提供を行う医療機関の管理者または実施責任者は、その機会を確保しなければいけないことが明記されている。

## [4] 再生医療等に関する記録および保存

再生医療等安全性確保法第16条において、医師または歯科医師が再生医療等を行ったときは、省令第34条に定める事項に関する記録を作成しなければならないとしている [表5]。その記録は再生医療等提供機関の管理者が保存しなければならないという点、また保存期間は少なくとも10年（研究終了後5年）である点に注意が必要である。

## [5] 再生医療等の提供に起因すると疑われる疾病などの報告

省令第17条において、再生医療等を行う医師または歯科医師は、再生医療等の提供によるものと疑われる疾病、障害もしくは死亡または感染症の発生を知ったときは、再生医療等の提供を行う医療機関の管理者や実施責任者に報告し、当該再生医療等の中止などの措置の指示を受けなければならないとある。

再生医療等安全性確保法第17・18条および省令第35・36条に、再生医療等提供機関の管理者または代表管理者（多施設共同研究の場合）は、再生医療等の提供に起因するものと疑われる疾病、障害もしくは死亡または感染症の発生を知ったときは、課長通知の別紙様式第1を用いて認定再生医療等委員会に、別紙様式第2を用いて厚生労働大臣（第1

**表5：再生医療等に関する記録および保存**

**作成する記録の内容**

① 再生医療等を受けた者の住所、氏名、性別及び生年月日
② 病名及び主要症状
③ 使用した特定細胞加工物又は再生医療等製品の種類、投与方法その他の再生医療
　　等の内容及び評価
④ 再生医療等に用いる細胞に関する情報
⑤ 特定細胞加工物の製造を委託した場合は委託先及び委託業務の内容
⑥ 再生医療等を行った年月日
⑦ 再生医療等を行った医師又は歯科医師の氏名

**記録の保存期間**

指定再生医療等製品又は指定再生医療等製品の原料と類似の原料から成る特定細胞加
工物を用いる場合➡30年間
上記以外の細胞加工物を用いる場合➡10年間

〔資料〕厚生労働省：再生医療等提供計画等の記載要領等の改訂について：2019.

種）または地方厚生局長（第2種または第3種）に報告しなければならない
と規定されている。

　これらの報告は、再生医療等の提供により死亡もしくは死亡につなが
る恐れのある症例の場合は7日以内、入院また入院期間の延長が必要と
される症例、障害、障害につながる恐れのある症例、重篤である症例、
後世代における先天性の疾病または異常の場合は15日以内に実施する
必要があり、注意を払わなければならない。

## [6] 定期報告

　再生医療等安全性確保法第20条において、再生医療等の提供を行
う医療機関の管理者は、再生医療等の提供状況について省令第37条に
定める**表6**の内容に関し、課長通知の別紙様式第3を用い、認定再生医
療等委員会に定期的に報告しなければならないと記載されている。

　また、再生医療等安全性確保法第21条において、認定再生医療等委
員会が報告に対する意見を述べた場合にはその意見も添えて、課長通知
の別紙様式第4を用い厚生労働大臣（第1種）または地方厚生局長（第2

**表6：認定再生医療等委員会への定期報告事項**

① 当該再生医療等を受けた者の数
② 当該再生医療等に係る疾病等の発生状況及びその後の経過
③ 当該再生医療等の安全性及び科学的妥当性についての評価
④ 当該再生医療等の提供を終了した場合にあっては、終了した日

〔資料〕厚生労働省：再生医療等提供計画等の記載要領等の改訂について：2019.

**1. 再生医療等の適正な提供**　　241

種または第3種）に、定期報告を行う必要があると定められている。認定再生医療等委員会および厚生労働大臣または地方厚生局長への定期報告の期限は、再生医療等提供計画を厚生労働大臣に提出した日から起算して、1年ごとに当該期間満了後90日以内となっている。

## 3 | 再生医療等を変更・中止する場合のルール

### [1] 再生医療等提供計画の変更

再生医療等提供計画を変更したい場合は、再生医療等提供計画に変更を加えた後、改めて認定再生医療等委員会の意見を得たうえで、提供を行う医療機関の管理者が「再生医療等提供計画事項変更届書」（省令様式第3）を変更後の再生医療等提供計画とともに厚生労働大臣に届出をし、受理されなければならない（再生医療等安全性確保法第5条、省令第28条）。

ただし、研究者の職位の変更など、提供計画に影響を与えないような軽微な変更の場合、省令第29・30条に基づき、変更後10日以内の認定再生医療等委員会への通知と「再生医療等提供計画事項軽微変更届書」（省令様式第3）を用いた厚生労働大臣への届出のみでよいこととなっている。

### [2] 再生医療等提供計画の中止

再生医療等提供計画を中止したい場合は、再生医療等安全性確保法第6条、省令第31条に基づき、中止後10日以内に認定再生医療等委員会へ通知し、提供する医療機関の管理者が省令様式第4「再生医療等提供中止届書」を厚生労働大臣へ届け出ることとなっている。

## 4 | おわりに

本節においては、再生医療等を提供する医療機関の側から、再生医療等提供計画を中心とした再生医療等の進め方に関して記述した。実際の現場の意見として1つ追加すると、実施責任者は再生医療等提供計画を届け出る前に、所属する医療機関の管理者や倫理委員会、事務部門との間で意見交換や擦り合わせを行う必要があると考える。

再生医療等提供計画は提供する医療機関の管理者が届出を行うものであり、管理者による確認がなされていることが前提ではあるが、例えば多施設共同研究機関として参加する場合、所属する医療機関の管理者が届出を行うわけではないため、所属機関による確認がないまま再生医療等が提供される可能性があり得る。そこで、再生医療等を提供しようとする場合、医療機関でのルールを明確に定め（例えば、担当事務部門を定める、再生医療等提供計画に関し倫理委員会の承認を必要とするなど）、所属医療機関による確認がないまま実施責任者が勝手に再生医療等の提供を行

うことがないようにすべきと考える。

**文献**

1) 厚生労働省：再生医療等の安全性の確保等に関する法律施行令（平成 26 年 8 月 8 日政令第 278 号）：2014.

2) 厚生労働省：再生医療等の安全性の確保等に関する法律施行規則（平成 26 年厚生労働省令第 110 号）：2014.

3) 再生医療等の安全性の確保等に関する法律施行規則及び臨床研究法 施行規則の一部を改正する省令（平成 30 年厚生労働省令第 140 号）

4) 厚生労働省：「再生医療等の安全性の確保等に関する法律」、「再生医療等の安全性の確保等に関する法律施行令」及び「再生医療等の安全性の確保等に関する法律施行規則」の取扱いについて（平成 26 年 10 月 31 日医政研発 1031 第 1 号厚生労働省医政局研究開発振興課長通知）：2014.

5) 厚生労働省：再生医療等提供計画等の記載要領等の改訂について（平成 31 年 1 月 31 日厚生労働省医政局研究開発振興課事務連絡）：2019.

6) 厚生労働省：各種申請書作成支援サイト. https://saiseiiryo.mhlw.go.jp/

7) 厚生労働省：再生医療について. http://www.mhlw.go.jp/stf/seisakunitsuite/bunya/kenkou_iryou/iryou/saisei_iryou/

8) 日本再生医療学会：再生医療等臨床研究における健康被害補償に関するガイドライン. https://www.jsrm.jp/cms/uploads/2014/10/20141005.pdf

9) 日本再生医療学会：再生医療等の治療における健康被害補償に関する手引き. https://www.jsrm.jp/cms/uploads/2018/01/18b6632f08bab92feba0fbf7d27934bd.pdf

## まとめのページ

### 再生医療等の提供開始に際して

☐ 医療機関が再生医療等の提供を始める際は、再生医療等提供計画を作成し、リスク分類に応じて特定認定再生医療等委員会または認定再生医療等委員会による意見を受けたうえで、厚生労働大臣に届け出る。

☐ 再生医療等提供計画の作成は、厚生労働省が提供する支援システムサイトや課長通知別紙様式第5「再生医療等提供基準チェックリスト」[表2]を利用すべきである。

☐ 再生医療等提供計画において、特定細胞加工物の原料となる細胞の提供者（ドナー）および研究目的にて再生医療等を受ける者に対する健康被害の補償の方法を明記する必要があり、再生医療学会のガイドラインを参照されたい。

### 再生医療等の提供中には

☐ 提供する医療機関の管理者は、細胞提供者の適切な試料あるいは特定細胞加工物の一部を一定期間保管することが定められている。

☐ 提供する医療機関の管理者は、再生医療等に関する記録を少なくとも10年（研究終了後5年）は保存しなければならない。

☐ 提供する医療機関の管理者または実施責任者は、再生医療等を行う医師または歯科医師が定期的に教育・研修を受ける機会を確保しなければならない。

☐ 提供機関の管理者は、再生医療等の提供に起因するものと疑われる疾病、障害もしくは死亡または感染症の発生を知ったときは、認定再生医療等委員会および厚生労働大臣（第1種）または地方厚生局長（第2種または第3種）に報告しなければならない。

☐ 提供する医療機関の管理者は、再生医療等の提供状況について認定再生医療等委員会および厚生労働大臣（第1種）または地方厚生局長（第2種または第3種）に定期報告を行わなければならない。

☐ 提供する医療機関の管理者は、再生医療等提供計画の変更または中止をする際には、認定再生医療等委員会に報告し、厚生労働大臣に届け出なければならない。

## 練習問題

**①** 再生医療等安全性確保法に規定される、「再生医療等」に該当する医療行為を<u>1つ</u>選びなさい。

  **1** 輸血

  **2** 体外受精

  **3** 造血幹細胞移植

  **4** 承認済み再生医療等製品を用いた臨床試験（治験を除く）

  **5** 「医薬品、医療機器等の品質、有効性及び安全性の確保等に関する法律」(医薬品医療機器等法)に基づく治験

**②** 再生医療等提供計画を厚生労働大臣に届け出るべき医療機関の担当者を<u>1つ</u>選びなさい。

  **1** 実施責任者

  **2** 再生医療等を提供する医師または歯科医師

  **3** 管理者

  **4** 開設者

  **5** 院長

**③** 再生医療等の提供を行う医療機関の管理者による実施が定められている規則を<u>全て</u>選びなさい。

  **1** 試料の保存

  **2** 認定再生医療等委員会への定期報告

  **3** 再生医療等に関する記録

  **4** 「再生医療等提供中止届書」の届出

  **5** 再生医療等の提供に起因すると疑われる疾病などの報告

**④** 再生医療等提供計画の変更に関し、「再生医療等提供計画事項軽微変更届書」による軽微な変更に該当する場合を<u>1つ</u>選びなさい。

  **1** 特定細胞加工物の投与法の変更

  **2** 再生医療等を行う医師または歯科医師の職位の変更

  **3** 特定細胞加工物製造事業者の変更

  **4** 実施責任者の変更

  **5** 対象患者数の変更

第2章 臨床研究の計画と運用

1. 再生医療等の適正な提供

**5** 再生医療等を提供する医療機関の管理者が、認定再生医療等委員会および厚生労働省・地方厚生局長へ定期報告すべき事項に関し、誤っているものを1つ選びなさい。

1 再生医療等を受けた者の数
2 再生医療等に係る疾病などの発生状況およびその後の経過
3 再生医療等を行う医師または歯科医師に対する教育・研修の実施状況
4 再生医療等の安全性および科学的妥当性についての評価
5 当該再生医療等に係るこの省令又は再生医療等提供計画に対する不適合の発生状況およびその後の対応

**6** 細胞提供者および再生医療等を受ける者に対する健康被害の補償に関し、再生医療等安全性確保法において法的義務が定められていない内容を1つ選びなさい。

1 研究における細胞提供者
2 研究における再生医療等を受ける者
3 研究以外の治療などにおける細胞提供者
4 研究以外の治療などにおける再生医療等を受ける者

## 解答と解説

**①　解答：4**

解説：

**4**「再生医療等」ではすでに確立された医療である輸血（政令第1条第1号）、造血幹細胞移植（政令第1条第2号）、生殖補助医療（政令第1条第3号）などが除外され、また、医薬品医療機器等法第80条の2第2項に規定する治験も対象外である（課長通知）。

**②　解答：3**

解説：

**3** 再生医療等提供計画の届出は、提供する医療機関の管理者が行うこととなっている。（再生医療等安全性確保法第4条）

**③　解答：1、2、4、5**

解説：

　再生医療等の提供を行った場合、記録は医師または歯科医師が行い、管理者はその保存を実施しなければならない（再生医療等安全性確保法第16条）。**3**以外はいずれも管理者がすべき事項である。

**④　解答：2**

解説：

**2** 研究者の職位の変更など、提供計画に影響を与えないような軽微な変更の場合、変更後10日以内の認定再生医療等委員会への通知と省令様式第3「再生医療等提供計画事項軽微変更届書」を用いた厚生労働大臣への届出のみでよいこととなっている。（省令第29・30条）

**⑤　解答：3**

解説：

**3** 定期報告すべき事項は、省令第37条において**3**を除く4つの事項と定められている。再生医療等を提供する医療機関の管理者または実施責任者は、再生医療等を行う医師または歯科医師に対し定期的に教育・研修の機会を確保しなければならないが、報告義務はない。（省令第25条）

**⑥　解答：4**

解説：

**4** 省令第21条および第22条において、細胞の提供者に対しては研究・治療を問わず、また再生医療等を受ける者に対しては研究の場合は必ず、補償のために保険の加入などの必要な措置を講じておかなければならないとされている。すなわち、治療目的で再生医療等を受ける者に対する補償義務は、法的には定められていない。

**1. 再生医療等の適正な提供　247**

# 2. 治験製品の品質管理における実施体制整備とその運用

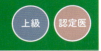

独立行政法人医薬品医療機器総合機構 尾山 和信

## Abstract

　再生医療は、身体の構造機能を再建、修復し、またはこれまで有効な治療法のなかった疾病を治療する可能性をもった革新的な医療として期待が寄せられている。そのような背景のなか、再生医療の新たな法的枠組みとして「再生医療等の安全性の確保等に関する法律」（再生医療等安全性確保法）が、また、薬事法改正により、「医薬品、医療機器等の品質、有効性及び安全性の確保等に関する法律」（医薬品医療機器等法）が施行され、再生医療の安全性を慎重に確保しつつ、実用化が図られているところである。

　医薬品医療機器等法では、従来の類別である医薬品、医療機器とは別に、再生医療等製品が新たに定義された。しかしながら、医薬品とは異なる特有の品質特性を有する再生医療等製品のCMC研究開発、品質管理の経験は十分に蓄積されているとは言い難く、多くの課題に対し適切な対応が求められる。特に、再生医療等製品の治験段階における製造管理及び品質管理については、「再生医療等製品の臨床試験の実施の基準に関する省令」（平成26年厚生労働省令第89号）（再生医療等製品GCP省令）に基づき自ら適切に品質確保を行う必要があるが、「治験薬の製造管理、品質管理等に関する基準」（平成20年7月9日薬食発第0709002号）（治験薬GMP）のような基準が明示されているわけではない。

　本節では、再生医療等製品のうち、細胞加工製品を中心に治験製品の品質確保について、現時点における一般的な考え方を解説する。

---

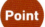

- ▶ 品質を確保することの意義は、製品としての品質を製造ごとに保証することにより、臨床試験で確認された有効性、安全性のエビデンスを確保することにある。したがって、品質は、その品質特性の各項目を単に集めたものではなく、有効性や安全性の観点から製品に求められる必要な品質特性をひとまとめにした要求事項である。

- ▶ 品質を設定する際にどのような特性項目を選択すべきかについては、広範な品質特性の知見を土台とし、有効性や安全性に関わる重要な品質特性を特定し、これらの品質特性を含む項目を選択する必要がある。

- ▶ 細胞加工製品においては、細胞を含む製品として特有の性質があることに加え、品質管理を行ううえで技術的な制限などもあるため、品質管理の実施には、品質管理戦略の概念を活用し、最終製品の品質試験だけでなく、原料管理、製造管理などにも重きを置いて実施する必要がある。その際、品質リスクマネジメントの考え方が重要となる。

- ▶ 治験を開始するうえでの品質の課題は、原料などに生物由来成分を用いた際の安全性の確保、最終製品の無菌性およびウイルス安全性の確保、治験製品の品質管理の方策、および最終製品の安定性の確保が主な論点である。ただし、開発を通じてこれらの品質管理の方法は一律に実施されるものと考えるのではなく、治験の相に応じて柔軟かつ合理的な品質管理戦略を構築することが求められる。

## 1 | 再生医療等製品における特殊性

　医薬品医療機器等法では、従来の類別である医薬品、医療機器と別に、再生医療等製品が新たに定義された。この法律で「再生医療等製品」とは、人又は動物の細胞に培養その他の加工を施したものであって、①人又は動物の身体の構造又は機能の再建、修復又は形成、②人又は動物の疾病の治療又は予防を目的としたもの、さらに、③人又は動物の疾病の治療に使用されることが目的とされている物のうち、人又は動物の細胞に導入され、これらの体内で発現する遺伝子を含有させたものと定義されている。また、同法律施行令別表第二において再生医療等製品の範囲（ヒト細胞加工製品、動物細胞加工製品及び遺伝子治療用製品）が定められた。

　再生医療等製品は生きている細胞を用いることから、製造工程や品質特性において多様かつ複雑な変動要因が存在しており、高い不均質性を有する。また、現時点での科学水準では、細胞に対する特性解析の方法論についても十分な経験が蓄積されているわけではなく、治験の後期段階以降における製造工程などの大きな変更は品質の同等性/同質性を確保する観点からは通常極めて大きな開発リスクが伴う。さらに、医薬品医療機器等法では、患者アクセスの視点に立ち、再生医療等製品に対しては、治験において有効性が推定された段階で製造販売承認申請を行い、検証的な臨床試験の結果を待たずに承認することができる条件及び期限付承認制度が新たに導入された。このため、CMC (chemistry, manufacturing and control) 研究開発か製造販売後に必要となる対応は医薬品と根本的に異なり、必要なCMCデータの取得、再生医療等製品の製造管理及び品質管理の基準 (Good Gene, Cellular, and Tissue-based Products Manufacturing Practice：GCTP) に適合しているかどうかの調査への対応が早期に求められる場合も想定される。したがって、再生医療等製品では、開発の初期から広範に品質に関する情報を収集しておくことが望ましく、設計品質のアプローチおよび品質管理戦略の概念を踏まえた対応が効果的であるが、どのように実践するかについては課題も多い。いずれにしても再生医療等製品の薬事手続きを効率的に進める観点からは、このようなCMC研究開発における医薬品との違いを見据えた開発戦略が不可欠である。

## 2 |「品質」とは何か

　再生医療等製品のような、経験が蓄積されたものと性質が大きく異なるものを対象に品質を考える際には、改めて基本となる原則に基づき、異なる特徴に着目しながら適用を考える必要がある。医薬品も含め再生医療等製品において求められる品質は、単なるモノとしての特性を対象としているのではなく、有効性および安全性を確保するために要求される品

質特性の集まりであり、また、それらが期待する程度の基準を満たすことが求められる [図1]。すなわち、品質を確保することの本質的な意義は、患者に投与する前に把握できる有効性および安全性を保証することにほかならない [図2]。したがって、CMC研究開発の基本の考え方は、作

図1：基準としての品質

**品質とは、「要求事項が達成されているか判断するための特性全体」**
医薬品規制における「品質」とは、物として医薬品であり、医薬品の構造、特性、製造方法、規格および試験方法、安定性にて記述されるもの。
ISO9000：
品質とは、「本来備わっている特性の集まりが、要求事項を満たす程度」と定義されている。特性とは、「そのものを識別するための性質」のこと。
JIS Z 8101：
品質とは、「品物またはサービスが、使用目的を満たしているかどうかを決定するための評価の対象となる固有の性質・性能の全体」。品質は品質特性によって構成される。

● 効果が望めないならクスリになり得ない（有効性）
● 効果があってもそれ以上に危険であれば使用できない（安全性）
● 有効かつ安全と確認できたものをつくる必要がある（品質）

**品質は有効性と安全性の土台となるもの**
（安全性と有効性を確保するための必須要件）

〔資料〕ISO: ISO 9000: 2015, Quality management systems—Fundamentals and vocabulary. JIS: JIS Z 8101: 品質管理用語

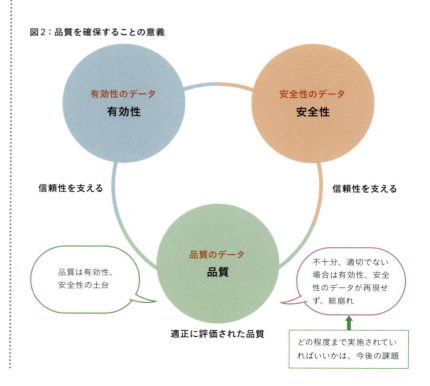

図2：品質を確保することの意義

用機序に加え投与経路や貯法などを踏まえた目標とする製品の品質特性を多面的に解析し、その多様な品質特性のなかから最終製品として管理すべき重要な品質特性を特定し、これを堅牢かつ恒常的に管理できる品質管理戦略を構築することが原則となる。また、製造販売承認を得た製造販売後の品質管理においては、製品の製造販売が終結するまで、この確立した品質管理戦略を達成、実現するとともに、必要に応じて見直し改善することが求められる。

## 3 再生医療等製品の品質管理戦略の要点

再生医療等製品は、加工した生きている細胞又は体内で発現する遺伝子を含む製品であることから、医薬品とも医療機器とも異なる品質特性を有しており、ロットごと又はロット間で均質な品質特性を有する製品を製造することには限界がある。さらに、原料となる組織又は細胞のほか、製造に用いる培地などの材料として生物由来の多様な原材料が使用されるため、これらに由来する外来性感染性物質の管理及び無菌性の確保のための管理が求められる。つまり、生きている細胞そのものを取り扱う再生医療等製品では、品質において固有の課題が存在する。これらの課題に対しては、「品質管理戦略」という考え方を通じて品質のリスクという側面を見据えることで、より科学的で合理的な品質管理手法を採用することが可能となる。

治験開始に当たって考慮すべき品質の課題は、原料等に生物由来成分が用いられている場合の安全性の確保、最終製品の無菌性及びウイルス安全性の確保、治験製品に求められる品質特性の管理、並びに最終製品の安定性の確保が主な論点である。治験製品のロットごとでの管理方法を決めるうえでは、特に、製品に求められる品質特性の確保、無菌性の確保、ウイルス安全性の確保について重点的に検討することになるが、その際、品質管理戦略をそれぞれ個別に検討することが極めて有用なアプローチとなり得る。

### [1] 品質管理戦略の概念

医薬品においても、高分子化合物で複雑な構造を有し、不均質性を有した製品としてバイオ医薬品などが挙げられる。これらの品質管理の手法はすでに確立され、多くの経験が積み重ねられている。この場合においても、単に最終製品の規格のみを管理するのではなく、品質管理戦略に基づいた品質管理が行われている。すなわち、最終製品の規格試験に加え原料管理、工程内管理及び中間体の管理などにより、それらの変動を制御または監視すること、またその管理された製造において生じる品質特性の変動範囲を事前に検討し、管理値または規格値をあらかじ

め設定しておくことで、恒常的に期待する品質を保証している。再生医療等製品では、バイオ医薬品以上に、原料や工程の変動が大きく、さらには特性解析や規格で知り得る情報も、製品の品質特性の全体からみて極めて限定的である。そのような状況では、製造工程の管理方法、工程内管理試験、中間製品の試験により求められる品質の変動をモニタリングしながら、品質を製造工程でつくり込み、確保するという対応がより一層重要となる。

　このように、最終製品の試験により品質を確保するという考え方に加え、製品品質と製造プロセスの理解に基づき製造工程の上流から管理していくことで品質を保証するという考え方は、医薬品では「管理戦略」といわれており、昨今の日米EU医薬品規制調和国際会議（International Council for Harmonisation of Technical Requirements for Pharmaceuticals for Human Use：ICH）において、「医薬品品質システムに関するガイドライン」（Pharmaceutical Quality System）（ICH Q10ガイドライン）などに基本の考え方が示されている。管理戦略は、一貫して製品品質を保証するための概念とされている。単に規格により品質を確保するという考え方ではなく、製造工程の上流から下流、原料から製品に対しどのように管理をすれば恒常的に期待する品質が得られるのかについて、製品品質の基本設計や製造工程の理解とその品質リスクマネジメントに基づき、体系立てて設定された管理の方法論として説明されている**[図3]**。すなわち、意図した通りの製造プロセスを経ることで期待した製品品質を一貫して得るための方策である。再生医療等製品に対しICH Q10ガイドラインは適用されていないが、実施

**図3：品質管理戦略の概念**

最新の製品および製造工程の理解から導かれる、製造プロセスの稼働性能および製品品質を保証する計画された管理の一式。管理は、原薬および製剤の原材料および構成資材に関連するパラメーターおよび特性、設備および装置の運転条件、工程管理、完成品規格および関連するモニタリングならびに管理の方法および頻度を含み得る。(ICH Q10)

製造工程を上流から下流、原料から製品においてどのように管理すれば、一貫して期待する結果が得られるか、そのために必要となる管理の1セットを戦略的に（系統立てて）設計する。

例えば
● 工程に関する知識・理解を基盤に確立された工程管理の方法論
● 重要管理ポイントの手順および監視（モニタリング）方法
● 原料管理の項目、中間体管理の項目
● 工程内管理試験のタイミング

〔資料〕ICH：Pharmaceutical Quality System Q10. ICH Harmonised Tripartite Guideline：2008.
厚生労働省：医薬品品質システムに関するガイドラインについて（平成22年2月19日薬食審査発0219第1号・薬食監麻発0219第1号）：2010.

できる内容及び技術的な限界を考慮したうえで、適切な品質確保の方法論として、その概念を活用した品質管理戦略を構築することがより科学的といえる。品質管理戦略そのものは現時点における再生医療等製品の薬事手続きのなかで必ずしも要求されているものではないが、医薬品医療機器総合機構（PMDA）での薬事戦略相談、承認審査などの経験を通じ、このような品質管理戦略の「概念」に基づく議論は開発者と当局との相互の理解を容易にし、またその理解の程度も深化することを多数経験している。再生医療等製品の品質の理解においてもこの概念が有益であると認識しており、今後一層活用されることを期待したい。

なお、再生医療等製品の品質管理戦略の方法論、基本の考え方についてはまだ十分なコンセンサスが得られているとはいえない状況である。このような背景のなか、科学委員会CPC（Cell Processing Center）専門部会においてこれらの課題に関する議論が重ねられ、現時点での細胞加工製品の品質確保における基本の考え方[1]が取りまとめられた。また、PMDAからヒト細胞加工製品を開発する際の基本となる考え方や具体的な留意点が取りまとめられ、技術的ガイダンス[2]として示されていることから、これらについても参考にされたい。

### [2] 細胞加工製品での設計品質の考え方

規格および試験方法の設定の際、基本となる考え方は、前述の通り作用機序に加え投与経路や貯法などを踏まえた目標とする製品の品質特性を多面的に解析し、その多様な品質特性のなかから最終製品として管理すべき重要な品質特性を特定し、これを堅牢かつ恒常的に管理できる品質管理戦略を構築すること、であるが、細胞加工製品の規格及び試験方法を設定する際、どのような項目を設定すべきかあるいは設定した項目で充足しているかについては議論の多いところである。

すでに、ヒト細胞加工製品の品質については「ヒト（自己）由来細胞・組織加工医薬品等の品質及び安全性の確保に関する指針」を含めた7つの指針[3～9]が発出され、特性解析の評価方法について一定程度整理されてはいるものの、一部の特定の試験によりこれらの品質特性を正確に把握することは容易ではない。また、一般的に細胞加工製品では製品の保存期間が短いことや、自己由来の細胞加工製品では試験検査に供する量が十分に確保できないことも多いため、品質管理においては出荷試験として実施できる試験検査に限界がある。したがって、製品の品質及びその製造工程の特性や複雑さ、品質リスクに応じて、その製品ごとに最終製品の試験検査の実施に加えて原料管理から製造管理及び品質管理のための試験検査を一貫して行い、品質を確保することが品質管

理戦略の本質となる。

　品質管理戦略として求められる品質特性を選択する際、まず想定される作用機序や投与経路を含め、目標とする製品品質の全体像を考え、関連する特性を品質特性として一つひとつ解析することが求められる。これらには、細胞の機能的な特性から外来性感染性物質に対する安全性の確保に関わるものまで多岐にわたる。最終的には、期待する有効性及び確保すべき安全性に関係のある重要な品質特性を選択し、原料や工程、または規格のどのタイミングで管理するかが要点となる。このような考え方は医薬品ではQbD（Quality by Design）アプローチといわれており、「製剤開発に関するガイドライン」（Pharmaceutical Development）（ICH Q8 ガイドライン）にその考え方、実践方法が提示されている。ただし、再生医療等製品における適用については、医薬品と同等のレベルで実施しようとするものではなく、その概念を活用し製品品質を理解し管理レベルをより高めようとするものである。したがって、QbDアプローチの本質を理解し最大限活用することは、製品品質の理解や確度の高い管理方法の構築にとどまらず、開発者側と当局側とのコミュニケーションにおいても大変有用である。

[3] 治験製品の規格設定の考え方

　細胞加工製品では特に多様な特性を有するため、規格設定を考える場合、細胞の特性解析の情報がその土台となる [図4]。機能的な特性解析においては複数の特性に対する多面的な評価の実施に加え、ある特定の特性に対しても複数の解析方法による多角的な評価を行うことが、より確度の高い規格試験の設定につながる。

図4：規格設定における基本の考え方

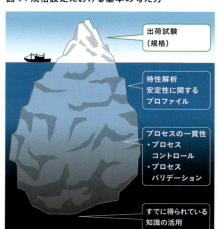

治験を開始する段階または治験の相が進んだ段階における規格の設定については、それまでに得られた特性解析の成績を踏まえ、その製品がヒトに適用された際に期待する機能に関わる事項や安全性として求められる事項を、重要な品質特性として重点的に管理されるよう設定することが求められる。しかしながら、細胞加工製品での規格試験では非常に限られた試験項目しか設定できないという技術的な限界を考慮すると、原料、工程内管理又は中間製品においても適切な試験を設定し管理することが現実的である。開発初期では、重要な品質特性に関わる事項が明確に特定できないことが多いため、重要な特性となり得ると想定される項目は規格に設定したうえで治験製品を管理し、開発の進捗や相に応じて確度の高い管理が可能となるよう、管理項目及び管理値を見直すという考えが重要である。また、ヒト細胞加工製品の場合、入手できる原料に制限があることなどが考えられ、治験製品製造以外では繰り返し解析できる機会も限られることが想定されるため、治験製品のロット試験においては、規格試験とは別に可能な限り品質特性のデータが取得できるよう配慮した開発を行うことが、より効率的な開発といえる。

　次に、管理値又は規格値の設定については、治験を開始する際は非臨床試験に用いられた検体の成績や試験製造のロット成績のばらつきなどから、ヒトへの投与において効果が期待できる範囲及び安全性の確保が確実に行える範囲で設定することが原則的な対応となる。治験の相が進んだ段階では治験開始を判断した品質の成績に加え、新たにヒトへの投与において安全性や効果が確認された治験製品のロット成績も考慮した規格値を設定することが必要である。製造販売される製品の規格値については、得られた全ての特性解析及び非臨床試験の成績を踏まえたうえで重要な品質特性を見極めるとともに、その品質特性の変動に影響する重要な製造条件（製造工程パラメーターなど）の特定とそのばらつき、さらには、治験製品のロット成績などから妥当な規格値を設定することが求められる。

　治験製品における安全性を確保するうえでは、治験製品の品質管理として外来性感染性物質に対する試験を設定することは必須の事項である。この際、規格及び試験方法の設定での主な論点に検出性の課題がある。外来性感染性物質として懸念すべき主な対象に微生物やウイルスなどが挙げられるが、いずれも試験検査において感度を高めることには限界があり、低レベルの汚染に対しどのように対応すべきであるかは重要な論点である。これに対しては、高感度な試験方法を採用することに加えて、検出性がよい適切な試験検体を選択するなどの対応が必要である。すなわち、原料などの種類や感染性のリスクに応じ、製品ではなく

原料又は製造工程で得られる検体、中間製品などを用いることが、感度よく汚染を検出できる場合もあることに留意し、外来性感染性物質に対する管理戦略を考える必要がある。詳細については次の[4]から[6]を参照されたい。

## [4] 細胞加工製品での無菌性の確保の考え方

　無菌性の確保の考え方として、単に最終製品の無菌試験のみで判断することは適切ではない。これは、細胞加工製品であれば無菌試験に供する試験検体に限りがあること、また最終製品の保存期間が十分に得られない場合であれば極めて限られた時間で試験を実施するが必要があること、さらには、実施できる技術的限界を考慮して行う無菌試験そのものの感度も問題となる。したがって、無菌性の確保に関する管理戦略の考え方は、最終製品の試験に加え製造管理として行う無菌性保証の方策や工程で得られる検体や中間製品に対する工程内管理の試験の実施と併せて、微生物汚染のリスクを慎重に鑑みた判断が求められる。

　実際、採用される無菌試験の感度を考えると一定以上の汚染があった場合には最終製品の無菌試験は有用であるが、低レベルの微生物汚染に対しては十分な管理とはいえないことから、製造管理として実施する無菌性保証による汚染リスクの低減化の方策が必須となる。ただし、細胞加工製品では生きている細胞そのものが製品であり、熱や化学物質に弱くフィルター処理もできないため、医薬品と同等の方法論を採用することは難しい。無菌性保証の方策として、微生物汚染に対するリスクアセスメントに基づいた汚染ルートの想定やそれらの汚染リスクの低減化、それらの講じる方策を方法論は医薬品と同様に実施が可能であるため、微生物汚染リスクの低減化として技術的な観点から医薬品と同等に実施できる方策を積極的に採用したうえで、可能な限り製造工程における微生物汚染のモニタリングを行い、最終製品に対しては技術的な観点から検討された妥当な試験方法を採用することが現実的である。特に、細胞加工製品であれば培養工程そのものが微生物汚染の最大のリスク要因の1つであり、不確実性が高い抗生物質にのみ頼る管理とはせず、抗生物質の使用もリスク低減化の1つの方策としたうえで、例えば培養終了後の培地の全量を無菌試験に供することができれば、医薬品とは異なり全数での無菌試験に相当する検出性をもって微生物汚染のモニタリグが可能となる場合も考えられる。そのため、医薬品での管理の方法論だけではなく、細胞加工製品の製造管理として特有の事項も考慮し、無菌性の確保のための管理戦略をケース・バイ・ケースで考えることが重要である。すなわち、汚染リスクに応じた妥当な製造管理の実施に加え、汚染などが最

も感度よく、かつ効果的に検出できるよう最終製品以外にも適切な検体を用いた試験の実施や科学的に妥当な試験方法を選択することなどの最善の品質管理戦略に基づき、総合的に汚染リスクを管理することがより実効的な方策といえる。

### [5] 細胞加工製品でのウイルス安全性の確保の考え方

細胞加工製品の原料や材料においてヒト・動物由来の多種多様な生物由来成分を使用するため、原料などに由来する外来性感染性物質の管理は製品の品質を確保するうえで極めて重要となる。この場合の外来性感染性物質としてはウイルスや伝達性海綿状脳症関連物質などが主な懸念事項となるため、無菌性の確保に関する管理戦略と同様に混入のリスクを踏まえた妥当な管理戦略を構築する必要がある。

ウイルス安全性の確保のための方策については「ヒト又は動物細胞株を用いて製造されるバイオテクノロジー応用医薬品のウイルス安全性評価」（Viral Safety Evaluation of Biotechnology Products Derived from Cell Lines of Human or Animal Origin）（ICH Q5A ガイドライン）に準じた対応が求められ、ウイルス否定試験だけではなく工程におけるウイルス不活化/除去能と併せて残存する潜在的なウイルスリスクが許容できるかを慎重に検討するのが原則である。これは、ウイルスの否定試験では試験感度に限界があることや試験の種類によるウイルスの検出性は一様でないことから多種多様なウイルスに対応し試験のみでウイルス安全性を確保するのは極めてリスクが高く、工程において広範な物理化学的性質を有するウイルスに対しウイルス不活化/除去能をあらかじめ評価しておくことが求められているからである。

しかしながら、細胞加工製品では生きている細胞そのものが製品であり、熱や化学物質に弱くフィルター処理もできないため、従来のバイオ医薬品などと同等レベルのウイルスの除去/不活化工程を設定することは現在の科学技術レベルでは不可能である。したがって、細胞加工製品では原料などの段階で、技術的に可能な限りのウイルス安全性の確保をしておくことが望ましい。一方で、培養工程などを経ることにより最終製品において潜在的なウイルスリスクが顕在化する可能性もあり、培養工程の理解や増殖のおそれのあるウイルスの種類もしくは混入が許されない健康に重篤な影響を及ぼし得るヒトウイルスについて慎重なリスクアセスメント又は工程評価を実施したうえで、最終製品におけるウイルス否定試験の設定の要否を判断する必要がある。

ウイルス否定試験においてどのような試験方法を採用すべきかについては悩ましい点が多い。特に、ヒト細胞加工製品であれば、同種または

自己製品で選択されるべき試験方法は大きく異なる。基本的には非特異的ウイルス試験として外来性ウイルス試験、内在性／レトロウイルス試験、NAT（nucleic acid amplification testing：核酸増幅検査）法による特異的なウイルス試験の組み合わせとなるが、これらの試験にもいくつかの試験方法があり、細胞加工製品では限られた試験検体しか得られないことや試験実施のための時間にも制限があることを踏まえると、潜在的なウイルスリスクを検出するのに適した試験方法を効果的に組み合わせ技術的に最善となる管理を設定すべきである。そのためには、ウイルス混入リスクについて慎重なリスクアセスメントに基づき判断することが必要である。

　また、ウイルス否定試験として対象となるウイルスの選択については、原料などに用いられたヒトまたは動物種、工程における不活化／除去能、ウイルス否定試験の実施内容などの情報を踏まえ混入するおそれのあるウイルスに対し潜在リスクも考慮した判断が必要である。潜在リスクを考慮する際には、生物由来の原料などが採取された地域での感染症の状況や採取部位に潜伏するウイルスも考慮すべき点である。

### [6] 伝達性海綿状脳症関連物質への対応

　反芻動物由来の原料などを使用する場合、外来性感染性物質として伝達性海綿状脳症の病原因子の混入リスクについても慎重に検討する必要がある。伝達性海綿状脳症関連物質については、検出が困難なうえ、低pH処理、加熱処理又は界面活性剤での処理に対しても抵抗性が高く不活化が極めて難しいため、原料などの管理においてそのリスクが十分に低減されていることを確認する必要がある。すなわち、「生物由来原料基準」（平成15年厚生労働省告示第210号）の「第4動物由来原料総則　1反芻動物由来原料基準」の規定を踏まえ、由来となる反芻動物の原産国や使用部位、健康状態などの情報を得たうえで、リスクが懸念される原料などの使用を避けることが必要である。

## 4 | 品質リスクマネジメントの実践の要点

　再生医療等製品はバイオ医薬品と比べてもその品質リスクは低いとはいえず、またいかなる手法を用いてもその品質リスクを取り除くことはできない。このため、製造管理及び品質管理において可能な限り品質リスクを低減することが求められる。したがって、GCTPの運用においては品質リスクマネジメントの対応は極めて重要な要素である。昨今のICHにおいても、医薬品の品質管理における品質リスクマネジメントの重要性が認識され、「品質リスクマネジメントに関するガイドライン」（Quality Risk Management）（ICH Q9ガイドライン）にその基本の考え方や方法論が提示されている【図5】。例えば、健康被害あるいは品質不良の潜在的要因の

発生のしやすさ、その重大性、検出のされやすさの観点から品質リスクを評価する点や品質リスクマネジメントの活用により製品品質と製造プロセスに関する理解を促進し、より高度な品質保証を達成しようとする点などは、再生医療等製品においても医薬品と同様にICH Q9ガイドライン

図5：品質リスクマネジメントのプロセス(ICH Q9)

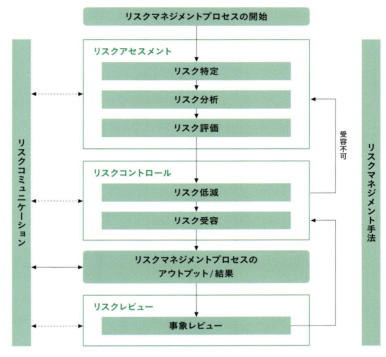

品質リスクとは、危害（健康被害、品質不良など）の発生頻度とそれが発生したときの重大性の組み合わせ。すなわち、危害の潜在的要因における発生頻度、検出力、重大性により評価されるもの。

### 一連の系統立ったプロセス

**品質リスクのアセスメント**
- リスク特定：何がうまくいかない要因となり得るのか。
- リスク分析：うまくいかない可能性（確率）はどれくらいか。
- リスク評価：うまくいかなかった場合、どんな結果（重大性）となるのか。

**品質リスクのコントロール**
- リスクは受容レベルを超えているか。
- リスクを低減化するために何ができるか。
- 利益、リスク、資源の間のバランスをどの程度にするのが良いか。
- 特定のリスクを制御した結果、新たなリスクが発生しないか。

**品質リスクのレビュー**
- 事象をレビューまたはモニターするための仕組みを組み込む。
- 適宜、リスク受容決定を再検討する。

〔資料〕厚生労働省：品質リスクマネジメントに関するガイドライン（平成18年9月1日薬食審査発第0901004号・薬食監麻発第0901005号）：2006.

の品質リスクマネジメントの手法を適用することが可能である。しかしながら、その適用の程度については、構造設備の特性（ハード）と製造作業内容（ソフト）、また製品の開発段階の観点からもケース・バイ・ケースで判断することが必要である。すなわち、細胞加工に適した構造設備を維持するためには、設備機器の適格性の確認や点検などの管理に加えて使用時の適切な環境モニタリングが実施される必要があり、また交差汚染を防止するためには、適格な構造設備の維持に加え適切なチェンジオーバー等の手順を策定する必要がある。製造管理及び品質管理における品質リスクマネジメントの実践の留意点は、問題が発生してから対応するのではなく、品質リスクのアセスメント、低減化などのコントロール、情報の共有、監視や照査などの体系的な手法により未然に防ぐ手立てを講じる考え方が望まれており、特に品質リスクを許容する際の判断においては、科学的知見に基づくべきものでありかつ最終的には患者保護に帰結されるべき点は医薬品の場合と相違はない。

## 5 | 治験製品の製造管理及び品質管理の留意点

再生医療等製品の製造管理及び品質管理については、これまで述べた通り医薬品とは別により合理的で柔軟な対応が求められる点から、薬事法改正により再生医療等製品の「再生医療等製品の製造管理及び品質管理の基準に関する省令」（平成26年厚生労働省令第93号）（GCTP省令）が公布、施行された [表1]。これにより、再生医療等製品の製造販売される製品に対する製造管理及び品質管理については、医薬品のGMP（Good Manufacturing Practice）、医療機器のQMS（quality management system）とは別に新たな規制体系が適用されることとなり、再生医療等製品に特有である組織・細胞の入手から加工までの管理方法、生きている細胞または体内で発現する遺伝子を含む製品の品質確保のための方策、外来性感染性物質の汚染リスクに対する措置などの品質管理を適正に行うことが求められる。

またGCTPは、GMPと同様に高いレベルで品質保証を達成するための枠組みであり、取り違え防止など人為的なミスを最小にすること、汚染および品質の低下を最小限にすることに加え、高い品質保証システムを構築するといったGMPの本来の原則は踏襲されている [図6][10～13]。一方で、GCTP省令において新たに規定された「品質リスクマネジメント」、「ベリフィケーション」、「製品の品質の照査」については、再生医療等製品に特有の品質を確保する観点、構築した品質保証システムが実効性をもって機能しているかを管理監督する観点からGCTPの運用や調査において特に重要な事項となるため、その意義や趣旨を十分に理解しておくことが肝要である。

表1：GCTP省令について

製造販売される製品の製造管理及び品質管理を適切に
実施するための運用方法の枠組みを示したもの

再生医療等製品の製造管理及び
品質管理の基準に関する省令
（平成26年厚生労働省令第93号）

第1条　趣旨
第2条　定義
第3条　適用の範囲
第4条　**品質リスクマネジメント**
第5条　製造部門及び品質部門
第6条　製造管理者
第7条　職員
第8条　製品標準書
第9条　手順書等
第10条　構造設備
第11条　製造管理
第12条　品質管理
第13条　製造所からの出荷の管理
第14条　バリデーション又は**ベリフィケーション**
第15条　**製品の品質の照査**
第16条　変更の管理
第17条　逸脱の管理
第18条　品質等に関する情報及び品質不良等の処理
第19条　回収処理
第20条　自己点検
第21条　教育訓練
第22条　文書及び記録の管理
第23条　記録の保管の特例

＊**赤字**：GCTP省令で新たに
規定された事項。**緑字**：再生
医療等製品の特性を踏まえ
た事項。

〔資料〕厚生労働省：再生医
療等製品の製造管理及び品
質管理の基準に関する省令：
2014.

図6：GCTP省令の運用イメージ

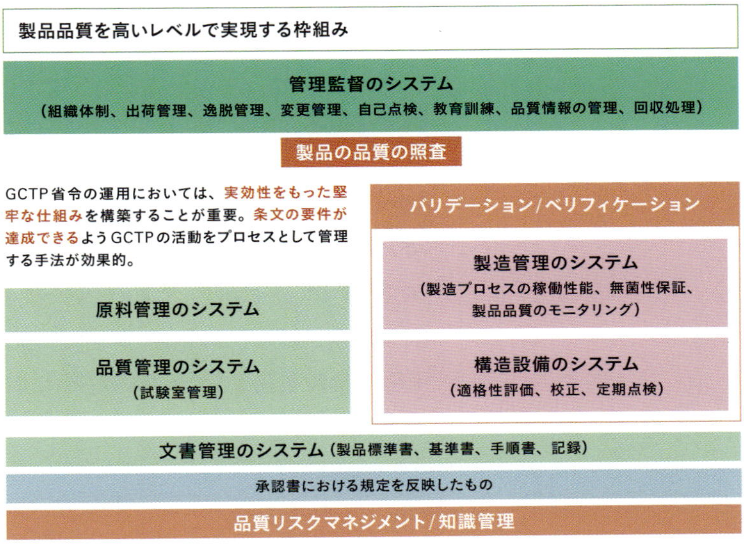

製品品質を高いレベルで実現する枠組み

**管理監督のシステム**
（組織体制、出荷管理、逸脱管理、変更管理、自己点検、教育訓練、品質情報の管理、回収処理）

**製品の品質の照査**

GCTP省令の運用においては、**実効性をもった堅
牢な仕組み**を構築することが重要。**条文の要件が
達成できる**ようGCTPの活動をプロセスとして管理
する手法が効果的。

**バリデーション/ベリフィケーション**

**製造管理のシステム**
（製造プロセスの稼働性能、無菌性保証、
製品品質のモニタリング）

**原料管理のシステム**

**品質管理のシステム**
（試験室管理）

**構造設備のシステム**
（適格性評価、校正、定期点検）

**文書管理のシステム**（製品標準書、基準書、手順書、記録）

承認書における規定を反映したもの

**品質リスクマネジメント/知識管理**

〔資料〕厚生労働省：再生医療等製品の製造管理及び品質管理の基準に関する省令：2014.

**2. 治験製品の品質管理における実施体制整備とその運用**　261

第2章　臨床研究の計画と運用

GCTPについては、品質管理戦略が確立した製造販売後の再生医療等製品に対しより高度な品質保証のために適用されるべきものであり、治験製品に対して適用されるべきものではない。高度な品質保証のためという理由だけで治験製品に適用することが必ずしも適切な対応になるというものではない点に留意すべきである。むしろ、治験製品に対して一律の管理を厳格に適用した場合、開発段階の設計品質として発展の途上にある治験製品の管理においては、柔軟性が失われ合理性のない管理となり得るばかりでなく品質リスクに対しては適切な対応とはいえず、むしろ管理上の問題が生じるおそれも考えられる。したがって、治験製品に対する製造管理及び品質管理については開発段階の品質リスクに応じた柔軟で合理的な管理が求められている。

　再生医療等製品の治験実施の法的な枠組みについては、医薬品や医療機器とは別に、再生医療等製品GCP省令において改めて規定された。治験製品の品質の確保については、再生医療等製品GCP省令における治験製品の位置づけや治験の実施体制などの規定が医薬品及び医療機器と本質的に変わらないことから、必要な構造設備を備え適切な製造管理及び品質管理の方法が採られている製造施設において製造されることが求められる。治験製品の製造管理及び品質管理のあり方については、再生医療等製品の製造管理及び品質管理の基準が医薬品のGMPや医療機器のQMSとは別に再生医療等製品のGCTP省令として規定された経緯を鑑みると、治験薬GMPをそのまま適用できると考えるのではなく、治験薬GMPの基本となる考え方、原則を踏まえ再生医療等製品の特徴に応じたGCTPの規定も参考として実践することが適切な運用と考えられる [表2]。すなわち、治験薬の製造管理及び品質管理の原則である、不良な治験製品からの被験者の保護、治験製品のロット内及びロット間での均質性を確保し臨床試験の信頼性を確保すること、並びに治験製品と製造販売後製品との一貫性/同等性を保証し臨床試験の適切性を確保するとともに製造販売後製品の有効性及び安全性を確保することについては、治験製品の製造管理及び品質管理においても変わらず対応すべき事項であり、また再生医療等製品の特徴や特殊性を考慮した対応としては、ウイルス安全性の確保や汚染防止の方策に加え、特に治験製品のベリフィケーション、逸脱管理、変更管理などにおいて個別の治験製品ごとで各々のケースに応じたより科学的でリスクに基づいた判断が求められる。

**表2：治験薬GMPの原則**（治験薬GMPの一般原則であり、基本理念となるべき事項）

**第1総則（1.目的）**
1. 治験薬の品質を保証することで、不良な治験薬から**被験者を保護**すること。
   **⇒開発段階にかかわらず、全ての段階で最重要視されるべきもの**
2. 治験薬のロット内及びロット間の均質性を保証することで、**臨床試験の信頼性を確保**すること。
3. 治験薬が開発候補として絞り込まれた段階においては、当該治験薬と市販後製品の**一貫性**を、治験薬の製造方法及び試験方法が確立した段階においては、当該治験薬と市販後製品の**同等性**を保証することで、市販後製品の有効性及び安全性並びに臨床試験の適切性を確保すること。
   **⇒一貫性とは、共通点及び相違点、並びにその因果関係が明確になっていること。**
   **同等性とは、品質、有効性及び安全性において同等とみなせること。**

〔資料〕厚生労働省：治験薬の製造管理、品質管理等に関する基準（治験薬GMP）について（薬食発第0709002号厚生労働省監視・指導麻薬対策課通知）：2008.

## 6 再生医療等製品におけるベリフィケーションの実施の要点

　品質保証において、治験製品及び製造販売される製品ともにバリデーションまたはベリフィケーションは極めて重要な事項である。特に、製造販売される製品に対しては、原則としてプロセスバリデーションの実施が薬事的な要件となる。しかしながら、患者由来の細胞・組織を原料に用いる自己由来製品では、倫理上の観点から事前に入手可能な検体が制限され限られた製造経験から製品化が進められる場合や技術的限界からプロセスバリデーションの実施が困難な場合が想定されるため、プロセスバリデーションに代わりベリフィケーションにより品質を確保する手法が規定されている。

　プロセスバリデーション又はベリフィケーションを適切に運用する際にはこれらの本質的な違いについて理解を深めることが不可欠である。プロセスバリデーションは、品質リスクや品質に寄与する重要工程パラメーターなどの変動要因を特定したうえで、製造プロセスの制御を通じ恒常的に高いレベルで品質保証を達成する活動であり、また構築した品質管理戦略を事前に検証する手法である。これに対し、ベリフィケーションは、本来であればプロセスバリデーションにより目的とする品質に適合する製品を恒常的に製造できるよう事前に検証しておくことが望まれるものの、慎重な品質リスクマネジメントに基づく品質管理戦略を設定することにより、変動要因の特定が技術的な限界などの理由から明確になされていないながらも求められる製品品質を製造ごとに確保する手法である。ベリフィケーションでは、単なる品質試験の結果の確認にとどまるものではなく、製造管理及び品質管理の方法も含め期待される結果が得られているかの確認であり、原料品質、工程パラメーター及び工程内管理試験も含めた総合的な確認と理解すべきである**［図7］**。またさらに、ベリフィケーションにより品質を確認する際は、その手法の特性上、プロセスバリデ

ーションと異なり製造販売後においても継続的にベリフィケーションマスタープランに基づく確認が求められる点に留意が必要である[13]。

前項で述べた通り、GCTP省令に定めるベリフィケーションは製造販売される製品に対して適用される枠組みであり、治験製品の製造に対する適用が意図されたものではない。したがって、治験製品の製造において行われるベリフィケーションについては、医薬品の治験薬GMPにおいて規定されたベリフィケーションの考え方に基づき実施することがより適切と考えられる。この場合、その時点で得られている製品品質や製造プロセスの理解を踏まえ、より慎重な品質リスクマネジメントに基づき設定された治験製品の品質管理戦略に基づき治験製品の製造ごとに期待する品質の確保に問題がないかを確認することが中心となる[図8]。すなわ

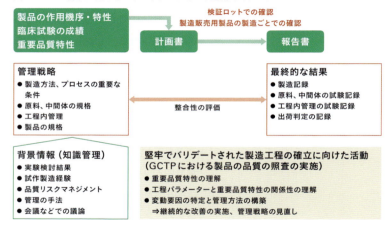

図7：GCTP省令に定めるベリフィケーションの運用のイメージ

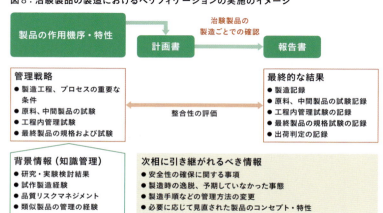

図8：治験製品の製造におけるベリフィケーションの実施のイメージ

ち、治験製品においては、開発段階であり変動要因が十分に特定されて
おらず、堅牢な管理方法が確立されているとはいえず、製造ごとでの品質
の変動をより慎重に確認する手法を採用せざるを得ない。したがって、製
品の規格および試験方法に限らず、工程内管理での判断、さらには一部
の特性解析の実施を含めた総合的な判断となる。再生医療等製品にお
いては品質特性や変動要因が多様で複雑であり、不均質性も高いうえ、
限られた試験検査しかできない場合が多いため、治験製品でのベリフィ
ケーションの設定においては、特に工程内管理試験の項目に比重を置い
た管理とならざるを得ない点を考慮し慎重に対応すべきである。

**文献**

1) 医薬品医療機器総合機構科学委員会 CPC 専門部会：再生医療等製品の品質確保
   における基本の考え方に関する提言（平成 27 年 8 月 14 日科学委員会 CPC〔Cell
   Processing Center〕専門部会報告書）：2015.
2) 厚生労働省：再生医療等製品（ヒト細胞加工製品）の品質、非臨床試験及び臨床試験
   の実施に関する技術的ガイダンスについて（平成 28 年 6 月 27 日厚生労働省医薬・生活
   衛生局医療機器審査管理課事務連絡）：2016.
3) 厚生労働省：ヒト（自己）由来細胞や組織を加工した医薬品又は医療機器の品質及び
   安全性の確保について（平成 20 年 2 月 8 日薬食発第 0208003 号）：2008.
4) 厚生労働省：ヒト（同種）由来細胞や組織を加工した医薬品又は医療機器の品質及び
   安全性の確保について（平成 20 年 9 月 12 日薬食発第 0912006 号）：2008.
5) 厚生労働省：ヒト（自己）体性幹細胞加工医薬品等の品質及び安全性の確保について（平
   成 24 年 9 月 7 日薬食発 0907 第 2 号）：2012.
6) 厚生労働省：ヒト（同種）体性幹細胞加工医薬品等の品質及び安全性の確保について（平
   成 24 年 9 月 7 日薬食発 0907 第 3 号）：2012.
7) 厚生労働省：ヒト（自己）iPS(様)細胞加工医薬品等の品質及び安全性の確保について（平
   成 24 年 9 月 7 日薬食発 0907 第 4 号）：2012.
8) 厚生労働省：ヒト（同種）iPS(様)細胞加工医薬品等の品質及び安全性の確保について（平
   成 24 年 9 月 7 日薬食発 0907 第 5 号）：2012.
9) 厚生労働省：ヒト ES 細胞加工医薬品等の品質及び安全性の確保について（平成 24 年
   9 月 7 日薬食発 0907 第 6 号）：2012.
10) 厚生労働省：再生医療等製品に係る「薬局等構造設備規則」、「再生医療等製品の製
    造管理及び品質管理の基準に関する省令」及び「医薬品、医薬部外品、化粧品及び再
    生医療等製品の品質管理の基準に関する省令」について（平成 26 年 8 月 12 日薬食発
    0812 第 11 号）：2014.
11) 厚生労働省：再生医療等製品に係る「薬局等構造設備規則」、「再生医療等製品の製造
    管理及び品質管理の基準に関する省令」及び「医薬品、医薬部外品、化粧品及び再生
    医療等製品の品質管理の基準に関する省令」の取扱いについて（平成 26 年 10 月 9 日
    薬食監麻発 1009 第 1 号）：2014.
12) 厚生労働省：再生医療等製品の製造管理及び品質管理の基準等に関する質疑応答集
    （Q&A）について（平成 27 年 3 月 17 日薬食監麻発 0317 第 1 号）：2015.
13) 厚生労働省：再生医療等製品の製造管理及び品質管理の基準等に関する質疑応答集
    （Q&A）について（その 2）（平成 27 年 7 月 28 日薬食監麻発 0728 第 4 号）：2015.

## まとめのページ

　再生医療等製品の治験製品の品質管理戦略の設定や適切な製造管理及び品質管理の実施のあり方については、本節に示した通り、製造販売承認申請の品質の審査にも関わる事項でもあり、開発のごく初期の検討から品質管理戦略の構築のための活動としてつながっているという考え方なしでは効率的な開発には至らない。再生医療等製品ではシーズの多くがアカデミアを主体とした医療シーズなどとして研究開発が開始される状況にあり、その後の技術移管や知識管理に鑑みるとアカデミアの取り組みは大変重要である。

　薬事開発を適切に進めるうえでは開発の相に応じて不足なく情報を取得する必要があり、早期に製造販売承認に必要なデータが求められる場合もある再生医療等製品においては、特に品質や製造に関する知見を開発初期から深めておく必要がある。その一方で、再生医療等製品では医薬品とは異なる特有で解決の難しい課題が多いのも確かである。したがって、医薬品で経験のあるICHの品質関係のガイドラインなどの考え方を参考とし、医薬品との相違を踏まえ活用できる部分を再生医療等製品にあてはめて考えることが、再生医療等製品の開発を考えるうえで有用である。これは、医薬品に適用される各種ガイドラインまたは指針などに示された文言を厳格に運用するのではなく、その趣旨を踏まえさらには再生医療等製品の特性も考慮しつつ科学的合理性に基づきかつ品質リスクの観点から柔軟に活用することが肝要である。

　今後の開発においては、個別の製品の特性に応じたより妥当な品質管理戦略が検討され、品質リスクを十分に考慮した製造管理及び品質管理の方法論が運用されることを期待したい。

## 練習問題

**①** あなたはヒト細胞加工製品の品質保証部門の責任者です。同種ヒト細胞加工製品を用いた治験開始に向け治験製品の品質管理戦略の方策を議論しています。各担当部署から各種意見が提案されたため、あなたは品質保証部門の責任者として、以下の (a)(b) の課題について回答することになりました。

**(a)** 品質管理部門から、最終製品の規格および試験方法として無菌試験を設定したことから無菌性保証への方策として十分ではないかと提案されました。無菌試験のみで無菌性を確保しようとした場合の問題点を述べなさい。

**(b)** 製造部門から、治験製造を開始するうえで試験製造の3ロットで規格に適合する結果が得られ、プロセスバリデーションが完了したと報告を受けました。開発初期においてプロセスバリデーションが完了したと考えることの問題点を述べなさい。

**②** 品質を確保するとはどういう意味や意義があるか、適切なものを<u>全て</u>選びなさい。

**1** 品質は、有効性及び安全性の観点から求められる特性の集まりである。
**2** 製造ごとに品質を保証する。
**3** 製品として期待される特性を確保する。
**4** 患者に投与する前に治験で確認された有効性及び安全性を保証する。
**5** 適切な品質の設定、製造管理及び品質管理の実施は、規制上の要求事項とされている。

**③** 治験開始の品質管理の手法として一般的に<u>実施されないもの</u>を<u>1つ</u>選びなさい。

**1** 規格の試験
**2** 原料管理の試験
**3** 工程内管理の試験
**4** 無菌性保証のための環境モニタリング
**5** プロセスバリデーション

**❹** 品質管理戦略の構築の進め方として、一般的な開発を行ううえで適切なものを<u>全て</u>選びなさい。

**1** 開発を通じて一貫した品質の製品を得るためには、治験開始前に設定した品質管理戦略は治験を通じて効果的である。

**2** 製造販売後の品質管理において、治験製品と同じものを製造するうえでは治験開始前に設定した品質管理戦略と同一のものが適切である。

**3** 開発時のどの段階においても確立されたといえる品質管理方法をとることは難しいため、治験を通じて一律の品質管理戦略をとるのは、品質リスクマネジメントの観点からは望ましくない。

**4** 開発時の品質リスクマネジメントは実施が難しいため、経験にのみに基づいて治験製品の品質管理戦略を設定する。

**5** 治験の相に応じて、その時点で得られている知見や知識を最大限活用し、最善で合理的な品質管理戦略となるよう見直していく。

## 解答と解説

### ❶−(a)

解説:

　無菌性保証を考える際、考慮すべき点として細胞加工製品ではフィルターなどの無菌化が技術的に困難なことや無菌試験の感度には限界があること等の前提を理解することが求められる。そのうえで、品質保証部門の責任者は、製造管理における微生物混入のリスクの低減化を可能な限り講じることが重要である。したがって、例えば、工程内管理試験として培養工程の終了時の培養上清などの微生物の混入あれば検出性が高い検体を用いたモニタリングの実施などを組み合わせた管理方法を無菌性の確保のための管理戦略として提案することがポイントといえる。

### ❶−(b)

解説:

　プロセスバリデーションは、単に連続した3ロットの成績をもってその善し悪しを判断するものではない。本質的には、工業化のための研究開発の検討が十分になされ確立した製造工程の変動を管理する方法論（品質管理戦略）をもって、期待する品質が得られることを検証すること。すなわち、その管理の具体的な方策により期待する品質が堅牢かつ恒常的に得られることを事前に検証すること（少なくとも連続した3ロットではあらかじめ定めた基準に確実に適合すること）を意味する。

　一方、開発初期では、CMC研究開発、試験製造などの限られた知識しかなく、プラットフォーム製造のような類似製品などでの知識の蓄積がない限りプロセスバリデーションが本質的に達成されることはない。単に連続した3ロットの成績をもって判断することは極めてリスクが高いものとなる。したがって品質保証部門の責任者は、それまでに得られた知識を踏まえ、その時点での品質リスクマネジメントに基づいた品質管理戦略を設定したうえでベリフィケーションによる管理方法を採用することを提案することがより科学的な観点からの対応といえる。さらに効率的な開発を進める観点から、最終的なプロセスバリデーションの実施を見据え、治験製品の製造管理及び品質管理の現場で得られた情報・知識をCMC開発部門に的確にフィードバックし市販製品の品質管理戦略の構築にも協力することも治験製品の品質保証部門として重要な役割といえよう。

### ❷ 解答：1、2、3、4、5

解説:

　品質は、単なる製品の特徴をさすものではなく、製品の有効性及び安全性を確保する観点から求められる特性をまとめたものである。製造販売後において品質を確保するとは、患者に投与する前に治験を通じて確認された有効性及び安全性を保証していることにほかならない。このような背景を踏まえ、薬事規制上、審査や製造販売後に非常に高いレベルで品質の確保が求められる。

### ❸ 解答：5

解説:

　プロセスバリデーションは製造販売される製品に対して実施されるものであって、プラットフォーム製造を除けば開発段階の治験製品に対して実施されることはなく、治験製品に対しては品質リスクの管理を行う観点からベリフィケーションによる品質確保を行うことが適切である。

**❹ 解答：3、5**

解説：

　　開発時の品質管理戦略の設定は柔軟な対応が求められる。製品の適切な品質管理戦略は開発を通じて確立されるものであり、開発を通じて同一の品質管理戦略とするのは、品質リスクマネジメントを適切に行う観点からは不適切といわざるを得ない。開発のその時点で得られている情報を最大限活用し、品質リスクマネジメントの確度を上げて品質管理を行うことがより望ましく、治験薬GMPが求める基本の考え方である。

# 3. 臨床研究および治験の品質保証とデータモニタリングによる品質確保

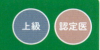

浜松医科大学医学部附属病院 臨床研究管理センター　小田切圭一
浜松医科大学 医学部臨床薬理学講座／国立国際医療研究センター 臨床研究センター　渡邉 裕司

## Abstract

　品質とはISO 9000では「本来備わっている特性の集まりが、要求事項を満たす程度」と定義される。臨床研究および治験の品質は研究者が目指すアウトプットに応じた原資料やデータなどの顧客要求事項と、臨床研究および治験の実施に当たって順守すべき規制要求事項の2つの観点で定められる。臨床研究の信頼性を確保するために、品質を必要十分に管理・保証することが研究者に求められるようになった。「人を対象とする医学系研究に関する倫理指針」においても品質マネジメントの必要性が明記され、その一環として、侵襲を伴う介入試験では品質管理活動としてモニタリングの実施が求められている。

　従来、モニタリングは原資料・データの直接閲覧によるエラーの抽出と是正がその中心であった。品質マネジメントの考え方が導入された現在では、PDCAサイクルという手法を用いた研究のプロセス管理を行い、エラーの抽出と是正から各プロセスにおけるエラーを予防する対策を講じる手法へと変容している。さらに研究計画書作成の時点で各プロセスにおけるリスクアセスメントを行い、リスクの発生頻度や重篤性などに応じて適切にリソースを配分してモニタリングを実施する、Risk Based Approachが導入されている。

Point

▶ 臨床研究および治験の信頼性を確保するためにICH-GCP、GCP省令、臨床研究法および「人を対象とする医学系研究に関する倫理指針」では、品質保証や品質管理の実施が求められ、品質管理活動においてはモニタリングが中心的役割を果たしている。

▶ モニタリングは、各プロセスにおける問題点・課題を抽出・是正するだけではなく、予防策を講じることにも焦点が当てられている。

▶ モニタリングの実施に当たっては、研究の企画立案・計画書の作成時に適切なリスクの評価を行い、各プロセスにおけるリスクの発生頻度や重篤性、試験プロセス上の重要性などからモニタリングの頻度、手法を検討し適切にリソースを配分したRisk Based Approachが導入されている。

## 1│品質とは

　「品質」とは、国際標準化機構 (International Organization for Standardization：ISO) による規格であるISO 9000では、「本来備わっている特性の集まりが、要求事項を満たす程度」と定義されている。一般には、ある品物の「品質」について「高品質」であるとか、「品質がよい」あるいは逆に「品質が悪い」などと表現されるが、このような場合には「品質」を評価するための基準が存在し、その基準をもとに「品質」のよしあしが判断される。これら「品質」の基準を定めるのは顧客であり、その基準は顧客がその品物に期待した要件 (顧客要求事項) を満たし得るかどうか、すなわち顧客満足度で決定される。通常、顧客要求事項は画一的なものではなく、個々の顧客が同じような商品やサービスを求める場合であっても、必ずしも常に同一の「品質」が求められるわけではない。例えば自動車であれば、デザイン、燃費、走行性能、価格などさまざまな品質を定める基準があるが、走行性能が低くても安価な自動車を求める顧客もいれば、走行性能とデザインの両方がよいスポーツカーを求める顧客もいる。このように顧客ごとに顧客要求事項はさまざまであり、さらに個々の顧客は複数の基準を総合的に判断し「品質」の基準を定めるのが一般的であるといえる。

## 2│臨床研究における品質

　臨床研究および治験の品質保証、品質確保を論じるに当たって、最初に臨床研究および治験における「品質」とは何かを考えたい。前述のように「品質」は顧客要求事項により決定される。商品における顧客はすなわちその商品の購入者であるが、臨床研究および治験における顧客とは誰であろうか。臨床研究および治験においては研究者自身が目指すアウトプットの観点から考えると、顧客と「品質」は理解しやすい。

　われわれ研究者が臨床研究を実施するときには、それぞれの研究の目指すアウトプットを自らが想定して行うのが通常である。研究の目指すアウトプットはさまざまであるが、例えば学会発表、論文掲載などの学術面や、先進医療や患者申出療養*などの診療面、治験においては製造販売承認の取得などが該当する。そしてこれら学術面、診療面あるいは製造販売承認のいずれのアウトプットに対しても、それぞれ要求される「品質」の基準が定められている。顧客要求事項としては学会発表や論文掲載の場合、研究者が投稿する学会や雑誌に採択される基準 (通常は公に示されていないことが多い) があり、製造販売承認の場合には厚生労働省、医薬品医療機器総合機構 (PMDA) の審査に適合し承認されるために必要な基準がある。これらは主に原資料、データ、解析、論文や申請書類など研究の各プロセスから導出される成果物における信頼性に焦点が当てられることが多いが、顧客 (論文であればエディターや査読者など、先進医療や製

*：患者申出療養
未承認薬などを迅速に保険外併用療養として使用したいという困難な病気と闘う患者の思いに応えるため、患者からの申し出を起点とする新たな仕組みとして創設された。将来的に保険適用につなげるためのデータ、科学的根拠を集積することを目的としている。

造販売承認であれば厚生労働省などの規制当局）により定められており、研究者が目標とするアウトプットに応じて求められる顧客要求事項には差がある。

　また臨床研究および治験には、もう1つ「品質」を規定する重要な要件として、規制要求事項がある。これは臨床研究および治験に適用される法規制などのことであり、「人を対象とする医学系研究に関する倫理指針」（以下、「医学系指針」）、「医薬品の臨床試験の実施の基準に関する省令」（以下、GCP省令）、「臨床研究法」および「臨床研究法施行規則」さらに再生医療においては、「再生医療を国民が迅速かつ安全に受けられるようにするための施策の総合的な推進に関する法律」（再生医療推進法）、「再生医療等の安全性の確保等に関する法律」（再生医療等安全性確保法）などが該当する[**表1**]。この規制要求事項もまた臨床研究の目標とするアウトプットに応じ要求水準に差があることはいうまでもないが、いずれも最低限順守されなければならない基準である。

## 3　なぜ臨床研究には品質保証と品質管理が必要か

　従来、企業主導治験では「医薬品、医療機器等の品質、有効性及び安全性の確保等に関する法律」（医薬品医療機器等法）やGCP省令などの規制があり、そのなかで品質保証・品質管理体制が規定・確立されてきた[1, 2]。また臨床試験の実施の国際基準であるICH-GCP（International Council for Harmonisation of Technical Requirements for Pharmaceuticals for Human Use］: ICH Harmonised Tripartite Guideline: Guideline for Good Clinical Practice E6）においても品質保証と品質管理が求められてきた[3]。

**表1：臨床研究の品質：顧客要求事項と規制要求事項（例）**

| 顧客要求事項 | 規制要求事項 |
| --- | --- |
| ・原資料の質（診療録、症例報告書など）<br>　精度<br>　信頼性<br>　妥当性<br>・解析データ・データセットと原資料との整合性<br>・データ取得プロセス<br>・CRCの記録<br>・解析に用いないデータの管理<br>・モニタリング報告書<br>・監査報告書<br>・論文や申請書類 | ・人を対象とする医学系研究に関する倫理指針<br>・医薬品の臨床試験の実施の基準に関する省令（GCP）<br>・臨床研究法および臨床研究法施行規則<br>・再生医療を国民が迅速かつ安全に受けられるようにするための施策の総合的な推進に関する法律<br>・再生医療等の安全性の確保等に関する法律<br>・各種施設内規定<br>・研究実施に当たっての手続き<br>・倫理審査<br>・臨床試験登録<br>・利益相反の管理<br>・インフォームドコンセント<br>・研究計画書の順守 |

一方、医師主導臨床試験においては、昨今の臨床試験の不正などにより、わが国における臨床研究に対する社会の目が厳しくなり、国際的にもわが国の臨床研究における信頼性は失墜した。このような背景のなか、信頼性の高い臨床研究を実施することを目的に、「医学系指針」が制定された。この「医学系指針」では臨床研究における品質マネジメントの必要性が明記されており、侵襲を伴う介入研究においてはモニタリングと必要に応じて監査を行うことが定められた[4]。さらに「医学系指針」の制定を受けて、各研究機関におけるモニタリングと監査の体制整備と実施を支援するために、2015年に「臨床試験のモニタリングと監査に関するガイドライン」が作成された[5]。2018年より施行された臨床研究法においても「医学系指針」と同時に品質マネジメントが要求されている。国際的にはICH-GCPにあるように以前から臨床研究の品質保証・品質管理が要求されており、わが国の臨床研究においても同様に品質保証、品質管理体制、品質システムを導入することが、国際水準の臨床研究を実施するために必要とされている。

再生医療における治験および臨床研究の規制要求事項として、治験については再生医療推進法、臨床研究の実施については、再生医療等安全性確保法とその関連省令などがある[6,7]。これらの規制要求事項において、治験は医薬品医療機器等法の規定に基づき実施することとされている[1]。また臨床研究の実施については、再生医療等安全性確保法に基づいて実施され、「再生医療等の安全性の確保等に関する法律施行規則」（以下、安全性確保法施工規則）第8条の五～七にて、研究として再生医療等を提供する場合、モニタリングと監査の実施が求められている。このように再生医療分野においても、一般的な治験および臨床研究と同様の品質保証と品質管理の実施が求められている。

## 4 品質マネジメントシステム ─品質保証と品質管理

ISO 9000では品質保証と品質管理は、品質計画、品質改善とともに品質マネジメントの一環とされている。いずれも品質方針と品質目標を設定し、達成するために行う活動である【図1】。臨床研究および治験においてもICH-E6（R2）（ICH-GCP）では品質マネジメントシステムの考え方が提唱されている。この概念はほぼISOで示された品質マネジメントと同一である。したがって臨床研究の品質保証・品質管理を行うに当たっては、研究開始時に研究者自らが当該研究の目指すアウトプットに応じて、顧客要求事項と規制要求事項を考慮した品質を規定し、その品質を確保するための品質保証と品質管理を行うことが重要である。

臨床研究における品質マネジメントは、品質保証活動の一環である監査と、品質管理活動の一環であるモニタリングが中心的役割を果たして

**図1：品質マネジメントと品質保証、品質管理**

> **品質マネジメント**
> 品質方針および品質目標を設定し、これを達成するために、組織を指揮し、管理するための調整された活動。
>
> - **品質計画**
>   品質目標を設定することおよび必要な運用プロセスを規定すること、並びにその品質目標を達成するための関連する資源に焦点を合わせた品質マネジメントの一部。
> - **品質保証**
>   品質要求事項が満たされるという確信を与えることに焦点を合わせた品質マネジメントの一部。
> - **品質管理**
>   品質要求事項を満たすことに焦点を合わせた品質マネジメントの一部。
> - **品質改善**
>   品質要求事項を満たす能力を高めることに焦点を合わせた品質マネジメントの一部。

〔資料〕日本規格協会：JIS Q9000：2015　品質マネジメントシステム―基本及び用語：2015.

いる。「臨床試験のモニタリングと監査に関するガイドライン」において、モニタリングは「臨床試験の実施において研究対象者の人権と福祉の保護、臨床試験データの正確性、原資料とのトレーサビリティの確保、試験実施計画書と各種規制要件の順守状況を、試験のプロセスごとに実施する品質管理活動」とされる。一方、監査は「当該試験が研究計画書、標準業務手順書ならびに規制要件などを順守して実施されたかを第三者が確認する品質保証活動」とされる[5]。品質保証活動の一環である監査については次節第2部第2章「4.再生医療における臨床試験の監査」で述べるため、以後本節では品質管理活動の一環であるモニタリングについて述べる。

## 5 | 臨床研究における品質管理 ―PDCAサイクル

日本工業規格 (Japanese Industrial Standards：JIS) では、品質管理について「品質保証行為の一部をなすもので、部品やシステムが決められた要求を満たしていることを、前もって確認するための行為」と定義している[8]。製造業における品質管理は、従来は、成果物の問題点・課題を抽出し、必要に応じて排除あるいは是正する品質管理手法が重要視されていたが、現在では製造プロセスに着目し、是正すべき課題が繰り返し生じないように業務改善を行う手法が中心となっている。このプロセスに着目し、アプローチを行う品質管理の手法として、PDCAサイクルが広く用いられている [図2]。近年このPDCAサイクルを用いたプロセスアプローチによる業務改善は、医療現場においても普及している。

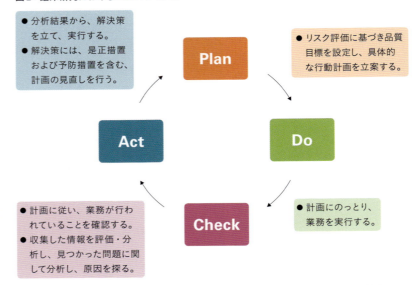

図2：臨床研究におけるPDCAサイクル

〔資料〕厚生労働科学研究費補助金（医薬品・医療機器等レギュラトリーサイエンス総合研究事業）「治験活性化に資するGCPの運用等に関する研究」班及び大学病院臨床試験アライアンス（代表：渡邉裕司）：臨床試験のモニタリングと監査に関するガイドライン．臨床薬理 2015; 46(3): 133-178.

　臨床研究においても、取得された原資料やデータのエラーを抽出し是正するだけの品質管理活動は非効果・効率的であり、「臨床試験のモニタリングと監査に関するガイドライン」においてもPDCAサイクルを用いたプロセスアプローチが推奨されている[5]。研究者自身で定めた品質管理方針と品質目標を達成・維持するために、試験の各フェーズ（研究計画立案・準備、倫理審査、試験実施、終結）において、PDCAサイクルを用いて問題点・課題抽出と是正、さらには研究計画の見直しまでも念頭に置いた、是正の必要が生じるような課題が発生しないようにプロセスの改善策を講じることが重要である。

## 6 モニタリングの実際

### [1] モニタリングの前提条件、モニタリングの実施主体者と担当者

　臨床研究における品質管理の前提条件として、研究責任者自らが実施しようとする研究の品質を設定し、研究立案の段階で品質を満たすために必要な要件を十分に検討して研究計画書、モニタリング手順書や計画書を作成することが必要である。また、研究実施機関としての研究支援・実施組織体制や、治験審査委員会・倫理審査委員会などの審査体制の確立なども前提条件であり、これら組織体制が不十分な場合にはそれ自体が臨床研究におけるリスク要因となり得る。

　GCP省令、「医学系指針」および臨床研究法において、モニタリングの

実施主体者はGCP省令では治験依頼者、「医学系指針」では研究責任者、臨床研究法では研究責任医師、安全性確保法施行規則では再生医療等の提供を行う医療機関の管理者とされている。またいずれにおいても、あらかじめ手順を定め文書化することと定められている。モニタリング担当者すなわちモニターについても実施主体者が指名する点で相違はないが、治験においては、実施医療機関内でモニターを指定する場合には第三者を指定するべきとされるのに対して、臨床試験におけるモニターは、必ずしも当該臨床試験に関わらない者である必要はなく、研究者自らによるモニタリングも許容される（当該者が直接担当する業務を除く）。

　前述のように治験におけるモニタリングの実施主体者は治験依頼者であるため、以下本節では研究責任者が主体者となり実施される医師主導臨床研究におけるモニタリングについて、「医学系指針」および臨床研究法、安全性確保法施行規則の立場から記述する。

### [2] モニタリングの種類

　モニタリングの実施に当たっては以下の3種類の手法のいずれかを選択、あるいは組み合わせて実施されることが多い。①on-siteモニタリング：試験実施機関を訪問し、原資料などを直接閲覧する、②off-siteモニタリング：電話、fax、e-mailなどを活用し試験実施機関外部で行う、③中央モニタリング：試験データを中央管理し確認する。いずれの手法にも一長一短があるため、臨床試験のもつリスクに応じた選択・組み合わせを考える必要性がある。詳細は「臨床試験のモニタリングと監査に関するガイドライン」などを参考にされたい[5]。

### [3] Risk Based Approach

　近年治験、臨床研究ともにプロトコルが複雑化し、多施設共同試験や国際共同試験の増加などに伴い膨大なデータを取り扱う状況になっているなかで、従来のように大部分を直接閲覧に依存したモニタリングを実施することは困難になっている。そのような背景のなかで、2013年に米国食品医薬品局（Food and Drug Administration：FDA）、欧州医薬品庁（European Medicines Agency：EMA）よりQuality Risk Managementの考え方が提唱された[9, 10]。ICH-E6（R2）においてもQuality Risk Managementが示されている。さらに「臨床試験のモニタリングと監査に関するガイドライン」においてもRisk Based Approachという考え方が示された。このように現在では各種規制要求事項においても、プロセスアプローチに焦点を当てた、研究のリスクマネジメントと品質保証・品質管理が重要視されている。

臨床研究および治験における品質目標と品質方針は個々の研究ごとにさまざまであり、それを達成するための品質管理手法も画一的ではない。一般に品質管理活動に投入可能な人的、金銭的リソースには制約があることが多く、それらを効果的に用いて必要かつ十分な品質を担保する品質管理活動としてのモニタリングを実施することが必要である。そのためには研究責任者が研究の実施前に適切なリスクの評価を行い、そのリスクに応じたモニタリング（および監査）の実施計画を立案・決定しておく必要性がある。リスクは研究実施のプロセスごとに、発生頻度や重篤性、試験プロセス上の重要性などの観点から評価する必要がある。このように勘案されたリスクに基づきモニタリングの頻度、手法（on-site/off-site

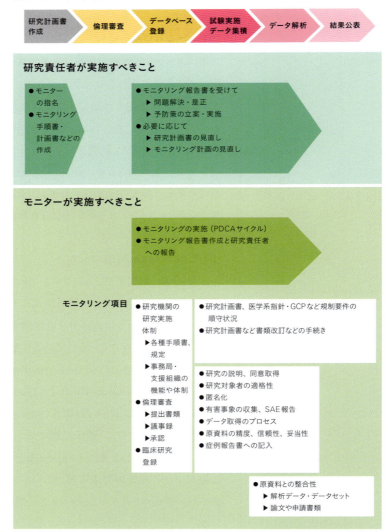

図3：モニタリングのプロセス

など）を検討し、モニタリング手順書・計画書を作成することで適切にリソースを配分したモニタリングが実施可能になる。リスクに基づくモニタリング計画の立案方法については、「臨床試験のモニタリングと監査に関するガイドライン」や日本医師会治験促進センターのホームページにある「治験・臨床研究のクオリティマネジメントプランの策定に関する成果物」の「リスク評価表」などを参考にされたい[5, 11]。

## [4] モニタリング計画の作成、実施と報告

　**図3**にモニタリングを実施するに際しての研究責任者の役割とモニターの役割について臨床研究のプロセスごとに示した。研究計画書作成から倫理審査に当たっては研究責任者の責務として、モニターの指名とRisk Based Approachを考慮したモニタリング手順書・計画書を作成することが求められる。研究実施中の顧客要求事項や規制要求事項に対するモニタリングのみならず、研究機関の研究実施体制、倫理審査状況、研究データベース登録などモニタリング項目は多岐にわたる。これらのプロセスごとにPDCAサイクルを回していくことが、是正措置のみならず組織あるいは研究者へのプロセスアプローチとしての是正すべき課題が繰り返し生じないような予防策を講じることとなる。

#### 文献

1) 医薬品、医療機器等の品質、有効性及び安全性の確保等に関する法律（昭和 35 年 8 月 10 日法律第 145 号）：1960.
2) 厚生労働省：医薬品の臨床試験の実施の基準に関する省令（平成 9 年 3 月 27 日厚生省令第 28 号）：1997.
3) International Conference on Harmonisation of Technical Requirements for Registration of Pharmaceuticals for Human Use: ICH Harmonised Tripartite Guideline: Guideline for Good Clinical Practice E6 (R1): 1996.
4) 文部科学省，厚生労働省：人を対象とする医学系研究に関する倫理指針（平成 26 年文部科学省・厚生労働省告示第 3 号）：2014.
5) 厚生労働科学研究費補助金（医薬品・医療機器等レギュラトリーサイエンス総合研究事業）「治験活性化に資する GCP の運用等に関する研究」班及び大学病院臨床試験アライアンス（代表：渡邉裕司）：臨床試験のモニタリングと監査に関するガイドライン. 臨床薬理 2015; 46(3): 133-178.
6) 再生医療を国民が迅速かつ安全に受けられるようにするための施策の総合的な推進に関する法律（平成 25 年 5 月 10 日法律第 13 号）：2013.
7) 厚生労働省医政局：「再生医療等の安全性の確保等に関する法律」に基づき研究を実施するに当たり留意すべき事項について（平成 27 年 9 月 15 日医政研発 0915 第 1 号）：2015.
8) 日本規格協会：JIS Q9000：2015 品質マネジメントシステム—基本及び用語：2015.
9) U.S.Department of Health and Human Services Food and Drug Administration: Guidance for Industry Oversight of Clinical Investigations—A Risk-Based Approach to Monitoring: 2013.
10) European Medicines Agency: Reflection paper on risk based quality management in clinical trials: 2013.
11) 日本医師会治験促進センター：治験・臨床研究のクオリティマネジメントプランの策定に関する成果物 リスク評価表：2016.

## まとめのページ

☐ 一般に「品質」とは「本来備わっている特性の集まりが、要求事項を満たす程度」あるいは「品物またはサービスが、使用目的を満たしているかどうかを決定するための評価の対象となる固有の性質・性能の全体」と定義される。

☐ 臨床研究および治験の品質は研究者が目指すアウトプットに応じた原資料やデータなどの水準（顧客要求事項）と、臨床研究および治験の実施に当たって順守すべき規制要求事項で決定される。

☐ 臨床研究および治験の信頼性を保証するために、ICH-GCP、GCP省令では品質保証と品質管理が求められている。「医学系指針」においても、品質保証の一環である監査の実施と、品質管理の一環であるモニタリングについて規定されている。

☐ 臨床試験のモニタリングは、試験の実施の各フェーズにおけるプロセスの管理である。問題点・課題を抽出し、それらを是正するのみではなく、一般に広く用いられているPDCAサイクルを用いて、プロセスにおいて発生した是正すべき課題が繰り返し生じないような予防策を講じることが重要である。

☐ モニタリングの実施主体者は、GCP省令では治験依頼者、「医学系指針」では研究責任者、臨床研究法では研究責任医師、安全性確保法施行規則では再生医療等を提供する医療機関の管理者と定められている。

☐ 限られた人的、金銭的リソースを効果的に用いて必要かつ十分な品質を担保するモニタリングを実施するため、研究責任者による研究実施前のリスク評価、またリスクの発生頻度や重篤性、試験プロセス上の重要性などからモニタリングの頻度・手法を検討したモニタリング手順書・計画書を作成することで、適切にリソースを配分したモニタリングが実施可能である。

☐ モニタリングの実施に当たって確認すべき事項は、試験実施中の原資料やデータだけではなく、倫理審査後の研究機関の研究実施体制、倫理審査状況、研究データベース登録など多岐にわたる。

練習問題

**❶** 以下の**1**から**5**までの記述のうち、誤っているものを**2**つ選びなさい。

**1** 品質とは「本来備わっている特性の集まりが、要求事項を満たす程度」と定義される。
**2** 臨床研究の品質は画一的である。
**3** 臨床研究の品質を決定するのは、研究者自身である。
**4** 臨床研究の品質は目標とするアウトプットと規制要求事項が規定要因になる。
**5** 臨床研究における規制要求事項とは、原資料、データなどを指す。

**❷** 以下の**1**から**5**までの記述のうち、誤っているものを**2**つ選びなさい。

**1** ICH-E6(ICH-GCP)では、品質保証と品質管理の実施を求めている。
**2** 「医学系指針」では、侵襲を伴う介入研究においてはモニタリングと必要に応じて監査を行うことを求めている。
**3** ICH-E6において、品質保証と品質管理は治験責任医師の責任で実施される。
**4** 「医学系指針」において、侵襲を伴う介入研究において実施するモニタリングは研究責任者の責務である。
**5** 「医学系指針」および臨床研究法において、モニタリングに従事する者は当該研究に携わる研究者であってはならない。

**❸** 以下の**1**から**5**までの記述のうち、誤っているものを**2**つ選びなさい。

**1** ISO 9000において、品質管理は品質マネジメントの一環とされている。
**2** 品質マネジメントは、品質方針および品質目標を設定し、これを達成するために、組織を指揮し、管理するための調整された活動である。
**3** 臨床研究の品質保証・品質管理を行うに当たっては、研究開始時に研究者自らが当該研究の目指すアウトプットを設定し、それに応じた品質管理目標を設定することが重要である。
**4** 品質管理は、品質要求事項が満たされるという確信を与えることに焦点を合わせた品質マネジメントの一部である。
**5** 「臨床試験のモニタリングと監査に関するガイドライン」において、モニタリングは当該試験が研究計画書、標準業務手順書ならびに規制要件などを順守して実施されたかを第三者が確認する品質保証活動とされている。

第2章 臨床研究の計画と運用

3. 臨床研究および治験の品質保証とデータモニタリングによる品質確保　　281

❹ 以下の**1**から**5**までの記述のうち、<u>誤っているもの</u>を<u>2つ</u>選びなさい。

**1** 臨床研究の品質管理において、PDCAサイクルを用いることは有用である。

**2** モニタリングを実施するに当たって、ICH-GCP、「医学系指針」のいずれにおいても、手順を文書化することが求められている。

**3** モニタリングは研究の実施中だけ行えばよい。

**4** モニタリングは問題点・課題を抽出し、それらを是正さえすればよい。

**5** 研究実施機関の研究支援・実施組織体制や、治験審査委員会・倫理審査委員会などの審査体制の確立は、臨床研究の品質管理を実施するための前提条件となる。

❺ 以下の**1**から**5**までの記述のうち、<u>誤っているもの</u>を<u>2つ</u>選びなさい。

**1** on-site モニタリングは試験実施機関を訪問し、原資料などを直接閲覧する手法である。

**2** off-site モニタリングは電話、fax、e-mail などを活用し試験実施機関外部で行う手法である。

**3** 臨床試験におけるモニタリングでは必ずon-site モニタリングを実施すべきである。

**4** 臨床試験におけるモニタリングではoff-site モニタリングは推奨されていない。

**5** 実際のモニタリングでは、臨床研究のリスクに応じてon-site モニタリング、off-site モニタリング、中央モニタリングいずれかの選択あるいは組み合わせを考える必要性がある。

❻ 以下の**1**から**5**までの記述のうち、<u>誤っているもの</u>を<u>2つ</u>選びなさい。

**1** 臨床研究および治験における品質目標は画一的であるので、品質保証・品質管理も画一的に実施される。

**2** 臨床試験のモニタリングと監査に関するガイドラインにおいて Risk Based Approach の考え方が示された。

**3** モニターは研究の実施前に適切なリスクの評価を行い、そのリスクに応じたモニタリング（および監査）の実施計画を立案・決定しておくことが求められる。

**4** リスクは研究実施のプロセスごとに、発生頻度や重篤性、試験プロセス上の重要性など評価する必要がある。

**5** 研究実施のプロセスごとにPDCAサイクル用いた品質管理活動を実施することは、是正すべき課題が繰り返し生じないような予防策を講じることへつながる。

## 解答と解説

### ❶ 解答：2、5

解説：

**2** 臨床研究の品質は研究者自身が顧客要求事項と規制要求事項から定めるものであり、画一的ではない。

**5** 規制要求事項とは、臨床研究および治験に適用される法規制などのことである。

### ❷ 解答：3、5

解説：

**3** ICH-GCPにおいて品質保証と品質管理は、治験依頼者の責任で実施される。(ICH-E6 5.1.1)

**5** 「医学系指針」および臨床研究法において、モニタリングに従事する者は必ずしも当該臨床試験に関わらない者である必要はない。

### ❸ 解答：4、5

解説：

**4** 品質管理は、部品やシステムが決められた要求を満たしていることを、前もって確認するための行為である。(JIS)

**5** モニタリングは「臨床試験の実施において研究対象者の人権と福祉の保護、臨床試験データの正確性、原資料とのトレーサビリティの確保、試験実施計画書と各種規制要件の順守状況を、試験のプロセスごとに実施する品質管理活動」である。(「臨床試験のモニタリングと監査に関するガイドライン」)

### ❹ 解答：3、4

解説：

**3** モニタリングは研究の実施中のみならず、研究機関の研究実施体制、倫理審査状況、研究データベース登録など多岐にわたって行われる。

**4** モニタリングは是正措置に加え、予防的な措置を行うことが重要である。(「臨床試験のモニタリングと監査に関するガイドライン」)

### ❺ 解答：3、4

解説：

　on-site モニタリング、off-site モニタリングおよび中央モニタリングのいずれの手法にも一長一短があるため、臨床試験のもつリスクに応じた選択・組み合わせを考えてモニタリングを実施する。

### ❻ 解答：1、3

解説：

**1** 臨床研究および治験における品質目標は画一的ではないため、品質保証・品質管理も画一的ではない。

**3** 研究責任者が研究の実施前に適切なリスクの評価を行い、そのリスクに応じたモニタリング（および監査）の実施計画を立案・決定する。

**3. 臨床研究および治験の品質保証とデータモニタリングによる品質確保　283**

# 4. 再生医療における臨床試験の監査

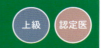

元独立行政法人医薬品医療機器総合機構 廣瀬 誠

## Abstract

　一般に、臨床試験（治験）や臨床研究における監査とは、その信頼性を確保（品質を保証）するため、基準または指針、計画書、手順書などに従って行われたかどうかについて、モニタリングなどとは独立して行う調査をいう。監査の基本的な考え方などは、再生医療等製品の場合でも、医薬品や医療機器と同様である。

　監査に従事する者（監査担当者）は、監査の対象となる治験製品の開発や研究の実施、モニタリングに関連した業務を担当する者であってはならず、独立性が求められている。

　監査は、監査に関する計画書や手順書に従って行う。企業治験の場合、監査担当者は監査報告書および監査証明書を作成し、治験依頼者に提出する。また、医師主導治験の場合は、自ら治験を実施する者と実施医療機関の長に、それぞれ監査報告書および監査証明書を提出する必要がある。なお、医師主導治験の場合、実施医療機関の長は、監査報告書を受け取った際に、治験審査委員会の意見を聴かなければならない。これにより治験の適切性について、監査および治験審査委員会が相互に点検することを目指している。また、臨床研究の場合（「再生医療等の安全性の確保等に関する法律」〔以下、再生医療等安全性確保法〕に基づき、研究として再生医療等を行う場合）は、監査に従事する者は、監査の結果を医療機関の管理者に報告しなければならない（再生医療等安全性確保法に基づく監査は2019年4月1日より施行）。

　なお監査方法については、再生医療等に用いられる製品の特性（製品品質に不均質性があるという点や未知のリスクがあるという点）を考慮することが望まれる。

- 監査は、治験や臨床研究において、その信頼性を確保するために行う。
- 監査は、監査に関する計画書や手順書に従って行う。監査に従事する者は、監査の対象となる治験製品の開発や研究の実施、モニタリングに関連した業務を担当する者であってはならない（独立性が求められている）。
- 監査の結果については適切に報告、評価されることが重要である。
- 再生医療等製品の特性（製品品質に不均質性があるという点や未知のリスクがあるという点）を考慮した監査方法への配慮が望まれる。

## 1│監査について

　一般に、臨床試験（治験）や臨床研究における監査とは、その信頼性を確保（品質を保証）するため、基準または指針、計画書、手順書などに従って行われたかどうかについて、モニタリングなどとは独立して行う調査をいう。監査の基本的な考え方などは、再生医療等製品の場合でも、医薬品や医療機器と同様である。

　ここでは、「再生医療等製品の臨床試験の実施の基準に関する省令」[1]（以下、再生医療等製品GCP省令）における監査を中心に、その実施方法などについて説明するとともに、再生医療等安全性確保法における監査についても触れる。

　臨床試験におけるモニタリング、監査については、すでに「臨床試験のモニタリングと監査に関するガイドライン」[2] が作成されているので、参照されたい。

### [1] 治験の場合

　再生医療等製品の臨床試験（治験）において、監査では、その治験が再生医療等製品GCP省令および治験実施計画書、手順書に従って実施され、データが記録、解析され、正確に報告されているか否かを確定するため、治験依頼者（または自ら治験を実施する者）によって指名された監査担当者が治験に係る業務および文書を体系的かつ独立性をもって検証することが求められている。なお、監査については、受託者に業務を委託することが可能である。この場合、委託に係る業務の範囲や手順に関する事項など、再生医療等製品GCP省令で求めている事項を記載した文書により、受託者との間で契約を締結する必要がある **[表1]**。

#### ①監査を行う者

　治験において、監査は「治験依頼者」が行うが、自ら治験を実施する者の場合は、「指定された特定の者」が監査を行う。また再生医療等安全性確保法では医療機関の管理者が実施させることになっている。

　実際に監査に従事する者を「監査担当者」といい、監査手順書に規定された要件（一般的には、品質管理、品質保証、監査に関するスキルなどについて一定の教育研修を受け、関連する法規制や監査手順を理解した者であることが望ましい）を満たす者を指名する。

　なお、監査担当者は、監査の対象となる治験製品の開発やモニタリングに関連した業務を担当する者であってはならないとされており、それらの業務を行う者とは独立していることが求められている。参考となる「『医薬品の臨床試験の実施の基準に関する省令』のガイダンス」[3] では、監査担当者は、医薬品の開発に係る部門およびモニタリングを担当する部門に属してはならないとされている。

**4. 再生医療における臨床試験の監査**　　285

**表1：臨床試験（治験）における業務の委託等を行う際の契約書への記載すべき事項**

| 治験依頼者 | 自ら治験を実施する者 |
|---|---|
| 1. 委託に係る業務の範囲 | 1. 同左 |
| 2. 委託に係る業務の手順に関する事項 | 2. 同左 |
| 3. 2の手順に基づき、当該委託に係る業務が適正かつ円滑に行われているかどうかを治験の依頼をしようとする者が確認することができる旨 | 3. 2の手順に基づき、当該委託に係る業務が適正かつ円滑に行われているかどうかを自ら治験を実施しようとする者、または実施医療機関が確認することができる旨 |
| 4. 受託者に対する指示に関する事項 | 4. 同左 |
| 5. 4の指示を行った場合において、当該措置が講じられたかどうかを治験の依頼をしようとする者が確認することができる旨 | 5. 4の指示を行った場合において、当該措置が講じられたかどうかを自ら治験を実施しようとする者、または実施医療機関が確認することができる旨 |
| 6. 受託者が治験の依頼をしようとする者に対して行う報告に関する事項 | 6. 受託者が自ら治験を実施しようとする者、または実施医療機関に対して行う報告に関する事項 |
| 7. 当該委託する業務に係る再生医療等製品GCP第14条の措置に関する事項 | 7. 当該委託する業務に係る再生医療等製品GCP第23条の措置に関する事項 |
| 8. その他当該委託に係る業務について必要な事項 | 8. 同左 |

〔資料〕厚生労働省：再生医療等製品の臨床試験の実施の基準に関する省令：2014.

　自ら治験を実施する者が、当該実施医療機関内の者を監査担当者に指定する場合には、当該治験または当該治験に対するモニタリングに従事していない第三者を指定するべきである。

②監査の種類

　監査には、「治験のシステムに対する監査」と「個々の治験に対する監査」がある。

　治験のシステムに対する監査は、治験依頼者、実施医療機関および治験の実施に係るその他の施設における治験のシステムが適正に構築され、かつ適切に機能しているか否かを評価するために行うものである。

　個々の治験に対する監査は、当該治験の規制当局に対する申請上の重要性、被験者数、治験の種類、被験者に対する治験の危険性のレベルおよびモニタリングなどで見いだされたあらゆる問題点を考慮して、治験依頼者、実施医療機関および治験の実施に係るその他の施設に対する監査の対象や時期などを決定したうえで行う必要がある。

　また、監査を行う手法として、直接閲覧（原資料をはじめとする治験に係る文書や記録）、インタビュー（監査対象となる業務の担当者〔責任医師、治験コーディネーター〈clinical research coordinator：CRC〉、薬剤師、検査科担当者など〕）、ツアー（診察室、治験での検査が行われる場所、治験薬保管場所、資料保管場所など）がある。

　監査とモニタリングは異なるが、監査担当者も必要に応じて実施医療機関および治験に係るその他の施設を訪問し、原資料を直接閲覧するこ

とにより治験が適切に実施されていること、データの信頼性が十分に保たれていることを確認することが求められている [**表2**]。

### ③監査の準備 (計画書や手順書)

監査を実施するためには、まず監査業務に関する手順書を作成するとともに、監査に関する計画書を作成する必要がある。

医師主導治験の場合、自ら治験を実施しようとする者は、あらかじめ（治験の開始に先立ち）、監査手順書、監査計画書を作成して実施医療機関の長に提出し、治験審査委員会の意見を聴き、承認を得る必要がある。

(1) 監査手順書に記載する項目の例
- 監査担当者を選定するための手続き（監査担当者の要件を含む）
- 監査の対象*
- 監査の方法および頻度
- 監査報告書の様式と内容

(2) 監査計画書に記載する項目の例
- 臨床試験名
- 監査担当（予定）者
- 監査の対象
- 監査の実施時期
- 報告

**＊：監査の対象**
対象となる機関は、治験依頼者（自社）、実施医療機関、開発業務受託機関であり、対象となる内容はモニタリング、安全性報告、治験製品、総括報告書、被験者同意、治験審査委員会などである。

**表2：モニタリングと監査の違い**

■**モニタリングの目的**
被験者の人権の保護、安全の保持及び福祉の向上が図られていること、治験が最新の治験実施計画書及びGCPを順守して実施されていること、治験責任医師又は治験分担医師から報告された治験データ等が正確かつ完全で原資料等の治験関連記録に照らして検証できることを確認する。
➡品質管理業務

■**監査の目的**
治験の品質保証のために、治験がGCP、治験実施計画書及び手順書を順守して行われているか否かを通常のモニタリング及び治験の品質管理業務とは独立・分離して評価することにある。
➡品質保証業務

| | モニタリング | 監査 |
|---|---|---|
| 実施者 | モニター | 監査担当者 |
| 目的 | 逸脱等の早期発見・改善・予防 | 品質管理の保証 |
| 対象 | 全施設・全症例 | 一部の施設・一部の症例 |
| 方法 | 面接・直接閲覧 | インタビュー・直接閲覧・ツアー |
| 内容 | 品質管理業務 | 品質管理業務の調査 |

〔出所〕日本製薬工業協会医薬品評価委員会臨床評価部会タスクフォース4：モニタリング・監査. 医療機関向けトレーニング資料：2015.

④被験者に対する文書による説明と同意の取得

　監査に関する事項として、被験者に交付すべき説明文書には、「被験者の秘密が保全されることを条件に、モニター、監査担当者および治験審査委員会などが原資料を閲覧できる旨」の記載が必要である。

⑤監査の実施

　手順書や計画書に従って監査を実施する。

⑥監査結果の報告など

　監査担当者は、監査を実施した場合には、監査の記録に基づき監査報告書を作成し、記名押印または署名のうえ、治験依頼者に提出する。監査報告書には、報告書作成日、被監査部門名、監査の対象、監査実施日、監査結果（必要な場合には改善提案を含む）および当該報告書の提出先を記載することが求められる。

　また監査担当者は、監査を行った治験について、監査が実施されたことを証明する監査証明書を作成し、記名押印または署名のうえ、治験依頼者に提出する。

　なお医師主導治験においては、監査報告書および監査証明書は、自ら治験を実施する者に加えて、実施医療機関の長に提出する必要があることに留意する必要がある。

　実施医療機関の長は、自ら治験を実施する者の行う治験について、監査報告書を受け取った際に、当該実施医療機関における治験の実施の適切性について、治験審査委員会の意見を聴かなければならないとされている。この趣旨は、モニタリングまたは監査が適切に実施されたことを確認することである。つまり自ら治験を実施する者が行う治験が適切に行われているかについて、モニタリングまたは監査に関して、治験審査委員会による確認も併せて実施することにより、モニタリング、監査および治験審査委員会が相互に点検する趣旨のものである。

　監査機能の独立性と価値を保つために、規制当局は、通常の調査の際には監査報告書の閲覧を求めない。ただし、重大な再生医療等製品GCP省令不順守が認められる場合には、監査報告書や監査の記録について閲覧を求めることができる。

⑦秘密の保持

　治験依頼者またはその役員もしくは職員が、職務上（監査業務上）知り得た人の秘密（被験者の情報）を漏らしてはならない。

　また実施医療機関の長は、被験者の秘密の保全が担保されるよう、必要な措置を講じることが義務づけられており、自ら治験を実施する者や関係する職員は、職務上（監査業務上）知り得た人の秘密（被験者の情報）を漏らしてはならない。

これらの守秘義務は退職後においても同様である。

### ⑧監査への協力

実施医療機関の長は、治験依頼者が実施し、または自ら治験を実施する者が実施させるモニタリングおよび監査ならびに治験審査委員会などによる調査に協力しなければならない。

実施医療機関の長は、モニタリング、監査または調査が実施される際には、モニター、監査担当者または治験審査委員会などの求めに応じ、治験に関する記録を閲覧に供しなければならない。

### ⑨再生医療等製品の監査に対する配慮

再生医療等製品は、製品品質に不均質性があるという点や未知のリスクがあるという点で通常の医薬品や医療機器と異なる点があり、そのような視点から、臨床試験デザイン、治験製品の品質管理や取り扱い、安全性情報の収集などにおいて、個々の製品の特徴を考慮した適切な監査となっているのかどうか配慮することが望まれる。

例えば、被験者から細胞・組織の採取が必要となる製品、試験中に製造期間を必要とする製品、長期間にわたり体内に残存することが想定される製品などがあり、これらの特徴を有する製品の臨床試験では、監査などにおいて治験製品の品質管理や有害事象の収集に一層の注意を払うなど、通常の医薬品の臨床試験とは異なる方法の検討が必要となる場合があるかもしれない。

### ⑩GCP調査の視点と、調査実績からみた留意点

医薬品医療機器総合機構（PMDA）信頼性保証部では、「医薬品、医療機器等の品質、有効性及び安全性の確保等に関する法律」（医薬品医療機器等法）に基づき承認申請などのあった製品について申請資料などの信頼性の調査を行っている。

調査において確認している事項としては、誰が監査を行っているのか、計画書や手順書が作成されているか、監査計画書、監査手順書に従って監査が行われているか、監査結果が報告されているか、などである。

2015（平成27）年度は、新医薬品である調査対象106品目に関して、国内の114の治験依頼者および225の実施医療機関について、GCP実地調査を実施した。また、監査に関連した改善すべき事項の具体的事例としては、以下のものがある。

- ・治験依頼者は、監査に係る業務の一部を開発業務受託機関（contract research organization：CRO）に委託していたが、当該CROの監査担当者は、作成した監査報告書を治験依頼者に提出していなかった（企業治験）。
- ・自ら治験を実施しようとする者は、あらかじめ、監査計画書を実施

医療機関の長に提出し、治験の実施の承認を得なければならない
が、提出していなかった(医師主導治験)。
・治験実施医療機関の長は、監査報告書を受け取っていたが、治験
審査委員会の意見を聴いていなかった(医師主導治験)。

### [2] 臨床研究の場合

　臨床研究(再生医療等安全性確保法に基づき、研究として再生医療等を行う場合)では、2019年4月1日以降、「再生医療等の安全性の確保等に関する法律施行規則」[4]に従い、必要に応じて、研究計画書ごとに監査に関する手順書を作成し、手順書および研究計画書により監査を実施しなければならない[**表3**]。

　治験ではモニタリングや監査に要する業務量などは大きな比重を占めているが、人的および経済的資源が限られる臨床研究では、治験と同様にこれを実施するのは困難である。

　監査の必要性については、研究の社会的および学術的な意義、再生医療等を受ける者の数、研究対象者への負担ならびに予測されるリスクおよび利益、利益相反管理計画などを踏まえ、研究に対する信頼性の確保および再生医療等を受ける者の保護の観点から総合的に評価し、研究として再生医療等を行う医療機関の管理者が判断することになる。

①監査を行う者

　監査は、研究として再生医療等を行う医療機関の管理者により、監査に従事する者として指定された者が行う。

　監査の対象となる研究に従事する者やそのモニタリングに従事する者に、監査を行わせてはならないとされており、監査に従事する者は、対象となる研究やそのモニタリングを行う者とは独立していることが求められている。なお、当該研究に従事する者およびそのモニタリングに従事する者以外であれば、当該医療機関内の者でもよい。

　再生医療等を行う医療機関の管理者は、モニタリングに従事する者および監査に従事する者が行うモニタリングおよび監査に関し、必要な指導および管理を行わなければならない。

②**監査の準備**(研究計画書などへの記載)

　監査を実施する場合には、研究計画書・手順書に監査について記載する必要がある。

　再生医療等の安全性の確保等に関する法律施行規則に具体的な記載はないが、監査に従事する者の氏名(監査の対象となる研究やそのモニタリングとの関わりを含む)、監査の対象、方法、実施時期・頻度、報告などが想定される。

**表3：再生医療等の安全性の確保等に関する法律施行規則（監査関係抜粋）**

（用語の定義）
第1条　この省令において、次の各号に掲げる用語の定義は、それぞれ当該各号に定めるところによる。
　（第一号から第十号 略）
　十一　「監査」とは、研究として再生医療等を行う場合において、研究に対する信頼性の確保及び再生医療等を受ける者の保護の観点から研究により収集された資料の信頼性を確保するため、当該研究がこの省令及び研究計画書に従って行われたかどうかについて、再生医療等の提供を行う医療機関の管理者が特定の者を指定して行わせる調査をいう。
　（第十二号から第二十号 略）

（研究計画書）
第8条の4　研究として再生医療等を行う医療機関の管理者は、次に掲げる事項を記載した研究計画書を作成しなければならない。
　（第一号から第十号 略）
　十一　品質管理及び品質保証に関する事項
　（第十二号から第十八号 略）
　※第8条の4第十一号に記載されている「品質管理及び品質保証に関する事項」には、モニタリングや監査に関する事項が含まれる。

（監査）
第8条の6　研究として再生医療等を行う医療機関の管理者は、必要に応じて、研究計画書ごとに監査に関する一の手順書を作成し、当該手順書及び研究計画書に定めるところにより、監査を実施させなければならない。
2　研究として再生医療等を行う医療機関の管理者は、監査の対象となる研究に従事する者及びそのモニタリングに従事する者に、監査を行わせてはならない。
3　監査に従事する者は、当該監査の結果を、研究として再生医療等を行う医療機関の管理者に報告しなければならない。
4　前項の報告を受けた研究として再生医療等を行っている医療機関の管理者は、再生医療等を多施設共同研究として行っている場合にあっては、必要に応じ、当該報告の内容を代表管理者に通知しなければならない。

（モニタリング及び監査に従事する者に対する指導等）
第8条の7　研究として再生医療等を行う医療機関の管理者は、モニタリングに従事する者及び監査に従事する者が行うモニタリング及び監査に関し、必要な指導及び管理を行わなければならない。

（再生医療等に関する記録及び保存）
第34条
　（第1項から第3項 略）
4　研究として再生医療等を行う提供機関管理者は、法（再生医療等安全性確保法）第16条第1項に規定する記録であって第2項第二号に掲げる事項に関するものを、次に掲げる書類及び記録とともに、研究が終了した日から5年間保存しなければならない。
　（第一号 略）
　二　モニタリング及び監査（第8条の6の規定により監査を実施する場合に限る。）に関する文書
　（第三号から第五号 略）
5　研究として再生医療等を行う提供機関管理者は、第2項第二号に規定する事項に関する記録の修正を行う場合は、修正者の氏名及び修正を行った年月日を記録し、修正した記録とともに保存しなければならない。

※ 上記のほか、再生医療等の安全性の確保等に関する法律施行規則第27条に記載されている「再生医療等提供計画」の様式（様式第一）のなかの第四面に「監査担当機関」「監査担当責任者」の記載が、第九面に「監査の実施予定の有無」の記載があるので留意のこと。
〔資料〕厚生労働省：再生医療等の安全性の確保等に関する法律施行規則（平成26年厚生労働省令第110号）：2014.

**4. 再生医療における臨床試験の監査**　291

### ③監査の実施

研究計画書・手順書に定めるところにより監査を実施する。

### ④監査結果の報告など

監査に従事する者は、当該監査の結果を、研究として再生医療等を行う医療機関の管理者に報告しなければならない。

また、再生医療等を多施設共同研究として行っている場合、監査結果の報告を受けた医療機関の管理者は、必要に応じ、当該報告の内容を代表管理者（複数の再生医療等の提供を行う医療機関の管理者を代表する管理者）に通知しなければならない。

再生医療等の安全性の確保等に関する法律施行規則に具体的な記載はないが、監査に従事する者が報告する結果には、日付、実施場所、担当者の氏名、監査の対象、監査結果の概要などが想定される。

### ⑤再生医療等の監査に対する配慮

上記事項のほか、再生医療等に用いられる細胞加工物等は、品質に不均質性があるという点や未知のリスクがあるという点から、個々の細胞加工物等の特徴を考慮した適切な監査となっているのかどうかについても配慮することが望まれる。

**文献**

1) 厚生労働省：再生医療等製品の臨床試験の実施の基準に関する省令（平成 26 年 7 月 30 日厚生労働省令第 89 号）：2014.
2) 厚生労働科学研究費補助金（医薬品・医療機器等レギュラトリーサイエンス総合研究事業）「治験活性化に資する GCP の運用等に関する研究」班及び大学病院臨床試験アライアンス（代表：渡邉裕司）：臨床試験のモニタリングと監査に関するガイドライン．臨床薬理 2015; 46(3): 133-178.
3) 厚生労働省：「医薬品の臨床試験の実施の基準に関する省令」のガイダンスについて（平成 24 年 12 月 28 日薬食審査発 1228 第 7 号）：2012（平成 25 年 4 月 4 日一部改訂）.
4) 厚生労働省：再生医療等の安全性の確保等に関する法律施行規則（平成 26 年厚生労働省令第 110 号）：2014.

# まとめのページ

**□監査の目的**
治験や臨床研究において、監査は、その信頼性を確保（品質を保証）することを目的として行われる調査である。

**□監査に従事する者**
監査に従事する「監査担当者」は、治験や研究の実施に携わる者およびモニタリング（臨床研究の場合は当該研究のモニタリング）に従事する者とは独立していることが求められている。

**□計画書、手順書**
監査の実施に当たっては、監査の計画書や手順書を作成する必要がある。臨床研究の場合は、監査について研究計画書・手順書に記載する必要がある。

**□被験者、研究対象者への説明と同意の取得**
監査に関する事項として、被験者に交付すべき説明文書には、「被験者の秘密が保全されることを条件に、モニター、監査担当者および治験審査委員会などが原資料を閲覧できる旨」の記載が必要である。
（臨床研究で行う場合、再生医療等の安全性の確保等に関する法律施行規則には具体的な記載はないが、配慮することが望ましいと思われる。）

**□監査の実施**
計画書、手順書に従って監査を実施する必要がある。

**□監査結果の報告**
企業治験の場合、監査担当者は、監査報告書および監査証明書を治験依頼者に提出する必要がある。医師主導治験の場合、監査担当者は、監査報告書および監査証明書を自ら治験を実施する者と実施医療機関の長に提出する必要がある。臨床研究の場合には、監査の結果を研究として再生医療等を提供する医療機関の管理者に報告しなければならない。

**□守秘義務**
監査担当者は、職務上（監査業務上）知り得た人の秘密（被験者の情報）を漏らしてはならないとされている。守秘義務は、在職時のみならず退職後にも適用される。
（臨床研究で行う場合、再生医療等の安全性の確保等に関する法律施行規則には、監査担当者の義務としての具体的な記載はないが、再生医療等安全性確保法で、第29条に「認定再生医療等委員会の委員若しくは認定再生医療等委員会の審査等業務に従事する者又はこれらの者であった者は、正当な理由がなく、当該審査等業務に関して知り得た秘密を漏らしてはならない。」と定められていることからも、細胞提供者および再生医療等を受ける者の秘密の保全を図らなければならない。）

**□再生医療等の監査に対する配慮**
再生医療等に用いられる細胞加工物は、品質に不均質性があるという点や未知のリスクがあるという点から、個々の細胞加工物の特徴を考慮した適切な監査となっているのかどうかに配慮することが望まれる。

## 練習問題

**1** 監査に従事する者（監査担当者）の取り扱いに関する記述のうち、誤っているものを1つ選びなさい。

**1** 医療機関の管理者は、研究に関する倫理ならびにモニタリング、監査の実施に必要な知識などを有している者のなかから監査に従事する者を指名した。

**2** 監査について、当該研究との独立性を確保するため、研究機関の外部の者を指名しなければならない。

**3** 監査の独立性を確保するため、当該研究に携わる者およびその研究のモニタリングに従事する者以外の者を監査に従事する者として指名した。

**2** 監査の準備に関する記述のうち、誤っているものを全て選びなさい。

**1** 製薬企業が実施する治験において、監査手順書および監査計画書についてあらかじめ治験倫理審査委員会の審議を実施しなかった。

**2** 医師主導治験において、実施医療機関の長は、あらかじめ監査手順書および監査計画書を作成し、治験倫理審査委員会の承認を得る必要がある。

**3** 監査を実施するため、監査手順書および監査計画書を作成した。

**3** 監査の実施に関する記述のうち、誤っているものを1つ選びなさい。

**1** 監査手順書、監査計画書に従い監査を実施した。

**2** 想定外の事象が生じたため、監査手順書の記載に従い、監査計画書で計画していない監査を実施した。

**3** 監査は監査計画書に従って実施するものであり、どのような場合であっても、監査計画書にない監査は行うべきではない。

**4** 治験の監査について秘密の保持に関する記述のうち、誤っているものを1つ選びなさい。

**1** 監査担当者は、監査の職務上知り得た被験者の秘密を漏らしてはならない。

**2** 監査担当者は、治験に関する記録を閲覧することができる。

**3** 監査担当者は、職員として在職中、職務上知り得た被験者の秘密を漏らしてはならないが、退職後にあってはこの限りではない。

**❺** 監査の報告に関する記述のうち、誤っているものを全て選びなさい。

**1** 臨床研究の監査において、監査に従事する者として医療機関の管理者から指名されたので、監査実施後、当該監査の結果を医療機関の管理者に報告した。

**2** 治験の監査において、監査担当者は、監査の記録に基づき監査報告書を作成するとともに、監査が実施されたことを証明する監査証明書を作成し、治験依頼者に提出する必要がある。

**3** 医師主導治験の監査において、監査報告書について、自ら治験を実施する者に報告する前に、治験倫理審査委員会の意見を聴かなければならない。

## 解答と解説

**①** 解答：**2**

解説：

**2** 監査の対象となる研究の実施に携わる者やそのモニタリングに従事する者に、監査を行わせてはならないとされており、監査に従事する者（監査担当者）は、それらの業務を行う者との独立性が求められているが、それらの業務を行う者以外であれば、当該研究機関内の者でもよい。

**②** 解答：**2**

解説：

**2** 医師主導治験では、自ら治験を実施する者は事前に監査に関する計画書および手順書を作成し実施医療機関の長の承認を得ることとされている。また、治験審査委員会の意見を踏まえて監査を実施する必要があり、治験審査委員会への付議が必要。医師主導治験の場合には、監査の責任者と実施医療機関において治験を実施する責任者が同一者となるため、このような扱いとなっている。

**2**において記述が誤っているのは、「実施医療機関の長が手順書や計画書を作成する」としているところである。なお、企業治験において、治験依頼者の監査手順書、監査計画書作成に当たり治験倫理審査委員会の審議は求められておらず、**1**の記載は正しい。

**③** 解答：**3**

解説：

**3** 治験において、予定外に監査が必要となる場合も想定される。「どのような場合であっても、監査計画書にない監査は行うべきではない」というのは誤り。

**④** 解答：**3**

解説：

**3** 守秘義務は、在職時のみならず退職後にも適用される。

**⑤** 解答：**3**

解説：

**3** 監査報告書について、治験倫理審査委員会の意見を聴くのは正しいが、「自ら治験を実施する者に報告する前に、聴かなければならない」というのは誤り。

# 5. 非臨床安全性試験のデザインと解釈

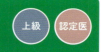

独立行政法人医薬品医療機器総合機構　真木　一茂

## Abstract

　iPS細胞（induced pluripotent stem cell：人工多能性幹細胞）などで注目される再生医療は、革新的な医療としての期待が高い半面、関連する経験や知見の蓄積が極めて乏しいことに伴う安全性上の懸念が存在するため、ヒト細胞加工製品の開発では、「ヒト（自己）由来細胞・組織加工医薬品等の品質及び安全性の確保に関する指針」[1]などを踏まえ、安全性を慎重に確保しつつ、実用化が図られているところである。

　ヒト細胞加工製品の治験開始においては、医薬品や医療機器と同様、治験製品として適切な品質が確保されるとともに、ヒトに投与される際に安全性上の明らかな問題が存在するか、あるいは治験で得られる知見との関連性が確認できるか、などの情報の把握が必要とされている。医薬品や医療機器では、ヒトのリスク評価のために実施すべき非臨床安全性試験の試験項目や試験法などが整備されているが、細胞加工製品においては、十分な開発経験が得られていない。多くの場合、製品がヒト由来であるために動物を用いた安全性評価が限定的であること、また、製品の製造方法、製品の由来（ES細胞〔embryonic stem cell：胚性幹細胞〕、iPS細胞、体性幹細胞、体細胞など）が多種多様であることなどの理由から、ヒト細胞加工製品の非臨床安全性評価の際には、製品の特性を把握したうえで、柔軟かつ合理的にケース・バイ・ケースでの対応が求められている。

　本節では、再生医療等製品のうち、ヒト細胞加工製品に関する非臨床安全性試験について、現時点における非臨床安全性評価に関する一般的な考え方を解説する。

---

- ▶ ヒト細胞加工製品の非臨床安全性評価では、ヒトに投与する際に安全性上の明らかな懸念がないかを、科学的合理性のある範囲で確認する必要がある。
- ▶ ヒト細胞加工製品は、細胞成分、非細胞成分および製造工程由来不純物の観点からヒトへの安全性を評価する。
- ▶ ヒト細胞加工製品に含まれる細胞成分については、その特性を十分に考慮したうえで、一般毒性および造腫瘍性を評価する。
- ▶ ヒト細胞加工製品に含まれる非細胞成分または製造工程由来不純物については、可能な限り理化学的分析法で得られた情報と既存の情報を踏まえてヒトへの安全性を評価し、必要に応じて動物試験を実施する。
- ▶ ヒト細胞加工製品の非臨床安全性試験は原則として、GLP（Good Laboratory Practice）適用下での実施が必要である。

## 1 ヒト細胞加工製品の非臨床安全性試験

　ヒト細胞加工製品の非臨床安全性については、「ヒト（自己）由来細胞や組織を加工した医薬品又は医療機器の品質及び安全性の確保について」を含めた8つの通知[1~8]に基本的な考え方として、技術的に可能かつ科学的合理性のある範囲において動物試験が必要であること、また非細胞成分および製造工程由来不純物については可能な限り理化学的な分析法により評価することとされ、非臨床安全性を確認する際の参考にすべき事項および留意点の例が示されている**[表1]**。したがって、ヒト細胞加工製品に関する非臨床安全性を考えるうえでは、製品の構成を踏まえて、目的とする細胞・組織などの「細胞成分」、目的とする細胞・組織以外の原料等（細胞凍結保護液、足場材〔スキャフォールド〕など）の「非細胞成分」、または「製造工程由来不純物」（培地成分など）に分類し、安全性を評価することが適切と考えられる。

**表1：非臨床安全性を確認する際の参考にすべき事項と留意点の例**

1. 目的外の形質転換をしないこと、及び目的外の細胞が異常増殖しないこと
2. 細胞・組織が産生する生理活性物質による影響
3. 正常な細胞又は組織への影響
4. 異所性組織を形成する可能性
5. 望ましくない免疫反応が生じる可能性
6. 腫瘍形成及びがん化の可能性
7. 遺伝子導入が行われている場合、遺伝子治療用医薬品指針*に準じた試験
8. 有用な安全性情報が得られる場合、一般毒性試験の実施

＊：「遺伝子治療用医薬品の品質及び安全性の確保について（平成25年7月1日薬食審査発0701第4号）」を指す。
〔出所〕厚生労働省：ヒト（自己）由来細胞や組織を加工した医薬品又は医療機器の品質及び安全性の確保について（平成20年2月8日薬食発第0208003号）など

## 2 細胞成分の非臨床安全性評価

　医薬品や医療機器などを開発する場合には、臨床現場で生じる有害事象を予測するリスク評価のために、まず生体内で起こり得る安全性上の懸念をハザード（有害性）として確認し、生体内での薬物動態学的データから毒性発現の用量反応性を評価した後、臨床での曝露量を勘案して、最終的にヒトでの安全性が評価される。しかしながら、ヒト細胞加工製品については、動物試験においてヒト細胞に対する異種免疫反応が惹起されること、また生体内における曝露評価も馴染まないことなどから、量的なリスク評価は困難であり、非臨床安全性試験で得られる安全性情報は限定的と考えられる。したがって、このような動物試験の限界を十分に理解したうえで、ヒト細胞加工製品の非臨床安全性試験を検討する必要がある。

### [1] 一般毒性試験

　ヒト細胞加工製品の一般毒性試験については、現時点では「医薬品の製造（輸入）承認申請に必要な毒性試験のガイドラインについて」の別添「医薬品毒性試験法ガイドライン」[9]を参考に立案することが適切と考えられる。しかしながら、このガイドラインは、あくまで医薬品の毒性試験に関する標準的な考え方を示したものであることから、ヒト細胞加工製品を用いた一般毒性試験に利用する場合には、特に以下の点に留意する必要がある。

#### ①動物種の選択

　ヒト細胞加工製品の一般毒性試験では、特に以下の観点から動物種を選択することが必要と考えられる。

（1）異種免疫反応の回避

　ヒト細胞加工製品を用いた非臨床安全性試験では、ヒト細胞に対する異種免疫反応を回避するために、免疫不全動物（ヌードマウス、ヌードラット、NOGマウス、NSGマウスなど）の利用が考えられる。臨床適用経路での一般毒性試験が、免疫不全動物（マウスまたはラット）で実施困難な場合には、免疫抑制剤投与下での大型動物（ミニブタなど）の利用も考えられるが、試験動物種の背景データや免疫抑制剤による影響などを事前に把握する必要がある。

　また異種免疫反応を回避するために、動物由来の製品モデルを利用するアプローチも考えられるが、原料等、製造方法、ヒトと動物における細胞加工製品の作用機序の違い等を含めて、ヒト細胞加工製品の安全性が動物由来の製品モデルで評価可能であることを十分に説明できる必要がある。

（2）作用機序について

　製品の効力や性能に起因する安全性に懸念がある場合には、効力や性能を裏づけるPOC（proof of concept）試験として、モデル動物を用いた試験がすでに実施され、試験の信頼性が担保できるのであれば、当該試験を安全性評価に利用することは可能と考えられる。しかしながら、モデル動物を用いた安全性評価には、モデル動物に関する背景データの不足やモデル作出のばらつきに伴う影響などの問題点があることから、モデル動物の利用の可否については、事前に規制当局と協議することが推奨される。

#### ②動物種の数

　通常、医薬品では2種の動物を用いた一般毒性試験が求められるが、ヒト細胞加工製品では、化学合成物質（化成品）のような代謝などの動物種差が考えにくいこと、またいずれの動物種でもヒト細胞に対する異種

免疫反応が惹起されることから、ヒトでの安全性評価に複数の動物種を用いる意義は限定的であり、1種の動物で評価可能と考えられる。

### ③用法・用量

#### (1) 用量

ヒト細胞加工製品では、動物試験において異種免疫反応が惹起されること、また製品から産生される各種生理活性物質（サイトカインなど）の生物活性に動物種差も考えられることから、ヒトに対する量的なリスク評価は困難であり、ハザード（有害性）を確認するための用量段階は、少なくとも対照群と被験製品群の2群以上で評価可能と考えられる。

また、一般毒性試験における最高用量は、最大耐量（maximum tolerated dose：MTD）、投与可能な最大量（maximum feasible dose：MFD）および動物福祉の観点を考慮したうえで、可能な限り多くの細胞数を設定する必要がある。

#### (2) 投与回数

ヒト細胞加工製品の投与回数は、可能な限り臨床で予定されている用法と同様にすることが望ましい。ただし、ヒト細胞加工製品を動物に反復投与しても、生体内で蓄積されず、新規の毒性所見や毒性の程度の増悪も考えにくい場合には、必ずしも反復投与による動物試験は必要ないと考えられる。

#### (3) 投与経路

ヒト細胞加工製品の特性は、投与部位の微小環境により影響を受ける可能性があることから、一般毒性試験は臨床適用経路で評価することが適切と考えられる。臨床適用経路による評価が技術的に困難で、臨床適用経路以外の投与経路により実施する場合には、臨床適用経路との差異がヒトでの安全性評価に及ぼす影響を十分に説明する必要がある。

### ④試験期間

ヒト細胞加工製品については、動物を用いた安全性評価に限界があることから、観察期間を14日間程度とすることは可能と考えられる。しかしながら、製品の効力および性能に関連する安全性上の懸念があり、かつ長期の一般毒性試験で当該懸念が評価可能と考えられる場合には、POC試験などを参考に、適切な試験期間を検討する必要がある。

### ⑤動物数、性、観察および検査項目

ヒト細胞加工製品は、単回投与であっても生体内に一定期間存在する。このため、一般毒性を評価する場合には、「医薬品毒性試験法ガイドライン」[9] の急性毒性評価を目的とした単回投与毒性試験ではなく、反復投与毒性試験を参考に、動物数、性、観察および検査項目などを設

定することが適切と考えられる。なお、すでに述べたように当該ガイドラインは毒性試験に関する標準的な考え方を示したものであることから、科学的に適正であれば、細部にわたってガイドラインに準じる必要はなく、ケース・バイ・ケースで対応することは可能である。

また、医薬品では、生理機能に対する望ましくない薬力学的作用を検討するために安全性薬理試験が実施されるが、ヒト細胞加工製品の非臨床安全性試験はヒトへの外挿性に乏しく量的なリスク評価が困難であること、また「安全性薬理試験ガイドライン」[10] の適用範囲が医薬品であることを考慮すると、安全性薬理試験を細胞加工製品に適用することは適切でないと考えられる。ただし、治験開始前には、ヒト細胞加工製品の特性や一般毒性試験成績などを踏まえ、主要な生理的機能（中枢神経系、心血管系および呼吸器系）に対する安全性上の特段の懸念がないことの確認は必要である。

### [2] 造腫瘍性試験

ヒト細胞加工製品には、製造工程における細胞の分離、人為的な増殖、薬剤処理、遺伝子工学的改変などの影響により、生体内で加工細胞が異所性組織や腫瘍を形成する懸念があることから、最終製品を用いた造腫瘍性の評価が実施される。なお、造腫瘍性とは、ヒトや動物に移植された細胞集団が、生体内で増殖することで悪性または良性の腫瘍を形成する能力のことであり、化学物質や生理活性物質が細胞に作用し、発がんを引き起こす能力であるがん原性とは区別され、評価方法も異なることに留意しなくてはならない。

ヒト細胞加工製品の造腫瘍性については、原材料に用いられる細胞の由来や分化段階、加工方法、培養期間、類似品の実績などによって異なり、概して、原材料に用いられる細胞を基準とした場合、ES/iPS細胞＞体性幹細胞＞体細胞、の順に悪性形質転換のリスクは高いと考えられる。さらにES/iPS細胞由来の製品では、多能性幹細胞の残存による奇形腫形成のリスクについても評価する必要がある **[図1]**。一方、造腫瘍性に関する懸念がより低いと考えられる骨髄由来の間葉系幹細胞や体細胞由来の製品については、必ずしも *in vivo* の造腫瘍性試験が必要ない場合も考えられる。細胞加工製品の主な造腫瘍性試験としては、核型分析試験、軟寒天コロニー形成試験、フォーカス形成試験、細胞増殖試験などの *in vitro* 試験や、免疫不全動物への移植による *in vivo* 試験などが知られているが、開発する細胞加工製品における造腫瘍性の懸念の程度に応じて、ケース・バイ・ケースで評価項目を検討する必要がある。*in vivo* 造腫瘍性試験を検討する場合には、特に以下の点に留意する必要がある。

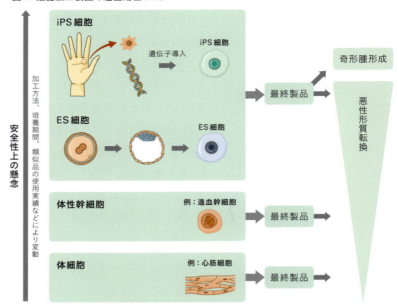

図1：細胞加工製品の造腫瘍性リスク

〔資料〕厚生労働省：再生医療等製品（ヒト細胞加工製品）の品質、非臨床試験及び臨床試験の実施に関する技術的ガイダンスについて（平成28年6月27日事務連絡）：2016.

①動物種の選択

　*in vivo* 造腫瘍性試験における動物種の選択では、ヒト細胞加工製品に対する異種免疫反応を回避することが重要になるが、ヒトがん細胞株の生着・増殖および自然発生腫瘍に関する試験動物の背景データ、これまでに実施された造腫瘍性試験における使用実績などを踏まえ、免疫不全動物（ヌードマウス、ヌードラット、NOGマウス、NSGマウスなど）を利用することが一般的である。臨床適用経路による評価が免疫不全マウスで困難な場合には、免疫不全ラット（ヌードなど）を利用することも可能である。なお、一般毒性試験と同様に、*in vivo* での造腫瘍性の評価は一種の動物で可能と考えられる。

②用法・用量

(1) 用量

　ヒト細胞加工製品の *in vivo* 造腫瘍性試験では、多能性幹細胞または悪性形質転換細胞の残存による腫瘍形成のリスクを確認するために、MTD、MFDまたは動物福祉を考慮したうえで、可能な限り多くの細胞数を移植することが必要である。また、造腫瘍性の有無を確認するためには、対照群（陰性）と被験製品群の2群で評価可能と考えられる。なお、造腫瘍性に関する特性は、ヒト細胞加工製品ごとに異なると考えられることから、陽性対照として汎用されるがん細胞株（HeLa細胞など）を利用

する意義は低く、移植手技などの技術的な懸念がない限り、必ずしも陽性対照を設定する必要はないと考えられる。

(2) 移植回数

免疫不全動物に腫瘍を形成させるためには、一定数以上のがん細胞を一度に移植する必要があるとされ、造腫瘍性を有する細胞の移植細胞数が腫瘍形成の閾値を下回ると、造腫瘍性が陰性と判定される懸念がある。したがって、in vivo造腫瘍性試験では、臨床での用法・用量によらず、可能な限り多くの細胞数を単回移植することが適切と考えられる。

(3) 移植部位

細胞加工製品のin vivo造腫瘍性試験では、造腫瘍性を評価する細胞に応じて、以下の観点から移植部位を選択する必要がある。

**i. 悪性形質転換細胞のリスク評価**

ヒト細胞加工製品を製造する際の分化誘導過程で生じる懸念のある悪性形質転換細胞の造腫瘍性は、移植部位の微小環境により影響を受ける可能性があることから[11, 12]、悪性形質転換細胞の造腫瘍性リスクは、臨床適用部位で評価することが適切と考えられる。臨床適用部位での評価が技術的に困難な場合には、他の移植部位による評価も考えられるが、その際には、移植部位の差異が造腫瘍性の評価に及ぼす影響を十分に説明する必要がある。

**ii. 多能性幹細胞の残存リスク評価**

ES/iPS細胞由来の製品については、ヒト多能性幹細胞の残存を検出するために、奇形腫形成能を評価する試験として実績のある免疫不全マウスへの背部皮下移植が望ましい。他の移植部位により奇形腫形成能を評価する場合には、免疫不全マウスへの背部皮下移植と同等以上の検出感度が得られる必要がある。

③**試験期間**

in vivo造腫瘍性試験の試験期間は、造腫瘍性の懸念の程度に応じて、製品ごとに検討することが適切と考えられる。

(1) 悪性形質転換細胞のリスク評価

悪性形質転換細胞の造腫瘍性リスクが高いと考えられるES/iPS細胞由来の製品については、試験動物において移植細胞が確認できなくなるまでの期間、または試験動物種における自然発生病変や死亡率が評価に影響を与えない最長期間を設定することが適切と考えられる。一方、造腫瘍性リスクがより低いと考えられる体性幹細胞由来の製品については、現時点ではWHOガイドラインtechnical report series (TRS) 978[13]（以下、TRS978）を参考に、試験期間を4〜16週と設定し、病理組織学的検査により細胞異型や細胞増殖などがないことを確認するアプローチも考え

られる。

**（2）多能性幹細胞の残存リスク評価**

　多能性幹細胞の残存リスクを評価するうえでは、悪性形質転換細胞のリスク評価に示した考え方でなくとも、公表論文などで奇形腫が発生するまでの観察期間が確立されているのであれば、その期間を試験期間として設定することも可能と考えられる。

**④病理組織学的検査**

**（1）悪性形質転換細胞のリスク評価**

　悪性形質転換細胞の造腫瘍性リスクは、ヒト細胞加工製品の移植部位のみならず、移植部位以外への生着や転移に伴うリスクも考えられることから、移植部位を含む他の器官・組織における造腫瘍性を評価する必要がある。

**（2）多能性幹細胞の残存リスク評価**

　多能性幹細胞の残存リスクを評価する場合には、背部皮下などの移植部位における病理組織学的検査で十分と考えられる。

**⑤動物数および性**

**（1）悪性形質転換細胞のリスク評価**

　*in vivo* 造腫瘍性試験に用いる1群当たりの動物数については、現時点では医薬品のがん原性試験のように統計学的観点から設定することは困難と考えられる。したがって、細胞加工製品は対象外ではあるが、現時点ではTRS978[13]を参考に、剖検時の1群当たりの動物数が10匹/群以上になるよう設定することが考えられる。また、性については、片性のみで評価することも可能と考えられる。

**（2）多能性幹細胞の残存リスク評価**

　多能性幹細胞の残存リスクを評価するためには、悪性形質転換細胞のリスク評価に示した考え方でなくとも、公表論文などで確立されているのであれば、その情報を参考に動物数および性を設定することも可能と考えられる。

## 3 非細胞成分の安全性評価

　ヒト細胞加工製品には、化成品（DMSO〔dimethyl sulfoxide：ジメチルスルホキシド〕など）、バイオテクノロジー応用製品（サイトカインなど）（以下、バイオ品）、またはスキャフォールドなどの非細胞成分が意図的に加えられることがある。非細胞成分の安全性については、各成分の特性や含有量を踏まえ、公表データやヒト細胞加工製品の非臨床安全性試験から得られた情報を十分活用し、可能な限り理化学的手法によって評価することが適切と考えられる。そのうえで、非細胞成分に注目した非臨床安全性試験を別途実施する必要が生じた場合には、化成品であればICH M3（R2）[14]、

バイオ品であればICH S6（R1）[15]、スキャフォールドなどの原料であれば「医療機器の生物学的安全性評価の基本的考え方」[16]などのガイドラインを参考に、非臨床安全性試験を立案することが必要である。なお、重篤な疾患（末期がんなど）を適応症とする場合にはICH M3（R2）[14]やICH S9[17]を参考に、非臨床安全性試験の省略や簡略化も可能と考えられる。

## 4 製造工程由来不純物の安全性評価

製造工程由来不純物については、不純物に起因するリスクを特定する前に、まずは製造方法に関する情報（原料等、製造関連物質、製造工程、最終製品の品質管理など）を踏まえ、可能な限り除去することが重要である。そのうえで、公表データや最終製品の非臨床安全性試験から得られた情報をもとに、可能な限り理化学的手法によって安全性を評価することが適切と考えられる。

公表データとしては、例えば、化成品やバイオ品の毒性プロファイル（無毒性量や最小薬理作用量など）、ヒト内因性物質に関する情報（血中濃度など）、ヒトへの使用実績（医薬品や添加物としての使用前例、許容摂取量など）、不純物に関するガイドライン（ICH Q3C、Q3D、M7など）、毒性学的な概念（毒性学的懸念の閾値など）などが含まれる。これらのアプローチを利用してもヒトでの安全性が評価できない場合には、非細胞成分と同様に、不純物に着目した非臨床安全性試験を実施することが適切と考えられる。

## 5 GLP適用

「医薬品、医療機器等の品質、有効性及び安全性の確保等に関する法律」（医薬品医療機器等法）の施行に伴い、再生医療等製品の非臨床安全性試験では、原則、GLP適用下での試験実施が必要となる[18]。ただし、ヒト細胞加工製品の非臨床安全性試験へのGLP適用については、試験施設のヒト細胞加工製品への対応状況も考慮したうえで、当面の間、GLP非適用試験が製造販売承認申請資料になることも想定されている。このような場合には、GLP適用下で実施できない理由が適切であること、GLP適用下で実施しないことによる安全性評価への影響が少ないこと、可能な範囲でGLP試験と同等の質で試験が実施されていることなどを説明することにより、試験成績に対する一定の信頼性を確保する必要があると考えられる。なお、この点については、個々の試験実施状況によりケース・バイ・ケースで判断する必要があることから、必要に応じて規制当局と協議することが推奨される。

**文献**

1) 厚生労働省：ヒト（自己）由来細胞や組織を加工した医薬品又は医療機器の品質及び安全性の確保について（平成 20 年 2 月 8 日薬食発第 0208003 号）：2008.

2) 厚生労働省：ヒト（同種）由来細胞や組織を加工した医薬品又は医療機器の品質及び安全性の確保について（平成 20 年 9 月 12 日薬食発第 0912006 号）：2008.

3) 厚生労働省：ヒト（自己）体性幹細胞加工医薬品等の品質及び安全性の確保について（平成 24 年 9 月 7 日薬食発 0907 第 2 号）：2012.

4) 厚生労働省：ヒト（同種）体性幹細胞加工医薬品等の品質及び安全性の確保について（平成 24 年 9 月 7 日薬食発 0907 第 3 号）：2012.

5) 厚生労働省：ヒト（自己）iPS（様）細胞加工医薬品等の品質及び安全性の確保について（平成 24 年 9 月 7 日薬食発 0907 第 4 号）：2012.

6) 厚生労働省：ヒト（同種）iPS（様）細胞加工医薬品等の品質及び安全性の確保について（平成 24 年 9 月 7 日薬食発 0907 第 5 号）：2012.

7) 厚生労働省：ヒト ES 細胞加工医薬品等の品質及び安全性の確保について（平成 24 年 9 月 7 日薬食発 0907 第 6 号）：2012.

8) 厚生労働省：再生医療等製品（ヒト細胞加工製品）の品質、非臨床試験及び臨床試験の実施に関する技術的ガイダンスについて（平成 28 年 6 月 27 日事務連絡）：2016.

9) 厚生労働省：医薬品の製造（輸入）承認申請に必要な毒性試験のガイドラインについて（平成元年 9 月 11 日薬審 1 第 24 号）：1989.

10) 厚生労働省：安全性薬理試験ガイドラインについて（平成 13 年 6 月 21 日医薬審発第 902 号）：2001.

11) Suzuki M, Mose ES, Montel V, et al.: Dormant cancer cells retrieved from metastasis-free organs regain tumorigenic and metastatic potency. Am J Pathol 2006; 169(2): 673-681.

12) Shih CC, Forman SJ, Chu P, et al.: Human embryonic stem cells are prone to generate primitive, undifferentiated tumors in engrafted human fetal tissues in severe combined immunodeficient mice. Stem Cells Dev 2007; 16(6): 893-902.

13) World Health Organization: Recommendations for the evaluation of animal cell cultures as substrates for the manufacture of biological medicinal products and for the characterization of cell banks. WHO technical report series, No. 978 Annex 3. 2013.

14) 厚生労働省：「医薬品の臨床試験及び製造販売承認申請のための非臨床安全性試験の実施についてのガイダンス」について（平成 22 年 2 月 19 日薬食審査発 0219 第 4 号）：2010.

15) 厚生労働省：「バイオテクノロジー応用医薬品の非臨床における安全性評価」について（平成 24 年 3 月 23 日薬食審査発 0323 第 1 号）：2012.

16) 厚生労働省：医療機器の製造販売承認申請等に必要な生物学的安全性評価の基本的考え方について（平成 24 年 3 月 1 日薬食機発 0301 第 20 号）：2012.

17) 厚生労働省：抗悪性腫瘍薬の非臨床評価に関するガイドラインについて（平成 22 年 6 月 4 日薬食審査発 0604 第 1 号）：2010.

18) 厚生労働省：再生医療等製品の安全性に関する非臨床試験の実施の基準に関する省令の施行について（平成 26 年 8 月 12 日薬食発 0812 第 20 号）：2014.

## まとめのページ

☐ ヒト細胞加工製品の非臨床安全性評価では、ヒトに投与する際に安全性上の明らかな懸念がないかを、技術的に可能かつ科学的合理性のある範囲で確認する必要がある。

☐ ヒト細胞加工製品は、製品の構成を踏まえて、細胞成分、目的とする細胞・組織以外の原料等の非細胞成分、または製造工程由来不純物の観点から、ヒトへの安全性を評価する必要がある。

☐ ヒト細胞加工製品の非臨床安全性試験（一般毒性試験および造腫瘍性試験）のデータパッケージおよび試験デザインは、製品の特性によって異なるため、ケース・バイ・ケースでの検討が必要である。

☐ ヒト細胞加工製品の一般毒性試験では、ヒト細胞に対する異種免疫反応などが発現するために、動物試験の限界を十分理解したうえで、ヒトへの安全性を評価する必要がある。

☐ ヒト細胞加工製品に含まれる非細胞成分、または製造工程由来不純物の安全性は、可能な限り理化学的分析法と既存の情報（毒性試験成績、ヒトでの投与実績、ガイドライン、毒性学的な概念など）から評価し、不足があれば動物試験の実施を検討する。

☐ ヒト細胞加工製品の非臨床安全性試験は、原則として、GLP適用下で実施する必要があるが、GLP適用下での実施が困難である場合でも、その理由を説明したうえで、可能な限り試験成績に対する信頼性を確保する必要がある。

**5. 非臨床安全性試験のデザインと解釈**　　307

### 練習問題

**❶** ヒト細胞加工製品の一般毒性試験に関する以下の**1**から**5**までの記述のうち、誤っているものを2つ選びなさい。

**1** 一般毒性試験の最高用量は、最大耐量 (MTD) や投与可能な最大量 (MFD) だけでなく、動物福祉も考慮する必要がある。

**2** ヒト細胞加工製品は臨床で単回投与される場合でも、「医薬品毒性試験法ガイドライン」の反復投与毒性試験の項を参考に、一般毒性試験における観察および検査項目を設定することが適切である。

**3** ヒト細胞加工製品の一般毒性試験では、医薬品と同様に、用量依存性を評価することが重要であり、臨床試験での初回投与量の推定に利用される。

**4** 一般毒性試験の試験デザインは、「医薬品毒性試験法ガイドライン」が参考になるが、科学的に適切であれば、細部にわたってガイドラインに準じる必要はない。

**5** ヒト細胞加工製品の一般毒性試験では、医薬品と同様に、二種の動物種 (齧歯類、非齧歯類) を用いた毒性試験が必要である。

**❷** ヒト細胞加工製品の造腫瘍性試験に関する以下の**1**から**5**までの記述のうち、誤っているものを2つ選びなさい。

**1** ヒト細胞加工製品の造腫瘍性試験は、全ての細胞に共通の試験法が確立している。

**2** 悪性形質転換細胞の造腫瘍性は、移植部位の微小環境により影響を受ける可能性があることから、臨床適用経路により評価することが適切である。

**3** ヒト細胞加工製品の *in vivo* 造腫瘍性試験では、臨床で複数移植される場合であっても、可能な限り多くの細胞数を単回移植する。

**4** ヒト細胞加工製品によっては、*in vivo* 造腫瘍性試験が必要ない場合も考えられる。

**5** *in vivo* 造腫瘍性試験での病理組織学的検査は、悪性形質転換細胞のリスク評価においては、移植部位の病理組織学的検査のみで十分と考えられる。

**❸** ヒト細胞加工製品の非臨床安全性評価に用いられる免疫不全動物に関する以下の**1**から**5**までの記述のうち、誤っているものを2つ選びなさい。

**1** ヌードマウス
**2** NOG マウス
**3** NOD マウス
**4** ヌードラット
**5** CD1 マウス

**❹** ヒト細胞加工製品の非細胞成分に関する以下の**1**から**5**までの記述のうち、誤っているものを2つ選びなさい。

**1** 非細胞成分の安全性評価は、医薬品や医療機器などの既存のガイドラインを参考に、はじめに動物試験を実施することが適切である。

**2** 非細胞成分の非臨床安全性評価では、ヒト細胞加工製品の適応症によらず、一律の試験が求められる。

**3** ヒト細胞加工製品に化学合成物質（化成品）が含まれる場合には、医薬品のICH M3(R2)ガイドラインが参考になる。

**4** ヒト細胞加工製品にバイオ品が含まれる場合には、医薬品のICH S6(R1)ガイドラインが参考になる。

**5** ヒト細胞加工製品にスキャフォールドなどの原料が含まれる場合には、医療機器の生物学的安全性評価が参考になる。

**❺** ヒト細胞加工製品の製造工程由来不純物に関する以下の**1**から**5**までの記述のうち、誤っているものを2つ選びなさい。

**1** ヒト細胞加工製品に重金属が残存する場合には、医薬品のICH Q3Dガイドラインが参考になる。

**2** ヒト細胞加工製品に含まれる製造工程由来不純物は、毒性試験で最終的に評価されるものなので、低減化をすることを検討しなくてもよい。

**3** ヒト細胞加工製品にヒト内在性物質と同等のものが含まれている場合には、健康人における血中濃度などのデータなども利用できる。

**4** 医薬品や添加物としての使用実績や許容摂取量などのデータを、ヒト細胞加工製品の安全性評価に利用することは可能である。

**5** ヒト細胞加工製品の非細胞成分の安全性は、公表データや最終製品の非臨床安全性試験から得られた情報から評価し、非臨床安全性試験を実施する必要はない。

**❻** 非臨床安全性試験の信頼性を担保する基準に関する以下の**1**から**5**までの記述のうち、正しいものを1つ選びなさい。

**1** GMP

**2** GLP

**3** GCP

**4** SOP

**5** GRP

## 解答と解説

**① 解答：3、5**

解説：

**3**「2 細胞成分の非臨床安全性評価」の項を参照。ヒト細胞加工製品では、動物を用いた試験によって、ヒトに対する量的なリスクを評価することは困難である。

**5**「2[1] ②動物種の数」の項を参照。ヒト細胞加工製品では、代謝などによる動物種差が考えにくいことから、1種の動物で評価可能と考えられる。

**② 解答：1、5**

解説：

**1**「2[2] 造腫瘍性試験」の項を参照。開発する細胞加工製品における造腫瘍性に関する個々の懸念に応じてケース・バイ・ケースで検討する。

**5**「2[2] ④病理組織学的検査」の項を参照。移植部位以外への生着や転移に伴うリスクも考えられることから、移植部位を含む他の器官・組織を評価する。

**③ 解答：3、5**

解説：

「2[1] ①動物種の選択」および「2[2] ①動物種の選択」の項を参照。異種免疫反応を回避するために、ヌードマウス、ヌードラット、NOGマウス、NSGマウスなどなどが利用される。

**④ 解答：1、2**

解説：

「3 非細胞成分の安全性評価」の項を参照。非細胞成分の安全性評価では公表データなどを十分活用する場合や、重篤な疾患を適応症とする場合には非臨床安全性試験の省略や簡略化も考えられる。

**⑤ 解答：2、5**

解説：

「4 製造工程由来不純物の安全性評価」の項を参照。

**2** 製造工程由来不純物に起因するリスクを特定する前に、可能な限り除去することが重要である。

**5** 公表データや最終製品の非臨床安全性試験から得られた情報から、ヒトでの安全性が評価できない場合には、非臨床安全性試験を実施することが適切と考えられる。

**⑥ 解答：2**

解説：

「4 製造工程由来不純物の安全性評価」の項を参照。非臨床安全性試験は、試験成績に対する信頼性を確保するために、原則、GLP適用下で試験を実施する必要がある。

# 1. 組織・細胞の採取

東京医科歯科大学 再生医療研究センター　片野 尚子、関矢 一郎

## Abstract

　再生医療等の提供を行う者が順守しなければならない事項である「再生医療等提供基準」の1つとして、再生医療等に用いる細胞の入手の方法に関する基準を定めることが明記されている。

　安全性の確保の点からは、細胞の採取は必要な管理がなされた医療機関などにおいて十分な知識および技術をもつ者が実施すること、細胞提供者に関する適格性の確認として問診や検査などを実施すること、採取した細胞への汚染防止措置をとること、などが求められている。一方、倫理面への配慮としては、細胞提供者に対し、当該細胞の使途や個人情報の保護などの説明を文書で行い文書で同意を得ること、人の受精胚の提供を受ける場合の要件を守ることに加え、細胞は無償で提供されること、細胞採取の目的を優先し手術などの治療方針が変更されてはならないこと、など細胞の利用などに関する具体的な事項が定められている。

　再生医療等を行う医師または歯科医師は、再生医療等に用いる細胞がこれらの要件を満たすことを確認し、必要に応じて検査などを行い、当該再生医療等に用いることが適切であることを確認しなければならない。

- ▶ 再生医療等提供基準として、人員、構造設備の他に、再生医療等に用いる細胞の入手に関する基準が定められている。

- ▶ 人の細胞の入手方法には、再生医療等を受ける者の細胞を用いる場合の他、細胞提供者から細胞の提供を受ける場合や人の受精胚の提供を受ける場合、死亡した者から細胞を採取する場合がある。

- ▶ 細胞の入手に関する基準として、①医療機関などの要件、②細胞提供者に関する要件、③インフォームドコンセントに関する要件、④細胞に関する事項がある。

- ▶ 再生医療等を行う医師または歯科医師は再生医療等に用いる細胞がこれらの要件を満たすことを確認し、必要に応じて検査などを行い、当該再生医療等に用いることが適切であることを確認しなければならない。

## 1 再生医療等提供基準と細胞の入手

再生医療等の実施に当たっては、安全性の確保とともに、倫理面への配慮が必要である。そこで「再生医療等の安全性の確保等に関する法律」(再生医療等安全性確保法)では、再生医療等の提供を行う者が順守しなければならない事項、すなわち「再生医療等提供基準」として、人員、構造設備の他、「再生医療等に用いる細胞の入手の方法」に関する事項を定めることが明記されている。提供基準の内容については、「再生医療等の安全性の確保等に関する法律施行規則」(以下、省令)に詳細が記載されており、再生医療等に用いる細胞の種類に応じた規定がある。

## 2 再生医療等に用いる細胞の種類

「再生医療等に用いる細胞」とは、細胞加工物を構成する細胞(構成細胞)のことをいう。省令に記載されている細胞の種類を**図1**に示す。人の細胞の場合は「再生医療等を受ける者」、すなわち、患者本人の細胞である自家細胞を用いる場合と本人以外の細胞(ヒト同種〔他家〕細胞)を用いる場合があり、他家細胞の場合は、細胞提供者の細胞を用いる場合として、その再生医療等を目的として採取される細胞を用いる場合と他の治療に当たって手術などで摘出された組織・細胞を用いる場合、さらには、死亡した者の細胞や人の受精胚を用いる場合が記載されている。

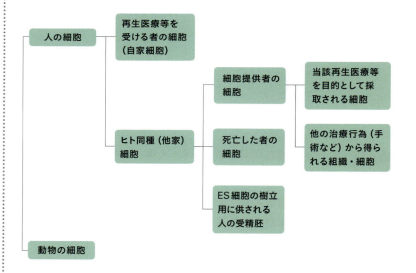

図1：再生医療等に用いる細胞の入手元による分類

## 3 細胞の入手に関する基準の構成

細胞の入手に関する基準は、省令第7条の第1号から第16号に定められている**[表1]**。それらの要件は、安全性の確保、および倫理面への配慮として、特に細胞提供者の保護の観点から取りまとめられ、種別として

**表1：細胞の入手に関する基準判断**
（丸数字は省令第7条の第1号から第16号に対応）

| 要件種別 | 観点 | |
|---|---|---|
| | 安全性の確保 | 倫理面への配慮（細胞提供者の保護） |
| 医療機関等 | ①設備・人員 | |
| 細胞提供者 | ③提供者の適格性の確認<br>④提供者の再検査 | ②提供者の選定<br><br>＜インフォームドコンセント＞<br>⑤提供者が死亡している場合<br>⑥文書による説明と同意<br>⑦代諾者の場合<br>⑧代諾者の同意に関する記録の作成<br>⑨同意の撤回の機会の確保<br>⑩人の受精胚の提供を受ける場合<br>⑪人の受精胚の提供を受ける場合の要件 |
| 細胞 | ⑬細胞の汚染防止措置<br>⑭細胞の汚染検査<br>⑯動物細胞採取の要件 | ⑫細胞の無償提供<br>⑮手術等で摘出された細胞の利用 |

〔資料〕厚生労働省：再生医療等の安全性の確保等に関する法律施行規則：2014.

は、医療機関などの要件、再生医療等に用いる細胞の提供者に関する要件、インフォームドコンセントに関する要件、細胞に関する事項に分類される。

再生医療等を行う医師または歯科医師は、再生医療等に用いる細胞がこれらの要件を満たすことを確認し、必要に応じて検査などを行い、当該再生医療等に用いることが適切であることを確認しなければならない。

## 4 医療機関等の要件

### [1] 設備・体制に関する要件

細胞の提供または動物の細胞の採取時における、安全かつ清潔な操作、品質の保持が適切になされるために、必要な設備および体制が整っており、適切な衛生管理がなされていること**[図2]**。

### [2] 人員に関する要件

組織・細胞の採取ならびに当該細胞の保管に関する十分な知識および技術を有する者を有していること。

## 5 再生医療等に用いる細胞の提供者に関する要件

### [1] 提供者の選定

細胞を提供する者の選定は、細胞提供者の健康状態、年齢、その他の事情を考慮して慎重に行う。

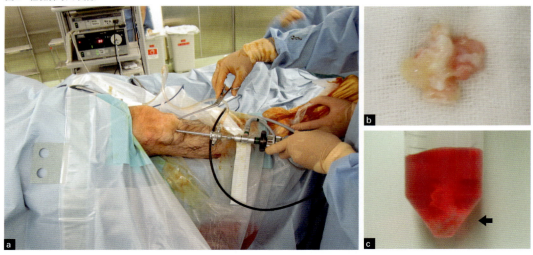

図2：組織採取の実際

a：手術室において患者の膝関節に関節鏡を挿入し、膝関節を裏打ちする膜である滑膜を採取する。
b：採取した滑膜組織。
c：滑膜（矢印）は保存液に浸漬して細胞培養加工施設に輸送する。
（東京医科歯科大学 学内にて撮影）

### ［2］提供者の適格性の確認（ドナースクリーニング）

　細胞の提供を受ける際に、細胞提供者について、問診、検査などによる診断を行い、再生医療等に用いる細胞を提供するにつき十分な適格性を有するかどうかを判定することをドナースクリーニングという。ドナースクリーニングの方法は、再生医療等に用いる細胞の種類によって異なり、同種（他家）細胞の場合には、「『再生医療等の安全性の確保等に関する法律』、『再生医療等の安全性の確保等に関する法律施行令』及び『再生医療等の安全性の確保等に関する法律施行規則』の取扱いについて」（以下、課長通知）に示された詳細な問診と検査（血清学的試験、核酸増幅法〔nucleic acid amplification test：NAT〕[*1]などを含む）が求められている**［表2］**。

　一方、自家細胞を用いる場合は必ずしも通知で求められているような詳細なドナースクリーニングを必要としないとされているが、製造工程中の交差汚染の防止や製造を行う者への安全対策などの観点から**表2**の2に示す問診および検査の実施を考慮することが実務上求められている**［図3］**。また、自己細胞を用いる場合は、その組織・細胞を介する感染症伝播のリスクや免疫学的な問題が回避できるが、交差汚染や細胞培養加工施設において製造を行う者の安全上の問題は、同種（他家）細胞の場合と同様に存在することから、必要性に応じた安全対策が必要である。

＊1：**核酸増幅法**
目的とする遺伝子の核酸の一部を抽出して、増幅し、増えた核酸を検出することで遺伝子の有無を陽性または陰性として判定する定性的な検査法。代表的な核酸増幅方法はDNAポリメラーゼを用いてDNAを増幅させるpolymerase chain reaction（PCR）法であるが、近年は逆転写酵素とRNAポリメラーゼを用いてRNAを増幅させるtranscription mediated amplification（TMA）法など、原理の異なる方法がいくつも開発され、これらの遺伝子検査を総称してNATと呼んでいる。

*2: **免疫抑制状態とウイルス再活性化**
ウイルスのなかには幼少児期に不顕性感染（感染したにもかかわらず感染症状を発症しない状態）し、生涯その宿主に潜伏感染し、免疫抑制状態（臓器移植後に拒絶予防の免疫抑制薬の投与を受けている場合など）で再活性化して、病態を引き起こすものがある。サイトメガロウイルス、EBウイルスはその代表的なものである。

表2：提供する再生医療等が同種の場合における適格性の判断方法

| | 適格性の確認方法 | 対象 |
|---|---|---|
| 1 | 既往歴確認、輸血または移植を受けた経験の有無など | 梅毒トレポネーマ、クラミジア、淋菌、結核菌などの細菌による感染症、敗血症およびその疑い、悪性腫瘍、重篤な代謝内分泌疾患、膠原病および血液疾患、肝疾患、伝達性海綿状脳症およびその疑いならびに認知症、特定の遺伝性疾患および当該疾患にかかる家族歴 |
| 2 | 問診および検査により感染していないことを確認する | B型肝炎ウイルス（HBV）<br>C型肝炎ウイルス（HCV）<br>ヒト免疫不全ウイルス（HIV）<br>ヒトT細胞白血病ウイルス1型（HTLV-1）<br>パルボウイルスB19（ただし、必要な場合に限る） |
| 3 | 必要に応じて、検査により感染していないことを確認する | サイトメガロウイルス、EBウイルスおよびウエストナイルウイルス<br>※：免疫抑制状態の再生医療等を受ける者[*2]に特定細胞加工物の投与を行う場合 |

〔資料〕厚生労働省：「再生医療等の安全性の確保等に関する法律」、「再生医療等の安全性の確保等に関する法律施行令」及び「再生医療等の安全性の確保等に関する法律施行規則」の取扱いについて：2014．

図3：製造を行う者への安全対策

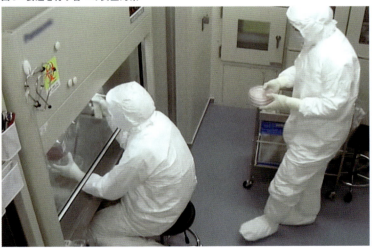

自家細胞を用いる場合であっても、ドナースクリーニングとして表2-2に示す問診および検査の実施を考慮することが実務上求められている。
（東京医科歯科大学 学内にて撮影）

*3: **ウインドウ・ピリオド**
ウイルスに感染してから、検査で検出できるようになるまでの空白期間のこと。この期間内ではたとえウイルスに感染していても検査では分からない。抗体検査のウインドウ・ピリオドを短縮するために導入されたのがNATである。windowには「窓」のほかに「（スケジュールの間の）空白時間帯」の意味がある。

## [3] 提供者の再検査

細胞の提供を受けた後に、ウインドウ・ピリオド（window period，ウインドウ期）[*3]があることを勘案し、検査方法、検査項目などに応じて、可能な範囲で適切な時期に再検査を実施する必要がある【図4】。

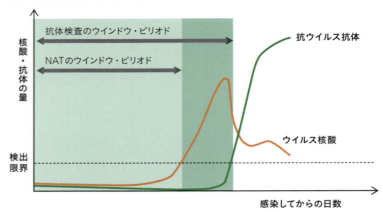

図4：HIV感染とウイルスマーカー

〔出所〕厚生労働科学研究費補助金エイズ対策政策研究事業「HIV検査相談体制の充実と活用に関する研究」班：「保健所等におけるHIV即日検査のガイドライン第3版（2012年3月）」より改変.

## 6 インフォームドコンセントに関する要件

### [1] 再生医療等に用いる細胞の提供者に対する説明および同意

再生医療および細胞治療は未解明な部分があり、感染症や将来的な腫瘍化のリスクも否定できないため、その実施に当たっては、リスクなどについて患者が十分理解したうえで進められる必要がある。また、再生医療および細胞治療に用いられる細胞の情報を含め、細胞提供者の個人情報（遺伝情報含む）の保護が十分に図られる必要がある。そのため、細胞の提供を受ける際には、細胞提供者に対して原則として、表3に掲げる事項について、できるだけ平易な表現を用い、文書により適切な説明[*4]を行い、文書により同意を得る。

### [2] 同意を撤回することができる機会の確保

細胞提供者が当該細胞を再生医療等に用いることについて同意した場合は、当該細胞に培養その他の加工が行われるまで[*5]の間について、当該細胞提供者が同意を撤回することができる機会を確保する。

### [3] 提供者が死亡している場合

医師または歯科医師は、死体から再生医療等に用いる細胞を採取する場合には、礼意を失わない[*6]ように注意し、遺族[*7]に対して、細胞の使途その他細胞の採取に関し必要な事項について文書により適切な説明を行い、文書による同意を得る。

### [4] 代諾者の同意を得る場合

代諾者とは親権を行う者、配偶者、後見人その他これらに準じる者で、

---

[*4]：文書による適切な説明
医師または歯科医師以外に当該説明を行う者として適切な者がいる場合には、医師または歯科医師の指示のもとに、当該者が説明を行うことはできるが、当該者は適切な教育または研修を受け、当該再生医療等を熟知した者でなければならない。

[*5]：同意を撤回することができる期間
細胞の提供を受けた医療機関などから細胞培養加工施設に輸送が必要な場合、当該医療機関などから細胞が発送されるまでの期間を指す。

[*6]：礼意の保持
医師または歯科医師は、再生医療等に用いる細胞の提供者が死亡している場合の死体からの細胞の採取に当たっては、当該提供者に対する礼意を失わないよう特に注意すること。礼意とは、礼を尽くそうとする気持ちのことで、ご遺体に手を合わせる、黙礼をするなどの行為の他、故人のプライバシーを守り、人格を尊重した態度で接するように心がける。

**＊7：遺族**
死亡した者の配偶者、成人の子、父母、成人の兄弟姉妹もしくは孫、祖父母、同居の親族またはそれらの近親者に準ずる者をいう。

**＊8：第八条の八第一項**
第八条の八の第一項には利益相反管理基準の対象となる次の2つの関与が掲げられている。
・研究として行う再生医療等に対する特定細胞加工物製造事業者または医薬品等製造販売業者等の関与
・再生医療等の研究に従事する者および研究計画書に記載されている者であって、当該研究を行うことによって利益を得ることが明白な者に対する特定細胞加工物製造事業者または医薬品販売業者等の関与

**＊9：臨床研究法第三十二条**
臨床研究法第三十二条とは契約の締結について書かれた条で、本条に規定する契約の内容とは「当該研究資金等の額及び内容、当該特定臨床研究の内容その他厚生労働省で定める事項を定める契約」を指す。

**＊10：偶発的所見（incidental findings，インシデンタルファインディングス）**
ある疾患についての検査をしたとき、偶然、別の健康上の問題を示唆する所見が見いだされること。遺伝子解析やMRIなどの画像診断の領域において多く発生し、近年、人を対象とする研究における倫理的課題として注目されている。

**表3：細胞提供者およびその代諾者に対する説明同意事項**

| | |
|---|---|
| 1 | 提供する再生医療等の名称および当該再生医療等の提供について厚生労働大臣に再生医療等提供計画を提出している旨 |
| 2 | 細胞の提供を受ける医療機関等の名称および細胞の採取を行う医師または歯科医師 |
| 3 | 当該細胞の使途（目的および意義、再生医療等の提供方法、再生医療等提供機関の名称など） |
| 4 | 細胞提供者として選定された理由 |
| 5 | 当該細胞の提供により予期される利益および不利益 |
| 6 | 細胞提供者となることは任意であること |
| 7 | 同意の撤回に関する事項 |
| 8 | 当該細胞の提供をしないこと、または当該細胞の提供に係る同意を撤回することにより不利益な取り扱いを受けないこと |
| 9 | 研究に関する情報公開の方法（研究として再生医療等を行う場合に限る） |
| 10 | 細胞提供者の個人情報の保護に関する事項 |
| 11 | 試料等の保管および廃棄の方法＊8 |
| 12 | 研究に対する第八条の八第一項各号に規定する関与に関する状況（研究として再生医療等を行う場合に限る） |
| 13 | 当該細胞を用いる再生医療等に係る特許権、著作権その他の財産権または経済的利益の帰属に関する事項 |
| 14 | 苦情および問い合わせへの対応に関する体制 |
| 15 | 当該細胞の提供に係る費用に関する事項（細胞の提供は必要な経費を除き無償で行われることを含む） |
| 16 | 当該細胞の提供による健康被害に対する補償に関する事項 |
| 17 | 再生医療等の提供に伴い、細胞提供者の健康、子孫に受け継がれる遺伝的特徴等に関する重要な知見が得られる可能性がある場合には、当該細胞提供者に係るその知見の取り扱い |
| 18 | 細胞提供者から取得された試料等について、当該細胞提供者から同意を得る時点では特定されない将来の研究のために用いられる可能性または他の医療機関に提供する可能性がある場合には、その旨および同意を受ける時点において想定される内容 |
| 19 | 再生医療等の審査等業務を行う認定再生医療等委員会における審査事項その他当該再生医療等に係る認定再生医療等委員会に関する事項 |
| 20 | 研究に用いる医薬品等の製造販売をし、もしくはしようとする医薬品製造販売業者またはその特殊関係者による研究資金等の提供を受けて研究を行う場合においては、臨床研究法第三十二条＊9に規定する契約の内容（研究として再生医療等を行う場合に限る） |
| 21 | その他当該細胞を用いる再生医療等の内容に応じ必要な事項＊ |

〔資料〕厚生労働省：再生医療等の安全性の確保等に関する法律施行規則：2014.
再生医療等の安全性の確保等に関する法律施行規則一部改正：2018.

＊：ヒトゲノム・遺伝子解析を行う場合においては、偶発的所見＊10が生じ得る可能性を認識し、細胞提供者への遺伝情報の開示の有無などの方針をあらかじめ検討し、偶発的所見に関する説明も十分に行ったうえで細胞提供者のインフォームドコンセントを得ることが大切である。

細胞の提供を受ける際に、代諾者の同意を得る場合には、細胞提供者と同様に、代諾者に対して文書により適切な説明を行い、文書により同意を得ておく必要がある。また、代諾者の同意を得た場合には、代諾者

**1. 組織・細胞の採取**　317

の同意に関する記録および代諾者と細胞提供者との関係についての記録を作成する。

### [5] 人の受精胚の提供を受ける場合

人のES細胞（embryonic stem cell：胚性幹細胞）は、受精後5〜6日経過した人の胚の内部の細胞塊を用いてつくられた幹細胞である**[図5]**。胚を破壊して（「人の生命萌芽」の滅失）、将来の胎児になる細胞を取り出さなければES細胞が得られないため、省令において、ES細胞のもとになる胚は、不妊治療の際に不要になった「余剰胚」を提供者の同意を得て作製することなどの要件を定めている**[表4]**。

また、同意の撤回の機会の確保として、当該人の受精胚の提供者の同意があった後、少なくとも30日間は人の受精胚の提供を受ける医療機関において保管しなければならないとしている。

図5：ES細胞の作製の流れ

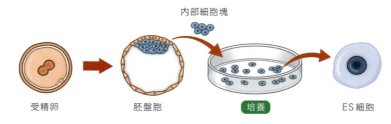

表4：人の受精胚の提供を受ける場合に当該受精胚が満たすべき要件

| | |
|---|---|
| 1 | 生殖補助医療に用いる目的で作成された受精胚であって、当面当該目的に用いる予定がないもののうち、当該受精胚を滅失させることについて提供者の意思が確認できたものであること |
| 2 | 凍結保管がされているものであること |
| 3 | 凍結保管されている期間を除き、受精後14日以内のものであること |
| 4 | その他、人の胚性幹細胞の樹立の適正な実施のために必要な手続き*を経たものであること |

〔資料〕厚生労働省：再生医療等の安全性の確保等に関する法律施行規則：2014.
＊：「ヒトES細胞の樹立に関する指針」（平成26年文部科学省・厚生労働省告示第2号）に規定する手続きを指す〔医政研発1125第2号　平成26年11月25日〕。

## 7 | 細胞に関する事項

### [1] 細胞の無償提供

再生医療等に用いられる細胞は、発生した交通費その他の実費を除き、無償で提供される。すなわち、細胞提供者に対して、交通費その他

の実費に相当するものを除き、細胞の提供に係る対価を支払ってはならない。ただし、特定細胞加工物製造業者から特定細胞加工物を入手する場合において、製造事業者に対して加工の対価を支払うことは差し支えない。また、再生医療等に用いる細胞を外国から入手する場合においても、細胞提供者から無償で当該細胞の提供を受けたことを文書により確認する必要がある。

### ［2］手術などで摘出された細胞の利用

医師または歯科医師は、手術などで摘出された細胞を再生医療等に用いる場合において、細胞の採取の目的を優先し、手術などの治療方針を変更してはならない。すなわち、当該手術などが細胞・組織採取の目的を優先して行われることがあってはならない。

### ［3］採取の適切性の確保

細胞の採取においては、微生物の混入が予防できる措置を行う必要があり、混入の可能性が否定できないのであれば、無菌試験などを実施する必要がある。

### ［4］動物の細胞を用いる場合の要件

動物細胞の使用についても、人の場合と同様に、細胞を採取する動物の選定、適格性の確認、細胞採取の適切性の確保が求められている［**表5**］。ただし、細胞培養工程におけるフィーダー細胞（feeder cell）*11については本基準の適用外である。

> *11：フィーダー細胞
> 目的の細胞を培養する際、ともに培養することによって培養条件を整える補助的な役割をもつ細胞。feederは「供給する」の意。

**表5：動物細胞の採取に当たって満たすべき要件**

| | |
|---|---|
| 1 | 細胞を採取される動物の状態その他の事情を考慮したうえで、当該動物の選定がなされたこと |
| 2 | 細胞の採取の際に、当該動物が細胞を採取されるにつき、十分な適格性を有するかどうかの判定をするために、利用の目的に応じて既往歴の確認、診察、検査などを行ったこと |
| 3 | 動物の細胞の採取の過程における微生物などにおける汚染を防ぐために必要な措置が講じられていること |

〔資料〕厚生労働省：再生医療等の安全性の確保等に関する法律施行規則：2014.

**第3章 組織・細胞の採取と移植**

**1. 組織・細胞の採取　319**

## まとめのページ

☐ 細胞の採取は細胞の適切な採取および保管に必要な管理がなされた医療機関などにおいて、十分な知識および技術をもつ者が実施する。

☐ 細胞を提供する者の選定は、当該者の健康状態、年齢その他の事情を考慮したうえで行う。

☐ 細胞の提供を受ける際には、細胞提供者の適格性を確認するために、既往歴の確認、診察、検査などを行う。

☐ 細胞の提供者に対しては、文書により説明を行い、文書により同意を得る。説明事項：当該細胞の使途、予期される利益および不利益、提供の自発性、同意の撤回、個人情報の保護など。

☐ 再生医療等に用いられる細胞は無償で提供されたものである必要がある。

☐ 細胞の採取の目的を優先し、手術などの治療方針を変更してはならない。

☐ 人の受精胚の提供を受ける場合、提供同意後、少なくとも30日間は医療機関において当該細胞を保管し、同意を撤回することができる機会を確保する。

☐ 細胞の採取においては、微生物などの混入が予防できる措置を行う。また、微生物などの混入の可能性が否定できないのであれば、無菌試験などを実施する必要がある。

## 練習問題

**❶** 以下の**1**から**5**までの記述のうち、<u>誤っているもの</u>を**2**つ選びなさい。

**1** 細胞の採取は必要な管理がなされた医療機関などにおいて実施する。

**2** 細胞の採取ならびに当該細胞の保管の実施は医師または歯科医師に限られる。

**3** 細胞提供者の選定に当たっては、当該細胞提供者の経済状態を考慮する。

**4** 提供者の適格性の確認として既往歴の確認、診察、検査などを行う。

**5** 感染症に感染後、検査をしても感染を証明できない期間がある。

**❷** 以下の**1**から**5**までの記述のうち、<u>誤っているもの</u>を**2**つ選びなさい。

**1** 細胞提供を受ける際に、細胞提供者に対し適切な説明を行い、口頭あるいは文書にて同意を得る。

**2** 細胞提供者が同意した場合、その同意を撤回することができる機会を確保する。

**3** 細胞提供者の代諾者の同意を得る場合、文書により同意を得る。

**4** 代諾者の同意に関する記録および代諾者と細胞提供者との関係についての記録を作成する。

**5** ヒトゲノム・遺伝子解析を行う場合においては、偶発的所見が生じ得る可能性があるため、細胞提供者への遺伝情報の開示は行わない。

**❸** 以下の**1**から**5**までの記述のうち、<u>誤っているもの</u>を**2**つ選びなさい。

**1** 死亡した者から細胞を採取する場合、遺族に対して、文書により適切な説明を行い、同意を得る。

**2** 人の受精胚の提供を受ける場合、再生医療等に用いる目的で作成された受精胚を用いる。

**3** 人の受精胚の提供を受ける場合、「人のES細胞の樹立に関する指針」に規定する手続きを経たものである必要がある。

**4** 人の受精胚の提供を受ける場合、細胞提供者に対し、当該者が同意を撤回することができる機会を確保する。

**5** 人の受精胚の提供にかかる同意があった後、少なくとも60日間は人の受精胚の提供を受ける医療機関において当該細胞を保管する。

**❹** 以下の**1**から**5**までの記述のうち、<u>誤っているもの</u>を**2**つ選びなさい。

**1** 細胞の提供を受ける際には、当該細胞の提供に係る費用に関する事項について説明する必要がある。

**2** 再生医療等に用いられる細胞は無償で提供される。

**3** 細胞提供者に対して、交通費その他の実費に相当するものを支払うことは認められない。

**4** 再生医療等に用いる細胞を外国から入手する場合においては、細胞提供者から無償で当該細胞の提供を受けたかどうかの確認を省略することができる。

**5** 特定細胞加工物製造事業者から特定細胞加工物を入手する場合において当該事業者に対して加工の対価を支払うことは差し支えない。

**❺** 以下の**1**から**5**までの記述のうち、誤っているものを**2つ**選びなさい。

**1** 細胞提供者の同意があれば、細胞採取を優先し、医学的処置、手術およびその他の治療の方針を変更することができる。

**2** フィーダー細胞を用いる場合は、動物の細胞を用いる場合の要件を満たさなければならない。

**3** 細胞提供者の適格性を判断するために、B型肝炎ウイルスについては問診および検査により感染していないことを確認する。

**4** 細胞の提供を受ける際に、微生物などによる汚染を防ぐために必要な措置を講じる必要がある。

**5** 提供を受けた細胞は、微生物などによる汚染および微生物などの存在に関する検査を行い、これらが検出されないことを必要に応じ確認する。

**❻** 以下の**1**から**5**までの記述のうち、誤っているものを**2つ**選びなさい。

**1** 細胞の採取に必要な事項について説明する者は再生医療等を行う医師または歯科医師に限られる。

**2** 潜伏感染したウイルスが免疫抑制状態などによって再活性化し、感染症を発症するものの代表例としてサイトメガロウイルスがある。

**3** 再生医療等を受ける者の細胞を用いる場合は必ずしも当該者のスクリーニングを必要としないが、交差汚染防止や製造者への安全対策の観点から問診および検査の実施を考慮することが求められている。

**4** 同種移植の場合、当該細胞の移植が行われるまで、当該細胞提供者の同意を撤回できる機会を確保する。

**5** 細胞の提供を受けた後にはウインドウ・ピリオドを勘案し、検査方法、検査項目などに応じて、可能な範囲で、適切な時期に再検査を実施する。

## 解答と解説

**① 解答：2、3**

解説：

**2** 細胞の採取ならびに当該細胞の保管は十分な知識および技術をもつ者が実施する。

**3** 細胞提供者の健康状態、年齢その他の事情を考慮したうえで、選定を行う。

**② 解答：1、5**

解説：

**1** 文書により適切な説明を行い、文書により同意を得る。

**5** 偶発的所見が生じ得る可能性を認識し、細胞提供者への遺伝情報の開示の有無などの方針をあらかじめ検討を行い、同意を得る際にその方針について説明し理解を得るように努める。

**③ 解答：2、5**

解説：

**2** 生殖補助医療に用いる目的で作成された受精胚で、当面当該目的に用いる予定がないもののうち、当該受精胚を滅失させることについて提供者の意思が確認できたものである必要がある。

**5** 同意があった後、少なくとも30日間は保管する。

**④ 解答：3、4**

解説：

**3** 細胞提供者に対して、交通費その他の実費に相当するものを除き、細胞の提供に係る対価を支払ってはならない。

**4** 外国からの入手であっても、細胞提供者から無償で当該細胞の提供を受けたことを文書などにより確認する必要がある。

**⑤ 解答：1、2**

解説：

**1** 細胞の採取を行う場合、細胞の採取を優先して、医学的処置、手術およびその他の治療の方針を変更してはならない。

**2** 加工の過程で動物の細胞を共培養する目的で用いられるフィーダー細胞は、動物の細胞を用いる場合の基準の適用外であることが課長通知に明記されている。

**⑥ 解答：1、4**

解説：

**1** 再生医療等を行う医師または歯科医師以外に当該説明を行う者として適切な者がいる場合には、医師または歯科医師の指示のもとに、当該者が説明を行うことができる。

**4** 当該細胞に培養その他の加工が行われるまでの間について、当該細胞提供者の同意を撤回できる機会を確保する。

**1. 組織・細胞の採取**

# 2. 組織・細胞の移植

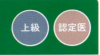

大阪大学大学院医学系研究科 脳神経感覚器外科学（眼科学） **大家 義則、西田 幸二**

## Abstract

　現在、再生医療等を実施する方法としては、①臨床研究、②治験、③承認された製品を用いた保険診療、④自由診療の4種類が挙げられる。臨床研究や自由診療については「再生医療等の安全性の確保等に関する法律」（再生医療等安全性確保法）、治験については「医薬品、医療機器等の品質、有効性及び安全性の確保等に関する法律」（医薬品医療機器等法）、保険診療や自由診療については「医師法」「医療法」にのっとって行う必要がある。

　再生医療等安全性確保法の第1種もしくは第2種再生医療等技術のもとで移植を行うためには、実施する再生医療の対象となる疾患および関連分野に精通した実施責任者のもと、救急医療を行うために必要な設備を有する施設で行う。術前に特定細胞加工物概要書に定められた品質管理基準を満たす細胞であることを確認し、清浄度の保たれた手術室において移植を行う。

　新規医療である再生医療等を行うためには、当該領域の一般医療において十分な知識をもつ実施責任者のもとで行う必要がある。良好な治療成績を収めるためには、移植のみならず術前術後の管理も重要であり、患者の病態に即した適切な術前術後投薬を心がける必要がある。また患者や他の医療従事者と知識や認識を共有して、チームとして治療を進めることが重要である。

▶ 再生医療等安全性確保法下の第1種および第2種再生医療等技術で移植を行う際の、施設の体制や設備要件を確認する。

▶ 培養口腔粘膜上皮細胞シート移植を例に、移植の実際の手順を理解する。

▶ 移植は重要なステップであるが、移植手術そのもののみならず術前術後の適切な管理が治療成績を大きく左右する。

## 1│はじめに

現在、再生医療等を実施する方法としては、①臨床研究、②治験、③承認された製品を用いた保険診療、④自由診療の4種類が挙げられる。臨床研究や自由診療については再生医療等安全性確保法、治験については医薬品医療機器等法にのっとって行う必要がある。本節では、臨床研究を中心に移植の際の注意点について解説する。また移植の具体例として、われわれが開発してきた培養口腔粘膜上皮細胞シート移植について概説する。

## 2│再生医療等安全性確保法下での移植での注意点

再生医療等安全性確保法においては、再生医療等の安全性確保のために、再生医療等の提供を行う医療機関および細胞培養加工施設についての基準を設けている。また再生医療等技術については、人の生命および健康に与える影響の程度に応じ第1種から第3種までの3種類に分類され、それぞれに必要な手続きが定められている。

第1種はES細胞 (embryonic stem cell：胚性幹細胞) やiPS細胞 (induced pluripotent stem cell：人工多能性幹細胞)、遺伝子治療、遺伝子導入、異種動物細胞、同種細胞を用いるものが対象となり、第2種は幹細胞を用いており、培養を行うか相同利用でないもの、第3種は第1種および第2種に該当せず、幹細胞もしくは体細胞を用いるもので相同利用のもの、となっている。

第1種および第2種再生医療等を提供する機関については、必要な人員や構造設備などが定められている。具体的には人員として、再生医療等の提供を行う医療機関は実施に関わる実施責任者を置くこと、実施責任者は医師または歯科医師であって、実施する再生医療等の対象となる疾患および関連する分野について、十分な科学的知見および医療に関する知識や経験を有していなければならず、研究として再生医療等を行う場合には、研究に関する倫理に配慮して当該研究を適正に実施するための十分な教育および訓練を受けていることが求められている。すなわち、移植を行う医師もしくは歯科医師は、再生医療等に用いる細胞やマテリアルについて当然十分な知識や経験が必要であるし、対象となる患者に対する一般医療についての十分な知識や経験が必要である。これについては実施責任者のみならず、医師や他のスタッフについても同様で、再生医療のみならず、通常診療を日頃から高いレベルで行い、新規治療であることが多い再生医療に臨む必要があると考えられる。

次に構造設備については、救急医療を行うために必要な設備を有していること、または他の医療機関と連携して救急医療を行うために必要な体制を確保しておくことが再生医療等安全性確保法では求められている。つまり移植やその術後経過の際に患者の病状が急変した場合に備える

体制の構築が必須である。また再生医療等安全性確保法においては、特定細胞加工物の製造法および品質管理の方法として、特定細胞加工物概要書を作成することが定められており、十分な品質管理が行われている必要がある。細胞や組織を移植する前には各種試験の判定基準を満たしていることを確認すべきである。

再生医療における組織・細胞の移植は一般に手術室で行うと考えられる。手術室は空調システムによって空気清浄度を高度に制御しており、空気清浄度は、1立方フィート当たりの0.5μm以上の粒子（パーティクル）数によって分類される。空気中に存在する細菌の大きさは0.5〜30μm程度であると考えられるため、粒子数をカウントすることで空気の清浄度を管理できるという考え方によるものである。空気中のパーティクルはHEPA（high efficiency particulate air）フィルターなどのエアフィルターを用いて室内の空気を循環させて捕獲される仕組みとなっている。一般手術室はクラス1,000〜100,000に制御されていることが多いが、手術部位によってどのクラスが適切であるかを考慮する必要があると考えられる。

## 3 | 移植の実際 —培養口腔粘膜上皮細胞シート移植を例に

移植の実際は、用いる細胞種や移植部位によって異なると考えられる。本節では具体例として、われわれが開発してきた培養口腔粘膜上皮細胞シート移植について紹介する。

培養口腔粘膜上皮細胞シート移植は従来から行われてきた他家角膜輪部移植の問題点である拒絶反応やドナー不足を一気に解決することのできる新規治療であり、われわれはこの方法を臨床応用して良好な治療成績を収めてきた[1]。具体的には移植を受ける患者自身から口腔粘膜上皮を採取し、培養して幹細胞を含む重層化上皮細胞シートを作製する[図1、2]。口腔粘膜上皮細胞を細胞源とすることで、角膜上皮が消失した患者に対しても自家細胞を用いた治療を行うことができるようになった。

われわれは、上皮細胞を温度応答性培養皿上で培養して、培養上皮細胞シートを作製している。従来酵素処理が必要であった上皮細胞シートの剥離は、20℃の低温処理のみで可能となった。温度応答性培養皿は32℃以上では疎水性（細胞接着表面）であり、それ以下では親水性（細胞遊離表面）となる。すなわち通常の培養条件である37℃では細胞シートは培養皿に接着しているものの、20℃にすることで剥離できるわけである。この方法によって、酵素処理による細胞シート回収時の細胞へのダメージを回避し、カドヘリンなどの細胞間接着分子およびインテグリンなどの基底膜との接着分子を残したままでの細胞シートの回収が可能となる。これにより移植用の培養上皮細胞シートをまさにready to useの状態で用意することが可能となったわけである。

図1：培養口腔粘膜上皮細胞シート移植

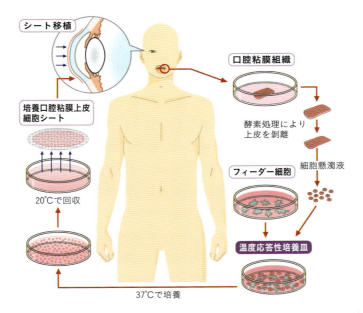

図2：培養口腔粘膜上皮細胞シート移植前後の前眼部写真

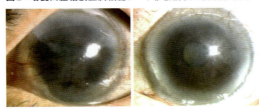

術前（写真左）は手動弁で失明状態であったが、術後14カ月（写真右）には角膜が透明化し、視力も0.8に回復した。
〔出所〕Nishida K, Yamato M, Hayashida Y, et al.: Corneal reconstruction with tissue-engineered cell sheets composed of autologous oral mucosal epithelium. N Engl J Med 2004; 351(12): 1187-1196.

図3：培養口腔粘膜上皮細胞シート移植手術の手順

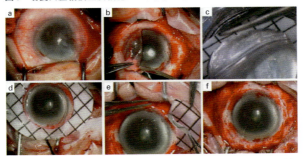

角膜上に侵入した混濁と血管新生を伴った異常上皮を切除して、培養上皮細胞シートを移植する。
〔出所〕Nishida K, Yamato M, Hayashida Y, et al.: Corneal reconstruction with tissue-engineered cell sheets composed of autologous oral mucosal epithelium. N Engl J Med 2004; 351(12): 1187-1196.

次に移植の手順について解説する[図3]。まず、移植に際しては対象となる角膜上皮幹細胞疲弊症患者の角膜上に侵入した異常な結膜上皮を切除する[図3a、b]。その際には、角膜が瘢痕や遷延性角膜上皮欠損の影響によって菲薄化している場合があるので、角膜穿孔を起こさないよう注意が必要である。その後培養上皮細胞シートを温度応答性培養皿から剥離するが、温度応答性培養皿と一部接着している場合があり、無理に剥離を継続すると細胞シートが破れる可能性があるので、シート剥離面を顕微鏡下で注意深く観察するほうがよいと考えられる[図3c]。剥離した培養上皮細胞シートをセンタリングに注意しながら角膜表面に静置して、移植に用いた支持膜を除去する[図3d、e]。角膜輪部を10-0ナイロン糸で360度縫合するとシートの眼表面からの脱落を予防できるので、追加してもよい。最後に強膜上の培養上皮細胞シートを結膜下に入れ、結膜を8-0バイクリル®で強膜に縫合する[図3f]。こうすることで手術終了時には眼表面は連続して上皮に被覆されていることになり、術後炎症を最小限に抑えることができると考えられる。

　再生医療等のなかで移植は重要なステップであるが、移植手術そのもののみならず術前術後の適切な管理が治療成績を大きく左右することになる。患者には加療の内容や術前術後投薬の意義について十分に理解をしてもらい、医療従事者とともに加療に参加してもらう必要がある。

　また術前術後の状態に応じて投薬内容を変更する必要があると考えられる。例えば培養口腔粘膜上皮細胞シート移植の適応となる角膜上皮幹細胞疲弊症は、多くの疾患によって引き起こされるが、スティーブンス・ジョンソン症候群や眼類天疱瘡の患者においては慢性炎症が術前からみられることが多い。その場合にはステロイド点眼や内服、場合によっては免疫抑制剤を使用して術前から十分に消炎をしておく必要がある。消炎が不十分であると移植細胞の長期生着は期待できず、結果として良好な治療成績を残すことは極めて難しくなると考えられる。

**文献**

1) Nishida K, Yamato M, Hayashida Y, et al.: Corneal reconstruction with tissue-engineered cell sheets composed of autologous oral mucosal epithelium. N Engl J Med 2004; 351(12): 1187-1196.

## まとめのページ

☐ 現在、再生医療等を実施する方法としては、①臨床研究、②治験、③承認された製品を用いた保険診療、④自由診療の4種類が挙げられる。

☐ 臨床研究や自由診療については再生医療等安全性確保法、治験については医薬品医療機器等法にのっとって行う必要がある。

☐ 再生医療等安全性確保法においては、再生医療等の安全性確保のために、再生医療等の提供を行う医療機関および細胞培養加工施設についての基準を設けている。

☐ 特に第1種および第2種再生医療等を提供する医療機関については、必要な人員や構造設備などが厳密に定められている。

☐ 組織・細胞の移植は室内環境が十分に管理された手術室において行う。

☐ 手術に用いる細胞は特定細胞加工物概要書に定められた品質評価基準をクリアしたものである必要がある。

☐ 細胞および原疾患の特性に応じて手術治療方針を策定し、当該分野での手術加療に十分な知識と経験をもった医師もしくは歯科医師が移植手術を施行する。

☐ 再生医療等のなかで移植は重要なステップであるが、移植手術そのもののみならず術前術後の適切な管理が治療成績を大きく左右する。

## 練習問題

**1** 臨床研究や自由診療として行う再生医療等の安全性確保のために、再生医療等の提供を行う医療機関および細胞培養加工施設についての基準を設けているのは、以下のうち、どの法律か。正しいものを1つ選びなさい。

1 再生医療推進法
2 再生医療等安全性確保法
3 医薬品医療機器等法
4 医師法

**2** 再生医療等安全性確保法において、再生医療等は第1種から何種までに分類されるか。正しいものを1つ選びなさい。

1 第2種
2 第3種
3 第4種
4 第5種

**3** 第1種および第2種再生医療等を提供する医療機関について定められているのは、以下のうちのどれか。正しいものを1つ選びなさい。

1 人員のみ
2 構造設備のみ
3 人員と構造設備

**4** 手術に用いる細胞の品質評価基準が規定されているのは、以下のうちのどれか。正しいものを1つ選びなさい。

1 特定細胞加工物概要書
2 説明文章
3 同意文章
4 症例報告書

**5** 細胞・組織の移植に適切な場所は、以下のうちどれか。正しいものを1つ選びなさい。

1 患者の病室
2 手術室
3 清浄度が管理されていない外来処置室

**6** 再生医療等のなかで移植は重要なステップであるが、周術期の管理について重要である
と考えられる時期はいつか。正しいものを1つ選びなさい。

**1** 術前のみ
**2** 術後のみ
**3** 術前術後両方

## 解答と解説

**①** 解答：**2**

解説：
臨床研究や自由診療を対象としたものは再生医療等安全性確保法である。

**②** 解答：**2**

解説：
第3種までに分類される。

**③** 解答：**3**

解説：
人員と構造設備の両方が規定されており、重要である。

**④** 解答：**1**

解説：
特定細胞加工物概要書に品質評価基準が規定されている。

**⑤** 解答：**2**

解説：
清浄度が管理された手術室で施行されるべきである。

**⑥** 解答：**3**

解説：
移植のみならず、術前術後の管理は重要である。

# 3. 運搬と管理

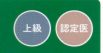

株式会社セルート　園井 悦子

## Abstract

　さまざまな医療分野のなかでも再生医療では特に品質が運搬に左右されやすいが、現法令などでの詳細な規定はない。なぜなら、運搬物の種類や性状、由来によって、運搬中の変化が異なり、画一的な基準を定めることに適さないためである。

　したがって、運搬物の品質を管理するためには、運搬物に関する知識があり適切な判断を行うことのできる者が運搬全体を統括し、各施設および運搬委託先と連携して運搬物の品質が保たれるよう必要な措置を講じなければならない。また、運搬の記録を蓄積し、より安全で確実な運搬の実現に向けて精査することも必要である。

　運搬の際は、お互いの役割と責任が明記された仕様書が必須となる。仕様書には、包装方法が図解で示され、運搬物の受け渡し日時・場所や担当者名、緊急時の連絡体制が分かりやすく記述されていなければならない。また、輸送管理担当者は、施設の管理担当者や輸送業者を選ぶ際、仕様書の教育を受ける体制が整っており、役割と責任を果たすことができる者を十分に検討して選任する必要がある。

　ところで、現在の再生医療等における運搬の流れでは、原料（採取した組織など）は細胞培養加工施設に運搬され、必要な期間（数週間から数カ月間）を経て、特定細胞加工物や再生医療等製品となり医療機関に運搬される。これらの運搬物は、使用可能期間が短いため、医療機関で在庫保管ができず、運搬の日程も治療（移植、輸注など）する日に合わせた小口輸送となり、コスト高につながっている。

　本節では、再生医療等の運搬のなかでも、輸送業者に委託せざるを得ない遠隔地施設間の運搬について解説する【図1】。

▶ 荷主内で選任される輸送管理担当者には、細胞加工などに関する知識、コミュニケーション能力、輸送業者への指導力が求められる。

▶ 包装は三重包装を原則とする。一次容器は運搬後の使用目的に合わせて、外装容器は運搬物の輸送条件に合わせて、形状を検討する。

▶ 仕様書は、安全な運搬を実行するための指針である。実際に輸送試験を行ったうえで、各管理担当者および輸送業者と十分協議し、それぞれの役割と責任を明確にしたうえで作成する。

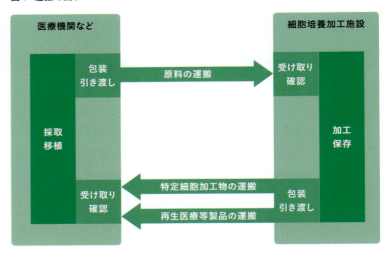

図1：運搬の流れ

## 1 輸送管理担当者の決定

　輸送業者に運搬を委託する機関（以下、荷主）は、荷主内で輸送体制・輸送工程に関する管理担当者（以下、輸送管理担当者）を選任する。輸送管理担当者は、運搬の全過程において運搬物の品質が確保されるよう必要な措置（運搬容器、温度管理、輸送時間管理などの輸送条件）を講じなければならない。また、輸送業者名を含む輸送の経過について記録を作成し、保管しなければならない。

　なお、輸送管理担当者は以下の条件を満たすことが望ましい。条件を満たしていれば職種は問われない。
・細胞加工などに関する知識を有する。
・品質管理において適切な判断ができる。
・各担当者と円滑なコミュニケーションがとれる。
・輸送業者に対して指導・監督ができる。

　特に、引き渡し・受け取りを確実に行うためには、施設ごとに管理担当者を決め、意見交換をしながら協力体制を構築していくことが重要である。

## 2 包装容器の選択

　再生医療等分野における輸送規則が定められていないため、ここでは世界保健機関（WHO）が発行し、国立感染症研究所が翻訳した「感染性物質の輸送規則に関するガイダンス 2013-2014 版」を基準に解説する[1]。

**[1] 感染性物質を含めた対策**
　包装は三重包装を原則とする。

### ①一次容器について

三重包装の一次容器は、以下に留意して選択する。

- 無菌性の維持が可能であり、コーティング剤などが内容物の品質に影響を与えない仕様である。
- マイクロプレートなどに、運搬中の衝撃による液跳ね防止の対策が施されている。
- 次の工程（培養・移植・輸注など）へ安全かつ効率的につなげる操作性を備えている。
- 運搬中の破損などを防ぐ堅牢性・防漏性がある。

### ②二次容器について

一次容器本体を入れる二次容器は、以下に留意して選択する。

- 一次容器の液体が漏れても全て吸収できる吸収剤や、緩衝剤の格納ができる。
- 運搬中の破損などを防ぐ堅牢性・防漏性がある。

なお、二次容器内で温度調節することも可能だが、ドライアイスは昇華して破裂する危険性があるため、二次容器内に入れてはならない。

### ③外装容器（三次容器）について[2]

外装容器は以下に留意して選択する。なお、外装容器は輸送業者でも準備可能である。

- 緩衝機能、恒温機能などを有する。
- 重さ、大きさ、形状が医療施設内外での運搬に適している。

## [2] 航空輸送への対策

一次容器および二次容器は、$-40 \sim +55°C$の温度で95kPa以上の圧力差に耐え得るもの。外装容器は、少なくとも1面の寸法が100mm×100mm以上であり、通常の衝撃や荷積みに耐える強度と、内容物を保護するための緩衝機能を持ち合わせているもの。バッテリーは危険物扱いであるため、あらかじめ種類と搭載量を航空会社に申告する。ドライアイスは、危険物表示ラベルを外装容器に張り付けたうえ、搭載量を申告する。

## [3] 運搬中の容器内温度保持能力

運搬物の特性に合った温度帯は、数回の輸送試験を実施した後、運搬後の細胞などの状態により判断する。輸送試験においては、外気温や細胞周辺の温度などを記録するデータロガーを複数用い、輸送中の温度変化を計測する。輸送後にデータロガーの記録を確認し、想定した温度を逸脱していないか、逸脱した場合はそれがどの程度の時間であったか

などをチェックしたうえで、必要に応じて容器や手順、運搬経路の見直しを行う。輸送容器には、蓄熱剤やドライアイスを入れる箱型容器、容器内の吸着剤に液体窒素を吸着させ、－150℃以下で輸送するための円筒形容器（ドライシッパー*）などがある。

なお、蓄熱剤などで温度コントロールを行う場合は、定温室において数日間の前調整を要する製品もあるため、発送場所の設備を確認しておく必要がある。

ドライアイスを用いて凍結輸送する場合、包装時は昇華する二酸化炭素を逃がす構造を有するように注意する。－150℃以下の輸送には、液体窒素を充填したドライシッパーを選択すれば、航空便での運搬も可能となる。

### [4] 取り違え防止の表示対策

同じ施設で複数の包装容器が受け渡しされる場合、取り違え防止に最大限配慮しなければならない。

取り違えを防ぐためには、細胞などを特定する情報の表示が必要となるが、ドナー（ただし検査検体の運搬では患者ということもあり得る）の個人情報などがさらされることのないよう匿名化・暗号化した識別表示にしなければならない。また、取り違え防止のための表示は、摩擦や消毒液などで消えないよう工夫し、目視で容易に確認できるようにする必要がある。

運搬物に感染性物質が含まれる可能性が低いと思われる場合でも、三重包装を原則とするのは、輸送業者や第三者の安全に配慮するためである。加えて、複数種類の貨物を混載して運搬する輸送業者では、他の貨物への影響も心配される。

なお、ドナー検体が感染性物質ではないと決定するためには、ドナーの既知の病歴、症状、個別の周辺環境、およびその地域での疾病の拡大状況に基づいた専門的な判断が必要である。

## 3 運搬委託先の選定

候補に挙げた輸送業者に対し、概算費用の見積もりなどを含め相談する。運搬物の特性上、輸送業者の事情で受託できない場合もあることを念頭に置いておきたい。

運搬中のさまざまなデータ取得などについては、必要となる作業を確認のうえ分担し、協力関係を構築することが重要である。

### [1] 秘密保持契約の締結

運搬に必要な情報を開示しないままではミスにつながりやすいため、

打ち合わせ前に秘密保持契約（non-disclosure agreement：NDA）を締結し、情報共有のための環境を整えることが望ましい。特に書式指定がなければ、輸送業者からひな型を入手するとよい。

### [2] 運搬体制の調査

業務委受託契約などの締結と並行して、その輸送業者が適切であるかを判断し、不足があれば指導を受け入れる体制があるかを見極める。

### [3] 教育訓練体制の調査

輸送業者を訪問し、年間教育記録のほか、可能ならば個人別の教育記録などを閲覧して教育担当者にヒアリングを行うことが望ましい。ただし、輸送業者のノウハウでもあるため、信頼関係を損なわないよう情報の取り扱いに十分注意する。

## 4│仕様書の作成

輸送業者が決まったら、協力のうえ仕様書を作成する。その際、以下に注意すること。

### [1] 役割と責任を明確にする

「いつ」「誰が」「どこで」「何を」するかが曖昧になるとミスを招く。ヒューマンエラーが起こりやすい局面では、誤解が生じないよう表現に十分注意する。

### [2] 包装手順は図で説明する

包装手順の逸脱に関するヒューマンエラーが起きないよう、外装容器にデータロガーや蓄熱剤を格納する場合はレイアウト図を用いて説明する。複数種類の蓄熱剤を使用する場合は、蓄熱剤にも色やナンバリング表示をするなど工夫し、視覚的手段を用いる。

蓄熱剤は種類が多く調温方法も異なるため、調温時間や温度を明記する。受け渡し場所に調温設備がない場合は、輸送業者に委託する方法もある。

### [3] 受け渡し時刻と場所を明記する

確実に受け渡しができるよう、運搬物の受け取り・引き渡しの時刻については、そのつど運搬指示書などに明記する旨をあらかじめ仕様書に定めるとよい。受け渡しの場所は、不特定多数の人が出入りしない定温室などが望ましい。運搬日が複数日にわたる場合は、一時保管場所（例えば空港の上屋、輸送業者の倉庫など）の環境も併せて確認しておく。

**[4] イレギュラー時の体制を明記する**

　運搬の特性上、台風などの自然災害や事故などの人為的要因で、仕様書通りに運搬できないことがある。代替輸送ルート、輸送業者が第一報を入れる連絡先および輸送管理担当者の承認方法、対応方法を明確にしておく[2]。

　仕様書の作成が終わったら、ダミーの運搬物を利用して各管理担当者の動きに無理がないかなど、仕様書の不備を確認する。この際、輸送業者の意見も聞いて総合的に見直すことが、質のよい仕様書を作成する極意である。

## 5 | 運搬の管理

　仕様書に沿って実際に運搬するに当たり、輸送管理担当者は以下について十分管理しなければならない。

**[1] 連絡体制の確認**

　受け渡しが確実かつ安全に行われるよう、各管理担当者と連絡体制について確認しておく。

**[2] データロガーの起動と停止**

　起動前の状態が正常であるかを確認したうえで、あらかじめ定められた者が仕様書通りに起動および停止する。特に設置場所によって結果に大きな影響を及ぼすため、包装図面との照合を念入りに行うこと。

**[3] 輸送業者への指示**

　輸送業者に対し、引き渡しや受け取りの時刻を記録しておくよう指示する。また、イレギュラーな事態が発生した場合は、ただちに輸送管理担当者に連絡するよう伝えておく。連絡を受けた輸送管理担当者は、仕様書に従って即座に対応する。

**[4] 運搬完了報告**

　運搬が終わり次第、輸送業者は輸送管理担当者に完了報告を行う。

## 6 | 運搬後の処理

　運搬終了後は、以下の作業を行う。

**[1] 開封および内容物の確認**

　開封は受取人が行う。開封を行う場所は、容器内の環境をできるだけ維持できる定温室などが望ましい。受取人は容器の外装を確認し、仕様

書に沿って内容物を取り出す。あらかじめ定められた者がデータロガーを操作し、定められた方法でデータを抽出する。受取人はできるだけ速やかにデータを確認する。輸送業者から後日データを受け取る仕様の場合は、受取人が確認するまでデータロガーのデータを上書きしないよう、仕様書に明記するとよい。

## [2] フィードバック

運搬後は連絡体制や運搬経路、管理方法などについてフィードバックを行い、次回の運搬に生かす。

# 7 | 航空貨物の注意点

以上が運搬の流れとなるが、最後に航空貨物として運搬する場合の爆発物検査について触れておく。

空港では、テロや危険物持ち込みなどを防ぐためにX線検査機が使用されているが、細胞への影響を心配する声もある。ただし、日本国内の主な空港であればふき取り式爆発物検査装置（explosives trace detection system：ETD）を完備しているケースも少なくない。一方で、検査目的にテロ対策が含まれるため、これらの情報が公開されることはない。X線検査を回避するには、あらかじめ輸送業者に回避する方法を相談することが望ましい。

**文献**
1) 国立感染症研究所（監修・訳）：感染性物質の輸送規則に関するガイダンス 2013-2014 版（日本語版）．2013; 4, 11, 12, 15, 24, 25, 30, 31, 40.
2) 再生医療等イノベーションフォーラム（FIRM）：再生医療等に用いられる細胞加工物等の輸送上の留意点に関するFIRM ガイド 第2版. 2018 ; 3.

## まとめのページ

☐ 運搬の品質管理は、運搬全体を統括する輸送管理担当者と各施設の管理担当者および輸送業者が連携し、必要な措置を講じておく必要がある。

☐ 運搬委託先の選定には、より安全で確実な運搬を実現できるよう、秘密保持契約の締結、運搬体制および教育指導体制の事前調査が重要である。

☐ 仕様書は、包装方法（基本的に、三重包装）が図解で示され、受け渡し日時・場所や担当者名、緊急時の代替輸送ルートや連絡体制などが分かりやすく記述されていなければならない[2]。

☐ 輸送管理担当者は、運搬の記録（輸送業者名、経路など輸送の経過、容器・温度・時間などの輸送条件）を保管し、運搬全体における確認と精査をする必要がある。

## 練習問題

**❶** 以下の**1**から**5**までの記述のうち、<u>誤っているもの</u>を**2つ**選びなさい。

**1** 細胞などの受け渡しにおいては、少しでも早く運搬を完了させるため、その場にいる者が臨機応変に対応する必要がある。

**2** 運搬物の包装は三重包装を原則とする。

**3** 破裂する危険性があるため、二次容器にドライアイスを入れてはならない。

**4** 実運用前の輸送試験はあくまでテストなので、データロガーを搭載しなくてもよい。

**5** 取り違えを防ぐために施す識別表示は、ドナーの個人情報などに配慮して匿名化・暗号化しなければならない。

**❷** 以下の**1**から**5**までの記述のうち、<u>誤っているもの</u>を**2つ**選びなさい。

**1** 運搬委託先を選択する際は、輸送業者との打ち合わせ前に、秘密保持契約（NDA）を締結するのが望ましい。

**2** 業務委受託契約後も、輸送業者が教育訓練を実施しているかを継続して調査・確認する必要がある。

**3** 仕様書は輸送業者の主導で作成することが望ましい。

**4** 包装手順の逸脱を防ぐため、仕様書には図を用いるのが望ましい。

**5** 運搬物の受け渡し場所は、輸送業者も難なく入室できるよう、不特定多数の人が出入りできる場所が望ましい。

**❸** 以下の**1**から**5**までの記述のうち、<u>誤っているもの</u>を**2つ**選びなさい。

**1** 運搬時にイレギュラーな事態が起こった場合は、輸送業者が迅速に状況を判断し、対応しなければならない。

**2** データロガーは起動前の状態が正常であるかを確認のうえ、あらかじめ定められた者が仕様書通りに起動する。

**3** 運搬終了後の開封は、仕様書で定められた受け取り担当者が行う。

**4** 以前に利用した空港であれば、爆発物検査の方法に変更はないので確認する必要はない。

**5** 安全かつ確実な運搬を実行するためには、輸送業者との円滑な連携が重要である。

**❹** 以下の**1**から**5**までの記述のうち、<u>誤っているもの</u>を<u>2つ</u>選びなさい。

**1** ドライアイスを使った凍結輸送を行う場合、二酸化炭素を逃がす構造の包装を用いる。

**2** ドライシッパーを用いれば、－150℃以下の航空便での運搬が可能である。

**3** 外装容器は緩衝・恒温機能をもつものがふさわしい。

**4** データロガーは外気温のみを計測すればよい。

**5** データロガーの起動と停止は迅速に行う必要があるので、包装図面との照合はしなくてもよい。

**❺** 以下の**1**から**5**までの記述のうち、<u>誤っているもの</u>を<u>2つ</u>選びなさい。

**1** ヒューマンエラーを防ぐため、仕様書では「いつ」「誰が」「どこで」「何を」するかを明確に表記し、誤解が生じない表現を用いる。

**2** 医療者であれば、細胞加工などに関する知識をもっていなくても輸送管理担当者に選任できる。

**3** 日本国内の主な空港では、ふき取り式爆発物検査装置を完備していることもある。

**4** 二次容器に守られているので、一次容器は操作性のみを重視して選択する。

**5** 運搬終了後、輸送業者は輸送管理担当者に完了報告を行わなければならない。

## 解答と解説

**① 解答：1、4**

解説：

**1** 受け渡し時には、仕様書通りの包装となっているか、識別表示は合っているか、外装容器に異常はないかなどを、あらかじめ教育を受けた管理担当者が確認しなければならない。

**4** 輸送試験の目的は、包装方法や運搬手段などの改善であるため、データロガーを搭載して客観的なデータをとる必要がある。

**② 解答：3、5**

解説：

**3** 仕様書は必ず輸送管理担当者の承認のもとで運用する。すなわち、輸送業者から提供された情報をもとに輸送管理担当者が主導して作成する。

**5** 運搬物の受け渡し場所は、取り違えなどを防ぎ、開封時の温度変化を最小限に抑えるため、定温室などの不特定多数の人が出入りしない場所が望ましい。

**③ 解答：1、4**

解説：

**1** 運搬時にイレギュラーな事態が起こった場合、輸送業者は仕様書で指示された連絡先に事象を報告し、輸送経路などの代替案があれば提案し、輸送管理担当者の判断に従って対応しなければならない。

**4** 空港の爆発物検査方法は、テロ防止の観点から予告なしに変更となる場合がある。したがって、以前に利用した空港であっても再確認する必要がある。

**④ 解答：4、5**

解説：

**4** 外気温だけでなく細胞周辺の温度なども計測する必要があるため、複数のデータロガーを用いることが望ましい。

**5** 設置場所は結果に大きく影響するため、データロガーの起動と停止は仕様書に従い、包装図面との照合も念入りに行う。

**⑤ 解答：2、4**

解説：

**2** 輸送管理担当者は、細胞加工などに関する知識を有することが望ましい。

**4** 一次容器は、無菌性の維持のほか、堅牢性・防漏性を保持しているなど、必要な条件を満たすものを選択する。

第3章 組織・細胞の採取と移植

3. 運搬と管理　343

第**3**部

細胞の加工・製造

# 1. 細胞培養加工施設の要件

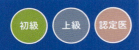

大阪大学大学院工学研究科 生命先端工学専攻 生物プロセスシステム工学領域　紀ノ岡正博

## Abstract

　特定細胞加工物を製造する施設を細胞培養加工施設と呼び、細胞固有の特性を鑑みた細胞製造性の観点から、細胞を用いた製造のための「工程」「入力」「出力」からなる系と「外界」において、出力の安定化、高効率化、低コスト化などを考慮し、無菌性および品質特性の担保に対する製造の最適化を行うことが重要となる。また、工程の安定性を損なう変動として、①外乱由来の変動、②入力由来の変動、③工程の内なる乱れ由来の変動、④実用化に向けた変動が挙げられ、無菌性および品質特性の担保が必要である。

　無菌性の担保に資する無菌環境の設計では、汚染物を持ち込まない、持ち出さない、交えないことが必要であり、①無菌操作の環境維持（微粒子清浄度管理）、②検体独立性の維持（交差汚染防止、混同防止）、③封じ込め対策（拡散防止）、④管理状態の維持（環境モニタリング、記録など）が主たる要素となる。

▶ 細胞培養加工施設における無菌環境の設計について、哲学を理解すること。

▶ 細胞製造性の概念を理解し、変動要因を最小へと導くこと。

▶ 細胞固有の特徴を理解し、無菌性および品質特性の担保を目指した製造を行うこと。

▶ 無菌操作の環境維持のための方法を理解し、組み合わせにより達成すること。

## 1｜細胞培養加工施設

2014年11月25日に「医薬品、医療機器等の品質、有効性及び安全性の確保等に関する法律」(医薬品医療機器等法)[1] および「再生医療等の安全性の確保等に関する法律」(再生医療等安全性確保法)[2] が施行され、再生医療に資する細胞を用いた製造の扱いについての大枠が決定された。特に、臨床研究や自由診療下での再生医療を進めるための再生医療等安全性確保法においては、再生医療等の安全性の確保に関する手続きや細胞培養加工の外部委託のルールなどが定められ、安全性を担保した医療行為に対して有効性を検証する臨床研究を促進し、より多くの経験を積むことができるようになった。その際、培養加工の専門化による安全性向上を見込み、医師が外部の細胞培養加工事業者へ細胞培養加工を委託することが可能となり、細胞培養加工の役割が重要となってきた。

それぞれの法律で、再生医療に用いられる移植材は、「再生医療等製品」(医薬品医療機器等法第2条9項) および「特定細胞加工物」(再生医療等安全性確保法第2条4項) とされ、両者を合わせて、「細胞加工物」(「人又は動物の細胞に培養その他の加工を施したもの」〔再生医療等安全性確保法第2条4項〕) とする。さらに、再生医療等安全性確保法によると、「製造」とは「人又は動物の細胞に培養その他の加工を施すこと」(第2条4項) で、「細胞」とは「細胞加工物の原材料となる人又は動物の細胞」(第2条3項) であり、「特定細胞加工物の製造をする施設」を「細胞培養加工施設」としている (第2条4項)。

## 2｜細胞培養加工の特徴

細胞培養加工施設での製造においては、**図1**に示すように、細胞の単離、増幅、分化誘導、形成加工を含めた培養を上工程 (上流工程)、分離・精製、分注、凍結、梱包を下工程 (下流工程) に分けている。また、再生医療では、細胞の採取から細胞培養加工施設までの細胞搬送や出荷後から病院までの細胞搬送、さらには病院での院内調製などを含む工程 (ここでは、「外工程 (外流工程)」とする) の役割が今後は重要になると考えられ、一貫した工程の技術構築が不可欠となる。

細胞加工物の製造における特徴としては、以下のようなものがある。

①細胞自体が製品となるため品質が分子レベルで不確定で、細胞品質に対し主観的判断に依存することがある。

②工程の変動が品質に大きく影響し、製造期間が長期にわたることがその変動を助長する。

③分離・精製などの下工程の技術に乏しい。

④バッチ*ごとに、製品における不純物 (目的外の細胞) の混在割合が変化することがある。その結果、不純物混在の程度が大きい場合には、

---

**＊：バッチとロット**
バッチは回分 (バッチ) 操作における1回の仕込み、ロットは製品単位を指す。ある工程の前後において、バッチは送り手側からの管理による単位量でロットは受け手側からの単位量と考えることが多く、単バッチで複数ロットを形成することもある。

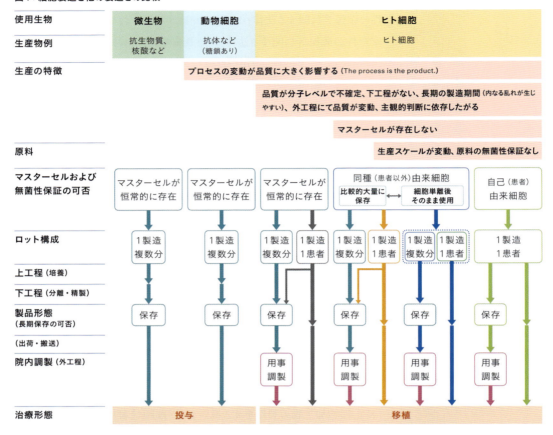

図1：細胞製造と他の製造との比較

そのバッチでの製品全てが不良品となり、いわゆるロットアウトする（従来の歩留まり生産とは異なり、生産損失が大きくなる）。

⑤製品出荷後、病院などでの調製（外工程）を行うことが多く、移植までに品質が変動しやすい。

⑥製造中は、中間産物としての保存が困難であることが多く、連続した工程となる。

自家の細胞培養移植の場合は、さらに以下のような固有の特徴を有する[3]。

⑦マスターセルが存在せず、原料の質が変動しやすい。

⑧無菌性保証のない原料にて無菌製品の製造を行うこととなる。

⑨生産スケールが患者に依存する。

医薬品などの製品に対する製造概念として、「製造における種々の変動を考慮する際の製造設計の容易性」を意味する「製造性（manufacturability）」が挙げられ、この概念に基づき製造工程の構築がなされている。

細胞加工物の製造の安定性を目指すうえでは、図2に示すように、細

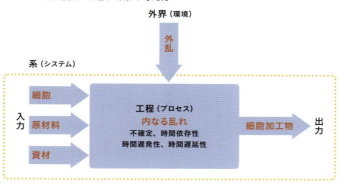

図2：細胞製造性から鑑みた系の考え方

胞を含む生産物の不確定要素が多い（評価があいまいであることが多い）ため、細胞製造固有の変動を考慮する必要があり、固有の概念構築が要求される。そこで、「細胞を用いた製造における種々の変動を考慮する際の製造設計の容易性」を「細胞製造性（cell manufacturability）」と定義し、細胞を用いた製造のための「工程（プロセス；加工、反応、形成などを含む）」「入力（細胞、原材料、資材など）」「出力（細胞加工物など）」からなる系（システム）と「外界（環境）」において、出力の安定化、高効率化、低コスト化などを考慮し、製造の最適化を行うことが重要となる。

　細胞製造性の観点から、工程の安定性を損なう変動として、①外界から系に対する外乱（無菌環境など）由来の変動、②入力に対する細胞・原材料・資材由来の変動が挙げられる。さらに、細胞を用いた製造において固有で無視できない変動として、③工程の内なる乱れ由来の変動（培養操作における動作の差異による、細胞自身に起因する乱れ）があり、また、スケールアップなどの開発時から実生産までの入力および工程の柔軟性による変動として、④実用化に向けた変動（スケールアップ時の入力および出力量の再設定により、前述の細胞特性および工程の連続性により内なる乱れが増大・累積し、不安定性が増大することに起因する変動）が挙げられる。この内なる乱れの原因は、細胞には不確定要素が多く、自ら細胞イベントを引き起こして逐次状態が変化すること（時間依存性）、シグナル開始から表現型を提示するまでに時間がかかること（時間遅発性）などの特徴を細胞が有する一方、目的細胞が得られたかどうかの判定は、細胞イベントの実時間ではなく、検出してからの時間となること（時間遅延性）などである。すなわち、工程中の操作イベントと細胞イベントの不一致によるもので、その結果、得られる細胞群が不均質となり、かつロット間に変動が生じると考えられる。

## 3 | 細胞培養加工における無菌操作

　細胞加工物の製造では、無菌性および品質特性の担保（設計された細胞の質の担保）が必要である。細胞加工物は、生きた細胞そのものが期待される効能・効果や性能を発揮するために、多様で複雑な品質特性を有する。一方、試験で品質特性を正確に把握することは容易ではないことから、従来の無菌医薬品製造とは異なり、種々の操作においては、操作環境ならびに動作が細胞の品質特性に変動を生じさせるリスクが存在する。

　そのため、製造工程の管理では、ロット内の製品間における品質の均質性を維持するために操作時間の変動による細胞品質の変化について留意し、環境や動作の再現性・互換性を確認する必要がある。さらに、製造工程の多くは主に作業者による手作業となるため、取り扱う細胞の特性や実施する培養作業の本質的な理解が十分でないと、一定の品質の細胞加工物を製造ごとに得ることは容易でない。同時に、製造工程では、単純な対数的増殖を進める増幅（拡大）培養とは異なり、不安定な幹細胞を目的の機能を有する細胞へと変化させるなどの工程を含んでいることが多い。そのため、手作業の作業者による動作の不均一性は細胞品質に影響を及ぼす変動要因となり、操作を繰り返すことで積み重ねられ、最終的に目的とする製品が実現しない可能性を有する。よって、製造管理および品質管理の従事者の教育訓練のレベルが品質に大きく影響することを理解し、製造工程を管理することが重要である。

　一方、手作業を主とする製造においては、無菌操作の点でも、作業者に起因する微生物汚染のリスクを的確に評価することが困難となることが多い。よって、個々の作業者への適切な教育訓練ならびにその評価手順、方法を定められた期間ごとに行うことで、リスクの低減または工程の堅牢性を確立することが必要である。

## 4 | 無菌環境の設計

　無菌性の担保に資する無菌環境の設計では、細胞加工物が、主にヒト由来の細胞・組織から得た生きた細胞などを用いるため、①無菌操作の環境維持（微粒子清浄度管理）、②検体独立性の維持（交差汚染防止、混同防止）、③封じ込め対策（拡散防止）、④管理状態の維持（環境モニタリング、記録など）が主たる要素となり、医薬品と異なる概念構築が必要となる。

　例えば、製造において「最終滅菌法」や「ろ過滅菌法」にて製品を無菌化できないために、製造開始から出荷までの全工程を通して、繰り返し無菌操作を行う必要がある（無菌操作の環境維持）。その際、「外界（環境）」からの要因排除（外乱への対応）として、できる限り外部からの微生物などの混入リスクを低減できる製造工程あるいは構造設備を設計・導入し、継続的に運用することで、無菌環境の維持および無菌操作の確保による生物的・化学的汚染の回避を行う。

また、「入力（原材料）」からの要因排除として、滅菌処理による原材料や資材の無菌環境への持ち込みが要求される。一方、細胞加工物の原料である細胞は品質が不安定であるため速やかな作業が必要であり、無菌性確保のための処置や作業に長く時間をかけられない場合がある。また、製造において、目的とする細胞加工物が多種かつ小ロットであることが多く、単品目専用の製造用設備では、高コストとなる。よって、複数の細胞で多目的の細胞加工物を並行して製造（複細胞株・多品種・並列製造）可能な施設設計を構築する必要がある。その際、複数のバッチで設備を共有してスループット向上を試みるが、細胞株の切り替え（チェンジオーバー）時の環境の初期化が必要となる（検体独立性の維持）。

さらに、内在的に汚染が否定できない細胞などの未滅菌原料を使用することがある場合は、製造時の汚染物拡散防止の観点から封じ込めが不可欠となる（封じ込め対策）。

加えて、これらの要素を日常的に維持・管理できているか否かを環境モニタリングなどで評価することも不可欠である（管理状態の維持）。

またこれらの要因排除に向けた技術には、要因を完全に制御できる技術（on-off制御、例：滅菌作業）と要因を低減しようとする技術（確率論的制御、例：除染作業、消毒作業）があり、技術に応じて工程を構築することとなる。細胞培養加工施設の運用では、上記を達成しつつ、適切な作業者（人）の動線と、原材料・資材（物）の動線、および、それらを取り扱う手順を設定する必要がある。これにより、汚染を除外し、人的ミスや品質劣化を最小限に抑制可能な生産管理（品質マネジメント）体制を構築できることが、施設設計時における設計時適格性確認（design qualification：DQ）の前提となる。

細胞培養加工施設の要件 **[表1。第3部の末頁（p.634〜637）を参照]**は、適した構造設備、ならびに衛生面からの維持より成り、再生医療等安全性確保法の第42条には「（構造設備の基準）細胞培養加工施設の構造設備は、厚生労働省令で定める基準に適合したものでなければならない。」と記載され、本要件を満たす必要がある。また、実施に当たっては、「再生医療等の安全性の確保等に関する法律施行規則」[4]やその解説として、厚生労働省医政局長通知「再生医療等の安全性の確保等に関する法律の施行等について」[5]、および厚生労働省医政局研究開発振興課長通知「『再生医療等の安全性の確保等に関する法律』、『再生医療等の安全性の確保等に関する法律施行令』及び『再生医療等の安全性の確保等に関する法律施行規則』の取扱いについて」[6]により補足されている。

**図3：細胞培養加工施設における空間レイアウト**

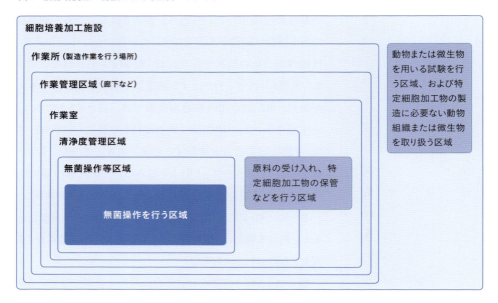

## 5 | 無菌環境の維持

　細胞培養加工施設では、**図3**に示すように「作業所」があり、「作業管理区域」は、「作業室」および「廊下など」から構成されていて、全体が同程度に清浄度の維持ができるように管理される区域を指す。さらに、作業所のうち、細胞加工物など（無菌操作により取り扱う必要のあるものを除く）の調製作業を行う場所および滅菌される前の容器などが作業所内の空気に触れる場所を「清浄度管理区域」といい、特に無菌操作により取り扱う必要がある細胞加工物などの調製作業を行う場所、滅菌された容器などが作業所内の空気に触れる場所および無菌試験などの無菌操作を行う場所を「無菌操作等区域」という。その他、「原料の受け入れ、細胞加工物の保管などを行う区域」は、細胞加工物の製造を行う区域から区分され、「動物または微生物を用いる試験を行う区域および細胞加工物の製造に必要ない動物組織または微生物を取り扱う区域」は、細胞加工物の製造を行う他の区域から明確に区別されており、かつ、空気処理システムが別系統にされている必要がある。さらに、「病原性をもつ微生物などを扱う区域」では、封じ込めの観点から、適切な陰圧管理を行うために必要な構造および設備を有する必要がある。いずれの区域においても、想定した作業内容に応じた必要な設備機器を備え付け、かつ、それらが清浄度や作業の関係性を考慮した人や物の動線に適した位置に設置されて、品質を確保しながら製造ができるようになっている必要がある。設置後は、目的の清浄度を可能とするよう、区域内での気流、温度、湿度さらには、区域間の差圧などの管理を行い、目的に応じた無菌環境

維持を行う。その際、設備機器の設置場所や動線の変更は、無菌環境を変化させることが知られており、環境変動を変更ごとに考慮することが必要となる。

無菌操作を行う環境の維持については、清浄度ゾーニングによる無菌操作等区域と清浄度管理区域、そして、その他の支援区域による区分管理ならびに適切な更衣管理が重要となる。区分管理では、目的の清浄度に達するための、差圧、風向、換気回数（部屋の空気を1時間当たりにHEPA〔high efficiency particulate air〕フィルターを通過させる回数）などの管理要素について設定が必要である。特に、人が入室する必要があるバイオハザード対策用キャビネット（安全キャビネット）を、無菌操作等区域として利用する施設では、人が最大の汚染源となるため、人が発生させる微粒子を、適切な換気回数を設定し、できる限り速やかに浄化させる必要がある。一般的に、施設・設備においては、微粒子評価基準をもって清浄度設計を実施するが、無菌医薬品製造に係るGMP（Good Manufacturing Practice）基準（グレードA～D）では、微粒子に加え、運用時に微生物評価基準への準拠が定められており、細胞培養加工施設でも類似の管理は必要である。細胞培養加工施設では、前述した内在性の汚染リスクなど複雑な管理体系を有している場合もあり、あらかじめ実生産時を想定し、ケース・バイ・ケースで達成を考慮しておくことが望ましい。

## 6 | 環境モニタリングの役目

無菌操作法による製造を適切に実施するためには、施設・設備および工程操作の清浄度をモニタリングする必要があり、主に、製造管理区域（作業所）の微粒子（パーティクル）清浄度および微生物（浮遊菌、落下菌、付着菌）清浄度について適宜監視・測定を実施することを環境モニタリングという。製造管理区域では定められたレベルでこれらを管理する必要があり、細胞加工物の製造では無菌操作等区域、清浄度管理区域、およびその他管理区域ごとに、製品およびその工程特性に応じてフレキシブルに、適切な無菌操作の環境を構築することが求められている。具体的には、原料から最終製品まで、全工程を通して無菌性を維持すべき再生医療等製品の製造では、細胞を操作する容器などの工程資材を含め、区域間での物（固体）の搬送が煩雑となるため、製造管理区域のISOクラス5の微粒子清浄度の範囲とその隣接する空間の清浄度については、製造所ごと、製品ごとにリスク評価を実施し、設備および物の仕様と運用手順に合わせ、無菌操作等区域から順に、製造管理区域のゾーニングを段階的に設けることで、適切な運用が実施できるよう適宜設計する必要があると考えられる。

環境モニタリングは、無菌の細胞加工物を出荷するために必須な活動

であり、従来医薬品製造と同様に、製造管理区域において継続的に実施することが求められる。環境モニタリングの目的は2つに大別される。

1つは、製造期間中に施設が適切に稼働しており、HEPAフィルターなどを含む設備に破綻が生じていないことを確認することで、ハードウエア（製造所）の運用が適切であることを保証することが目的となる。微粒子および微生物の清浄度モニタリング以外に、室内の温湿度や室間差圧などの連続的な監視を実施し、ファンベルト切断などの空調の異常を検知することについても、これらのハードウエアに係る環境モニタリング活動の一環とみなすことができる。

もう1つの目的は、ソフトウエア（手順）を伴う無菌操作の環境を保証することである。これらの監視・測定は一般的に作業時に実施されることが求められる。特に、無菌操作等区域においては、原則として作業ごとに適切な無菌環境が維持されたことの確認が必須となっている。その際、少なくとも現状で、最も重要となるのは、微生物清浄度のモニタリング、すなわち、作業中の浮遊菌や落下菌および作業後の手袋などの付着菌と考えられている。作業中のモニタリングについては、操作による環境の乱れのみではなく、作業中にHEPAフィルターを通し給気される空気の質が維持されていることも含め、総合的にリスクを評価する必要があると考えられている。清浄度モニタリングのポイント（位置）および頻度については、リスクベースで計画を作成し、細胞培養加工施設ごと、製造の種類ごとに適切に管理体制を構築するとともに、清掃などを含む衛生管理手順のなかで、継続的に無菌性の維持ができるよう適宜見直し（照査）を実施する必要がある。

# 7 実際の細胞培養加工施設

細胞培養加工施設の代表例としては、大学病院・研究機関の臨床用製造施設が挙げられる。多様な原料（組織、細胞）の取り扱いに対し、培養細胞の内在的なリスクを考慮した汚染拡散防止対策が設けられている。そのため、安全キャビネットを設置する際の周辺の環境（清浄度管理区域）は、交差汚染（取り違え）を防止するため、人と物の動線が一方通行かつ分離されていることに加え、必要に応じてHEPAフィルターを通した排気が推奨されている。また、作業者の教育訓練を含む衛生管理（環境微生物評価を含む清浄度管理業務）や施設管理の適切な運用では、取り扱う検体の種類、数量に応じて、無菌医薬品製造以上に複雑かつ繊細な対応が求められる場合もあり得る。

滅菌処理できない細胞加工物の製造では、前述したように、作業者（人）が最大の汚染源となる。一般的に、「無菌操作等区域」に入室する作業者はクリーンスーツを着ているが、動作時における一定以上の微粒

子の放出は避けられず、汚染リスクを完全に除去することは不可能である。そのため、安全キャビネットを使用した従来の細胞培養加工施設では、作業者からの微粒子や資材外装の付着物などの主な汚染リスクを低減するために、日常の設備維持を含む衛生管理業務に係る運用コストがかさむ。加えて、再生医療等における細胞加工物の製造では、数週から数カ月の期間を通して無菌性を維持し続ける必要が生じる。特にロットを構成する製品は、無菌性保証のための手順が煩雑になると予想される。

そこで、アイソレータのような隔離区域を有する装置や、アクセス制限バリアシステム（restricted access barrier system：RABS）のようなクリーンブースなど、無菌医薬品製造で実績のある技術を用いることで、作業空間から人を物理的に隔離することが有効であると提案されている。特に、アイソレータの採用は、清浄度管理においては、ISOクラス7の区域が省略できるため、作業者の二次更衣が不要となり、物の動線を含めたランニングコストの低減が可能となる。また、交差汚染などのリスクも低減されるので、同一空間に複数のアイソレータを設置しても、容易に無菌操作空間の管理を達成することができる。一方で、作業者の細胞加工操作では、物理的に隔絶されることで直接介入が除外されるため、ハードウォールに固定されたハンドグローブを介した操作が不可欠となり、動線や作業時間（工数）も大きく変化する。そのため、アイソレータ利用を考慮していない研究・開発段階からの技術移管では、品質低下（細胞活性の変化）に配慮した互換性の確認が不可欠である。


**文献**

1) 薬事法等の一部を改正する法律（平成25年法律第84号）：2013.
2) 再生医療等の安全性の確保等に関する法律（平成25年法律第85号）：2013.
3) 紀ノ岡正博：再生医療におけるコトづくりと細胞製造性に基づくプロセス構築．化学工学 2017; 81(3): 140-143.
4) 厚生労働省：再生医療等の安全性の確保等に関する法律施行規則（平成26年9月26日厚生労働省令第110号）：2014.
5) 厚生労働省：再生医療等の安全性の確保等に関する法律の施行等について（平成26年9月26日医政発0926第1号）：2014.
6) 厚生労働省：「再生医療等の安全性の確保等に関する法律」、「再生医療等の安全性の確保等に関する法律施行令」及び「再生医療等の安全性の確保等に関する法律施行規則」の取扱いについて（平成26年10月31日医政研発1031第1号）：2014.

## まとめのページ

- □ 「再生医療等製品」(医薬品医療機器等法)および「特定細胞加工物」(再生医療等安全性確保法)を合わせて、「細胞加工物」という。

- □ 特定細胞加工物の製造をする施設を「細胞培養加工施設」という。

- □ 細胞培養加工においては、「工程」「入力」「出力」からなる系と「外界」において、出力の安定化、高効率化、低コスト化などを考慮し、製造の最適化を行うことが重要である。

- □ 細胞培養加工施設で無菌操作の環境を維持するためには、汚染物を持ち込まない、持ち出さない、交えないことに加え、適切な環境モニタリングを設計し運用する必要がある。

## 練習問題

**❶** 以下の**1**から**5**までの記述のうち、誤っているものを**2**つ選びなさい。

**1** 無菌操作の環境維持は、加工作業をしないときは不要である。

**2** 無菌操作の環境維持には、汚染物の持ち込みを防ぐ必要がある。

**3** 検体独立性の維持には、交差汚染防止と混同防止の両方を鑑みる必要がある。

**4** 汚染物の拡散防止のための封じ込め対策を行う必要がある。

**5** 管理状態の維持には、微粒子の清浄度管理を行うことで十分である。

**❷** 以下の**1**から**5**までの記述のうち、誤っているものを**2**つ選びなさい。

**1** 細胞、原材料などの入力に由来する変動が質を変動させる。

**2** 細胞加工物の製造量にかかわらず同じ作業ならば質は変動しない。

**3** 培養系外の温度・湿度などの環境を変化させると細胞加工物の質は変動することがある。

**4** 作業工程が同じであれば動作の程度が異なっても、細胞加工物の質は変動しない。

**5** 清浄度を管理していても、動作が変わると無菌操作が破たんすることがある。

## 解答と解説

**❶ 解答：1、5**

解説：

**1** 細胞培養加工施設では、加工作業をせずとも製造中は継続的な環境の維持が不可欠である。再度立ち上げる際には清掃し、環境モニタリングを開始して、結果が出てから運用を開始する。

**5** 清浄度管理では微粒子と微生物の両方の管理が必要である。

**❷ 解答：2、4**

解説：

**2** 細胞は時間依存性を有しており、製造量が異なると経過時間が変わり、その結果、内なる乱れを発生させる恐れがある。

**4** 細胞は動作により細胞の受ける力、エネルギー、そしてその頻度が異なり、細胞特性に影響を及ぼすことが考えられる。その結果、動作の違いにより内なる乱れが生じ、細胞加工物の質に影響を及ぼす恐れが存在する。

## 2. ゾーニング
―開放系、閉鎖系、区域管理、室圧管理を含む

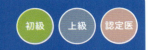

バイオメディカ・ソリューション株式会社　中尾　敦、武田　香里

### Abstract

　細胞加工物の安定的な生産を行うため構造設備で確保すべき事項として、「細胞加工物の医薬品としての無菌性を担保する」「原材料や製造方法の特異性による未知の汚染リスクの拡散を防止する」という2極化した目的の達成が求められる。これらを達成するために、清浄度管理によるゾーニングをはじめとする総合的な計画が必要となる。

　ゾーニングとは、施設の間取りや機器・設備のレイアウトを計画する際、それぞれの機能や用途、動線を効率的に配置することをいう。また空調管理（＝ハード）に加えて運用管理（＝ソフト）を行うことで、はじめて清浄度は維持されるものであることを忘れてはならない。クリーンルームの4原則、①汚染物質を持ち込まない、②汚染物質を発生させない、③汚染物質を排除する、④汚染物質を堆積させない、を実行する必要がある。

　なお、この総合的なゾーニング計画は、施設設計時にデザインクオリフィケーション要件として検討され、竣工時には実現されているべき内容でもある。既存の細胞培養加工施設を利用する際には、これらの要件の意味と、どのような形で実現されているかを照らし合わせ、施設の特性を理解したうえで最大限の機能を発揮できるような運用をしていただきたい。

▶ ゾーニングの目的と必要性を理解し、施設設計時に計画的に検討する。

▶ 施設内の動線は交差汚染を防止することを優先し、人・物共に一方通行にすることが推奨される。

▶ 設置する機器の特性を考慮して配置し、操作時の汚染リスクを軽減するレイアウト（配置）を計画する。

▶ 細胞培養加工施設の室圧設定は、清浄度を維持しつつバイオハザード対策として封じ込めも達成できるよう、各部屋の差圧により山・谷を設けて施設全体でコントロールする設計が望ましい。

# 1 | はじめに

細胞培養加工施設を設計する際、目的とする細胞加工物の製造工程に必要な機器がリストアップされたら、それらをどのような部屋にどう配置すれば安全かつ衛生的に細胞加工が行えるのか、ということを検討しなければならない。

「再生医療等の安全性の確保等に関する法律施行規則」[1]では、細胞培養加工施設の構造設備基準として、清浄度管理区域・無菌操作等区域を明確化することを要求している。なお、「再生医療等の安全性の確保等に関する法律」(再生医療等安全性確保法)などで定義されている用語は**表1**の通りである。その他、慣例的に使用される用語の関係性は**図1**の通りである。

**表1：清浄度管理区域・無菌操作等区域の定義**

|  | 定義 | 解釈 |
|---|---|---|
| 清浄度管理区域 | 作業所のうち、特定細胞加工物等（無菌操作により取り扱う必要のあるものを除く）の調製作業を行う場所および滅菌される前の容器などが作業所内の空気に触れる場所 | 無菌操作等区域を除く清浄管理を行う区域＝グレードB～D |
| 無菌操作等区域 | 作業所のうち、無菌操作により取り扱う必要がある特定細胞加工物などの調製作業を行う場所、滅菌された容器などが作業所内の空気に触れる場所および無菌試験などの無菌操作を行う場所 | 培養工程のなかで、細胞の入った容器を開封して操作する場所＝グレードA。およびグレードAの直接支援区域＝グレードB |

〔資料〕厚生労働省：再生医療等の安全性の確保等に関する法律施行規則：2014.

**図1：医薬品製造で慣例的に使用される用語の関係性**

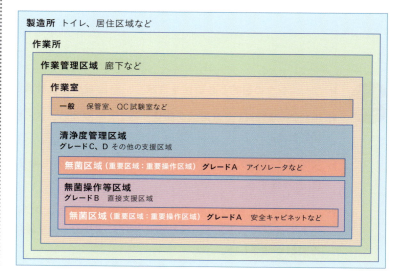

## 2│清浄度管理

　無菌操作による作業が必要となる細胞調製においては、グレードAの環境下での培養作業空間を確保するところが中心となる。

　グレードAの環境は人の立ち入る部屋としてコントロールすることが難しく、開放系作業区域ではバイオハザード対策用キャビネット（安全キャビネット）が、閉鎖系作業区域ではアイソレータが用いられている。

　一般的な事務所などの清浄度はクラス1,000,000といわれており、そこから1段階ずつグレードを上げていくことで、それぞれの規格が達成・維持される。

　したがって、グレードAを担保するための安全キャビネットはグレードBに設置されるが、人の立ち入り区域と完全に遮断され、閉鎖空間内が除染可能なアイソレータに限っては、グレードCないしDへの設置が許容される。ただし、エアレーションによる物品搬入の可能性や、バイオハザード封じ込めの観点からグレードC以上への設置が推奨される。

　グレードが変わるたびに、立ち入りや物品の搬入には更衣および外装除染が必要となる。人の入退室に際しては、更衣スペースの床にグレードの区分を明示し、それぞれの更衣に応じて立ち位置を制限する。物品の搬入出に際しては、人の動線と交差することなく、パスボックスなどを活用することが必要である。また、入口と出口を同じとする動線の場合には上下2段のパスボックスを採用するなど、搬入物と搬出物といった形で利用を区分することなどが求められる。

　なお、清浄度管理には日本薬局方（日局）[2]にのっとったグレード表記（A〜D）を用いることが多いため、本節においてもグレード表記とするが、国際規格との対比を含めた規格は**表2**に示す通りである。これらの環境は日局や「無菌操作法による無菌医薬品の製造に関する指針」[3]（以下、無菌操作指針）に規定される通りに維持され、随時モニタリングされていることが必要である。

　また、標準的に設置される部屋と清浄度区分は**表3**の通りである。**表3**にあるように、管理グレードを定めて維持される区域を無菌操作区域・清浄度管理区域といい、その他の管理室や受け入れ・開梱室などの一般空調で維持される区域を一般区域とし、明確に区分する。なお、手洗い施設のうち、洗面台の設置は排水溝からの異物混入を防ぐため、一般区域とすることが推奨される。

　異なるグレード間にあるパスボックスについては、空調管理をしていないため、厳密な清浄度区分は設定されないことが多いが、接する部屋の高いほうのグレードと同じ管理をすることが望ましい。

## 3│動線管理

　機器や資材管理棚を配置する際は動線にも配慮が必要である。特にグレードBの細胞調製室への人の入退室、物品の搬入出は交差汚染防止の

表2：清浄度の対比

| 清浄度レベル | 最大許容微粒子数 $(0.5\mu m/m^3)$ | | 表示対応表 | | | |
|---|---|---|---|---|---|---|
| | 第十七改正日本薬局方 | | 米国連邦規格 | ISO 14644-1: 2015 | EU GMP Annex 1 | |
| | 非作業時 | 作業時 | | | | |
| グレードA | 3,520 | 3,520 | 100 | Class 5 | A | |
| グレードB | 3,520 | 352,000 | 10,000 | Class 7 | B | |
| グレードC | 352,000 | 3,520,000 | 100,000 | Class 8 | C | |
| グレードD | 3,520,000 | ― | 100,000 | ― | D | |

〔資料〕厚生労働省：第十七改正日本薬局方：2016. 米国連邦規格：FED-STD-209：1963. ISO：ISO 14644-1：2015. EU GMP：EU GMP Annex 1：2008.

表3：設置される部屋の使用目的別グレード例

| | 清浄度レベル | 部屋・機器 | 使用目的 |
|---|---|---|---|
| 無菌操作区域 | グレードA | 安全キャビネット<br>アイソレータ | 細胞調製作業（開放系装置による）<br>細胞調製作業（閉鎖系装置による） |
| 清浄度管理区域 | グレードB | 開放系細胞調製室<br>二次更衣室 | 開放系細胞調製作業支援<br>二次更衣の着衣 |
| | グレードC | 閉鎖系細胞調製室<br>サプライ室<br>細胞保管室<br>二次脱衣室<br>一次更衣室 | 閉鎖系細胞調製作業支援<br>原材料・試薬などの保管<br>細胞・ウイルスの保存<br>二次更衣の脱衣<br>一次更衣の着衣および脱衣 |
| | グレードD | エントランス<br>開梱室 | 清浄度管理区域への入口<br>ダンボールからの開梱 |
| 一般区域 | ― | 管理室<br><br>資材保管室<br>ロッカールーム<br>ガス供給室 | モニタリング・文書管理・手洗い洗面<br>ダンボールの状態での保管区域<br>インナーウエアの更衣など<br>液体窒素供給タンク・二酸化炭素ボンベなどの配置 |

　ため一方通行とすることが望ましい。人や物が動くということは、それだけ汚染リスクが生じるという意味において、施設全体の動線についてもなるべく短くなるように配慮しながら、一定の方向性をもたせるように設定する［図2］。

　また、2カ所以上の扉が同時に開かないようにしたり、順方向での開閉制限（入口の開閉後にしか出口が開かない）をかけるなどのインターロックシステムも必要不可欠である。

図2：レイアウトの一例

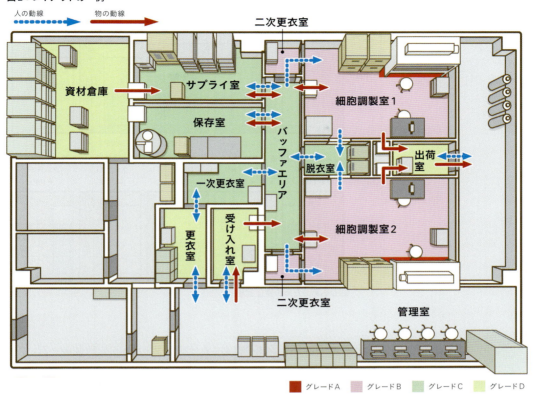

## 4 | 室圧・差圧管理

　通常の無菌室や医薬品製造工場としてのクリーンルームは、清浄性を確保するために室圧が一番高い仕様になっており、これにより外部からの汚染の侵入を防いでいる。

　しかし、細胞培養加工施設では清浄度だけでなく、バイオハザード対策として封じ込めをも達成するよう設計しなければならない。

　また現在の細胞加工は人の手作業による工程が大半であり、この作業者による汚染持ち込みに対する懸念も加味して設計する必要がある。

　封じ込めは、細胞調製室の前後の部屋の室間差圧でコントロールする。したがって、**図3**のように細胞調製室を±0Paとし、そこへ至るまでの各部屋により最小限の流入と流出とするような設計とすることが望ましい。室間差圧を設ける場合、扉を閉じた状態で10〜15Paまたはそれ以上の差圧を維持することが望ましいと無菌操作指針に記載されている。

　特に細胞調製室の差圧管理については、一般的に利用される陽圧ダンパーなどで圧力差を作る方式ではなく、任意の圧力設定が可能なモー

**図3：室圧管理例**
部屋間の室圧を管理することにより、空気の流れを制御し汚染物の侵入を防ぐ。

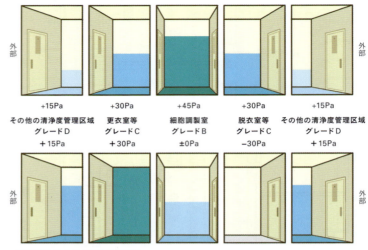

ターボリュームダンパー制御または排気ファンの回転数制御を行い、外部へのHEPA（high efficiency particulate air）フィルターを通して空気量をコントロールする。

　アイソレータを設置する場合は、本体が通常陽圧設計となっているため、細胞調製室を陰圧とすることが可能である。感染症の細胞を扱う場合と、そうでない場合などで最適な管理を選択できるとよい。ただし、運転切り替え可能な設計であっても、切り替え後はバリデーションが必要であり、クリーンルーム全体のバランスを維持していくうえでも、ロットごとに切り替える運用は不可能である。

　このように生産される細胞加工物の特性、使用される原材料、生産にかかる工程といったあらゆるポイントからリスクを抽出し、そのリスクが最も小さくなるよう計画されねばならない。

　クリーンルームに室間差圧を設けている場合においても、扉の開放の時間が長くなるにつれその差はなくなり、両部屋の空気は人や物の動きに合わせて流動してしまう。したがって、2方向以上の扉のある部屋に関しては、インターロックシステムを採用し、同時に2方向以上の扉が開かないようにする必要があり、人の入退室や物品の搬入出に際しては、扉の開放を最小限とするよう速やかな動作が望まれる。

　また、次の扉を開く際には、該当室内での発塵などが十分に換気され、清浄度が規格内になる状態を待って進むよう、手順を定めることが望ましい。

## 5 | レイアウト

部屋の間取り、HEPAフィルターの配置が決まれば、次に設置機器のレイアウトを行う。HEPAフィルターからの空気の流れは、塵埃を巻き上げないために上吹き出しの横吸い込みにすべきである。

上吹き出しの上吸い込みは、コストを下げるために一般的に使われるが、塵埃の巻き上げが起こるため、細胞調製室での採用は避けるべきである[表4、図4]。

設置機器のレイアウトの際は、それぞれの機器の特性を考慮して配置することが必要である。例えば、管理室などからガラス窓越しに細胞調

**表4：設置機器例と配置の際の配慮事項**

| 設置機器例 | 目的 | 特性 | 理想的配置 |
|---|---|---|---|
| 安全キャビネット | 細胞加工<br>最も清浄度管理を必要とし、作業者による汚染のリスクを有する区域 | シャッター前面上部からの吹き出しと作業台手前からの吸い込みがある | HEPAフィルター吹き出し直下付近<br>本体で発生する気流と同方向にそろえる |
| インキュベータ | 細胞培養<br>清浄度の高い状態を維持したい | ガス配管との接続が必要 | 気流の上流付近 |
| フリーザー・保冷庫 | 原材料の保管管理 | コンプレッサーからの発塵・発熱がある | 気流の下流側 |
| 遠心機 | 細胞の遠心分離 | モーター駆動による発塵・排気がある | 吸い込み口付近 |

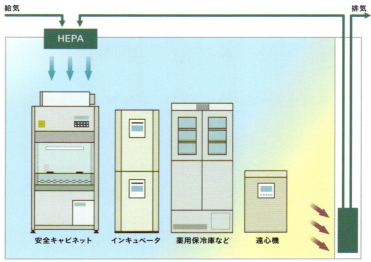

図4：風向きのイメージ

製室内を観察できるような場合、特にインキュベータといった生産物を保持する機器のモニター表示が見えるよう設置することは、異常発生時の早急な対応の一助となる。

実際の配置、機器稼働状態において、作業時・非作業時の気流を確認しておくことは、操作時の汚染のリスクを軽減するうえで非常に有用である。滞留箇所は解消への工夫を施すなどの対応を検討し、作業時にはその操作が気流にどのような影響を与えるかを把握したうえで慎重な操作を心がけるよう努める。

**文献**
1) 厚生労働省：再生医療等の安全性の確保等に関する法律施行規則（平成 26 年 9 月 26 日厚生労働省令第 110 号）：2014.
2) 厚生労働省：第十七改正日本薬局方：2016.
3) 佐々木次雄：無菌操作法による無菌医薬品の製造に関する指針. 平成 22 年度厚生労働科学研究（医薬品・医療機器等レギュラトリーサイエンス総合研究事業）医薬品の微生物学的品質確保のための新規試験法導入に関する研究. 室井正志. 2011.

## まとめのページ

### ゾーニング要件

☐ 細胞調製はグレードAで作業可能とし、開放系装置によるグレードAについてはグレードBにて、閉鎖系装置によるグレードAについてはグレードC環境下において外部汚染から守られる設計であること。

☐ 細胞培養加工施設は、受け入れ・調製・充填・保存・出荷などの全ての工程を集約した設備が導入され、安定した品質を保証する施設である。

☐ 間接支援区域は、グレードC、Dの部屋で構成され、施設内更衣から一次更衣まで行うことが可能な区域、受け入れ試験後に清拭のうえ搬入された物（試薬、消耗品など）の保管が可能な区域、最終製品の出荷および保管ができる区域を有すること。

☐ 交差汚染を避けるために重要製造区域を隔てるバッファエリアを設けること。

### 室圧管理要件

☐ 準備用支援区域（更衣など）、細胞調製用区域（調製など）、後処理用支援区域（保存など）のグレードおよび室圧が管理可能なこと。

☐ 室圧は独立制御が可能で施設外への排気量でコントロール可能とすること。

☐ グレードBの細胞調製室は万が一の場合に配慮し、封じ込め可能な室圧管理とすること。

☐ 扉の開閉による室圧の逆転現象を避けるため、室間の差圧は扉を閉じた状態で10〜15Paまたはそれ以上とすること。

### 動線管理要件

☐ 交差汚染が発生しないよう、製造工程および作業室は、他の作業者や物品の通路にはならない設計とすること。

☐ 適切な空調システムによる物理的封じ込めと、人の入退出、物品（検体、試薬、消耗品など）の搬入出を規制し、更衣基準の明確化が可能であること。

☐ 物品（試薬、消耗品など）を清浄度がより高い区域に入れる場合は、パスボックス（またはエアロック室）を通して入れることが可能な設計とする。

☐ 清浄度の変わる区域では、扉が2つ以上同時に開かないようにインターロックシステムを備えていること。

☐ 危険を伴う緊急時以外は、更衣室や細胞調製室は一方通行にすること。

## 練習問題

**①** 清浄度管理に関する記述のうち、誤っているものを1つ選びなさい。

**1** 空気の清浄度レベル（cleanliness level）とは、作業所の空気の品質を1㎥当たりに含まれる粒径0.5μm以上の微粒子数を、最大許容値によって規定したものをいう。グレードAからグレードDまでの4段階からなる。

**2** 日本薬局方で定められている清浄度のグレードはA、B、C、Dに分けられているが、Aは米国連邦規格クラス100、Bはクラス1,000、Cはクラス10,000、Dはクラス100,000のことである。

**3** 清浄度のグレードA、B、Cは人が作業しているときと作業していないときの規格値がある。グレードDは人がいないときの規格値である。

**4** 清浄度管理区域（clean area）とは、あらかじめ定められた微粒子および微生物に関わる清浄度レベルの基準を有し、異物汚染および微生物汚染の防止が図られている区域をいう。

**5** 無菌操作（aseptic processing）とは微生物および微粒子を許容レベルに制御するために、供給する空気、原材料および資材、構造設備ならびに職員を管理した環境下において無菌医薬品に関わる製品の無菌充填その他の作業を行うことをいう。

**②** 以下の**1**から**5**までの記述のうち、正しいものを1つ選びなさい。

**1** アイソレータなどの閉鎖系細胞調製装置を設置する際は、グレードCの資材保管を行う部屋と同じ部屋でもよい。

**2** 細胞調製室のレイアウトで、安全キャビネットでの操作中に頻繁に利用する遠心機は隣に配置するのがよい。

**3** 更衣室においては、床に線を引いて更衣前の着地スペースと更衣後の着地スペースを明確に区分するのがよい。

**4** 狭い二次更衣室などには椅子などは置かないほうがよい。

**5** 品質管理室（試験室）は製造部門から近い場所に設けるのがよい。

**③** 以下の**1**から**5**までの記述のうち、正しいものを1つ選びなさい。

**1** クリーンルームは定期的に清掃され、常に換気されているため、定められた更衣をしていれば、どのような行動をしてもよい。

**2** 埃だまりや空気の滞留が起こりやすい場所があっても、作業に支障がない場合は問題ない。

**3** 清浄度を高めるために、室間の差圧は大きければ大きいほどよい。

**4** 細胞調製室をはじめ、各部屋にガラス窓を設けることは、作業の安全性、異常時の迅速対応、見学者対応の観点から有用である。

**5** 室間の差圧が設けられているので、更衣などによって清浄度が悪くなっていても次の部屋に入室してよい。

**4** 差圧管理に関する記述のうち、正しいものを1つ選びなさい。

**1** グレードBに隣接している二次更衣室と脱衣室の室圧は同じである。
**2** 無菌操作等区域および隣接する部屋の室圧を設定し、その他の部屋の設定は不要である。
**3** 差圧を設ける場合は扉を閉じた状態で10〜15Pa、またはそれ以上とする。
**4** 細胞調製室の室圧は、外部からの汚染防止のために最も高い室圧に設定する。
**5** 細胞調製室の室圧の制御は陽圧ダンパーにより制御される。

**5** 動線管理に関する記述のうち、正しいものを1つ選びなさい。

**1** サプライ室へは大量の資材を搬入するため、外部から台車で直接搬入できるようにすると便利である。
**2** 隣接する2つの細胞調製室をレイアウトする際、更衣室・脱衣室は共有としてよい。
**3** 更衣のつどの手指洗浄のため、洗面台は全ての更衣室・脱衣室に設置する。
**4** 細胞調製室での記録書類は清浄度管理区域内に保管する必要がある。
**5** 作業中に不足した資材を調達する際、二次更衣室を経由してサプライ室へ取りに行ってもよい。

**6** 以下の**1**から**5**までの記述のうち、正しいものを1つ選びなさい。

**1** 更衣室はエアロック機能を設け、清浄度管理はその着衣により作業する部屋と同じグレードとする。
**2** グレードAの作業区域内に、必要に応じてガスバーナーを設置してもよい。
**3** 動線管理は交差汚染防止のためだけの管理である。
**4** 翌日、引き続き使用する消耗品は細胞調製室や安全キャビネットなどの作業区域に置いたままで構わない。
**5** 清掃用具は汚れるものなので、エントランスなどの清浄度管理区域外に保管する。

## 解答と解説

**❶ 解答：2**

解説：

2 米国連邦規格では、グレードBはクラス10,000、グレードCはクラス100,000に相当する。

**❷ 解答：3**

解説：

1 ゾーニングの第一原則は目的とする作業ごとに部屋を明確に区分することである。細胞加工する区域と資材を保管する区域、それぞれの要求がグレードCであっても、その作業場所として別の部屋とする必要がある。

2 遠心機は、使用時に発塵や発熱があるため、グレードA設置場所から離れた排気の吸い込み口付近に配置する。

4 シューズカバーによる更衣の際、オーバーシューズをつけた後はグレードの高い側の区域へ着地する必要がある。片足立ちによる着替えの際に誤って手前側のゾーンに着地するリスクを軽減するため、椅子の活用は有用である。ただし、椅子はキャスターのないものを設置すること。

5 品質管理室（試験室）は製造部門と相互に影響することを避けるため、動線上の交差を避け、供給される空気なども別にしなければならないので製造場所とは別フロアが望ましい。

**❸ 解答：4**

解説：

1 動作による発塵はゼロではないため、不用意な動作は控えるべきであり、交差汚染防止の観点から標準業務手順書に定められた動線において行動する必要がある。

2 空気の滞留箇所は埃がたまり、菌の増殖の温床となる可能性があるため、滞留の解消や念入りな清掃が必要である。

3 扉の開放時に急激な空気の流れが生じるため、大きすぎることは効果的ではない。

5 清浄区域への汚染物の持ち込みを最小限にする必要がある。更衣などで発塵が見込まれる場合には、更衣完了後の清浄度が収まる時間としてのインターバルを設定し、それから扉の開閉を行うなど標準業務手順書に従い、入室しなければならない。

**❹ 解答：3**

解説：

1 細胞調製室に対し、二次更衣室の室圧は高く、脱衣室は低く設計する。

2 全ての支援区域を含めて室圧設定を行い、封じ込めと清浄度維持を計画する。

4 製造段階でのバイオハザード対応として、細胞調製室の室圧は封じ込めを考慮した0±5Pa程度に設定する。

5 陽圧ダンパーは陽圧の部屋の圧力を一定に保つため、隣室へ空気を逃がすことにより制御される方式であるが、細胞調製室のコントロールにおいてはHEPAフィルターを経由する排気により制御する方式を採用し、封じ込めを可能とする必要がある。

**⑤ 解答：2**

解説：

**1** サプライ室は通常グレードCで設計されており、清浄度管理区域外からの物品の搬入はグレードDのバッファエリアまたはそれに準じた部屋を経由して行われる。ドア経由で台車を利用する場合、清浄度区分の変わるところで別の台車への乗せ換えなどが必要である。

**2** 正解。ただし、同時に双方からの入室が行われないようなインターロック制御が必要である。

**3** 洗面台は排水溝からの異物混入や汚染の原因となるため、清浄度管理区域外またはグレードDのエントランスに設置し、一次更衣以降の手洗いは着用したグローブの上から消毒用エタノールによる手洗いとする。

**4** 紙媒体のデータは塵埃と微細昆虫の温床となるため、持ち込みはオートクレーブをかけた無塵紙のみとし、保管管理は清浄度管理区域外で行う。

**5** 二次更衣室はグレードBでありサプライ室はグレードCの管理となり、逆方向の動線は認められない。いったん脱衣室より退出し、再度入室する必要がある。

**⑥ 解答：1**

解説：

**2** 下方向の気流を維持している安全キャビネットやアイソレータでの上昇気流を作り、大量の発塵をするガスバーナーの設置は好ましくない。

**3** 動線管理は物の混同・取り違え防止にも有効である。

**4** 一度持ち込まれ作業区域に置いていた消耗品は全て汚染されたものとして搬出し、再持ち込みも禁止する。

**5** 全ての清浄度管理区域に同じ清掃道具を用いることは交差汚染のリスクを生じるため、原則各部屋に用意するものとし、吸い込み口付近に保管場所を設ける。二次更衣室などの小さな部屋は隣接する同グレードの部屋のものを共用することとしてもよい。

# 3. 培養設備

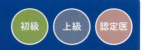

澁谷工業株式会社 再生医療システム本部　**小久保 護**
澁谷工業株式会社 再生医療システム本部 技術部技術課　**越田 一朗**

## Abstract

　細胞加工物の製造を目的とした細胞培養では、2つの点に注意しなければならない。1つは、培養中の細胞・組織への作業者を含む外部環境からの汚染であり、もう1つは原料となる培養細胞からの作業者への感染防止である。再生医療等で扱う細胞は、無菌性が保証された一部の細胞を除いて、基本的には細菌・ウイルスなどを含む可能性を否定することができない。このため、作業者保護の観点から、少なくともバイオセーフティーレベル（biosafety level：BSL）2以上で取り扱うことが要求されている。さらに、取り扱う細胞間での交差汚染防止も重要な課題となる。こうした汚染リスク、感染リスクを回避しつつ、細胞加工物の製造を目的とした細胞培養の実施には、施設的要件のみならず、施設内で使用するバイオハザード対策用キャビネット（安全キャビネット）、インキュベータ、アイソレータなどの培養設備の適切な選択・運用が重要となる。本節ではこれらの機器の特徴を整理するとともに、外因性微生物汚染の防止、内在する可能性のあるバイオハザードに関し、使用上の注意点を解説する。

▶ 細胞加工物の取り扱いや培養に用いられる主な装置として、安全キャビネット、インキュベータ、アイソレータが挙げられる。

▶ 安全キャビネットは気流バリアを保持して、作業者の安全を確保すると同時に、取り扱っている細胞・組織への微生物汚染も防止する。

▶ （炭酸ガス）インキュベータは細胞の培養環境を維持する機器であり、主に温度、湿度、二酸化炭素濃度を制御する。アイソレータは無菌操作の環境を提供するための装置であり、作業者と細胞を物理的に隔離することで、より高い安全性を確保できる。

# 1 | 安全キャビネット

細胞加工物のための生物由来原料では原料の無菌性を証明することは非常に困難である。このため、製造プロセスでは中間製品の無菌性維持とともに、原料に存在する可能性のある病原体から作業者と環境を保護するため、安全キャビネットなどの使用が求められる[図1]。

図1：安全キャビネット（クラスⅡ タイプA2）

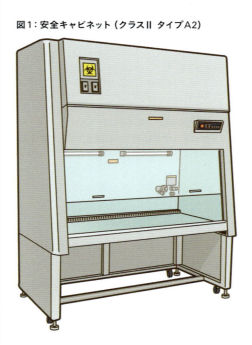

## [1] 安全キャビネットの分類

安全キャビネットは、基本構造によって、クラスⅠ、クラスⅡおよびクラスⅢに分類される[表1]。クラスⅠ安全キャビネットは作業者保護と環境防護にのみ重点を置いており、検体を取り扱う作業空間に清浄空気を必要としない場合に用いる。一方、クラスⅢ安全キャビネットは高度の危険性をもつ病原体などの取り扱いに用いる。再生医療等を目的とした細胞操作には一般的に無菌性の維持および封じ込めを達成できるクラスⅡ安全キャビネットが使用されており、本節における安全キャビネットはバイオハザード対策用クラスⅡ安全キャビネットを示す。

## [2] 安全キャビネットの使用上の注意

### ①設置場所

細胞加工物の製造区域は清浄度管理区域と無菌操作等区域に分類される。安全キャビネット内では無菌操作（aseptic processing）が実施され

**表1：安全キャビネットクラスⅠ、Ⅱ、Ⅲの相違点**

|  | 前面開口部風速 (m/sec) | 気流比率 (%) 再還流 | 気流比率 (%) 排出 | 排気システム |
|---|---|---|---|---|
| クラスⅠ* | 0.36 | 0 | 100 | 固定ダクト (hard duct) |
| クラスⅡ A1 | 0.38～0.51 | 70 | 30 | 室内排気あるいは間接排気接続 |
| クラスⅡ A2 室外排気* | 0.51 | 70 | 30 | 室内排気あるいは間接排気接続 |
| クラスⅡ B1* | 0.51 | 30 | 70 | 固定ダクト |
| クラスⅡ B2* | 0.51 | 0 | 100 | 固定ダクト |
| クラスⅢ* | 該当せず | 0 | 100 | 固定ダクト |

＊：全ての生物学的に汚染しているダクトは陰圧下であるか、あるいは陰圧ダクトと排気口部によって囲まれている。
〔出所〕WHO：北村 敬，小松俊彦（監訳）．実験室バイオセーフティ指針（WHO第3版）．バイオメディカルサイエンス研究会，2006より一部改変．

る。安全キャビネット内の前面開口部空気の速度は0.38～0.51m/secであり、この速度では近傍を歩いている人やドアの開閉によって安全キャビネットの気流が影響を受ける可能性がある。このため、気流が影響を受けるような場所を避けて設置すべきであり、設置場所の清浄度に関してもリスク評価を実施して無菌操作に影響を及ぼさない清浄度を選択すべきである。また、複数台の安全キャビネットを同一室内に設置する場合は、それぞれの安全キャビネットの機能が他の安全キャビネットの影響を受けないよう相互距離を十分に確保することが求められる。

②作業者

安全キャビネットは適切に運用されないと、無菌性の維持および封じ込め能力に大きな影響を与える。作業者は適切な更衣を行い、キャビネット内外へ腕を出し入れする際、前面開口部流入気流を乱さないように注意する必要がある。このため、腕をゆっくりと出し入れしなければならない [図2]。

安全キャビネット内での操作は、キャビネットが順応し、かつ手と腕の表面を「吹き払う」ような状態が保たれるよう、キャビネット内に手と腕を入れて時間

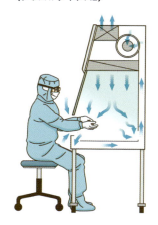

図2：安全キャビネットの基本構造（クラスⅡ タイプA2）

を空けてから作業を始めるようにする。また、無菌操作を始める前に必要な物品を全てキャビネット内に置いて、前面開口部を横切るような運動の数を最小限にしなければならない。

### ③器材および材料の配置

安全キャビネットの前部吸気口の上、および後部吸気口の前を器材などの物品で塞いではならない。キャビネット内に置くものは全て消毒用アルコールなどで清拭する。エアロゾルを発生させる機器（ミキサー、遠心分離器など）は奥側に置くこと。

### ④運転と維持管理

原則的に安全キャビネットは24時間稼働が求められる。この連続運転は実験室内の塵埃と微粒子のレベル制御に役立つことが研究の結果より示されている。室内への排気あるいは専用の排気ダクトに接続された間接排気接続のクラスⅡタイプA1とクラスⅡタイプA2安全キャビネットは使用しないときはスイッチを切ることができる。固定ダクトに接続されているクラスⅡタイプB1やクラスⅡタイプB2安全キャビネットなどの他のタイプでは、室内空気バランスを維持するために、常時安全キャビネットを介した気流を維持しなければならない。キャビネットの使用に際しては、作業を始める前と作業終了後にはキャビネット内を浄化（purge）するために、少なくとも5分間程度運転し、汚染空気がキャビネット環境から取り除かれる時間を設けなくてはならない。

### ⑤清掃と消毒（disinfection）

作業終了後のキャビネット内に培地の残渣があると微生物が増殖する可能性がある。このため、作業終了時、機器を含む安全キャビネット内の全ての物品は表面を消毒してキャビネット外に取り出し、微生物汚染の拡散や交差汚染を防止しなければならない。

### ⑥除染（decontamination）

バイオハザードを取り扱う可能性のある安全キャビネットでは、フィルターを交換する前、およびキャビネットを移動するときは、除染・滅菌などの清浄化を実施することが基本となる。具体的な清浄化方法は管理責任者が機器メーカーと十分協議のうえ、決定することが必要である。

## 2 インキュベータ

元来、卵を人工的に孵化させるための孵卵器のことをインキュベータと呼んでおり、孵化に適した温度を一定に保つ装置である。再生医療等分野で使用するインキュベータは細胞や組織の培養に適した環境を維持するため、温度だけではなく庫内の湿度や二酸化炭素濃度などについても一定の条件を維持するように制御している、炭酸ガスインキュベータと呼ばれる装置である［図3］。

図3：炭酸ガスインキュベータの内部

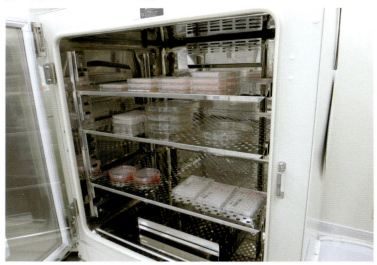

（澁谷工業株式会社 社内にて撮影）

[1] 温度制御

　インキュベータの内部は細胞や組織の培養に適した環境になるよう空間的、経時的に温度を一定に保つことが重要である。インキュベータは温度制御の方式から次の2つに分類することができる。

　ウォータージャケット方式は、比較的古くから採用されてきた方法であり、今日でも多くのインキュベータで採用されている。インキュベータ庫内の周囲を水の層で囲み、その水をヒーターで温め温度を制御している。保温効率が高く、温度安定性のよい点が特徴であり、万が一、停電が発生しても温度が下がりにくい利点がある。一方で、構造が複雑になりジャケットに水を満たしているために重く、定期的に水を補充するなどメンテナンスが必要である。さらに、ジャケット水の内部で微生物が増殖する可能性があることも欠点である。

　ダイレクトヒーティング方式はインキュベータ庫内の周囲全てにヒーターを取り付け、全面から庫内を温め温度を制御している。近年、温度制御の機能が向上しPID制御（proportional-integral-differential controller、フィードバック制御の一種）による高精度な温度管理により、庫内を一定で均一な温度に保つことが容易になった。構造が単純であり、かつ軽量で、温度の変更に対する反応がよく、使用開始時や設定温度変更時の温度復帰が早い点が特徴である。

## [2] 湿度制御

　細胞の培養において、培地中の成分濃度を一定に保つことは非常に重要である。温度を安定させても湿度が低いと培地中の水分が蒸発してしまい、培地成分が濃縮されることにより細胞の増殖や未分化性の維持などに影響する可能性がある。このため、インキュベータは一般に庫内を高湿度に維持し、培地の蒸発を防ぐように設計されている。

　多くの場合、インキュベータの庫内の底面に設置してある加湿トレーに滅菌水を入れ、自然蒸発により高湿度を維持している。より早く庫内の温度、湿度を均一にするために、加湿トレーの水に触れた空気が庫内を上昇し、ダクトなどを通り加湿トレーに戻るように空気を循環させている装置もある。さらに一部のインキュベータではヒーターや超音波などの霧化装置を用いることで湿度を能動的に制御しているものもある。

## [3] 二酸化炭素濃度の制御

　細胞の培養ではpH（水素イオン指数）を最適な値に保つことが重要である。細胞の増殖に伴い、培地中には乳酸などが排出されるため、pHは酸性に変化する。これを防ぐために、培地の多くは緩衝作用のある二酸化炭素が溶存した状態でpHが最適になるように設計されており、二酸化炭素供給を断つと細胞は生存できなくなる[1]。このため、培養する細胞に最適なpHとなるように炭酸ガスインキュベータ内部の二酸化炭素の濃度を制御する必要がある。二酸化炭素濃度計測の方法には主に赤外線吸収（infrared：IR）計測と熱伝導率（thermal conductivity：TC）計測の2種類がある。赤外線吸収計測は湿度や温度の変動の影響を受けにくく精度と信頼性が高い。熱伝導率計測はメンテナンスが少なくてすみ長寿命である。

　また、細胞種によっては、大気とは異なる酸素濃度での培養が適したものもあり、酸素濃度を制御できるマルチガスインキュベータを用いて培養することがある。

## [4] 汚染防止

　インキュベータ内部は細胞培養に最適であると同時に微生物による汚染リスクが最も高い環境でもある。このため、再生医療用インキュベータでは内部での汚染リスクを低減するような機能をもった機種が多い。

　例えばアイソレータ技術を導入し高い無菌性を維持できるものや乾熱滅菌、過酸化水素での除染に対応したインキュベータもある。また材質に銅や銅合金ステンレスを用いたり、UVを照射したりすることで菌の繁殖を抑えるものも販売されている。

インキュベータにはさまざまな汚染リスク低減のための機能が追加されてはいるが、それらの機能を利用し、使用者が正しく運用することで汚染防止策として有効となる。

### [5] 使用上の注意事項とメンテナンス

#### ①設置場所および事前準備

インキュベータ庫内の培養容器が水平になるように、インキュベータ本体の設置場所は、機械的振動が少なく安定した水平な場所が望ましい。インキュベータの周囲は適切な温度とし、空調などによる局所的な温度変化がない場所に設置する。また、培養操作に当たって支障が出ないように他の機器との配置を考慮することが望ましい。

インキュベータの立ち上げ前に、庫内を清掃・殺菌し、乾熱滅菌などで清潔にした棚をガイドにはめ込む。

#### ②使用時の注意

インキュベータ内部の温度、二酸化炭素濃度（炭酸ガスインキュベータの場合）、その他警報ランプの点灯などを確認し、必要に応じて記録する。細胞容器の出し入れに当たってはドアの開閉を極力短くし、必要以上に天板や壁面に触れたり、顔を庫内に近づけたりしない。過剰量の培養容器を庫内に入れて循環エアを妨げないように注意する。容器の取り違えや交差汚染予防の観点から、1つのインキュベータに複数のドナー細胞を入れることを避けることが望ましい。

#### ③メンテナンス

加湿トレーは定期的に洗浄し、加湿水の交換を行う。炭酸ガスボンベ、UVランプなどは定期的に交換する。

## 3 | アイソレータ

無菌性を維持する目的で使用されるものをアイソレータ、封じ込め（ハザード）の目的で使用されるものをバリアシステムと区別することもあるが、構造的には同じである。適切に設計されたアイソレータやバリアシステムでは高度な無菌環境あるいは封じ込めを達成することができる。

### [1] アイソレータを使った無菌操作

アイソレータを採用した無菌操作では作業者に起因する汚染のリスクは非常に小さくなるが、その前提として施設が再生医療等製品の製造管理および品質管理の基準であるGCTP（Good Gene, Cellular, and Tissue-based Products Manufacturing Practice）に基づいて適切に管理されていることが必要である。アイソレータは無菌（aseptic）の環境を提供する設備であるので、使用前に内部の除染を適切に行わなければならないが、除染直

後から汚染のリスクにさらされていることを理解すべきである。現在、除染剤に採用されている過酸化水素蒸気はエチレンオキサイドなどと比べると浸透性が少し低いため、内部汚染のリスクはアイソレータ内部に持ち込まれる資材の表面除染の不具合による場合が最も大きいと考えられる。特にプラスチックフィルムなどで包装されている資材の表面除染を行う場合は、過酸化水素蒸気の到達できない場所がないかを確認することが必要である。

## [2] アイソレータの基本構造

アイソレータは「環境および職員の直接介入から物理的に完全に隔離された無菌操作等区域を有する装置であって、内部を除染した後にHEPA (high efficiency particulate air) フィルターまたはULPA (ultra low penetration air) フィルターによりろ過した空気を供給し、外部環境からの汚染の危険性を防ぎながら連続して使用できる装置をいう」と定義されている。さらに、アイソレータ内部での作業は実質的に無菌維持に影響を及ぼさない方法で資材の出し入れができる手段を有することも重要な要件である。こうした手段として除染パスボックスおよび無菌接続装置などが開発されている。

図4に細胞操作に使用されるアイソレータの基本構造例を示した。アイソレータに持ち込む資材は基本的に除染工程を経なければならないが、再生医療用アイソレータでは細胞など、除染ができない場合もある。このため、パスボックスを直列に2室備え、アイソレータとクリーンルームの機能を兼備したアイソレータも開発されている [図5]。

## [3] アイソレータの特徴

周知のごとく、クリーンルームでの無菌操作は常に作業者からの汚染の問題がつきまとい、汚染管理は容易ではない。これらの対策には膨大なコストがかかっているのが現状であろう。これに対し、アイソレータシステムの最大のメリットは無菌環境の維持が容易であることと、無菌環境を最小限にしていることによるランニングコストの低減である。

細胞操作には無菌操作が求められることから、安全キャビネットでは無菌操作等区域のクリーンルームへの設置と厳密な更衣が必要である。これに対してアイソレータの設置環境は清浄度管理区域でも可能であるため、クリーンルームで求められる厳密な更衣は不要である[2]。さらに、クリーンルーム方式の場合、アイソレータに比べて2倍程度の管理区域面積が必要である[2]。また、アイソレータは微生物学的に密閉された空間であるため、いったん内部を除染すると、外部環境の微生物によって再

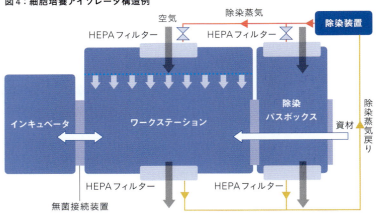

図4：細胞培養アイソレータ構造例

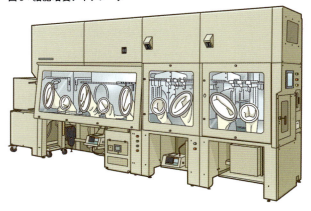

図5：細胞培養アイソレータ

　汚染されるリスクはほとんどなく、内部を陽圧管理することで、長期間の無菌性維持が可能である。著者らの実績としては、エアサンプラーおよび落下菌サンプリングの結果、1カ月以上（検証を行った期間）の無菌性維持が可能であった。これに対し、クリーンブース/クリーンルーム方式の設備ではHEPAフィルター下の一方向流で無菌性を維持し、区域への人の介入を制限することによって製品への汚染を防止しているため、厳格な管理が求められる。

　一方、アイソレータのデメリットとしては、必要な手作業をグローブなどによって行う場合の作業性の低下とグローブのリーチ範囲に作業が限定される点である。このためアイソレータを製作する場合は、あらかじめモックアップ（実物大の簡易模型）によって実作業をシミュレートし、適切なグローブ配置やメンテナンス性を考慮したアイソレータ設計をすることが重要である。近年では、細胞操作などのニーズを受け、作業性の高いグローブも開発されている。

## [4] 空間除染技術

アイソレータの定義として、内部が除染できることが挙げられている。こうしたアイソレータの除染にはガス除染（滅菌）剤が使用されているが、アイソレータ独自の特性があり、これに適合した除染剤および技術が求められる。

現在使用されているガス滅菌剤としてはエチレンオキサイド（酸化エチレン）、ホルムアルデヒド（ホルマリン）、オゾンなどがある。エチレンオキサイドは多くの医療用具や医薬品容器の滅菌に実績があるが、爆発性を有することからアイソレータなどの除染には不向きである。このため、医療機関や製薬工場では環境の除染としてホルムアルデヒドガスによる殺菌・消毒（ホルマリン燻蒸）が頻繁に行われてきた。ホルムアルデヒドは有効な滅菌剤であるが、アルキル化剤でありInternational Agency for Research on Cancer（IARC）の分類で第1群（人間に対して発がん性がある物質）に指定されている。このため最近ではその使用が見直されている。また、バリデーションの観点からも、滅菌効果は温度と滅菌剤濃度のほか、湿度にも大きく影響を及ぼすため、再現性に問題がある。一方オゾンは強力な酸化力により多くの有害物資の酸化分解、ウイルスや微生物の不活性化作用を有するが、金属に対する腐食性が高い。

アイソレータの除染剤は、システムの材質、アイソレータ内部に持ち込む資材などの量および形態、内部での作業内容、バイオバーデンなどを考慮して選定しなければならない。候補薬剤として過酸化水素蒸気、過酢酸のミストまたは蒸気、オゾンガス、二酸化塩素ガスなどが挙げられるが、現在ほとんどのアイソレータでは過酸化水素蒸気が使用されている。

過酸化水素蒸気の殺胞子能力は1970年代の後半に発見され、当初は病院の設備や備品の除染を目的として研究開発が進められた。1980年代後半、新たな無菌技術として、比較的小型の無菌試験用アイソレータが使用され始め、過酸化水素蒸気はその除染手段として用いられるようになった。過酸化水素蒸気除染のバリデーションで用いるバイオロジカルインジケータ（biological indicator：BI）は、U.S. Pharmacopeia（米国薬局方）の「General Chapters〈1035〉Biological Indicators for Sterilization」では、*Geobacillus stearothermophilus*（好熱性細菌）が最も一般的に使用されると記載されている。その他の微生物として、*Bacillus subtilis*（枯草菌）や*Clostridium sporogenes*（スポロゲネス菌）も併記されているが、現在市販されているBIは*G. stearothermophilus* ATCC12980の胞子をステンレス担体に接種し、不織布で包装したものである【図6】。

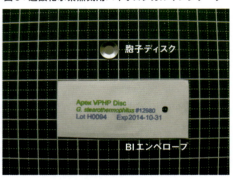

図6：過酸化水素蒸気用バイオロジカルインジケーター

（澁谷工業株式会社 社内にて撮影）

　過酸化水素は常温では液体であり、水溶液は化学的に比較的安定しているが、蒸気は自然分解する。著者らが測定した半減期は10分程度であった[3]。アイソレータ内部はBIの6LRV (log reduction value) 程度の除染強度が求められる。アイソレータ内部に持ち込む資材についても同様の除染強度が求められる。6LRVの確認には、指標となる細菌胞子$10^6$を接種したBIが使用されるが、6LRVは接種した細菌胞子が$10^0＝1$に減少する除染強度であり、全数死滅を求めるものではない。

　BIを用いた検証方法について、PIC/S (Pharmaceutical Inspection Co-operation Scheme：医薬品査察協定および医薬品査察協同スキーム) のRecommendationには次のように記載されている。「もし、最初に生物指標の中に$2×10^6$個の胞子が存在するならば、6LRV後に残存する胞子の数は2個になる。残存する胞子がなければ、6LRVが確認され、程度は分からないが、さらなる安全域があることになる。致死率の十分に確立されたメカニズムに裏づけされていて、目標とする全ての表面でガス処理プロセスの到達を確認する方法が他にあるとすれば、これらを考慮してもよい」。すなわち、除染剤に曝露したBIを液体培地で培養し、全て陰性であれば、6LRV以上の除染効果が確認されたことになる。$10^6$のBIを6LRVの除染強度に曝露すると統計学的には設置したBIの63％が陽性となる。

## [5] アイソレータの管理

　アイソレータ設備では比較的高い完全性が維持されていると考えられるが、絶対的な完全性が保たれているわけではない。したがって一定期間ごと、および除染の前にリーク試験を行わなければならない。リーク試験には圧ホールド試験やガス検出法がある。グローブはアイソレータの完全性において最も弱い部分であるので、毎使用時、少なくとも目視により

破れなどがないことを確認する必要がある。アイソレータ内部の微粒子数のモニタリングは、アイソレータの完全性をオンタイムで確認できるので、連続的に行うことが推奨される。微生物学的モニタリングは、構造設備の特徴および作業の特性に応じたリスクに基づき、あらかじめ定めた箇所において一定間隔で実施すること。一般的には、アイソレータ設備内部の表面、グローブの表面、アイソレータ設備に搬入した資材およびそれらの接触箇所などがモニタリングの対象となる。測定箇所と測定頻度の妥当性については、定期的に評価することが必要である。

### [6] 自動細胞培養装置

　クリーンルームでの作業は更衣による物理的な厳しさに加え、患者からの貴重な細胞を扱うことによる精神的ストレスもあり、非常に負担の大きい作業となる。さらには、作業者の熟練度によっても製造される製品の品質にバラツキが生じることが知られており、再生医療の普及に高いハードルとなっている。加えて、アイソレータ方式の場合、マニュアル操作で使用するグローブの完全性は最新の装置をもってしても径が80μm以上のピンホールでないと確認することができない。このため、グローブのピンホールからの汚染リスクが否定できないことも大きな問題である。こうした問題を解決するために大量の細胞を比較的低コストで培養することができ、品質も安定化させることができる自動細胞培養装置が開発されている【図7、8】。

　自動細胞培養装置はアイソレータ方式の筐体密閉型と容器密閉型、いわゆるバッグ培養タイプの2つのタイプに分かれ、アイソレータ方式の場合はフレキシビリティーが特徴であり、プロセスが固定している場合は容器密閉型にメリットがある。筐体密閉型の自動細胞培養装置はまだ採用例は少ないが、手作業に比べて交差汚染のリスクも低く、取り違えのリスクもないことから、今後の再生医療の発展とともに普及していくものと考えられる。筐体密閉型の自動細胞培養装置の設置環境は現状では清浄度管理区域であるが、容器密閉型で、無菌接続が可能であれば清浄度管理は不要である。

図7：自動細胞培養装置

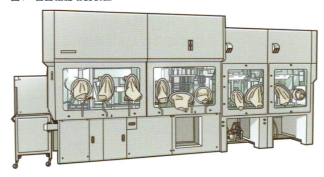

図8：アイソレータ対応・自動搬送装置つきインキュベータの庫内

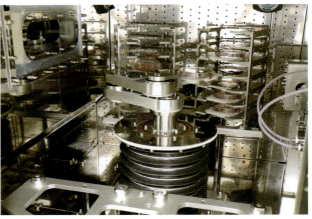

（澁谷工業株式会社 社内にて撮影）

参考規格など
- PIC/S: Recommendation on Isolators Used for Aseptic Processing and Sterility Testing: 2007.
- WHO：北村 敬，小松俊彦（監修）．実験室バイオセーフティ指針（WHO 第3版）．バイオメディカルサイエンス研究会，2006．
- 厚生労働省：第十七改正日本薬局方：2016．
- 厚生労働科学研究費補助金（医薬品・医療機器等レギュラトリーサイエンス総合研究事業）「治験活性化に資する GCP の運用等に関する研究」班及び大学病院臨床試験アライアンス（代表：渡邉裕司）：臨床試験のモニタリングと監査に関するガイドライン．臨床薬理 2015; 46(3): 133-178.
- 佐々木次雄：無菌操作法による無菌医薬品の製造に関する指針．平成22年度厚生労働科学研究（医薬品・医療機器等レギュラトリーサイエンス総合研究事業）医薬品の微生物学的品質確保のための新規試験法導入に関する研究．室井正志．2011．
- U.S. Pharmacopeial Convention: General Chapters 〈1035〉 Biological indicators for sterilization. The United States Pharmacopeia and The National Formulary (USP-NF): 2003.
- 経済産業省 / 国立研究開発法人日本医療研究開発機構：ヒト細胞培養加工装置についての設計ガイドライン（改訂）開発ガイドライン 2015：2015．

**文献**

1) Frigault MM, Lacoste J, Swift JL, et al.: Live-cell microscopy—tips and tools. J Cell Sci 2009; 122(Pt 6): 753-767.

2) Farquharson GF: British and European experience with isolator technology. In Wagner CM, Akers JE (eds). Isolator Technology. Buffalo Grove, IL: Interpharm Press Inc., 1995; 77-96.

3) Imai K, Watanabe S, Oshima Y, et al.: A new approach to vapor hydrogen peroxide decontamination of isolators and cleanrooms. Pharmaceutical Engineering 2006; 26(3): 96-104.

## まとめのページ

☐ 微生物汚染の拡散や交差汚染を抑制するために、安全キャビネット、インキュベータ、アイソレータなどの培養設備は正しく使用しなければならない。

☐ 安全キャビネットは、気流バリアを保持できるように正しく使用しなければ、無菌性の維持と封じ込め能力の両方を損なうことになる。

☐ 細胞製造において、クラスⅡの安全キャビネットの設置には、無菌操作に影響を及ぼさない清浄度を選択すべきである。

☐ 細胞培養に使用されるインキュベータは、庫内の温度、湿度、二酸化炭素濃度（炭酸ガスインキュベータの場合）を制御し、細胞の増殖に適した環境を提供する。

☐ 再生医療用途の最新のインキュベータには乾熱滅菌や過酸化水素による除染機能など内部の汚染リスクを低減させる機能をもった機種も存在する。

☐ アイソレータは高度な無菌環境を提供するシステムであり、内部を除染した後にHEPAフィルターまたはULPAフィルターにより、ろ過した空気を供給し、外部環境からの汚染の危険性を防ぎながら連続して使用できる。

☐ アイソレータシステムはクリーンルームと比べて管理区域の面積を縮小し、ランニングコストを低減することができる。

☐ アイソレータ内部、および持ち込む資材の除染では、BIが6LRV程度の除染強度が求められる。

☐ 自動細胞培養装置にはアイソレータ方式の筐体密閉型とバッグ培養タイプの容器密閉型が存在する。

## 練習問題

❶ 以下の**1**から**5**までの記述のうち、<u>誤っているもの</u>を<u>2つ</u>選びなさい。

**1** 細胞加工物の製造のために取り扱う患者由来の細胞は安全な細胞であり、培養中の微生物汚染のみに注意すればよく、クリーンベンチでの操作で十分である。

**2** 細胞加工物は製品出荷前に最終滅菌を行うことができないため、培養設備の選択は重要である。

**3** 適切な設備を選定するだけではなく、選定した設備の特徴を理解したうえで正しい運用方法を定め、その運用方法を順守することではじめて有効となる。

**4** 設備の点検整備は、不具合を発見したら作業手順書に従って直ちに実施し、その記録を作成し、これを保管すること。

**5** 除染に用いる薬剤などは微生物の抵抗性を考慮してバリデートされたものとすること。

❷ 以下の安全キャビネットに関する**1**から**5**までの記述のうち、<u>誤っているもの</u>を<u>2つ</u>選びなさい。

**1** クリーンベンチはクラスⅠの安全キャビネットに該当する。

**2** ヒト細胞や組織を培養するには、通常、クラスⅡの安全キャビネットを使用する。

**3** 開封済みチップケースなどは、非作業時の安全キャビネット内に残してもよい。

**4** 安全キャビネットの電源を入れた後、キャビネット内を浄化するために少なくとも5分程度経過してから作業を開始する。

**5** 安全キャビネットに試薬ボトルなどを設置するには、前面・後面の吸込み口を塞がないようにしなければならない。

❸ 以下のインキュベータに関する**1**から**5**までの記述のうち、<u>誤っているもの</u>を<u>2つ</u>選びなさい。

**1** インキュベータの内部は菌やカビが最も繁殖しやすい場所であり、常に清潔に保ち、定期的に点検をして記録を残す。

**2** インキュベータを効率的に使用するため、棚一面に細胞培養容器を入れてもよい。

**3** 最近の温度制御、ガス制御の技術は向上しており、ドアを閉めればすぐに庫内環境は復帰するので培養容器を扱うためなら長時間ドアを開けても問題ない。

**4** UVランプや加湿用水は定期的に交換する。

**5** 最新のインキュベータには乾熱滅菌や過酸化水素除染を実施できるものもあり、汚染のリスクを低減できる。

**④** 以下のアイソレータに関する**1**から**5**までの記述のうち、<u>誤っているもの</u>を<u>2つ</u>選びなさい。

**1** グローブはアイソレータの完全性を保証するうえで最も脆弱な部分である。

**2** アイソレータを運用するに当たっては施設がGCTPに基づいて適切に管理されていることが前提である。

**3** アイソレータは安全キャビネットと同様に無菌操作等区域の環境下に設置しなければならない。

**4** アイソレータは除染の前にリーク試験を行い、完全性を確認しなければならない。

**5** アイソレータ内部は一度除染を実施すれば、再汚染のリスクはなく、内部を陽圧管理することで長期間の無菌性維持を達成できる。

**⑤** 以下の**1**から**5**までの記述のうち、<u>誤っているもの</u>を<u>2つ</u>選びなさい。

**1** 消毒とは再現性のある方法により生存微生物を指定されたレベルまで減少させることをいう。

**2** アイソレータの除染検証にはBIが用いられるが、おおむね6LRVの除染強度が採用されている。

**3** 滅菌とは、全ての種類の微生物を殺滅、または除去し、対象とする物のなかに生育可能な微生物が全く存在しない状態を得ることをいう。

**4** 無菌操作とは全く菌が存在しない環境で操作を実施することをいう。

**5** アイソレータの定義には、内部が除染できることが含まれている。

**⑥** 以下の**1**から**5**までの記述のうち、<u>誤っているもの</u>を<u>2つ</u>選びなさい。

**1** 自動細胞培養装置には筐体密閉型と容器密閉型が存在する。

**2** 自動細胞培養装置では人が関わる作業を低減できるので、汚染リスクの低下や品質の安定化が達成できる。

**3** 筐体密閉型の自動細胞培養装置も容器密閉型と同様にプロセスの変更は非常に困難である。

**4** 容器密閉型の自動細胞培養装置であっても、密閉容器などの交換を行う際に周囲環境からの汚染防止に留意する必要がある。

**5** アイソレータ方式の自動細胞培養装置は清浄度管理区域の環境も不要である。

## 解答と解説

**① 解答：1、4**

解説：

**1** 原料となる細胞における微生物汚染の危険性を排除できない場合には作業者の安全確保が必要となり、安全キャビネットやアイソレータなどの使用が必要となる。

**4** 設備機器は定期的に点検整備するとともに、記録を作成し、保管しなければならない。

**② 解答：1、3**

解説：

**1** クラス1の安全キャビネットとは、キャビネットの設置環境から空気を吸い込み、一般的には屋外に排気する設備で、作業者を取り扱う薬品などのリスクから守る装置のことを指す。

**3** 安全キャビネットの操作終了後には、UVライトを照射するので、殺菌ができない領域が生じないように全ての物品の表面を消毒した後でキャビネット外に取り出さなければならない。

**③ 解答：2、3**

解説：

**2** インキュベータに培養容器を入れすぎると、内部で気流の循環が滞り、部分的に温度やガス濃度が不均一になる可能性がある。

**3** 長時間のドア開放は汚染源が庫内に入る原因となり得る。また、庫内の培養環境の変化を抑えるため、ドアの開放時間は極力短くすることが望ましい。

**④ 解答：3、5**

解説：

**3** 無菌操作を目的とするアイソレータを設置する環境には清浄度管理区域（グレード D 相当）以上が求められる。

**5** 除染後のアイソレータであっても、持ち込まれる資材の除染が不十分だと微生物が持ち込まれる可能性がある。

**⑤ 解答：1、4**

解説：

**1** 消毒（disinfection）とは、対象物の表面に付着した微生物を安全なレベルまで減少させる、あるいは除去することを指す。

**4** 無菌操作（aseptic processing）とは、微生物および、粒子を許容レベルに制御するために、供給する空気、原材料および資材、構造設備ならびに職員を管理した環境下において作業を行うことを指す。全く菌がいない無菌（sterile）とは異なる。

**❻ 解答：3、5**

解説：

**3** ロボットを採用した筐体密閉型の自動細胞培養装置では、プログラムにより種々の細胞操作が可能である。

**5** 自動細胞培養であっても、アイソレータは清浄度管理区域以上（グレード D 相当以上）の空気清浄度の環境に設置することが求められている。

# 4. バリデーションと適格性評価の基礎および実務対応

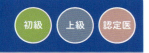

SANSHO 株式会社　宮木 晃

## Abstract

　再生医療等製品のGMP（Good Manufacturing Practice：医薬品および医薬部外品の製造管理および品質管理の基準）、いわゆるGCTP（Good Gene, Cellular, and Tissue-based Products Manufacturing Practice：再生医療等製品の製造管理および品質管理の基準）は、医薬品GMPのなかの無菌医薬品（注射剤、点眼剤、無菌原薬など）と生物由来製品（バイオ医薬品など）および特定生物由来製品（血液製剤、ワクチンなど）に関する基準が基盤となっている。また「医薬品の臨床試験の実施の基準に関する省令」（GCP省令）に基づく「治験薬の製造管理及び品質管理等に関する基準」（治験薬GMP）についても含まれている。

　再生医療等製品は、微生物による汚染または異物混入の事態が発生すると出荷停止や回収、また無菌試験で不適合になると出荷停止の事態が発生する。

　いずれの場合も、細胞培養加工施設および製造販売業者にとって大きな痛手や損失となり、規制当局（厚生労働省、医薬品医療機器総合機構〔PMDA〕）および医療機関から、信頼性を問われることになる。かかる事態の発生を避けるためには、製造ラインの立ち上げ時の適格性評価とバリデーション、実生産規模に移行したときのバリデーションの考え方と必要性、さらに規制当局からの査察対応を、いかにして実施すべきかなどがポイントとなる。なお本節では、再生医療等製品（医薬品、医療機器等の品質、有効性及び安全性の確保等に関する法律〔医薬品医療機器等法〕）の開発における、バリデーションと適格性評価について主に述べる。

▶ 適格性評価とバリデーションの目的と関連性、重要性を理解する。

▶ 開発（研究）から生産までの段階で実施するバリデーションには、予測的バリデーション、変更時の再バリデーション、定期的な再バリデーション、洗浄バリデーション、コンカレントバリデーションなどがある。

▶ 日本のGMPでは、品質保証を充実させる目的から、6つの柱を基本とした改正が行われた。

▶ 研究機関（研究所、大学病院）などから細胞培養加工施設へ技術移転を行う際には、双方の情報交換（キャッチボール）を適切に実施することが重要である。

## 1 バリデーションについて

再生医療等製品製造のバリデーションは、固形製剤や無菌医薬品などを含む一般的なバリデーションの1つである。このため最初にバリデーションの概略を説明する。

GMPにおいてバリデーションは要求事項の1つであり、必要不可欠なものとなっている。バリデーションの定義、目的、必要性は、一般的に次のようにうたわれている。

### [1] バリデーションとは

医薬品の品質が確保されていることを科学的に検証し、より高度な品質保証を図ろうとする基盤となるのがバリデーションである（科学的根拠づけ）。

### [2] バリデーションの目的

製造所の構造設備ならびに手順、工程、その他の製造管理および品質管理の方法が期待される結果を与えることを検証し、これを文書にすることによって、目的とする品質に適合する製品を恒常的に製造できるようにすることを目的とする[1]。

## 2 適格性評価（qualification）について

適格性評価は大きく2種類に分けられ、さらに4種類に分けるのが一般的である。

### [1] 2種類からなる適格性評価

#### ①設備の適格性の確認

製造設備、計測器、製造環境制御設備などの設備が適切に選定され、正しく据え付けられ、設定された使用に適合して稼働することを、設備の据え付け時および保守点検時に確認することをいう。

#### ②稼働性能適格性の確認

チャレンジテスト[*1]などの手法により、製造手順などが予想される操作条件の範囲全体にわたり、意図した通りに稼働しているか確認することをいう。

### [2] 4種類からなる適格性評価

#### ①設計時適格性評価 (design qualification：DQ)

設備、装置またはシステムが目的とする用途に適切であることを確認し、文書化すること。

#### ②設備据付時適格性評価 (installation qualification：IQ)

据え付けまたは改良した装置・システムが、承認を受けた設計および

---

**＊1：チャレンジテスト**
ワーストケース[*2]においても期待される結果を達成しているか確認することを指す。

**＊2：ワーストケース**
標準操作手順の範囲内での工程許容条件の上限または下限を指す。

製造業者の要求と整合することを確認し、文書化することをいう。
③運転時適格性評価 (operation qualification：OQ)
　設備、装置またはシステムが、予期した運転範囲で意図したように作動することを確認し、文書化することをいう。
④性能適格性評価 (performance qualification：PQ)
　設備、装置またはシステムが、承認された製造方法および規格に基づき、効果的かつ再現性のある形で機能することを確認し、文書化することをいう。

## 3 バリデーションの進め方について

### [1] 適格性評価とバリデーションの対象
　原薬、製剤、製造機械、分析機器、製造用水供給システム、空調処理システム、洗浄方法、コンピュータシステム、分析方法などが対象となる。適格性評価とバリデーションの進め方を図1に示した。

### [2] プロセスバリデーション (process validation：PV)
　工業化研究の結果や類似製品に対する過去の製造実績などの結果に基づき、あらかじめ設定した許容条件のもとで稼働する工程が、目的とする品質に適合する製品を恒常的に製造するために妥当であることを確認し、文書化すること。

### [3] 実生産規模でのバリデーションとは
　「実生産規模での確認」を指す。当該製造所の構造設備などを用いて、個々の設備、工程および製品の品質などが期待される結果を達成していることを、実生産規模で製品を製造（原則3ロット）することによって確認すること。

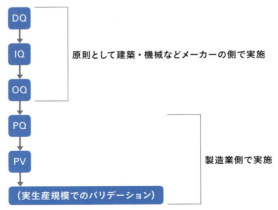

図1：バリデーションの進め方

## [4] 実生産規模でのバリデーションの留意点

ここでは実生産規模のバリデーション資料をPMDAに提出する際に留意すべき事項を説明する。

### ①新規に申請する場合

実生産規模での確認状況に関する資料を要求されるため、実生産規模での状況を確認できる記録を提出すること。実生産規模の確認が3ロットに満たないなどのやむを得ない場合には、コンカレントバリデーション（後述）の実施計画書など、確認予定が分かる資料を提出する。なお、結果が判明した時点で報告書を提出すること。

### ②再生医療等製品の扱い

再生医療等製品は希少製造医薬品と同等な扱いとなる可能性が高く、実地調査時に必ずしも3ロットを要求されない（少なければ1ロットの要求）ことが考えられる。取り扱いについては事前にPMDA（窓口：審査マネジメント部）の薬事戦略相談、事前相談、対面助言などを利用して相談することをお薦めする。

# 4 バリデーションの範囲と種類

バリデーションの範囲と種類を以下に示す。

## [1] バリデーションの範囲

①治験薬（GCP省令の範疇）の製造・品質管理
②商業用製品の製造設備・工程
③商業用製品の試験（分析）
④製造支援設備・システム（製造用水供給システム、空調処理システム）
⑤コンピュータシステム

## [2] バリデーションの種類 (1)

開発（研究）から生産までの段階で実施するバリデーションは下記の通りである。

### ①予測的バリデーション

製造販売承認前に行う。開発段階で設計された製品と同一の品質の製品を、実際の段階でもつくり出すことができることを保証するためのバリデーションである。この段階で製品の品質に影響を与える原料、資材の物性、操作条件などの要因を抽出し、さらに製造工程についても確認する。

### ②変更時の再バリデーション

製品の品質に大きな影響を及ぼす原料、資材、製造工程、構造設備などの変更をした場合に実施するバリデーションである。

### ③定期的な再バリデーション

工程の性質や製品の品質への経時的な影響を定期的に再確認するために実施するバリデーションで、製造頻度および工程管理の定期照査の結果などを考慮して実施時期および実施項目を定める。

### ④洗浄バリデーション (cleaning validation：CV)

洗浄作業方法について期待される効果、すなわち製造設備の洗浄後に前製品 (原薬、製剤) や洗浄剤などの残留量が許容限度値以下まで除去されていることを、信頼できる手法で確認・検証し、その結果を文書化する一連の行為である。

### ⑤コンカレントバリデーション

製造運転のデータが、限られたロット数のみを製造する、当該製品をまれにしか製造しない、またはバリデーション済みの工程を改良して製造するなどの理由により、予測的バリデーションや変更時の再バリデーションとして利用できない場合に、実生産に合わせて行うバリデーションをいう。

## [3] バリデーションの種類 (2)

生産の段階では前述した種類 (1) のほかに、下記のバリデーションを考慮しなければならない。

①コンピュータ化システムバリデーション (computerized system validation：CSV)

②実生産規模での確認 (実生産バリデーション)

## 5 | GMP施行通知の 6つの柱について[1]

日本で施行通知されたGMPでは、品質保証を充実させる目的から、以下の6つの柱が基本となっている。特にバリデーションについては全面改正されて、EU-GMP (欧州) およびグローバルスタンダードのPIC/S (医薬品査察協定および医薬品査察協同スキーム) GMP、cGMP (米国) との整合化を図ることを狙った。

①品質マネジメントの概念反映

②製品品質照査 (年次レビュー〔Product Quality Review：PQR〕) の実施

③原材料メーカー(サプライヤー) の管理

④安定性モニタリング (原薬、製品) の実施

⑤参考品など (製品、原材料) の保管・管理

⑥バリデーション基準の全面改正

　－バリデーションマスタープラン (Validation Master Plan：VMP)

　－DQ、IQ、OQ、PQ

　－製品のライフサイクル

－技術移転

－PV　など

## 6 再生医療等製品の製造・品質管理を行ううえで必要な要件[2,3]

　再生医療等製品の製造は、無菌医薬品と同様な要件が必要であるので、ここでは無菌医薬品を例にして説明する。

　無菌医薬品製造におけるバリデーションを実施するに当たっては、①構造設備の要件（構造設備に関するバリデーション）、②無菌性を担保するための製造管理要件、③職員の衛生管理、④職員の教育訓練、の4つの要件を考慮しなければならない。以下に詳述する。

### [1] 構造設備の要件

　①適切な環境および清浄な程度を維持できる構造および設備

　②洗浄後の容器の乾燥作業または滅菌作業を行う専用の作業室

　③作業室に求められる構造設備

　　(1)無菌医薬品の種類に応じ、その製造に必要な滅菌装置

　　(2)無菌操作を行う区域は、フィルターにより処理された清浄な空気を供し、かつ適切な差圧管理を行うための構造設備

　　(3)注射剤に係る製品を製造する場合は、無菌性保証に影響を及ぼす接液部の配管は洗浄が容易でかつ滅菌が可能であること

　④薬剤の調製作業、充填作業、または製品の滅菌のために行う調製作業以降の作業を行う作業室または作業管理区域に求められる構造設備

　　(1)非無菌医薬品の作業所と区別すること

　　(2)調製作業を行う作業室および充填作業または閉塞作業を行う作業室は専用であること

　　(3)(2)の作業を行う職員の専用の更衣室を有すること

　⑤無菌医薬品に係る製品の製造に必要な蒸留水などを供給する設備は、異物または微生物による蒸留水などの汚染を防止するために必要な構造を備えていること

### [2] 製造管理要件

　無菌医薬品を製造する場合は、非無菌医薬品に求められる業務の他に、製造する無菌医薬品の種類、剤形、特性、製造工程および作業内容などに応じて実施しなければならない。

　①清浄の程度など作業環境の管理の程度を適切に設定し、管理すること。

　②製造工程において、製品などおよび資材の微生物などによる汚染な

どを防止するために必要な措置を講じること。
③製品の無菌性を保証するために重要な工程については、工程管理のために必要な管理値を適切に定め、管理すること。

### [3] 職員の衛生管理
①作業所（クリーンルーム）への立ち入り人数の制限を行うこと。
②当該区域の管理レベルに応じた適切な更衣をすること。
③職員が原料または製品を微生物により汚染する恐れのある健康状態にある場合には部門管理者へ申告をすること。

### [4] 職員の教育訓練
製造または試験検査に従事する職員は必要な教育訓練を受けること。

## 7 GCTP、医薬品GMP、治験薬GMPの関係について

GCTP、医薬品GMP、治験薬GMPの、それぞれの位置づけ・相互関係を図2〜4に示す。図2は、GCTPと医療品GMPおよび治験薬GMPの位置づけを示している。GCTPは医薬品GMP（いわゆるGMP基準）と治験薬GMPとかなりオーバーラップしている関係にあるが、再生医療等製品特有の基準が付加されている。図3は治験薬GMPと医薬品GMPの相互関係を示している。治験薬GMPは医薬品GMPをベースに作成されているが、さらに臨床試験に供する事項が付加されている。最後に図4でGCP省令と治験薬GMPの位置づけを示す。日本では治験薬GMPはGCP省令に含まれて運用されていることを覚えておきたい。

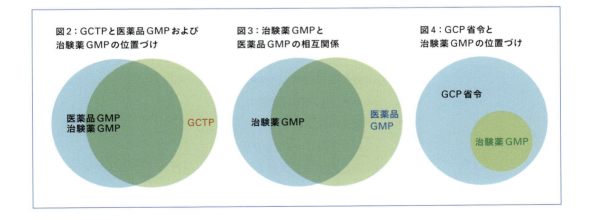

図2：GCTPと医薬品GMPおよび治験薬GMPの位置づけ
図3：治験薬GMPと医薬品GMPの相互関係
図4：GCP省令と治験薬GMPの位置づけ

## 8 技術移転の 留意事項について

　研究機関（研究所、大学病院）などから細胞培養加工施設へ技術移転を行う際には、双方の情報交換（キャッチボール）を適切に実施することが重要である。

### [1] 技術移転とは

　医薬品の設計品質を製造段階で作り込むために必要な情報・技術を受け渡しする行為であり、移転側から被移転側に対して行われる一過性の行為ではなく、製品の製造を維持するための双方の情報交換を伴う継続的な行為である。

### [2] 技術移転の基本方針

　①新医薬品の開発から製造における 一貫性（consistency）の確保
　②品質と規格の整合性
　③文書管理と技術情報の更新

　厚生労働科学研究として2004年度に発表された「技術移転ガイドライン」[4] およびGMPの重要な要求事項であるので、構造設備のバリデーションと製品に関するバリデーションの製造管理・品質管理のなかで、手順書の作成・見直し、逸脱（規格外試験結果〔out of specification：OOS〕を含む）発生時の対応などを含めたGMP全体の維持・向上が求められている。
　「技術移転ガイドライン」の項目を**表1**に挙げる。特に「2.2 工業化研究によるスケールアップ、品質変動要因の検出（開発段階）」と「2.4 バリデーションと製造（製造段階）」はバリデーションに関して重要事項であるので、技術移転の際に十分留意しなければならない。

### [3] 報告書に記載すべき事項

　以下に、技術移転の研究開発報告書に記載すべき事項を例示する。
　①試験法の技術移転（規格および試験方法）
　　(1)原薬・中間体の試験方法
　　(2)製剤の試験方法
　　(3)原料・資材の試験方法
　　(4)工程内試験の試験方法
　　(5)残留薬物試験の試験方法
　　(6)環境負荷に関わる諸試験（廃棄物、排水処理など）の試験方法
　　(7)標準品の調製方法、保存方法、安定性、規格および試験方法
　　(8)原薬、中間体の試験方法バリデーション

**表1：技術移転ガイドラインの記載内容**

> 1. 序
>    （略）
> 2. 新医薬品の開発段階から製造段階における技術移転のプロセス
>    2.1 品質設計（研究段階）
>    2.2 工業化研究によるスケールアップ、品質変動要因の検出（開発段階）
>    2.3 開発段階から製造段階への技術移転
>    2.4 バリデーションと製造（製造段階）
>    2.5 製造段階で発生する情報のフィードバック
> 3. 技術移転に際して考慮すべき3つの要件
>    （略）
> 4. 既存製品の技術移転
>    （略）
> 5. 技術移転の手順と形式
>    （略）
> 6. 技術移転文書に盛り込まれる技術情報の例示
>    （略）
> 7. 技術移転文書作成上の留意点
>    （略）

〔資料〕齊藤 泉：技術移転ガイドライン．厚生労働科学研究費補助金（医薬品・医療機器等レギュラトリーサイエンス総合研究事業）医薬品の最新の品質管理システムのあり方・手法に関する研究．檜山行雄．平成16年度総括・分担研究報告書：2005.

②原薬の技術移転

　(1)原薬、中間体、原料、資材に関する項目

　(2)製造法に関する項目

　(3)洗浄手順に関する項目

　(4)設備・機器に関する項目

　(5)保管・輸送方法に関する項目

③製剤の技術移転

　(1)原薬、原料（賦形剤、安定剤、pH調整剤など）、資材（包材、容器栓）に関する項目

　(2)製造法に関する項目

　(3)洗浄手順に関する項目

　(4)設備・機器に関する項目

　(5)製品の規格および試験方法

　(6)出荷規格（社内管理規格）と製品規格（承認規格）

## 9 | PMDAの実地調査（査察）時にバリデーションで押さえるべきポイント

　細胞培養加工施設の認可と承認のためのPMDAの実地調査時に、バリデーションで押さえるべきポイントを以下に挙げる。

　①VMPを作成しているか。

　②バリデーション手順書に下記の内容を盛り込んでいるか。

　　(1)全体的なバリデーションの方針

(2)バリデーションの目的

(3)適格性評価（DQ、IQ、OQ、PQ）

(4)PVの手法

(5)バリデーションの検証の方法

③技術移転が適切に実施されているか。

④製品のライフサイクル（日米EU医薬品規制調和国際会議〔International Conference on Harmonisation of Technical Requirements for Registration of Pharmaceuticals for Human Use〈現：International Council for Harmonisation of Technical Requirements for Pharmaceuticals for Human Use〉：ICH〕Q10）を考慮しているか。

医薬品品質システム（ICH Q10）[5]を**図5**に示す。医薬品の開発から製品終結までのうち、GMP（GCTP）がどの範囲に関係しているかを説明している。

図5：医薬品品質システム（ICH-Q10）

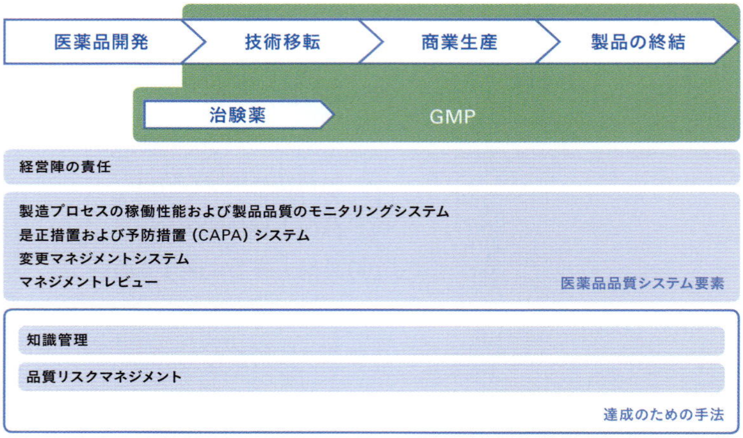

〔資料〕厚生労働省：ICH Q10 医薬品品質システム ICH日米EU調和ガイドライン：2010.

## 10 おわりに

バリデーション、とりわけ再生医療等製品および無菌医薬品のバリデーションはGCTP・GMPの重要な要求事項であるので、構造設備のバリデーションと製品に関するバリデーションの製造管理・品質管理のなかで、手順書の作成・見直し、逸脱（OOSを含む）発生時の対応などを含めたGMP全体の維持・向上が求められている。

**文献**

1) 厚生労働省：医薬品及び医薬部外品の製造管理及び品質管理の基準に関する省令の取扱いについて（平成25年8月30日薬食監麻発0830第1号）：2013.

2) 西畑利明（編著），川村邦夫（監修）：無菌製造法に関する製造指針と品質管理．じほう，2006.

3) 佐々木次雄：無菌操作法による無菌医薬品の製造に関する指針．厚生労働科学研究費補助金（医薬品・医療機器等レギュラトリーサイエンス総合研究事業）医薬品の微生物学的品質確保のための新規試験法導入に関する研究．室井正志．2011.

4) 齊藤 泉：技術移転ガイドライン．厚生労働科学研究費補助金（医薬品・医療機器等レギュラトリーサイエンス総合研究事業）医薬品の最新の品質管理システムのあり方・手法に関する研究．檜山行雄．平成 16 年度総括・分担研究報告書：2005.

5) 厚生労働省：ICH Q10 医薬品品質システム ICH 日米 EU 調和ガイドライン：2010.

## まとめのページ

□ バリデーションとは科学的根拠づけである。つまり医薬品の品質が確保されていることを科学的に検証し、より高度な品質保証を図ろうとする基盤である。

□ 適格性評価とバリデーションには連続性がある。適格性評価が完了したのち、バリデーション (PV) に移行する。

□ 再生医療等製品GCTPは、医薬品GMPのうちの無菌医薬品と生物由来製品および特定生物由来製品に関するGMPが基盤となっていて、GCP省令のなかの治験薬GMPも含まれている。

□ 工業化研究によるスケールアップ (少量➡大量) 時は、バリデーションのパラメーター (品質変動要因) を検証する。

□ 研究機関 (研究所、大学病院) などから細胞培養加工施設へ技術移転を行う際には、一過性の行為ではなく、双方の情報交換 (キャッチボール) を伴う継続的な行為が大切である。

□ 構造設備と手順書などのドキュメントとの整合性が必要である。

□ GCTP、医薬品GMP、治験薬GMPの関係を理解しておく。

□ バリデーション、とりわけ再生医療等製品のバリデーションはGCTPの重要な要求事項であるので、製造管理、品質管理のなかで、手順書の見直し、逸脱 (OOSを含む) 発生時の対応などを含めたGMP全体の維持・向上が求められている。

## 練習問題

**①** 以下の**1**から**5**までの記述のうち、<u>誤っているもの</u>を**2**つ選びなさい。

**1** バリデーションとは、医薬品の品質が確保されていることを科学的に検証し、より高度な品質保証を図ろうとする行為である。

**2** 適格性評価（qualification）とは、設計時・設備据え付け時・運転時などに、用途や目的に適合して、適切に稼働することなどを確認し文書化することである。

**3** バリデーションと適格性評価は不連続性をもった関係である。

**4** バリデーションは、製造工程だけでなく、構造設備、洗浄、分析などの作業についても行う。

**5** 製造販売業者はバリデーションの結果に基づき、製造管理または品質管理に関し改善が必要な場合においては、所要の措置をとるとともに当該措置の記録を作成し、保管しなければならない。

**②** 以下の**1**から**5**までの記述のうち、<u>誤っているもの</u>を**2**つ選びなさい。

**1** バリデーションを行う場合とは製造手順などに製品の品質に大きな影響を及ぼす変更がある場合などである。

**2** 製造用水供給システムや空調処理システムについてはバリデーションを実施する必要はない。

**3** 細胞培養加工施設の構造設備について、目的とする品質の再生医療等製品を製造するための基準を満たしていることを検証しなければならない。

**4** 製造を支援するシステムには、CSVが含まれる。

**5** 再バリデーションとは変更時の再バリデーションのみである。

**③** 以下の**1**から**5**までの記述のうち、<u>誤っているもの</u>を**2**つ選びなさい。

**1** バリデーションを始める前に設備や機械に付属している測定機器は校正（キャリブレーション）されている必要はない。

**2** 適格性評価はDQ、IQ、OQ、PQの順で実施される。

**3** 無菌操作を行う区域はフィルターにより処理された清浄な空気を供給することから、定期的にフィルターの性能を測定する必要がある。

**4** 警報基準（アラートレベル）とは、通常の運転条件から逸脱したとき、信号を送って警告する水準のことである。

**5** バリデーションの結果に基づいて、製造上の管理条件の限界としてアラートレベル、処置基準（アクションレベル）を設定して、その範囲内で製品を製造して品質の確保に努める。

## 解答と解説

**❶ 解答：3、5**

解説：

**3** 適格性評価からバリデーションまで、連続性をもって実施しなければならない。

**5** 製造販売業者ではなく、細胞培養加工施設の製造業者の責務である。

**❷ 解答：2、4**

解説：

**2** 製造用水供給システムや空調処理システムは、ともにバリデーションの対象設備である。

**4** CSV もバリデーションの対象であるが、製造を支援するシステムに含まれない。

**❸ 解答：1、4**

解説：

**1** バリデーションを始める前に校正（キャリブレーション）をしておかなくてはならない。

**4** 警報基準とは警告限界レベルをいう。

# 5. 環境モニタリング

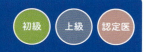

メルク株式会社 ライフサイエンス バイオモニタリング事業部 フィールドマーケティング 太田垣 寛

## Abstract

　細胞加工物の製造施設における環境モニタリングのなかでも、微生物モニタリングを中心に解説する。細胞加工物は製品の最終滅菌ができないことから、製造施設の清浄度の管理が非常に重要となる。清浄度管理の考え方については、無菌医薬品製造に関するガイドラインなどが参考となる。アイソレータやクリーンベンチなどのクリーン設備を使用することにより、高度な清浄度管理が可能となり、微生物汚染のリスクを大幅に低減することができるが、清浄度が維持されていることを適切なモニタリングにより確認する必要がある。非滅菌資材の持ち込みや、人を介した作業による製品への微生物汚染リスクは、なくなることがないからである。モニタリングの手法として、空中浮遊微粒子数、空中浮遊微生物（浮遊菌および落下菌）、表面付着微生物（付着菌）といった項目がある。各測定項目の特徴について理解し、適切な環境モニタリングを実施していただきたい。

▶ 細胞加工物の製造施設においても環境モニタリングは必要であり、その考え方や手法は無菌医薬品製造に関するガイドラインなどが参考となる。

▶ 施設内の最大の汚染原因は作業者（人）である。

▶ 環境モニタリングのプログラム設計には、リスクアセスメントを実施して施設ごとに適した合理的な管理手法を選定する。

▶ 無菌製造における製造施設の環境モニタリングは空中浮遊微粒子と空中浮遊微生物（浮遊菌および落下菌）、表面付着微生物（付着菌）の測定からなる。

## 1 | 環境モニタリングとは

### [1] 再生医療における環境モニタリング

　細胞加工物の製造環境は、無菌医薬品と同レベルであることが求められている。無菌医薬品においては、GMP[1]により無菌操作によって製造される無菌医薬品の無菌性保証に関する考え方、製造管理のあり方が規定されている一方で、細胞加工物においては、「無菌操作法による無菌医薬品の製造に関する指針」[2]と同等以上または合理的な根拠に基づく他の方法により製品の品質が確保できる場合には、必ずしも同指針が示す方法の直接的な適用が求められるものではないとされている。

　しかし、原材料および最終製品の滅菌ができないことや同一施設内での製造品目が多岐にわたること、多くの場合で製造後すぐに使用されることなど、細胞加工物は無菌医薬品とは異なるさまざまな特性をもつ。したがって、細胞加工物を無菌的に調製、製造するためには、その細胞培養加工施設の管理が非常に重要である。特に環境モニタリングは製造環境の清浄度を管理するうえで重要であり、必要に応じて品質リスクマネジメントの活用を考慮し、構造設備などの適否を判断し、より適正な品質の確保または高度な品質システムを確立し、維持することが期待されている。

　本節では、無菌医薬品における環境モニタリングの定義をベースに、細胞加工物の調製・製造施設での、モニタリングの必要性、手法などについて記述する。

　なお、再生医療に関する専門書によっては、「環境モニタリング」という言葉が空調や細胞培養設備など、細胞調製施設内の設備モニタリングとして用いられている場合もあるが、本節では微粒子や微生物モニタリングを主に説明する。細胞加工物の製造においては、前述のように無菌医薬品と同様の扱いが求められているため、無菌医薬品製造における「環境モニタリング」の定義に基づいて説明する。

### [2] 環境モニタリングの目的

　細胞加工物の製造施設における環境モニタリングの目的は、無菌操作による適切な製造のために製造施設の清浄度をモニタリングし、管理することである。目的の理解として、無菌医薬品製造における環境モニタリングの定義が参考になる。具体例として、「無菌操作法による無菌医薬品の製造に関する指針」および「第十七改正日本薬局方」に記載のある目的部分を引用する。

①「無菌操作法による無菌医薬品の製造に関する指針」より

　環境モニタリングは微生物管理と微粒子管理の2つに分けられる。微生物管理は環境に存在する全ての微生物を解明することではなく、環境

のバイオバーデンを科学的に推定すること、無菌医薬品に係る製品が適切な管理状態において製造されたことを保証すること、および必要に応じた環境維持操作（消毒等）を行うことを目的としている。

② 「第十七改正日本薬局方」（「参考情報 無菌医薬品製造区域の環境モニタリング法」[3]）より

(1) 無菌医薬品製造区域がそれぞれ設計された清浄度、微生物制御を達成し、維持していることを確認すること。
(2) 無菌医薬品製造環境中の微粒子数、微生物数が適切に制御されていることを確認すること。

## 2│清浄度区域

細胞加工物の製造に関する清浄度については、「再生医療等の安全性の確保等に関する法律」（再生医療等安全性確保法）[4]により、定量的な清浄度区分（グレードA～Dなど）に基づいた規制は導入せず、細胞加工物の製造段階および作業目的から適用区域（無菌操作等区域、清浄度管理区域など）を規定するにとどめることとされている。医薬品製造施設（「医薬品、医療機器等の品質、有効性及び安全性の確保等に関する法律」〔医薬品医療機器等法〕）と再生医療等製品製造施設（再生医療等安全性確保法）のそれぞれの清浄度区分の構成は**図1**の通りである。

しかしながら、清浄度の管理を実施するためには、各区域のある程度明確な差異の理解が必要であり、既存の無菌医薬品製造に関する規格が参考となる。このため、まずは無菌医薬品製造施設の清浄度区分に当てはめて考え、そのうえで細胞加工物の製造という医薬品とは異なる製造プロセスに適した清浄度管理を合理的に検証する、という手順が望ましい。

図1：医薬品医療機器等法の作業所と再生医療等安全性確保法の作業所の比較

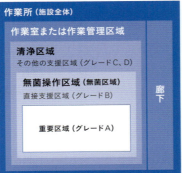
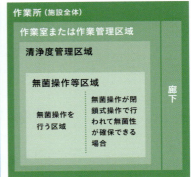

〔資料〕再生医療イノベーションフォーラム：「再生医療等安全性確保法 第四十二条 構造設備の基準」に関するFIRM事例集：2016.

無菌医薬品に係る製品の作業所は、浮遊微粒子および微生物による汚染の程度が定められた限度内に維持されるよう管理された清浄区域であり、その作業内容により、①重要区域、②直接支援区域、③その他の支援区域、の3つに分類されている。以下にそれぞれの区域の分類について説明する。

①重要区域（グレードA）

　重要区域は、滅菌された製品などや資材、ならびにこれらと直接接触する面が環境に曝露される製造作業を行う区域である。本区域は、製品への汚染リスクを高いレベルで防ぎ、製品の無菌性が維持できるように設計されなければならない。充填前の無菌作業（無菌接続、無菌原料の添加など）、無菌充填、容器閉塞などの製造工程は、この区域で行われる。

②直接支援区域（グレードB）

　直接支援区域は、クリーンルーム内に設置した開放系クリーンブースやアクセス制限バリアシステム（restricted access barrier system：RABS）を用いて無菌操作を行う場合、重要区域のバックグラウンドとして定義される。重要区域内の運転操作および運転監視を行う職員の作業区域となる。重要区域に滅菌後の製品などや資材を搬入する。または重要区域から無菌製品を搬出する経路としても使用される。後者の場合においては、滅菌後の物が環境に直接曝露されることのないように適切な防護策を講じる必要がある。

③その他の支援区域（グレードCおよびグレードD）

　その他の支援区域は、滅菌前の製品などや資材が環境に曝露される製造作業を行う区域である。滅菌前の薬液の調製を行う区域や、無菌操作に使用する装置、器具などを洗浄する区域などからなる。

# 3 | 環境モニタリングプログラム

　「無菌操作法による無菌医薬品の製造に関する指針」では、環境モニタリングを実施するための環境モニタリングプログラムに関して、環境モニタリングプログラムおよび実施するための手順書を作成すること、また実施に当たって適切な記録が作成されるようにすること、さらにモニタリングプログラムの作成に当たっては、製造環境の汚染リスクを適切にモニタリングすることができるよう、対象物・頻度・サンプリングポイントおよび処置基準などを考慮し作成すること、と記されている。

　また、「日本薬局方」（日局）においても、無菌医薬品の製造においては、製造環境の悪化を事前に予知し、製品の品質への悪影響を未然に防止するための環境モニタリングプログラムが求められており、要求された清浄度が日常的に保持されていることを検証できるように、モニタリング項

目や頻度、ポイントなどが定められているほか、実施する職員（作業者）に対する十分な教育訓練が必要であることが記されている。

環境微生物のモニタリングは、製造環境の微生物汚染リスクを、空気や設備および機器類の表面の一部をサンプリングすることによって評価するため、一度の結果のみでは、製造環境全体に対する普遍的な評価ができているとはいえない。そのため、無菌製造区域での作業中に適切な環境が維持されていることが確認できるように、適切なリスクアセスメントに基づいてモニタリングの位置や頻度、タイミング、方法を選定することが重要である。さらに、施設の空調設備や差圧管理のためのエアロック、機器類などが清浄に機能していることを、休止状態のモニタリング結果から評価しておくことも重要である。細胞加工物の調製・製造施設においても、製品へのリスクを十分に考慮し、合理的な検証が可能な環境モニタリングプログラムを施設ごとに作成する必要がある。

## 4 | 環境モニタリング項目

環境モニタリングの項目については無菌医薬品に対する規格が参考となる。環境モニタリングの測定対象は、空中浮遊微粒子、空中浮遊微生物（浮遊菌および落下菌）、表面付着微生物（付着菌）の4項目である。それぞれの参考モニタリング頻度を**表1**に示す。

細胞加工物の調製・製造にアイソレータなどの閉鎖系のクリーン設備を使用する場合など、製品が人や環境に直接曝露することがなく、汚染リスクが低いと判断される場合には、測定頻度を適宜減らすことができるとされている。

## 5 | 環境モニタリング対象物および箇所

環境モニタリングを実施する対象物には、製造区域の空気、作業室の床、壁、設備表面、製造機器、無菌環境を維持するための空気および接触する圧縮空気またはガス、作業者の手袋、作業衣などが含まれる。

**表1：モニタリングの参考頻度**

| グレード | | 空中浮遊微粒子 | 空中微生物 | 表面付着微生物 | |
|---|---|---|---|---|---|
| | | | | 装置、壁など | 手袋、作業衣 |
| A | | 作業中 | 作業シフトごと | 作業終了後 | 作業終了後 |
| B | | 作業中 | 作業シフトごと | 作業終了後 | 作業終了後 |
| C、D* | 製品や容器が環境に曝露される区域 | 月1回 | 週2回 | 週2回 | — |
| | その他の区域 | 月1回 | 週1回 | 週1回 | — |

＊：製品を曝露しない場合などリスクが低い場合は測定頻度を適宜減らすことができる。

〔資料〕厚生労働省：第十七改正日本薬局方：2016.

「JIS B 9918-1:2008 クリーンルーム及び関連制御環境―微生物汚染制御―第1部：一般原則及び基本的な方法」[5]に記載されているモニタリング対象の例を**表2**に示す。

**表2：モニタリング対象例（JIS B9918-1：2008より）**

| | |
|---|---|
| ・圧縮ガス | ・要員の服装 |
| ・室内空気 | ・防護衣 |
| ・製造機器 | ・壁および天井 |
| ・モニタリング装置および測定装置 | ・床 |
| ・保管容器 | ・ドア |
| ・区域内に存在する人数 | ・作業台 |
| ・要員の露出した肌 | ・いす |

〔資料〕JIS B9918-1：2008 クリーンルーム及び関連制御環境―微生物汚染制御―第1部：一般原則及び基本的な方法．日本工業規格，2008．

モニタリングポイントを選定する際には、製品への汚染リスクを考慮して以下のようなポイントについて施設ごとにリスクアセスメントを行ったうえで決定し、定期的な見直しを実施する。

①製品が環境や人の作業に曝露され、汚染リスクが高いと考えられる箇所。

②作業者による介入や往来が多い箇所。

③低グレード区域の影響を受ける可能性のある箇所。

④気流解析の結果からワーストポイントと考えられる箇所。

最小測定箇所数については、「ISO 14644-1:2015 Cleanrooms and associated controlled environments—Part 1: Classification of air cleanliness by particle concentration」[6]なども参考にして**[表3]**、測定箇所数、位置、測定空気量などの管理基準値をリスクアセスメントの結果を考慮して決定し、定期的な見直しを行う。

## 6│汚染原因について

重要管理区域はHEPA（high efficiency particulate air）フィルターを介した空調管理や差圧管理により、設備として清浄度が維持できるように設計されている。そのなかで、最大の汚染原因となるのは作業者（人）である。適切な更衣手順や作業衣により、作業者身体からの微生物や微粒子の拡散を大幅に防ぐことはできるが、バリア性能は材質によって異なり、作業内容や動作によっても作業者からの汚染原因の拡散リスクは変動する。さらに、細胞調製の材料として、患者自身からの検体を使用する場合には、非無菌の原材料および器材が無菌エリアに持ち込まれることとなるため、アイソレータなどの設備そのものの清浄度管理がバリデートされてい

る場合であっても、微生物汚染のリスクがなくなるわけではない。**表2**に挙げた通り、製造区域内のあらゆるものがリスク対象となる。

一方で、適切な環境モニタリングを実施し、結果の分析を行うことにより、汚染リスクの発生源を推定して施設ごとに清浄度管理を最適化していくことができる。

表3：クリーンルーム面積と最小測定箇所数の関係（ISO14644-1：2015より）

| クリーンルーム面積 (m²) ≦ | 最小測定箇所数 |
|---|---|
| 2 | 1 |
| 4 | 2 |
| 6 | 3 |
| 8 | 4 |
| 10 | 5 |
| 24 | 6 |
| 28 | 7 |
| 32 | 8 |
| 36 | 9 |
| 52 | 10 |
| 56 | 11 |
| 64 | 12 |
| 68 | 13 |
| 72 | 14 |
| 76 | 15 |
| 104 | 16 |
| 108 | 17 |
| 116 | 18 |
| 148 | 19 |
| 156 | 20 |
| 192 | 21 |
| 232 | 22 |
| 276 | 23 |
| 352 | 24 |
| 436 | 25 |
| 636 | 26 |
| 1000 | 27 |

〔資料〕ISO 14644-1：2015: Cleanrooms and associated controlled environments—Part 1: Classification of air cleanliness by particle concentration：2015.

## 7 環境モニタリングの手法について

モニタリング項目は下記4項目である。

①空中浮遊微粒子

②空中浮遊微生物（浮遊菌）

③空中浮遊微生物（落下菌）

④表面付着微生物（付着菌）

これらの項目については、空気の清浄度 [表4]、環境微生物の許容基準 [表5] およびクリーンルームの面積に対応した最小測定箇所数 [表3] に従って測定することで空気清浄度を評価、管理する。この基準は、無菌環境が求められる再生医療等製品などの細胞・組織加工製品の製造施設においても参考となる。以下にそれぞれの測定方法について述べる。

### [1] 空中浮遊微粒子測定

空中浮遊微粒子数は、空気の清浄度の指標の1つであり、空調システムをはじめとする構造設備の適格性評価や、無菌操作時における人による発塵の影響をモニタリングすることが可能である。通常、空中浮遊微

表4：空気の清浄度

| グレード | 許容空中浮遊微粒子数（個/m³） | | | |
|---|---|---|---|---|
| | 非作業時*¹ | | 作業時 | |
| 大きさ | 0.5μm以上 | 5.0μm以上 | 0.5μm以上 | 5.0μm以上 |
| A | 3520 | 20 | 3520 | 20 |
| B | 3520 | 29 | 352000 | 2900 |
| C | 352000 | 2900 | 3520000 | 29000 |
| D | 3520000 | 29000 | —*² | —*² |

＊1：非作業時の値は、作業終了後、一般に15〜20分後に達成されるべき値である。
＊2：この区域の許容微粒子数は、作業形態により異なる。
〔資料〕厚生労働省：第十七改正日本薬局方：2016.

表5：環境微生物の許容基準（作業時）*¹

| グレード | 空中微生物 | | 表面付着微生物 | |
|---|---|---|---|---|
| | 浮遊菌 | 落下菌*² | コンタクトプレート | 手袋 |
| | （CFU/m³） | （CFU/プレート） | （CFU/24〜30cm²） | （CFU/5指） |
| A | <1 | <1 | <1 | <1 |
| B | 10 | 5 | 5 | 5 |
| C | 100 | 50 | 25 | — |
| D | 200 | 100 | 50 | |

＊1：許容基準は平均値評価とする。
＊2：プレート1枚当たりの測定時間は、最大4時間までとし、作業時間を通して測定を行う。
〔資料〕厚生労働省：第十七改正日本薬局方：2016.

粒子測定には、パーティクルカウンターと呼ばれる光散乱式粒子計数器が用いられる[図2]。清浄度区分ごとの許容値は表4の値となっている。

測定方法は、「ISO 14644-1:2015」に基づき、測定箇所数、測定位置、測定空気量などを決定し、モニタリングの実施と評価結果の判定を行う。グレードA相当の無菌操作等区域では、1㎥以上の測定が必要である。

「日局」などでは、5.0μmの空中浮遊微粒子測定に関しては、必要に応じて行うこと、と記載されているが、微生物汚染リスクを把握する、という観点からも0.5μmだけでなく、5.0μmの空中浮遊微粒子も測定することが望ましい。パーティクルカウンターの多くは複数の微粒子径を同時に測定することができるマルチチャンネル設定となっているため、作業負荷が大幅に変わることはない。

一般に、空中浮遊微生物（浮遊菌および落下菌）は微生物単体で存在しているのではなく、ある程度の大きさの微粒子に付着して空気中を浮遊しているということが知られている。その大きさは「USP〈1116〉」[7]には10～20μm程度とされており、細菌では数μmの範囲に分布しているという報告もある[8]。つまり、空中浮遊微粒子数と微生物汚染リスクとには関連があることを示している。

また、パーティクルカウンターは、そのメリットであるリアルタイムモニタリングを生かし、微生物モニタリングのサンプリングポイントの選定・評価にも使用することができる。ただし、空中浮遊微粒子数と微生物汚染リスクの関連については可能性のレベルの話であり、あらゆる微生物種に対して相関が確認されているわけではないので、あくまでも参考としてご使用いただきたい。

**図2：パーティクルカウンターの一例**

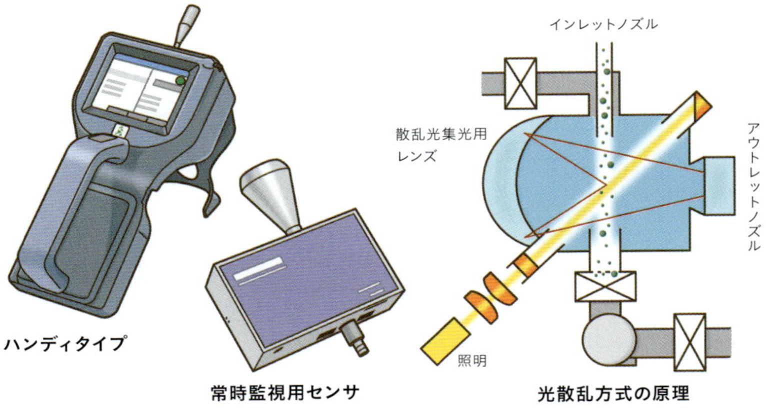

ハンディタイプ

常時監視用センサ

光散乱方式の原理

インレットノズル

散乱光集光用レンズ

アウトレットノズル

照明

### [2] 空中浮遊微生物（浮遊菌）測定

　空中浮遊微生物（浮遊菌）測定は能動的に一定量の空気を一定の時間でサンプリング（吸引）し、その中に含まれる微生物を捕捉する方法である。「日局」などに記載されている清浄度グレードごとの空中浮遊菌の許容基準は**表5**の通りである。無菌医薬品製造区域におけるサンプリング量はグレードA相当では1m³と規定されている。

　測定方法には衝突法、インピンジャー法、フィルター法などがあるが、測定装置としては衝突法を用いたものが最も一般的である。衝突法の測定装置（エアサンプラー）[**図3、4**]にもいくつかの種類があり、ピンホール式、スリット式、遠心衝突式、多段階多孔式（アンダーセンサンプラー）、1段階多孔式などがある。また、一般的な90mm培地の使用できるタイプやバリデートされた専用培地を使用するタイプなど、メーカーによってさまざまな装置が市販されている。

　最後に、エアサンプラーの管理について触れる。これまで述べたように、エアサンプラーの役割は一定量の空気を正確にサンプリング（吸引）

図3：エアサンプラーの一例

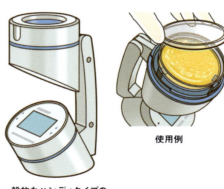
一般的なハンディタイプの
エアサンプラーの例
（1段階多孔式）

使用例

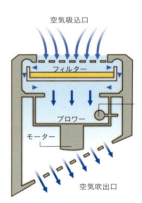
エアサンプラーの吸引の仕組み

図4：仕様別のエアサンプラー

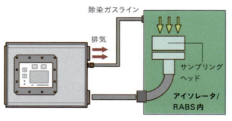
アイソレータ/RABSにおける使用例
（サンプリングヘッドセパレートタイプ）

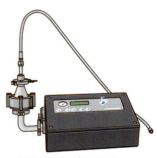
圧縮ガスサンプリング用
エアサンプラーの例

し、微生物汚染リスクを把握することである。そのため、定期的な校正による精度管理は不可欠である。さらに、細かな点になるが、サンプリング時の交差汚染を防ぐために滅菌済みのサンプリングヘッドを複数準備しておくことや、清浄度グレードの異なる施設間を移動させる場合の移動経路や除染手順を明確にしておくことなども大切なポイントである。また、もし排気対策としてHEPAフィルターが内蔵されているエアサンプラーを使用する場合には、HEPAフィルターの管理も必要となる。

---

**Topic** エアサンプラー選定時の留意点

**①正確なサンプリングが可能であること**

特にグレードA相当の無菌区域ではサンプリング量は$1m^3$が基準となるため、正確性が重要となる。もし、エアサンプラーの測定エラーによって$1m^3$を下回ってしまうと、逸脱の原因ともなりかねない。

**②排気が清浄度レベルを満たしていること。かつ、排気方向が適切または調節可能でサンプリングポイントの気流を乱さない設計がされていること**

アイソレータやクリーンルームなど、グレードA、B相当の高清浄度管理区域では、気流方向が管理されている。そのような環境下で、エアサンプラーの排気によって気流を乱されることがないことや、エアサンプラー自体からの空中浮遊微粒子の発塵が、グレードごとの許容値に影響しないことをあらかじめ確認されたい。

**③「ISO 14698-1」などに基づいた性能評価がされていること**

機器の性能評価に関しては、「ISO 14698-1 Cleanrooms and associated controlled environments—Biocontamination control—Part 1: General principles and methods」、あるいは翻訳版の「JIS B 9918-1:2008 クリーンルーム及び関連制御環境—微生物汚染制御—第1部：一般原則及び基本的な方法」に記載のある、物理的効率や生物的効率についても確認したほうがよい。

> **Topic エンドトキシン試験による微生物モニタリング**
>
> 　微生物汚染に着目した場合、製品の微生物検査としてエンドトキシン試験があるが、エンドトキシン試験はグラム陰性菌のみを検出標的としている。一方、製造施設の汚染原因となる微生物にはグラム陽性菌も含まれるため、製造施設内の微生物汚染リスクの管理としては不十分である。

### [3] 空中浮遊微生物（落下菌）測定

　空中浮遊微生物（落下菌）測定は以前より欧州（EU-GMP）および米国（cGMP）では重要な試験方法として数多くの製薬企業に取り入れられてきた。落下菌測定とは、サンプリングポイントで寒天培地を入れた一定の大きさのペトリ皿（一般的には90mmシャーレ）の蓋を取り、一定時間放置後、表面に落下した微生物を培養し、コロニー数を計数する方法である。主な特徴としては、長時間のサンプリングが可能なため測定環境周辺のなりゆきの状態（雰囲気）を反映させることができること、使用するのは培地のみであるため経済的であること、エアサンプラーなどの機器を使用しないことなどがある。

　一方、捕捉原理が空中を浮遊する微生物を含む微粒子の自由落下に依存するため、落下しやすい大きな粒子に偏る可能性があることや、気流や温度、湿度の影響を受けやすいという点を考慮する必要がある。一定量の空気に対する定量的な評価ではないという点が前述のエアサンプラーによる浮遊菌測定と決定的に異なる点であり、定性的もしくは半定量的な方法となる。

　「日局」などの落下菌測定では、作業中を通して測定を行うことや、プレート1枚当たり最大4時間までという開放時間の規定がある。しかしながら、サンプリング時の乾燥が引き起こす水分量の減少による培地性能への影響を考慮したサンプリング時間（プレートの交換頻度）を決めておくことが注意点である。水分減少時の培地性能試験データについては各培地メーカーに問い合わせのうえ、どの程度までの乾燥が許容されるのか把握するべきである。また、測定環境ごとに気流や温度、湿度の影響による乾燥の程度は異なるので、安定した測定結果を得るためには、充填量の多い培地や大型プレート（直径150mm）を使用することも考慮されたい。さらに、殺菌・消毒剤を中和する添加剤入りの培地を使用することが望ましい。これは、サンプル表面に残留しているわずかな消毒剤の影

図5：表面付着菌測定用製品および使用例

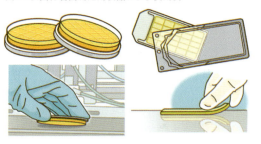
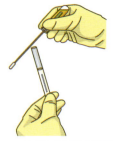

コンタクトプレート法（スタンプ形状）　　　　スワブ法（拭き取り試験）

響により、捕捉された微生物が生育しない、もしくは死滅してしまうという偽陰性のリスクを回避するためである。

### [4] 表面付着微生物（付着菌）測定

微生物モニタリングの4項目として、作業者の着衣（手袋、作業衣など）と細胞培養加工施設、設備を対象とした表面付着微生物測定について説明する。

一般的な手法としては寒天培地を用いたコンタクトプレート法と拭き取り試験を行うスワブ法とがある［図5］。

①コンタクトプレート法

コンタクトプレートは寒天培地表面が盛り上がったスタンプ形状をしており、サンプリングポイントに押しつけてサンプリングし、培養後、表面付着微生物数を測定する。接種面積は24〜30cm$^2$と規定されている。サンプリングポイント表面を鏡に写し取ったような情報が得られる。表面に押しつける強さや角度によりサンプリングの効率が変わるため、作業者による誤差がないようにすることや、サンプリング後のサンプリングポイントの洗浄方法など、細かな条件まで手順書にまとめることが大切である。

②スワブ法

スワブ法はコンタクトプレートではアクセスすることが難しい凹凸面や細かな機器表面などからのサンプリングに適している。拭き取り箇所をあらかじめ決めておくことにより、一定面積や特定のパーツ上の微生物の有無を確認することができる。拭き取り用具と液体培地が一体化したクリーンルーム、アイソレータなどの重要管理区域に適した製品も開発されているので使用条件に応じて適切な手法を検討されたい。

5. 環境モニタリング　417

**文献**

1) PIC/S: Annex 1 Manufacture of sterile medicinal products. Guide to good manufacturing practice for medicinal products, Annexes. 2017; 1-18.

2) 佐々木次雄：無菌操作法による無菌医薬品の製造に関する指針. 平成 22 年度厚生労働科学研究（医薬品・医療機器等レギュラトリーサイエンス総合研究事業）医薬品の微生物学的品質確保のための新規試験法導入に関する研究. 室井正志：2011.

3) 厚生労働省：参考情報 無菌医薬品製造区域の環境モニタリング法. 第十七改正日本薬局方：2016.

4) 再生医療等の安全性の確保等に関する法律：2013.

5) JIS B 9918-1:2008 クリーンルーム及び関連制御環境―微生物汚染制御―第 1 部：一般原則及び基本的な方法. 日本工業規格, 2008.

6) ISO 14644-1:2015 Cleanrooms and associated controlled environments―Part 1: Classification of air cleanliness by particle concentration：2015.

7) U.S. Pharmacopeia 〈1116〉 Microbiological control and monitoring of aseptic processing environments. 2013.

8) 渋谷勝利：浮遊微生物の測定方法. エアロゾル研究 2003; 18(3): 172-176.

## まとめのページ

☐ 細胞加工物の製造環境は、無菌医薬品と同レベルであることが求められている。

☐ 細胞加工物を無菌的に調製、製造するためには、その細胞培養加工施設の管理が非常に重要である。

☐ 環境モニタリングの目的は、無菌操作による適切な製造のために製造施設の清浄度をモニタリングし、管理することである。

☐ 細胞加工物の製造に関する清浄度管理は、製造段階および作業目的から適用区域を規定することとされている。

☐ 環境モニタリングプログラムの作成に当たっては、製造環境の汚染リスクを適切にモニタリングすることができるよう、対象物、頻度、サンプリング場所および処置基準などを考慮して作成する。

☐ 環境モニタリングの測定対象は、空中浮遊微粒子、空中浮遊微生物（浮遊菌）、空中浮遊微生物（落下菌）、表面付着微生物（付着菌）の4項目である。

☐ 各測定項目の特徴を理解し、目的に適合した測定方法を選定することが重要である。

☐ 清浄度管理区域内で最大の汚染原因となるのは作業者（人）である。

## 練習問題

**①** 細胞加工物の製造施設における環境モニタリングの必要性について、正しいものを<u>1つ</u>選びなさい。

**1** 細胞加工物の製造施設では、アイソレータなどの高度に管理された閉鎖系の設備を使用すれば微生物モニタリングの必要はない。

**2** 細胞加工物の製造施設では、細胞の培養や加工に必要な設備（安全キャビネット、インキュベータなど）および施設内空調管理がされていれば、環境モニタリングの必要はない。

**3** 細胞加工物は最終滅菌できないため、製造施設の清浄度管理が重要となる。

**②** 無菌医薬品の製造施設の環境モニタリングの測定項目として正しいものを<u>全て</u>選びなさい。

**1** 空中浮遊微粒子

**2** 浮遊菌

**3** 落下菌

**4** 表面付着菌

**③** 製造施設の汚染原因についての記述のうち、<u>誤っているもの</u>を<u>1つ</u>選びなさい。

**1** 汚染原因は製造施設内の空気、機器、設備表面、床、壁などあらゆるものが対象となる。ただし、圧縮ガスは高圧条件により微生物は生息し得ないと考えられるため、測定の必要はない。

**2** 汚染原因は製造施設内の空気、機器、設備、床、壁など、あらゆるものが対象となる。特に最も大きな汚染要因は作業者（人）である。

**3** 適切なゾーン管理や更衣により、作業者や資材を介した微生物汚染の持ち込みを防ぐことができるが、定期的な微生物モニタリングは必要である。

**④** 環境モニタリングプログラムについての記述のうち、正しいものを<u>1つ</u>選びなさい。

**1** 環境モニタリングプログラムは、無菌医薬品製造施設の測定項目を満たしていれば十分である。

**2** 環境モニタリングプログラムの設計には、施設ごとにリスクアセスメントを行い、合理的にサンプリング（モニタリング）ポイントや項目を選定するとともに、定期的な見直しを実施するべきである。

**3** 環境モニタリングプログラムの設計時には、類似施設の実施例を参照し、同様の施設管理を実施することが合理的である。

**5** 環境モニタリング手法について、正しいものを<u>1つ</u>選びなさい。

**1** 空中浮遊微生物（浮遊菌）の測定に使用するエアサンプラーや空中浮遊微粒子測定に使用する
パーティクルカウンターは定期校正による精度管理を実施し、その記録を残したほうがよい。

**2** 落下菌測定時には、寒天培地の乾燥による影響を考慮し、測定時間を短くする。

**3** 表面付着微生物の測定には、コンタクトプレート法、スワブ法があるが、モニタリングポイントに
よらずどちらかを選択すればよい。

## 解答と解説

**①** 解答：**3**

解説：

**3** 細胞加工物では、最終滅菌できないだけではなく、清浄度管理区域への非滅菌資材の持ち込みや人の作業によるリスクがあるため、製造施設の清浄度管理が重要である。

**②** 解答：**1、2、3、4**

解説：

　無菌医薬品の製造施設における環境モニタリング項目は4項目全てである。細胞加工物の製造施設においては、リスクアセスメントに基づいて測定項目、ポイント、頻度を決める必要がある。

**③** 解答：**1**

解説：

**1** 圧縮ガスもモニタリング対象の1つとしてリスクアセスメントを実施したほうがよい。「ISO 14698-1」ではモニタリング対象として挙げられており、無菌医薬品製造施設においては、査察時の指摘事項となることもある。

**④** 解答：**2**

解説：

**2** 環境モニタリングプログラムの設計には、施設ごとにリスクアセスメントを行い、合理的にサンプリング（モニタリング）ポイントや項目を選定するとともに、定期的な見直しを実施するべきである。特に細胞加工物の製造施設では、施設ごとに設備仕様や運用方法が異なると考えられるため、施設ごとに検証する必要がある。

**⑤** 解答：**1**

解説：

**1** エアサンプラー、パーティクルカウンターにかかわらず、精度管理の必要な機器は定期校正を実施し、その記録を残すことが望ましい。

# 6. 職員の教育訓練、健康管理

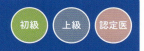

株式会社フルステム　千葉 俊明、内田 太郎

## Abstract

　「再生医療等の安全性の確保等に関する法律」(再生医療等安全性確保法)および「医薬品、医療機器等の品質、有効性及び安全性の確保等に関する法律」(医薬品医療機器等法)に基づく、特定細胞加工物もしくは再生医療等製品の製造においては、各省令で、製造・品質管理、衛生管理、汚染防止ならびに微生物学、医学その他の必要な教育訓練を実施する必要があると定めている。また実施した教育訓練については、施設管理者への報告と実施記録の保管を義務づけている。

　これらは、製造における安全性を担保するために、必要不可欠な知識の習得および訓練の実施を定めたものと考えられる。ゆえに、必要な知識を理解できる能力と、適切に実施できる技能を有することが、従事する職員における基本的な資質とも読み取れる。また、省令などには記載はないものの、人の治療を実施する重要性を念頭に置いて、丁寧に大切に細胞を扱い、製造管理においては、虚偽報告や不都合情報の秘匿などを行わない正しい倫理観を有することも、必須の素養であると考える。

　今後の多様化する再生医療や細胞治療においては、最新の知識・情報の把握や更新が必要とされるため、常に知識や技能の向上を目指し、人材育成という観点からも、基礎的教育訓練だけでなく、日々のアップデートに対応できる教育・実習システムが求められるであろう。

### Point

- ▶ 職員は、製造を適切に安全に実施するうえで、必要な知識を習得し訓練する義務がある。
- ▶ 教育すべき項目は、①培養製造(基本的技能)、②設備・工程管理(施設・システムの理解)、③品質・安全管理(製品把握)、④法令法規(ルール)、に大別できる。
- ▶ 標準業務手順書にのっとり、計画的な教育訓練を実施すること。また、チェックリストや自己点検表などを活用し、精度管理や、指導者による評価を行うことも重要である。
- ▶ 作業者(人)が最大の汚染源であることを考慮し、職員は自己の健康管理に努めること。また、職員による微生物汚染の恐れがある場合や体調不良時などに対応できるような施設管理が必要である。

## 1 臨床培養士に求められる知識・能力とは

　細胞培養加工施設において、常に使用するのは、細胞もしくは幹細胞であり、それらの性質や特性、分離・培養・剥離方法などの基礎的知識および方法を理解するには、生命科学分野やバイオ系分野を習得している人材もしくは能力が必要である。また、培養液の組成や試薬、誘導因子などや足場材（スキャフォールド）・コーティング剤などの原材料への理解も必要であることから、基礎的な化学的・薬理学的知識・素養も重要である。さらに、ヒトの細胞や検体を扱うという観点からは、臨床検査技師資格を有する者が品質管理においても有用であると考えられる（山口大学では、臨床検査技師資格取得後の大学院生を対象とした臨床培養士養成課程を開設しており、これは2018年現在、全国でも唯一の専門技術者育成プログラムである）。今後の再生医療や細胞治療の発展に伴い、治療件数が増加することが容易に予想されるなかで、臨床培養士の不足が懸念されており、専門的な学問体系や教育システム・カリキュラムの構築が急務であると考えられる。

　細胞を扱う初歩的な細胞培養技術があるのはいうまでもなく、さらには卓越した細胞加工・処理技能があるに越したことはないが、やはり肝要なのは、ヒトもしくは患者細胞においては、やり直しがきかないことに十分留意したうえで、正確に、無菌的に、大切に細胞を扱う意識の高さがあること、ならびにその配慮ができることであろう。また、1つのミスや小さな間違いが、患者の不利益や大きな問題につながることも多いため、小さな過失であっても、情報を秘匿したり、虚偽の報告をしてはならない。そのような仕事に従事していることを、十分理解できる正しい倫理観をもつことが必要である。しかし、人が行うことであり、ヒューマンエラーは必ず起きるため、不都合なことを隠さなくてもよい、報告しやすい状況や環境を構築するための人間関係や体制づくりが必要不可欠である。

　幹細胞を扱ううえでは、「品質のよい状態」を定義できる測定可能な指標がないことも多い[1]。また、同じ細胞種であっても、患者ごともしくは年齢などによって、性質が異なる場合もあり、作業者の観察に頼らざるを得ない状況にもしばしば遭遇する[2]。このため観察力があり、また、その経験が豊富であることが望ましい。

　今後、再生医学・医療の発展や技術の発達とともに、人工知能・ディープラーニングなどの手法などによって、「品質のよい状態」を定義できる指標が構築され、より客観性のある評価がなされることも望まれている。また、細胞工学的アプローチによって、人為的に幹細胞を誘導することや、分化を誘導すること、治療に利益・効果をもたらす細胞加工などが行われる研究開発も進んでおり、すでに治療応用が可能な再生医療や細胞治療が実施・計画されている。先進的な治療に携わる細胞培養加工施設においては、培養士の知識・技能に多様性が求められる機会が増加することも想像に難くない。

## 2 必要な教育訓練について

施設において、すでに臨床研究などに従事した経験がある者にとっては、周知の事柄ではあるが、細胞培養加工施設における作業および運営の全ては、標準業務手順書によって厳格に規定・管理されていることを全ての職員に十分に理解させる必要がある。特に未経験者および初心者においては標準業務手順書を順守することへの重要性および意識がかなり低い場合も多く、まずは徹底して教育すべき事項である。

省令においても、手順書などに基づき、製造・品質管理に関する必要な教育訓練を計画的に実施することや、衛生管理、微生物学、医学その他必要な教育訓練の実施、さらに清浄度管理区域や無菌操作等区域で作業をする職員には、微生物などによる汚染を防止するために必要な措置に関する教育訓練を実施することを定めている。また、教育訓練の実施状況を施設管理者に文書により報告し、実施記録を保管しなければならない[3]。

教育訓練は、いわゆる座学のみの教育だけではなく、実習訓練を必ず行う必要性がある[4]。そのうえで、受講者が習得できたかどうか、指導者は評価をすべきであり、チェックシートを用いた自己評価の活用や実施試験などを行い、精度管理に努めることが望ましい。

教育すべき項目は、作業所内における必要な知識と技能に基づいて考えると、①培養製造(基本的技能)、②設備・工程管理(施設・システムの理解)、③品質・安全性管理(製品把握)、④法令法規(ルール)、の4つに大別できる[図1]。

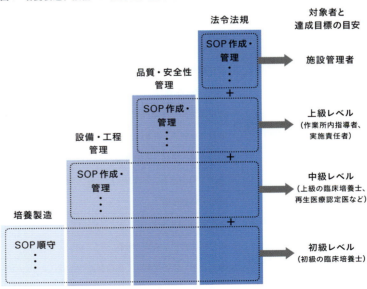

図1：培養製造、設備・工程管理、品質・安全性管理、法令法規

SOP：standard operating procedures，標準業務手順書

初心者および経験の浅い職員への教育は、施設外での培養製造の教育訓練から開始し、徐々に施設内における標準業務手順書にのっとった製造工程を学び、設備・工程管理、品質・安全性管理、法令法規へと、項目の順に指導したほうが理解しやすいと考える。それぞれの項目には、基礎的内容から上級者向けの内容まであり、それぞれの習熟度や経験に合わせて教育する必要がある。一方で、すでに経験があり、技能面でのレベルに問題のない職員に関しては、到達目標を高く設定し、例えば「設備に関して指導ができ、標準業務手順書や工程管理が自己で作成・計画できる」など、それぞれのレベルに応じた教育訓練を行うことで、職員および組織全体のレベルアップにつなげられるような教育訓練が望ましい。

　組織が小さく、自前で適切なレベルの教育訓練が難しい場合や、最新の知識やレベルの高い技能・工程管理が必要となった場合などにおいては、外部の講習や教育訓練プログラムを利用したり、積極的に学会などに参加したり、最新の情報収集・交換を行うことも推奨される。

　標準業務手順書にのっとり、計画的な教育訓練を実施することは、省令において規定されているが、法令の変更時や改正時、設備などの更新時、新規治療の開始前、逸脱・問題の発生後などにおいては、不定期の教育訓練も実施すべきである。

　教育すべき項目それぞれにおける教育訓練の内容を**表1〜3**にまとめた（法令法規に関しては➡本書第1部 第2章、同第3章）。チェックシートおよびリストとして活用いただければありがたい。

**表1：培養製造**

| 項目 | 教育訓練の内容 | 実施日 | 指導者印 | 評価 |
|---|---|---|---|---|
| 細胞観察 | ① 細胞観察 | | | |
| | ② カウント・生存率 | | | |
| | ③ 微生物汚染や異常の把握 | | | |
| 無菌操作・培養管理 | ① 無菌的な器具・培養皿・ボトルなどの扱い | | | |
| | ② 培地交換・継代・凍結保存 | | | |
| | ③ 製造工程の把握、混同および交差汚染の防止 | | | |
| | ④ 記録・文書管理 | | | |
| 科学的知識 | ① 細胞学（幹細胞、栄養・成長・分化誘導因子など） | | | |
| | ② 原材料に関する知識・理解 | | | |
| | ③ 微生物学・分子生物学・病理組織学（汚染・安全性検査） | | | |
| | ④ 薬効・薬理学、製剤学 | | | |

表2：設備・工程管理

| 項目 | 教育訓練の内容 | 実施日 | 指導者印 | 評価 |
|---|---|---|---|---|
| 構造設備・管理 | ① 機器・装置の点検、日常点検・スケジュール | | | |
| | ② 構造設備の理解（人・物の動線、ゾーニングなど） | | | |
| | ③ 工程管理方法の把握と記録、保存 | | | |
| | ④ バリデーションの理解（機器、スケジュールなど） | | | |
| 清浄度に係る管理 | ① 入退室・更衣・着衣・搬入の管理（人・物） | | | |
| | ② 清浄度の理解と清掃・管理法の理解 | | | |
| | ③ 環境測定（パーティクルカウント、付着菌、浮遊菌） | | | |
| | ④ HEPAフィルターの理解と交換 | | | |
| 衛生管理 | ① 防虫・防鼠管理 | | | |
| | ② 感染性廃棄物の管理と方法 | | | |
| | ③ 清掃・消毒 | | | |
| | ④ 健康管理と記録 | | | |
| 逸脱管理 | ① 環境・清浄度の逸脱・対応 | | | |
| | ② 停電時の対応 | | | |
| | ③ 緊急時・危機管理（発病、意識消失、火災・地震など） | | | |

表3：品質・安全性管理

| 項目 | 教育訓練の内容 | 実施日 | 指導者印 | 評価 |
|---|---|---|---|---|
| 原材料 | ① 原材料の理解、品質保証、記録の保管 | | | |
| | ② 血清・動物由来試薬などの把握・理解 | | | |
| | ③ 滅菌・保管などの管理 | | | |
| 安全性試験 | ① 生存率 | | | |
| | ② 無菌試験 | | | |
| | ③ マイコプラズマ試験 | | | |
| | ④ エンドトキシン試験 | | | |
| | ⑤ 腫瘍形成、核型・染色体異常 | | | |
| 品質試験 | ① フローサイトメトリー | | | |
| | ② ELISA、培養上清解析 | | | |
| | ③ 遺伝子発現（Real-Time PCR） | | | |
| | ④ 病理・組織学的評価（免疫染色なども含む） | | | |

## 3｜健康管理の心得

作業者（人）は最大の汚染源である。クリーンスーツを着ていても、相当の塵埃が発生することが知られており[5]、また、皮膚や口腔、咽頭、上気道には常在菌である微生物が存在し、クリーンスーツの上から皮膚を

掻くことなどでも、垢などに伴って微生物が飛散する可能性がある。咳やくしゃみでは、マスクをしていても、唾液中に存在する微生物を拡散させてしまう。ゆえに、伝染性のある皮膚・毛髪疾患に罹っている場合や、風邪などに罹っていて微生物を拡散させてしまう恐れがある場合、下痢などの体調不良の際には、無菌操作等区域および清浄度管理区域内における作業に従事させてはならないことが省令において定められている。

　職員においては、身だしなみを整えるのはもちろんのこと、定期的に健康診断を受診するなど、自己の健康管理に努め、体調不良などの際には必ず管理責任者へ申し出ることが肝要である。管理責任者は、上記のような職員が立ち入らないよう厳格に管理する必要がある。例えば、法定伝染病の流行地域へ渡航した職員などがいる場合は、発熱などの症状がなくても、適切な感染防止措置などを講じることなしに、作業所内への立ち入りを許可してはならない。また、管理責任者は特定細胞加工物などの製造において、適切な人員を配置する責務があるため、急な発熱や体調不良の際にも対応できるように、人員配置および管理をする義務がある。

　作業者はクリーンスーツや手袋などで重装備をしていることが多く、汗も微生物の汚染源になり得るため、快適な温度・湿度の作業環境が必要である。また、着衣などによって、動作の自由度が制限されながらも、やり直しのきかない細かい作業に従事しているため、常にストレスを感じやすい作業環境にあることに管理責任者は留意し、ストレス対策を講じることが必要である。その他、遮蔽された、天井が低くて狭い、特殊な施設環境下で働くことや、長時間トイレに行けないこと、清浄度を維持するために絶えず循環する空気の流れ、および一般環境とは比較にならない空調設備の騒音（場合によっては80dBを超えることもある）などのさまざまなストレスを同時に受ける環境にさらされており、適切な作業工程・環境の管理やスケジュール策定を行うなどの精神衛生上の配慮・管理が特に必要である[5]。

文献
1) 平田みつひ，シャンダー・アハマド，菅 三佳，他：日本におけるヒトES，iPS細胞研究標準化：その3品質管理．組織培養研 2011; 30(2+3+4): 145-157.
2) 堀友 繁(監修)，田中正躬(編著)．幹細胞技術の標準化―再生医療への期待．日本規格協会，2012; 143-154.
3) 日本再生医療学会(監修)，岡田 潔(編)．実用 再生医療新法―「再生医療等の安全性の確保等に関する法律」等の一覧と解説．医歯薬出版株式会社，2016.
4) 新潟大学医歯学総合病院生命科学医療センター：大学病院などの再生医療を支える細胞プロセッシング室運営マニュアル．ウイネット出版，2012; 110-117.
5) 境 弘夫：GMP準拠 細胞処理施設の基本．日本工業出版，2012; 14-16：104-105.

## まとめのページ

- [ ] 臨床培養士（細胞培養加工施設の作業者）の資質としては、生命科学・バイオ系分野の素養をもち、やり直しのきかないヒト細胞を丁寧に正確に扱える知識・技能と、意識の高さおよび正しい倫理観が必要である。

- [ ] ヒューマンエラーは必ず起きるため、ハード面・ソフト面での管理だけでなく、報告しやすい体制づくりも必要である。

- [ ] ①培養製造、②設備・工程管理、③品質・安全性管理、④法令法規に分けて教育訓練を実施し、習熟度および経験などによって、それぞれのレベルに合わせて教育訓練を計画・実施する。

- [ ] 標準業務手順書にのっとった定期的な教育訓練のほかにも、法令変更時や設備更新時、新規治療開始前などの不定期の教育訓練も重要である。

- [ ] 再生医療や細胞治療の発展に伴い、先進的な治療にも対応できるよう、日々の修練や知識・技能の向上への意識が必要であり、また、今後の先進性・多様性にも対応・志向できるような教育カリキュラム・システムの構築が望まれる。

- [ ] 作業者（人）は最大の汚染源であることに留意し、自己の健康管理に努め、微生物汚染の恐れがある場合は、細胞培養加工施設へ立ち入らないよう厳格に管理する必要がある。

- [ ] 管理責任者は職員（細胞培養加工施設の作業者）の急な発熱や体調不良の際にも対応できるように、適切な人員配置および管理をする義務がある。

- [ ] 清浄度管理区域や無菌操作等区域で作業する職員については、ストレス軽減を考慮した工程管理や環境整備、作業スケジュール策定などの精神衛生上の配慮を行うべきである。

## 練習問題

**①**「再生医療等の安全性の確保等に関する法律」(再生医療等安全性確保法)に定められた教育訓練に関する記述のうち、誤っているものを2つ選びなさい。

1 特定細胞加工物の製造においては、製造・品質管理、衛生管理、汚染防止ならびに微生物学、医学その他の必要な教育訓練を実施する必要がある。
2 教育訓練の実施状況については、実施記録の保管ならびに施設管理者への報告をしなければならない。
3 教育訓練においては、職員のうち年長者である医師を責任者とすべきである。
4 教育訓練は年に複数回実施すれば、標準業務手順書にのっとって計画的に実施しなくてもよい。
5 設備や法令などの変更があった場合には、臨時の教育訓練や情報共有を行うことが望ましい。

**②** 細胞培養加工施設に従事する職員 (作業者)の教育訓練に関する記述のうち、誤っているものを2つ選びなさい。

1 細胞培養加工施設の保守および清掃作業員は、教育訓練の対象から除外されている。
2 無菌操作等区域での作業に従事する職員は、微生物などによる汚染を防止するために必要な措置に関する教育訓練を受けなければならない。
3 提供機関管理者または実施責任者は、定期的に教育または研修の機会を確保すべきである。
4 再生医療等を行う医師や提供に係る関係者は、定期的に適切な教育または研修を受け、情報収集に努める必要がある。
5 再生医療認定医もしくは臨床培養士資格を取得すれば、その年の教育訓練は免除される。

**③** 教育訓練に関する記述のうち、誤っているものを2つ選びなさい。

1 細胞培養・継代・凍結などの基本的操作であっても施設内で指導すべきである。
2 培養管理・工程管理は施設内で実地訓練すべきである。
3 定期的な教育訓練を実施し、受講者への評価もすべきである。
4 廃棄物の管理においては外部委託処理をしているので、教育訓練をしなくてもよい。
5 清浄度管理区域で作業する職員には、汚染防止に関する教育訓練が必要である。

**④** 教育訓練に係る管理に関する記述のうち、誤っているものを2つ選びなさい。

1 教育訓練に係る記録文書は5年間保管しなくてはいけない。
2 教育訓練の実施状況を施設管理者へ口頭で報告した。
3 教育訓練受講者に実施の記録を作成させてもよい。
4 不定期の教育訓練は、外部の専門家に指導させてもよい。
5 製造管理および品質管理に関する教育訓練は計画的に実施すべきである。

❺ 職員（細胞培養加工施設の作業者）の健康管理に関する記述のうち、誤っているものを2つ選びなさい。

**1** 職員が特定細胞加工物などを微生物などにより汚染する恐れのある疾病にかかっていないことを確認するために、定期的に健康診断を行うこと。

**2** 特定細胞加工物などを微生物などにより汚染する恐れのある健康状態とは、職員が皮膚や毛髪の感染症、かぜにかかっている場合、負傷している場合、下痢もしくは原因不明の発熱などの症状を呈している場合を含める。

**3** 特定細胞加工物などを微生物などにより汚染する恐れのある健康状態である場合は、当該職員は無菌操作等区域でない清浄度管理区域で従事させることが望ましい。

**4** 特定細胞加工物などを微生物などにより汚染する恐れのある疾病にかかっていないもしくは健康状態である場合は、記録を作成する義務はない。

**5** 伝染病流行地域への渡航などにより病原体による感染の恐れのある職員においては、症状がない場合でも、適切な感染防止措置などがなければ、細胞培養加工施設への立ち入りを禁止できる。

❻ 職員（細胞培養加工施設の作業者）の健康管理に関する記述のうち、誤っているものを2つ選びなさい。

**1** かぜをひいたが、発熱していないので、作業を行った。

**2** 下痢をしているが、事前にトイレに行ったので、短い時間、作業を行った。

**3** 包丁で指を切ったので、傷が治るまで、作業を休んだ。

**4** マウスの飼育管理を行ったので、製造作業の担当から外れた。

**5** 培地の無菌試験を行ったので、当日の製造作業を休んだ。

## 解答と解説

### ① 解答：3、4

解説：

**1、2** 再生医療等安全性確保法の省令第109条に規定されている通り。

**3** 教育に係る業務の内容に熟知した職員のうち、標準業務手順書に定められた、あらかじめ指定された者が実施する。医師でなければならない規定はない。

**4** 教育訓練は手順書などに基づき実施されなければならない。

**5** 適切に施設・製造を管理するうえでは、不定期の教育訓練の実施も重要である。

### ② 解答：1、5

解説：

**1** 細胞培養加工施設の保守および清掃作業員は、特定細胞加工物の品質などに影響を及ぼす可能性のある者であり、製造・品質管理業務に従事する職員に該当するため、教育訓練が必要である。

**2** 省令第109条に規定されている通り。

**3、4** 省令第25条に規定されている通り。

**5** 教育訓練の規定においては、再生医療認定医および臨床培養士資格の有無は関係がない。

### ③ 解答：1、4

解説：

**1** 基本的操作はむしろ施設外で教育訓練を行うべきである。

**4** 外部委託処理をしていても、施設外搬出までは感染性廃棄物の取り扱いが必要であり、教育訓練が必要である。

### ④ 解答：2、3

解説：

**2** 文書で報告しなくてはならない。

**3** あらかじめ指定した者が記録の作成および保管をする義務がある。

### ⑤ 解答：3、4

解説：

**1、2** 省令第99条第27号に規定されている通り。

**3** 微生物などにより汚染する恐れのある健康状態の場合は、清浄度管理区域および無菌操作等区域において、作業に従事させてはならない。

**4** 健康であることにおいても、記録を作成し、保管することが必要である。

**5** 「厳重な手順を定め、これを順守する場合」に該当しないため、立ち入りを制限すべきである。

**❻ 解答：1、2**

解説：

**1** 咳やくしゃみなどにより、微生物汚染の恐れがあるため、作業をさせてはならない。

**2** 感染性下痢などの場合があるので、短い時間であっても作業をさせてはならない。

**3** 省令第99条第26号および第27号に規定されている通り。

# 1. 製造工程の設計と適切な運用

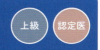

大阪大学大学院工学研究科 生命先端工学専攻 　水谷 学

## Abstract

製造工程の設計とは、あらかじめ品質規格や製造方法の決まった製品を特定の施設で製造するに当たり、施設の構造設備や機器の配置を確認し、作業手順を最適化することで、製品が一定の品質を保ち、再現性高く継続的に生産されることを実現するための順序・段階を構築する活動である。

細胞加工物の製造では、細胞製造特有のリスクを考慮し、開発時と同等の細胞加工手順を実施できるよう、互換性の確保された作業手順を決定する必要がある。また、製造を行う施設（細胞培養加工施設）は、新規（専用）で設計する施設以外に、既存の施設が利用される場合があるため、同様に互換性を考慮し、適宜、作業手順を最適化することが求められる。

製造の運用においては、工程間を含め、原料から製品まで一貫した工数管理が必要である。同時に、作業を含む全手順の文書化と逸脱管理、記録の分析による是正・予防処置対応、および作業者の教育訓練を実施できる体制の構築が不可欠となる。各業務が、生産計画に従い、逸脱なく実施されるように管理することで、継続的に一定の品質を維持することができる。

**Point**

- ▶ 生きた細胞を製品とする細胞製造の工程設計では、開発時から商用生産（治療）まで一貫して同等の細胞加工手順を実施できるよう、作業手順の互換性が確保される必要がある。

- ▶ 新規の施設を準備して製造を行うか、既設の施設で製造を行うか、それぞれにおけるリスクを考慮し、互換性のある作業手順の決定が求められる。

- ▶ 継続的な無菌操作と、適切な細胞品質の達成のためには、工程間を含め、原料から製品まで一貫した製造の運用が不可欠となる。

- ▶ 製造の運用では、手順の文書化、逸脱管理、是正・予防処置に向けた記録の分析、および教育訓練が重要であり、生産計画に従い適切に各業務が遂行されることが求められる。

## 1 | 製造工程の設計とは

製造において最も重要なことは、製品が再現性高く一定の品質を保って継続的に生産されることである。そのため、製造において準備される原材料、作業者、製造方法、施設・構造設備などの運用、およびこれらの維持・管理については、標準業務手順書(standard operating procedures：SOP)を作成し、逸脱なく実施されることを確認する必要がある。

製造工程の設計とは、製造を行う施設での標準業務手順を含め、製品の製造・品質に関する詳細情報(製品標準書)を決定のうえ、製造管理・品質管理・施設管理・教育訓練計画などの管理手順をまとめ、再現性の高い製造を可能とする品質マネジメント体制を構築する活動の一環である。

細胞加工物の製造における工程設計では、従来の医薬品などの製造とは異なる留意点や、原料細胞の選択などによる多様性が存在する。また、細胞加工物製造の受託では、専用の施設(細胞培養加工施設)を設計せず、既存の施設を流用して製造する事例が生じるため、事前に個別のリスクを評価し、ケース・バイ・ケースで対応することで、適切な工程設計を実施することが求められる。

## 2 | 研究から製造(工程設計)への流れ

細胞加工物の製造工程の設計は、目的とする治療などの実現に向け、基礎研究を経てまとめられた規格(細胞の安全性と有効性に係る品質)を維持しつつ、必要とされる量の目的物(製品)を準備するための順序・段階を構築することである。具体的には、**図1**に例示されるような流れとなり、以下に概要を説明する。

使用目的(治療方法)に応じて準備される特定の細胞は、基礎研究において安全性と有効性を検討したうえで、臨床での利用を目的とした細胞加工物の要求内容がまとめられる。製品開発(トランスレーショナルリサーチ：橋渡し研究)では、これらの要求内容を「設計インプットシート」に文書化し、この内容に基づき、細胞加工物の具体的な製造方法と品質規格が設計される。

設計内容が、目標の品質規格を満たしているかをレビューした後、リスク評価の結果に基づいた試験計画を決定し、細胞加工物の妥当性を確認する。妥当性の確認された細胞加工物については、製品規格や製造方法、品質の評価方法が「細胞加工物概要書」にまとめられる。細胞加工物は細胞培養加工施設で製造を行うため、「細胞加工物概要書」に準じ、作業手順を各施設に最適化した標準業務手順が構築され、再現性の高い製品供給を可能とするための製造と品質管理の手引きである「細胞加工物標準書」(製品標準書に相当)が作成される。

細胞培養加工施設では、「細胞加工物標準書」が逸脱なく実施される

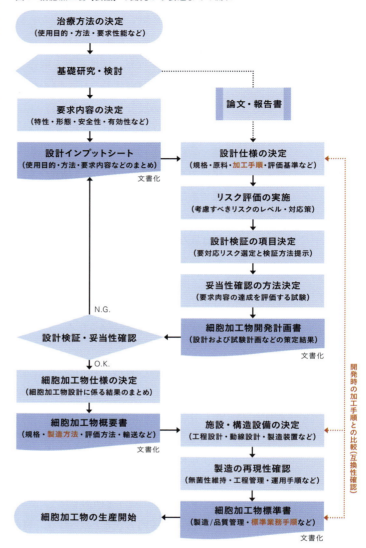

図1：細胞加工物（製品）の開発から製造までの流れ

ように、品質マネジメント体制を構築し、必要ならば適格性評価、プロセスバリデーション、プロセスシミュレーションテストなどを実施する。再現性の高い製造が可能であること、製造物が規格を満たしていることを試験製造によって確認し、細胞加工物の生産を開始する。

## 3 細胞加工物の工程設計に特有な対応手順

[1] 細胞製造性を考慮する必要性

　従来の医薬品製造を含む一般的な製造では、製造物における構成物質の同定が比較的容易であり、そのほとんどで分離や精製により目的物のみを回収する工程を設定できる。そのため多くの事例では、「細胞加工

物概要書」における目的物の規格を達成するうえで、工程設計時における作業手順の自由度は高く、製造の手順変更やスケール変更にも適切に対応できる。

これに対し細胞加工物を含む細胞製造では、手順変更は容易には行えない。その理由として、原料であり製品でもある生きた細胞が自ら乱れ（内乱）を生じるという、細胞製造特有のリスクの存在が挙げられる。

具体的には、生きた細胞を原料として製品化する場合、工程間に中間製造物を静置し続けるだけで細胞活性の低下が生じるという、時間依存性の品質変動リスクが存在する。同時に、受けた衝撃や時間の経過などにより、勝手に内乱が生じ、工程の再現性（品質）が低下するリスクもある。これらの内乱を含む品質変動リスクに対し、再現性高く製造を行うために工程設計時に求められる要求を「細胞製造性（cell manufacturability）」という。

細胞製造性を維持するためには、生きた細胞の変化は止めることができないことに留意し、工程中における培養容器の搬送時間や注液時間などのみならず、工程間の静置時間や機器の温度回復時間に至るまで、時間依存性に係る開発時との相違を把握し、対処する必要がある。同時に、作業者の熟練度や、手作業を機械化（自動化）することで生じる加速度や振動など、作業における動作の違いも細胞製造性におけるリスクとなるため、作業者の教育訓練などによる動作の統一や、手順変更に伴うリスクの評価など、細胞製造性に影響を及ぼさないための対策が不可欠である。

### [2] 既存の施設に応じた作業手順の最適化・再設計

細胞加工物の製造では、再生医療の多様性に対応し、無菌性が維持された状態を確保しつつ、自由度の高い操作環境を有した、汎用性の高い施設が設計される事例が多い。そのため製造工程の設計では、新規に施設を準備する場合と、既存の施設を利用する場合がある。両者における工程設計の違いは、**図2**に示す通りである。

新規に施設が準備される場合は、原則として、施設の構造設備や機器の配置、および作業者や原材料などの動線において、専用設計が求められる。作業手順に含まれる原材料あるいは工程資材の配置や動線に関する工数管理は、「細胞加工物概要書」において提示される、開発時の細胞加工手順に準じた施設設計を実施することで、開発時と互換性のある作業手順を構築できる。

また、加工手順の互換性と製造工程の妥当性確認については、施設の設計仕様が確定し、運用が開始される前に検証（予測的バリデーション）することで、あらかじめ製造における品質確保と再現性の実現が可能か

1. 製造工程の設計と適切な運用　437

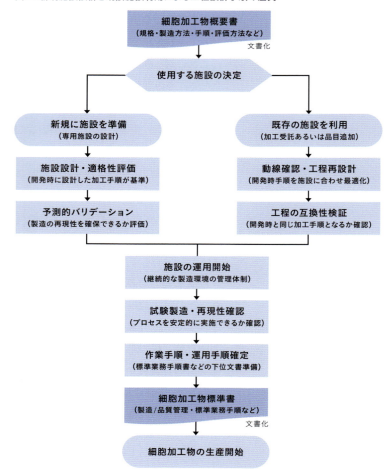

図2：新規施設設計と既設施設利用による工程設計手順の差異

判断できる。その後、施設の運用が開始され、工程の無菌性維持確認（プロセスシミュレーションテスト）や実生産レベルの試験製造を経て、作業手順や運用業務を含む製造管理手順が確定され、製造が可能となる。

　一方で、既存の施設を利用する場合は、施設の構造設備配置や動線について開発時と異なる部分が生じる。一般的に、既存の施設は、汎用的な利用を目的として、無菌操作の実施に必要な動線設計と空調設計が行われた空間に、バイオハザード対策用キャビネット（安全キャビネット）、インキュベータ、遠心分離機など、細胞加工に必要な市販の機器などが設置されている。そのため、室内の広さや機器の仕様あるいは配置が異なり、開発時における動線や作業工数をそのまま維持するのが容易でないことがある。また、開発時と異なる機器などの導入により、動作に差異が生じる可能性もある。そこで、細胞製造性に影響を与える可能性

のある動作を含む作業に対しては、リスク評価を実施し、開発時の加工手順との互換性が確保されるように、作業手順を最適化あるいは再設計を行う必要がある。再設計された作業手順については、施設の運用下において、開発時と同じ細胞加工物を製造できることの確認をするため、試験製造を重ねる必要がある。最終的には、新規施設の場合と同様に、作業手順や運用業務を含む製造管理手順が確定され、生産が可能となる。

いずれの工程設計においても、開発時からの手順変更は、最小限かつ互換性のある範囲で実施する必要がある。したがって、少量生産による臨床研究ないし治験から、製品を安定的に供給する商用生産へ移行するような場合には、スケールアップやそれに伴う手順変更について、工程の互換性を明示することができなければ、許容される変更範囲は極めて限定的となる。

## 4 運用管理に向けた必須事項

### [1] 文書化要求

製造工程の設計では、開発から製造の運用まで、品質に係る全ての内容（作業手順を含む）を文書化することが求められる。また**図1**に示した、「設計インプットシート」「細胞加工物開発計画書」「細胞加工物概要書」および「細胞加工物標準書」(標準業務手順を含む)以外でも、開発時の設計検証や妥当性確認においては試験計画書および報告書を作成し、これらの試験が信頼性保証の得られる方法・手順で、適切に計画・実施されたことを記録に残す必要がある。

同様に、製造工程の運用管理を支える、施設・構造設備や機器などにおける適格性評価やバリデーション（滅菌、除染など）、定期メンテナンスなどでも、あらかじめ計画書を作成し、報告書には当初の期待通りの結果が実現できたことを記録することが求められる。製造における品質の達成およびその再現性は、これらの品質文書を根拠として確認（プロセスバリデーション、試験製造など）を行うことで保証される。

また製造工程の運用管理では、文書化された作業を実施する際には、全て記録書を準備し、結果を適切に管理することが求められる。記録は、製造の管理者が確認を行い、逸脱などが発生していないことを判定する必要がある。

### [2] 運用の考え方と逸脱管理

製造では、均一の品質を有する製品を、恒常的に提供する責任がある。そのため、製造を管理する基準書や標準書をもとに作成された標準業務手順書の内容は、常に逸脱なく実施される必要がある。製造において逸脱が生じた場合、該当品は製品として成立しなくなる。したがって、逸脱

の発生は、安定した運用体制を維持していくうえで最も避けなければならない事態である。

　逸脱が発生した場合、必ず実施しなければならないのは、再発防止のための対処である。逸脱の発生を速やかに報告・周知させ、その重要度に応じてトップダウンの形で、適切な再発防止策を講じる必要がある。逸脱管理を行う方法については、逸脱管理手順書を準備し、適切に対処することが求められる。

　また、自己由来細胞を原料とする、一部の細胞加工物製造での逸脱の発生は、特定の患者に機会損失などの不利益を生じさせる。そのため、一般的な製造の運用とは異なる理由で、逸脱の発生を可能な限り避けられるように、あらかじめ留意することが望ましい。工程中における逸脱の発生を最小限に抑えるためには、作業時における機器の故障や停電など、加工手順以外の運用も含め、考えられる逸脱リスクを可能な限り網羅し、その対処方法について手順化（文書化）し、適切な判断を講じられるようにしておくとよい。

## [3] 是正・予防に係る文書の改訂

　製造の開始後、文書化された基準書や標準書、標準業務手順書は、供給する製品の品質を一定に維持するため、たとえ品質改善が目的であっても、原則として変更することはできない*。一方、逸脱の発生などに伴い、現行の手順（文書）では目標の品質を確保できないことが分かった場合は、逸脱の再発防止などを目的とした対処として、速やかに原因を取り除くための手順変更を行い、文書の追加・変更など、適切な改訂を実施する。これを「是正処置」という。是正処置は継続的に実行されることが求められている。

　また、逸脱が発生しなくても、運用における記録書などの分析により、将来的に逸脱や製品の不適合のような望ましくない事態が発生する可能性のある場合は、その原因を除去するための対処として、手順の変更およびそれに伴う文書の改訂を実施することが求められる。これを「予防処置」という。予防処置も、是正処置同様に、継続的な活動として実施される。

　是正処置や予防処置を行った場合、製品の品質に対しどのような影響が生じるのか、そのつど予想することが求められる。このとき、製品開発時の設計概念やリスク評価、試験計画などの記録を参照できることは有用である。そのため、製造の運用に向けては、製品の開発段階から適切な文書化が継続的に実施されていることが望ましい。また、文書は常に最新版のみを運用し、改訂前のコピーなどは速やかに廃棄することで、間

---

＊：有効性の維持
　一般的な製品の製造においては、品質の向上を目的とした、継続的な改善による変更が認められている。一方で、医療に関する製品では、患者への不利益などの影響を考慮し、同一製品での改善は行わず、必要に応じ、新たな製品として設計を実施する。

違いが生じないように徹底する必要がある。

### [4] 教育訓練

製造に関する作業を実施する作業者に対しては、作業を適切に実施するために必要な能力（知識や技能）を明確に示さなければならない。また、計画的に教育訓練を実施することで、作業者が必要な知識を身につけていること、能力が維持されていることを確認する。

## 5 | 製造の運用に係る業務

### [1] 生産計画と購買管理業務

製造の管理者は、製造を予定する細胞加工物（製品群）の工程スケジュールを把握し、生産計画を立てることが求められる。管理者は、生産計画に従い作業を実施する日時や場所を把握し、必要な作業者を確保するとともに、作業者に製造や施設維持に関する作業の指図（指図書の発行）を実行する。作業後、記録書をもとに、作業が計画通り適切に、逸脱なく実施されたことを確認する。

同時に、生産計画に準じた購買計画を立て、管理することが必要となる。購買管理に関する業務とは、施設内で使用される全ての購買品（原材料、試薬、工程資材、消耗備品など）についての管理作業のことである。作業時に不足が生じないように、要発注品の購入手続きから、受け入れ試験、搬入後の数量管理および購買品の品質証明書管理に至るまで、適切に実施されることが求められる。

購買管理業務の主な作業内容としては、発注管理、製品納入から受け入れまでの管理、製造業務における購買品（原材料、試薬、工程資材など）の日常管理、使用期限管理、定期棚卸し、施設内の業務に関する全ての購買品の管理、および衛生品の日常管理などが挙げられる。購買品の重要度によって、受け入れ試験を実施する。

### [2] 製造業務

製造に関する業務は施設内で実施される主軸であり、この製造業務が問題なく実施されるよう、他の業務（購買管理、作業環境維持、施設管理）が行われているといっても過言ではない。

「製造時の作業」（加工手順）については、各製品の標準書および基準書に基づき、指図書に従って標準業務手順の通り実施されることで担保されるが、同様に「製造時の作業以外の業務」も重要となる。具体的な内容としては、入退室記録、機器などの使用記録、製造に入る前の準備、ガウン類の処理、作業後の片付けなどが挙げられる。施設が適正かつ恒常的に運用されるよう、他の業務と連携をとり、適切に行う必要がある。

## [3] 作業環境維持業務

作業環境維持に関する業務とは、主に施設における作業環境の「原状復帰」に関わる作業のことである。施設内では細胞を用いた製造（無菌操作）が連続して実施される。そのため、次に予定される工程が滞りなく行われることを主たる目的とし、各工程中に使用された作業区域、廃棄物、再使用する機器などに対してクリーンアップを実施し、消耗品の補充を行う必要がある。具体的な内容としては、作業後における清掃（チェンジオーバー時に要求される残留物除去）、廃棄物処理、製造時使用物の滅菌、製造時消耗品の補充、ガウン類のクリーニングや補充などが挙げられる。また、製造期間終了時における、インキュベータ内のクリーンアップや加湿用水補充なども含まれる。製造業務と連携しての実施が不可欠となる。

## [4] 施設管理業務

施設管理に関する業務とは、施設が製造所として適切に運営され、施設内で製造業務を行ううえで問題のない環境を維持するための作業のことである。具体的な内容としては、定期清掃と環境モニタリング、施設内で発生する不具合への対処および報告、入退室者に係る管理および記録保持、設置什器・機器類の情報管理、環境モニタリングデータの管理、消毒剤（除染剤）の補充および管理、設置什器・機器類のメンテナンス、日常あるいは定期における施設・構造設備点検の実施などが挙げられる。

## まとめのページ

☐ 製造工程の設計とは、継続的に繰り返し生産される製品の品質が再現性高く達成されるように、順序・段階を決定するための活動で、品質マネジメント体制構築の一環である。

☐ 細胞加工物の製造工程の設計は、目的とする治療などの実現に向け、基礎研究を経てまとめられた細胞の規格（細胞品質）を維持しつつ、必要とされる量の製品を準備するための手順構築を目的とする。

☐ 製造における標準業務手順とは、「細胞加工物概要書」にまとめられた製造方法が、特定の施設において、適切に製造を行えるように最適化され、品質規格を達成した再現性の高い生産が継続的に行われることが確認された作業手順である。

☐ 生きた細胞を製品とする細胞製造では、原料であり製品でもある生きた細胞が自ら乱れ（内乱）を生じるという特有のリスクに対応する、「細胞製造性」を考慮した工程設計を行うことが不可欠となる。

☐ 細胞製造性では、生きた細胞の変化は止められないことを理解し、各工程（加工）中の作業手順のみならず、工程間における準備時間などにも留意し、開発時の加工手順との互換性が確保できるよう工程設計を行う必要がある。

☐ 新規に施設が準備される場合は、原則として、施設および構造設備は専用設計が可能であり、工程設計においては、「細胞加工物概要書」に提示される加工手順に準じた施設設計をすることで、開発時との互換性を確保できることが望ましい。

☐ 既存の施設を利用する場合は、細胞製造性に影響を与える可能性のある動作を含む作業に対しては、リスク評価を実施し、開発時の加工手順との互換性が確保されるように、製造工程を最適化あるいは再設計を行う必要がある。

☐ 工程設計では、品質に係る全ての内容について、文書化することが求められており、運用においては、記録書によって作業が逸脱なく実施されていることを確認する。

☐ 特定の患者に機会損失などの不利益を生じさせる可能性のある製造では、工程中の逸脱の発生を最小限にするため、考えられるリスクをできる限り網羅し、その対処方法について手順化（文書化）しておくことが望ましい。

## 練習問題

**①** 以下の**1**から**5**までの記述のうち、<u>誤っているもの</u>を<u>2つ</u>選びなさい。

**1** 製造工程の設計では、一定の技量をもった作業者ならば、必ず同じ製品が作れるように、標準業務手順を決めておく必要がある。

**2** 製造工程の設計では、個々の作業手順に対して、再現性の高い作業を行える標準業務手順を構築することが目的となる。

**3** 製造工程の設計では、開発時より標準業務手順の構築を考慮した手順構築を開始する必要がある。

**4** 製造工程の設計では、開発時と同じ加工手順ができるように、互換性のある標準業務手順を構築する必要がある。

**5** 製造工程の設計では、規格を満たす製品を再現性高く製造できることを確認するために、工程の妥当性を確認する必要がある。

**②** 以下の**1**から**5**までの記述のうち、<u>誤っているもの</u>を<u>2つ</u>選びなさい。

**1** 生きた細胞を製品とする細胞製造では、細胞に与える影響を考慮して、加工手順や工数を設計する必要がある。

**2** 細胞加工物の製造では、開発時から治療（製品化）まで、作業手順を変更することはできない。

**3** 製造工程の設計時に開発時からの作業手順を変更した場合、品質（同等の安全性と有効性を維持していること）を保証できない可能性がある。

**4** 細胞を原料として製造を行う場合、工程は安定しない。

**5** 製造工程の設計では、試験製造を行う前に、再現性高く規格内の製品が製造できることを検証しなければいけない。

**③** 以下の**1**から**5**までの記述のうち、<u>誤っているもの</u>を<u>2つ</u>選びなさい。

**1** 製造工程の設計では、リスク評価を行うことが求められる。

**2** 細胞加工物の製品開発では、リスク評価を行うことが求められる。

**3** 製造工程の設計では、リスクを完全に除外できなくても、Risk Based Approachで許容できれば、手順として受け入れてよい。

**4** 対象となるリスクが検出困難でも、リスクの重要度が低ければ、許容し、受け入れてよい。

**5** 工程中において無菌操作が保証できなくても、最終製品で無菌性が保証（ベリフィケーション）できれば、製品の無菌性は保証できる。

❹ 以下の**1**から**5**までの記述のうち、<u>誤っているもの</u>を<u>2つ</u>選びなさい。

**1** 製造の標準業務手順書は、開発時（細胞加工物概要書）の製造方法について、順序・段階を整理し文書化したものである。

**2** 新規に施設を準備すれば、設計時加工手順の開発時との互換性は考慮できるが、開発時と同じ製造ができていることは検証する必要がある。

**3** 製造工程の設計における作業手順の構築では、全ての作業およびその動作について、互換性を確認する必要がある。

**4** 開発時の作業手順と同じ動線（人、物）が得られていれば、新たに製造を行う施設は、細胞の加工手順において高い互換性が得られている。

**5** 製造を行う施設にて、細胞加工を行う部屋内の機器配置が開発時と同じであっても、作業手順に開発時との互換性が確保されるとは限らない。

❺ 以下の**1**から**5**までの記述のうち、<u>誤っているもの</u>を<u>2つ</u>選びなさい。

**1** 逸脱管理では、あらかじめ逸脱発生時の対応を手順化し、適切に対処することが求められる。

**2** 逸脱が発生した事例に対しては、必ず是正処置を実施しなければならない。

**3** 逸脱が発生しても、必ずしも全てが不適合とはならない。

**4** 手順に逸脱が生じる可能性がある場合は、手順を変更して、原因を取り除くことが求められる。

**5** 自己由来細胞を原料とした製造で逸脱が発生した場合は、患者の利益を考慮し、不適合とするか否かを製造管理者が判断する。

❻ 以下の**1**から**5**までの記述のうち、<u>誤っているもの</u>を<u>2つ</u>選びなさい。

**1** 購買管理では、購入時に、全ての購買品に対して受け入れ試験を実施することが必要である。

**2** 無菌操作等区域において、作業終了後の清掃として、次作業を開始する前に無菌化処理を実施することが求められる。

**3** 定期清掃は、施設の適切な運営・運行を目的としており、直接的に製造作業に影響を及ぼすものではない。

**4** 施設内で発生した不具合については、製造への影響を確認する必要がある。

**5** 日常あるいは定期における施設・構造設備点検は、施設内で製造を行ううえで不可欠な作業である。

第2章 施設における製造管理

**1. 製造工程の設計と適切な運用 445**

## 解答と解説

**①** 解答：**2、4**

解説：

**2** 製造工程の設計では、規格を満たす製品を、再現性高く生産できるように、個々の互換性を考慮し、製造の順序・段階を構築することが目的となる。

**4** 開発では、規格の妥当性や手順変更時のリスクなどの評価を目的に、再現性ある手順の構築は必須であるが、必ずしも製造時の互換性を考慮する必要はない。

**②** 解答：**2、4**

解説：

**2** 製造における細胞への影響を考慮し、開発時と互換性のある範囲において、作業手順の変更（再設計）を行うことはできる。

**4** 均一な原料細胞を用いた場合、製品および工程の安定性と再現性が確保できるように、工程設計を行う必要がある。

**③** 解答：**4、5**

解説：

**4** 検出困難なリスクは、受け入れた場合、解析ができないため、リスクコントロールが達成できない。

**5** 微生物が製造環境下で非増殖性の場合、最終物で無菌性を保証することは困難であり、各工程での無菌操作の達成は不可欠である。

**④** 解答：**1、3**

解説：

**1** 標準業務手順は、特定の施設において、定められた量（スケール）で、再現性高く製造できるように構築することが求められる。

**3** 互換性確認は、必ずしも全てではなく、細胞製造性に影響を及ぼす可能性のある動作を含む作業に対して行えばよい。

**⑤** 解答：**2、5**

解説：

**2** 逸脱時に実施しなければならないのは対処であり、対処における手段の1つが是正処置である。

**5** 逸脱時の対処は、製造への影響と重要度で判断されるもので、製造管理者が患者利益などのリスク・ベネフィットで判断を行うものではない。

**❻ 解答：1、2**

解説：

**1** 受け入れ試験は、購買品の品質に及ぼす重要度と、受け入れ時に確保される品質保証によって、適宜実施すればよい。

**2** 作業後清掃に求められるのは原状復帰であり、無菌化は製造ごとのリスク評価で必要性を判断して実施すればよい。

第2章 施設における製造管理

1. 製造工程の設計と適切な運用　447

# 2. 原材料・資材の受け入れと保管

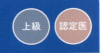

株式会社ジャパン・ティッシュ・エンジニアリング　森 由紀夫

## Abstract

　細胞の加工工程で使用される原材料・資材（工程資材を含む）には、加工を実施するために必要な機能・性能を有することと患者の安全性を確保することが求められる。この両面の品質が確保されている原材料・資材のみが使用されるように管理することが、重要である。そのためには、原材料・資材に求める品質をあらかじめ要求仕様として明確にし、それに適合する原材料・資材を選定することである。選定した原材料・資材に関する詳細な品質情報は、供給者から継続的に入手すべきであり、特にヒトや動物由来の原材料については厚生労働省の「生物由来原料基準」に適合していることを確認しなければならない。

　受け入れの際には、不良品が製造工程に投入されることを防ぐため、外観や品質の確認を行うべきである。また、清浄度の高い作業室へ搬入する際には、その清浄環境を汚染しないよう配慮することが重要である。

　保管中においては、品質が損なわれないように適切な温度環境下で保管し、使用期限を厳守して在庫管理を行う。原材料・資材の管理においては、それらが加工工程に直接使用されること、移植される患者に対して影響を及ぼすことを忘れてはならない。

- ▶ 加工工程に求められる品質、仕様を明確にし、その基準を満たす原材料・資材のみが使用される管理を構築しなければならない。
- ▶ 原材料・資材の品質情報を、供給者から継続的に入手できるコミュニケーションを維持することが重要である。
- ▶ 識別管理、温度管理、および使用期限管理などにより、保管された原材料・資材の品質を確保しなければならない。
- ▶ 各々の原材料・資材の管理方法は、加工工程に及ぼす品質リスクに応じて個別に設定する。

## 1 | はじめに

再生医療等に用いる細胞加工物を製造するには、出発原料となる細胞以外にさまざまな試薬、培地、器具などの原材料・資材が必要である。それらの原材料・資材には、加工の目的を達成するための機能や性能の品質と、目的とする細胞以外の異物や微生物を混入させないという安全性の品質が求められる。医薬品や医療機器のように最終的に滅菌や精製などの除去工程を組み込めない細胞加工物の特性から、工程中で使用される原材料・資材の品質が最終加工物の品質に直結する。ただし、再生医療の加工物は多種多様であるため、管理方法は一律ではなく、各々の使用目的、使用方法などに応じてリスク評価を行い、適切な管理基準・手法を設定すべきである。

原材料・資材の適切な管理は、再生医療を有効で安全な治療法とするための重要な管理項目であることを理解しなければならない。

## 2 | 原材料・資材の種類

### [1] 原材料

加工の対象となる細胞や最終的に移植される加工物（細胞単独あるいは細胞＋足場材料）に直接接触し、加工（増殖、分化など）を実現するために用いられるもので、工程中に細胞以外で投入されるものを「原材料」と定義する。例を**表1**に示す。

このような原材料の品質不良は、細胞や最終加工物の特性（細胞数、増殖能、基質産生能、分化能など）に直接影響を及ぼすため、最も重要な品質管理対象となる。

**表1：加工に使用される材料等**

| 原材料名 | 例示 |
| --- | --- |
| 液体培地 | 無血清培地、各種基礎培地など |
| 血清 | ウシ胎仔血清（FBS）、仔ウシ血清（CS）など |
| 酵素 | トリプシン、コラゲナーゼ、ディスパーゼなど |
| 培地添加試薬 | 各種増殖因子、サイトカイン、ホルモン、各種無機化合物など |
| 緩衝液など | DPBS、HEPES、Tris/HClなど |
| 抗生物質 | ペニシリン、ストレプトマイシン硫酸塩、ゲンタマイシン硫酸塩、アムホテリシンBなど |

### [2] 資材

「再生医療等製品の製造管理及び品質管理の基準に関する省令」（GCTP省令）[1]では、資材を「製品の容器、被包及び表示物」と定義しているが、本節では「加工を行う際に必要となる器具・器材で、加工物の

品質に影響を及ぼす可能性があるもの」と工程資材も含めて資材と記述する。例えば、細胞加工の際に使用するシングルユースの容器・器具、包装用の資材などに加え、試験・検査に使用する試薬や測定キットなどについても管理対象とする。

### ①培養工程で使用する資材

細胞培養に使用する器具は、各々数種の規格があり、加工工程に応じて適切な形状、サイズなどにより最適なものを選定することが可能である。例を表2に示す。

ただし、これらの大部分は研究目的の理化学器具であり、患者へ移植する細胞の操作を行うためには品質が不十分な資材もあるため、注意が必要である。

**表2：重要な資材の例**

| 培養工程で<br>使用する資材名 | 例示 |
| --- | --- |
| 培養容器 | T-フラスコ、培養用ディッシュ、培養用バッグなど |
| ピペット | 目盛り付きピペット、アスピレーションピペットなど |
| その他の<br>滅菌済み器具 | 遠心チューブ、凍結保管用クライオチューブ、ストレージボトル、滅菌済みピンセットなど |

### ②包装のために使用する資材

加工工程が完了した最終加工物を移植の現場まで運搬する際には、外部環境に対して適切に加工物の品質を維持可能な容器や、混同・取り違えなどを防止する表示のための資材が必要となる。具体的な包装資材として、加工物の直接の保管容器、保管容器の外装となる二次包材、識別用のラベル、温度管理のための輸送容器や保温材が含まれる。

### ③試験・検査に使用する資材

細胞や原材料の品質を評価する試験、あるいは加工施設の清浄環境が適切に維持管理されていることを確認するためのさまざまな試験・検査用の試薬（酵素、抗体、培地など）、キット（ELISAキット、菌同定キットなど）も適切な管理の必要な資材の1つである。これらの資材の品質は、最終加工物の品質には直接影響を及ぼさないが、万が一品質が適切でない場合、誤った判断により規格に満たない加工物が患者に移植されることや、逆に移植ができないと判断されることが発生するため適切な管理が必要である。

## 3 原材料・資材の選定、登録

### [1] 選定のポイント

加工を実現するための原材料・資材は、研究開発段階（非臨床）においてさまざまな試行錯誤により選定されるが、患者へ移植する際には、以下のポイントで再度妥当性を確認する必要がある。

**①ポイント1：要求品質**（有効性品質、安全性品質）**の明確化**

再生医療の加工工程で使用される原材料・資材は、「再現性よく加工ができること（有効性品質）」および「安全性が確保できていること（安全性品質）」を両立しなければならない。そのためには、各々の原材料・資材が必ず満たしていなければならない品質項目と基準、いわゆる「要求仕様」を明確化することが重要である。一般的な要求仕様の項目例としては以下があるが、それぞれの原材料・資材の用途により適切に追加すべきである。

(1) 原材料：成分名、純度（不純物含量）、濃度、力価、無菌性、エンドトキシン量、「生物由来原料基準」該当の有無など

(2) 資材：材質、容量・サイズ、精度、無菌性、エンドトキシン、細胞毒性の有無など

これらの要求事項を明確にすることにより、他メーカー品への切り替えや製造元からの仕様変更提案の可否を判断する際の基準とすることができる。

**②ポイント2：供給者の妥当性評価**（安定供給、情報提供）

適切な原材料・資材の管理には、正しい品質情報を供給者から入手することが重要である。供給者から最新の情報が提供されることにより、仕様変更前に十分な在庫を確保することや変更の妥当性を検討することができるからである。つまり、供給者を選定する際にこのような情報提供も1つの基準として重要となる。

また、供給者から納入された製品について、その品質（不良品実績、納期遅延の有無など）について定期的に評価し、その結果を供給者と共有することにより、品質改善と安定した調達が可能となるため、良好なコミュニケーションを維持すべきである。

### [2] 原材料の「生物由来原料基準」[2]への対応

ヒトや動物に由来する成分自体を含む原材料（ウシ血清、ブタトリプシン、ウシアルブミンなど）、あるいはその成分を使用して製造された原材料（医薬品、組換え技術により製造された添加物など）を、移植を目的とする加工物の加工工程で使用する場合には、その原材料が厚生労働省の「生物由来原料基準」に適合していることが求められている。ヒトへ移植しない非臨床試験においては求められないが、将来的に臨床に使用するのであれば、

2. 原材料・資材の受け入れと保管　　451

開発時から選定時に留意しておくべきである。

表3に、「生物由来原料基準」の目的と規制の方針を示す。該当する場合、以下のことが確認できる資料を供給者から入手する必要がある。

①原料となるヒトまたは動物由来成分の由来

②ドナースクリーニングの内容

③製造工程中の細菌、真菌、ウイルスなどの不活化/除去処理の方法

④品質、安全性の確保の観点から重要と考えられる製造工程

最終的な安全性の評価は、「生物由来原料基準」に記載のリスク分類、供給者（製造元）からの情報、および自らの加工工程での使用方法などにより、総合的に判断しなければならない。さらに、加工に使用した原材料の一部や加工記録を長期保管することも要求されている。詳細は「生物由来原料基準」を参照されたい。

表3：「生物由来原料基準」の概要

**生物由来原料基準**
**（2003（平成15）年5月20日制定、2014（平成26）年9月26日最終改正）**
**通則**
1. 本基準は、医薬品、医薬部外品、化粧品、医療機器及び**再生医療等製品**（以下「医薬品等」という）**に使用されるヒトその他の生物**（植物を除く）**に由来する原料等**（添加剤、培地等として製造工程において使用されるものを含む）**について、製造に使用される際に講ずべき必要な措置に関する基準を定める**ことにより、医薬品等の品質、有効性及び安全性を確保することを目的とする。
（後略）

**規制方針**
● ウシを含む反芻動物に由来する原料を対象
● 原産国の地理的なリスクに応じた使用禁止措置
● 使用部位のリスクに応じた使用禁止措置
● 不活化・除去処理、製造工程をふまえたリスク管理
● 使用禁止原料の切り替え
● 原産国、使用部位、処理方法等の把握（承認書への記載）

〔資料〕厚生労働省：生物由来原料基準：2014.

## [3] 原材料・資材の登録

原材料・資材はあらかじめ台帳としてリスト化しておくことで、異なる規格のものが誤って加工工程に投入される事故を防ぐことができる。この台帳は最初に作成するだけでなく、常に最新状態に維持管理（更新）することが重要である。これは、多くの作業者が関わる細胞培養加工施設において、確実な運用を長期に維持するために重要な点である。

## 4 | 受け入れ試験

### [1] 受け入れ時の外観検査

納入された原材料・資材が、適正な品質であることは、供給者からの検査成績書だけでは保証されない。それは、まれに混入する不良品や輸送中の破損が、完全に否定できないためである。そのため、まず外観上の検査を行い、受け入れ時に不良品を可能な限り除去すべきである。

① 品名、規格、数量などが発注内容と合致するものであることを確認する。
② 検査成績書を確認する。
③ 梱包の外観上の破損や汚れの有無を確認する。
④ 開梱して原材料・資材の直接包装品について破損や不良を確認する。

③についてはあらかじめ基準や評価方法を設定しておくことが望ましい。④については不良品の事例を図1に示す。

受け入れ時の外観検査は不良品除去に効果的であるが、包装の外部からの完全な検出には限界がある。培養作業者が加工作業時に確認することも併せて実施することが、不良品の工程への投入を回避するために有効である。

### [2] 外観以外の受け入れ試験

外観で判断できない品質不良については、重要度に応じて適切な受け入れ試験を設定すべきである。目的は、検査成績書で保証された工場出荷時品質の確認と供給者では実施されていない品質要求事項の確認である。一般的には、当初は受け入れ試験を設定し、一定期間供給者の検査成績書の信頼性を評価し、その実績に応じて継続するか頻度の見直しを判断する運用が望ましい。

図1：不良品の事例

a. 虫の混入例

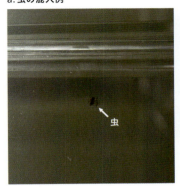

b. 毛髪の混入例

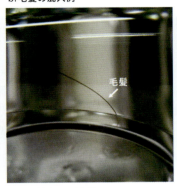

c. 輸送中の破損例

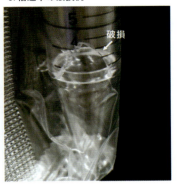

（株式会社ジャパン・ティッシュ・エンジニアリング 社内にて撮影）

### [3] 不適合品の識別管理

　受け入れ試験時あるいは使用時に検出された不良品は、誤って使用されることがないように識別しなければならない。保管している原材料・資材は、「試験前（未検査品）」「試験により合格と判定（適合品）」「試験により不合格と判定（不適合品）」のいずれかの状態に分けられる。これらを識別する方法としては、物品に「適合」「不適合」などの状態ラベルを貼付する、あるいは各々の状態専用の保管場所（適合品置き場, 不適合品置き場）に物品を移動させるなどがある。

## 5 | 搬入

　原材料・資材は、輸送中の物理的衝撃から保護することや保管温度を維持するため、一般的に段ボール箱や発泡スチロールなどの梱包材に収納されている。原材料・資材は清浄度の高い区域で使用されるため、環境を悪化させない適切な手順で搬入を行う必要がある。よって以下の点に留意し、搬入を行う。

①段ボール箱や紙箱などの梱包は、埃、紙粉、虫などが付着しているため、清浄度管理区域内へ持ち込まないこと。

②原材料・資材の包装外部に付着している微生物や埃を消毒用アルコールなどによる湿式払拭により除去すること。

③清浄度の高い区域への搬入の際は、更衣とともには持ち込まず、パスルームやパスボックスを使用すること。

④搬入作業の手順は細胞培養加工施設において標準化し、文書化すること。

## 6 | 保管管理

### [1] 在庫管理

　細胞培養加工施設内、特に清浄度の高い区域に常時保管する原材料・資材については、環境維持のために最小限の量にして管理すべきである。また、持ち出しや補充について適切に記録することにより、原材料・資材の安定した在庫管理ができるであろう。

### [2] 温度管理

#### ①管理温度の基準

　培地、試薬、酵素などの原材料は、細胞加工に直接影響を及ぼす重要な原材料であり、その品質は保管温度が適正でない場合、品質が低下するという特性がある。そのために、試薬や医薬品などには、「室温保存」「常温保管」「冷蔵保管」「冷凍保管」のように保管温度が表示されている。「日本薬局方」（日局）において、次のように定義されている。

「標準温度は20℃、常温は15〜25℃、室温は1〜30℃、微温は30

〜 40℃とする」[3]。

「冷蔵」および「冷凍」については、法的には明確に規定されていないため、各原材料の製造元が具体的に表示している「2〜8℃」「−20℃以下」などの指示温度に従って保管を行う。ただし、「−30℃以下」と指定された試薬を、さらに低温の−80℃以下の超低温保管庫に保管した場合、成分自体の品質劣化はないと推察されるが、超低温により容器や外装が耐えられず破損し、結局、原材料が使用できなくなる場合がある。容器の耐久性も含めて各原材料の保管温度が指定されていると理解すべきである。

②温度管理の設備

温度管理が必要な原材料・資材の保管には、安定して温度を維持できる冷蔵庫、冷凍庫、低温室などが必要である。保管中の原材料の品質を保証するには、保管設備の温度を正確に測定し、記録を連続的に収集する機能が不可欠である。さらに、万が一の事故に対する対策（電源バックアップ、アラーム発報システムなど）についても、保管している原材料・資材の重要性を考慮して準備しておくべきであろう。

## [3] 有効期限の管理

各原材料・資材の使用期限は、原則として製造元による期限を順守する。しかし、製造元により使用期限が設定されていないものや、加工施設内で開封し調製した培地・薬液などについては、新たに期限を設定すべきである。一般的に、期限を設定する際には、一定期間保管後のサンプルについて、各種の試験により加工工程で求められる品質が保持されていることを確認したうえで、設定する方法（保存安定性試験）が用いられている。

## [4] 記録の管理

原材料・資材の管理記録は、加工作業の記録とともに細胞加工物を移植された患者に何らかの健康被害が発生した際に、原因究明の一助となるため非常に重要である。特に、「生物由来原料基準」に該当する原材料については、その基準で求められる長期の資料保管が義務づけられているため、供給者と連携し適切な記録保管に努めなければならない。

### 文献
1) 厚生労働省：再生医療等製品の製造管理及び品質管理の基準に関する省令（平成 26 年厚生労働省令第 93 号）：2014.
2) 厚生労働省：生物由来原料基準（平成 26 年 9 月 26 日厚生労働省告示第 375 号）：2014.
3) 厚生労働省：通則 16. 第十七改正日本薬局方：2016.

## まとめのページ

- □ 細胞培養加工施設において使用する原材料・資材は、あらかじめ要求品質を明確にし、それに合致するものを選定する。

- □ 重要な原材料・資材の品質情報は、供給者から継続的に入手すべきである。

- □ 原材料・資材の加工工程における重要度や特性に応じて、適切な受け入れ試験を設定し、不良品の工程への投入を防止しなければならない。

- □ 「生物由来原料基準」の対象となる原材料については、細胞加工物を移植される患者の安全性確保のため法律で定められた要求事項を順守し、適切な管理を行わなければならない。

- □ 不良品や未検査品を、適合品と混同しないための識別管理が重要である。

- □ 原材料の品質を保証するために、適切な温度環境を維持していたことを記録により確認できるようにしなければならない。

- □ 原材料・資材の使用期限は、供給者の設定によるものを原則採用するが、必要に応じて新たに設定することやその妥当性を確認する。

- □ 原材料・資材を細胞培養加工施設内に持ち込む際は、清浄環境に悪影響を及ぼさないよう適切な手順で搬入しなければならない。

## 練習問題

**①** 以下の**1**から**5**までの記述のうち、誤っているものを**2**つ選びなさい。

**1** 研究で使用していた原材料・資材は優れた性能であることが確認されているので、臨床段階でもそのまま使用すべきである。

**2** 外部から搬入した原材料・資材の外装は、埃や虫が付着している可能性があるので、そのまま清浄度の高い区域へ搬入してはならない。

**3** 不良品はなるべく受け入れ時に検出したうえで、細胞培養加工施設内に持ち込むべきである。

**4** 原材料・資材は、価格で他の供給者の製品に変更してもかまわない。

**5** 加工工程に投入する原材料は、最初に生物由来原料に該当するか確認すべきである。

**②** 以下の**1**から**5**までの記述のうち、誤っているものを**2**つ選びなさい。

**1**「−30℃以下で保管」と指定されている原材料の品質は、より低温の−150℃の超低温冷凍庫のほうが安定する。

**2** 供給者から調達する原材料・資材についての情報は、選定前だけでなく使用開始後も必要である。

**3** 供給者により有効期限が設定されていない原材料であっても、開封した後は適切な使用期限を設定することが望ましい。

**4** 冷凍庫は安定して運転していれば、温度記録は収集する必要がない。

**5** 受け入れ時に不良品を検出した場合、「不適合品」のラベルを貼るか不適合品置き場に移し、識別しなければならない。

**③** 以下の**1**から**5**までの記述のうち、誤っているものを**2**つ選びなさい。

**1** 生物由来原料に該当する原材料について、製造元の検査成績書を確認・保管すれば対応は十分である。

**2** 貴重な原材料を保管する温度管理設備には、万が一の事故を想定した対処を準備すべきである。

**3** 要求仕様で定めた品質の情報が検査成績書に記載されていない場合は、供給者に確認すべきである。

**4** 原材料・資材の受け入れの記録を保管しておくのは、患者の安全性の確保のためである。

**5** 原材料・資材の選定は、1品目について1社に限定すべきである。

**4** 以下の **1** から **5** までの記述のうち、誤っているものを **2つ** 選びなさい。

**1** 有効性の品質が高い原材料・資材であっても、安全性に関する規格を満たしていない場合は採用できない。

**2** 細胞培養加工施設で使用される原材料・資材は台帳として登録し、つど適切に更新すべきである。

**3** シングルユース器具の外装は、放射線照射で滅菌されているため、消毒用アルコールで拭く必要がない。

**4** 不良品の検出の情報を供給者にフィードバックすることで、品質改善が期待できる。

**5** 在庫している原材料・資材は適切に管理されているので、使用する際に使用期限や不良の有無を確認する必要はない。

**5** 以下の **1** から **5** までの記述のうち、誤っているものを **2つ** 選びなさい。

**1** 原材料・資材に識別管理用のラベルを貼ることは避けるべきである。

**2** 検査成績書が添付されている原材料・資材については、品質保証されているので受け入れ試験をする必要がない。

**3** 供給者において、原材料・資材について種々の変更やトラブルが発生する可能性があるので、早く情報を入手するためにコミュニケーションは大事である。

**4** クリーンルームに少量の原材料・資材を持ち込む際にも、作業者が更衣室から手持ちで搬入せず、パスボックスを使用すべきである。

**5** 細胞培養加工施設で使用する原材料・資材をあらかじめ登録することにより、誤った原材料・資材が使用されることを予防できる。

## 解答と解説

**❶ 解答：1、4**

解説：

**1** 臨床段階では、加工工程を実施できることだけでなく、移植される患者の安全性を確保するための品質も確認しなければならない。

**4** 加工工程に使用できる原材料・資材は、あらかじめ有効性と安全性の基準により選定され特定されているべきであり、それ以外の原材料・資材を使用すべきではない。

**❷ 解答：1、4**

解説：

**1** 供給者が想定していない温度条件下では容器が破損することが考えられる。成分だけでなく包装容器も含めて、原材料として認識すべきである。

**4** 温度管理設備は運転しているだけでなく、保管されている原材料の品質を保証するために温度記録を収集すべきである。

**❸ 解答：1、5**

解説：

**1** 「生物由来原料基準」の対象となる原材料については、検査成績書に記載されていない由来生物、製造工程、不活化処理工程などの情報の確認が必要である。

**5** 安定的な原材料・資材の調達のために、規格を満たす同等の原材料・資材はあらかじめ複数選定しておくことが望ましい。

**❹ 解答：3、5**

解説：

**3** 放射線照射済みの器具は包装内部の滅菌が保証されているが、外装は一般環境にさらされているため、消毒用アルコールによる除染は有効である。

**5** 外観試験による不良品の検出は、包装の外部からのため、完全ではない。作業者が使用直前に不良の有無を確認することも不良品の投入防止のために重要である。

**❺ 解答：1、2**

解説：

**1** 細胞培養加工施設内で管理されている原材料については、受け入れ試験に「適合」「不適合」、あるいは「使用期限」などのラベルを必要に応じて貼付し、誤った使用がされないよう識別すべきである。

**2** 供給者からの輸送中の品質変動の確認や、供給者で実施していない個別の要求品質については、重要度に応じて受け入れ試験を設定すべきである。

第2章 施設における製造管理

# 1. 入退室の管理

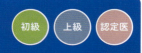

慶應義塾大学病院 臨床研究推進センター　伊藤 経夫

## Abstract

　細胞加工物を製造するに当たり、最も初歩的で重要な項目は、入退室の手順である。入室前に作業室として、製造に必要な環境が整っているかを確認後、入室することは基本的な考え方である。細胞加工物は、無菌性が担保される作業室で製造されるべきであり、製造作業者は無菌培養操作に精通しており、的確な技術を習得していなければならない。

　製造環境を支える基本的な要因は、細胞培養加工施設が基準を満たした条件で稼働しているかである。要件としては、「室圧」「清浄度」「室温・湿度」であり、これらが適切であるかを確認してから入室する必要がある。「作業者（人）は最大の汚染源でもある」ことを認識して、入室時の更衣についても適切な知識が必要である。更衣には、一次更衣と二次更衣があり、それぞれ目的に応じて区別する。退室に当たっては、他の製造の汚染源にならないように脱衣方法の知識を習得して行動する。

　このように適切な入退室管理が実施されてはじめて高品質の細胞加工物の製造が可能であるといえる。

- ▶ 入室の際には、清浄度・室圧などが適切であることを確認する。
- ▶ 製造環境を維持するため「室圧」「清浄度」「室温・湿度」の管理を行い、製品の品質保証をする。
- ▶ 清浄度の異なる区域は、グレードに応じた一次更衣、二次更衣を実施して適切な製造を行う。
- ▶ 細胞培養加工施設内は、定められた動線に従って行動し、交差汚染を起こさないよう考慮する。

## 1│語句の定義

細胞培養加工施設の構造・設備は、以下のように定義される。

①細胞培養加工施設：製造作業を行う施設全体をいう。

②作業室：作業所内の製造を行う部屋・区域をいう。

③作業管理区域：作業室および廊下で構成されていて、全体が同程度に清浄度の維持ができるように管理される区域をいう（作業室および二次更衣室）。

④無菌区域（無菌操作等区域）：作業所のうち、無菌化された薬剤または無菌化された容器が作業所内の空気に触れる場所、薬剤の充填作業を行う場所、容器の閉塞作業を行う場所および無菌試験などの無菌操作を行う場所をいう（バイオハザード対策用キャビネット〔安全キャビネット〕、アイソレータ）。

⑤清浄区域：作業所のうち、原料の秤量作業を行う場所、薬剤の調製作業を行う場所および洗浄後の容器が作業所内の空気に触れる場所をいう。

⑥貯蔵施設：恒温装置、温度計その他必要な計器を備えたものをいう。

## 2│入室前の点検

作業前に細胞培養加工施設が、適切な稼働状態にあるかを点検する必要がある。まず施設を維持管理するために「室圧」「清浄度」「室温・湿度」が定められた値を示しているか点検する。また、製造作業に使用する機器などは、前回使用した際に適切に稼働したかを知るため、前回の機器管理記録などを確認する。これらを一括して管理する「集中監視システム（環境モニタリングシステム）」の設置が必要である。このシステムはデータを確認して、これから始める作業環境が適切であるかを判断する必要がある。

### [1]「室圧」の確認

細胞培養加工施設の作業室（細胞加工室）に入室する前に、目的の細胞加工室およびその周辺区域の室圧を確認してから入室する。

現在の細胞培養加工施設では、無菌区域が設置されている作業室は、隣接する二次更衣室と脱衣室の室圧に高低差を設けており（例：二次更衣室30〜40Pa、脱衣室0〜−10Pa）、実際の作業室は平圧（0〜10Pa程度）に維持されている。これは、周囲からの空気を遮断する目的があり、作業室を圧力的に独立した構造として維持することで、一種の平圧封じ込め状態としている。つまり二次更衣室、脱衣室がエアロック室の役目を果たして、作業室の清浄度の維持を可能としている。

また、グレードの異なる隣接した区域間との差圧は、扉を閉じた状態

第3章 施設における衛生管理

1. 入退室の管理　461

で 10 ～ 15Pa、またはそれ以上の差圧を維持することが望ましい。入室に当たっては、この室圧を確認した後に入室することを推奨する[1]。

## [2]「清浄度」の確認

入室の際に確認すべき2つ目の項目は、清浄度である。細胞培養加工施設においては、一般的に無菌区域（無菌操作等区域）をグレードA、無菌区域が設置されている作業室をグレードBと定めている[2]。

無菌区域である安全キャビネットは、天板から吹き出された空気が垂直層流を形成して作業面に到達し、奥側と手前側に分かれて吸引口から吸い込まれる。さらに前面シャッターの吸引口からは、作業室の空気も吸引されており、一種のエアカーテン状態をつくり内部を封じ込めている。

また作業室は、天井に設置された給気装置（HEPA〔high efficiency particulate air〕フィルターつきFFU〔fan filter unit〕）から吹き出された清浄な空気が、床面近くのレターン（排気口）からレターンダクトを経由して再び給気装置に戻る流れが構成されている。排気装置（HEPAフィルターつきEFU〔equipment filter unit〕）は、天井に設置されるため、給気装置・レターン・排気装置の相対的な関係や室内設置機器の位置関係で室内は複雑な空気の流れが発生している[3]。そのため、安全キャビネット内の清浄度と作業室清浄度は異なった清浄度となる。この関係を入室前に確認することは、作業を行ううえで重要と考える。

## [3]「室温・湿度」の確認

3つ目の項目は、室温の確認となる。細胞製剤を製造する場合に、作業者は専用の服装に着替えるか、または重ね着をする。さらに作業室は、冷蔵庫、遠心機、インキュベータなどの熱を発生する機器が配置されている。このため作業中は室温が上昇する状況となり、作業者に不快な環境になりがちである。対策として通常の室温より少し低め（例：19 ～ 20℃）に設定する。

さらに、湿度に関しては公的な基準はないものの一般的な湿度（例：50％前後）に制御することを推奨する。ここで気をつけたいのは、静電気である。湿度（相対湿度）は、制御管理していない細胞培養加工施設内では、相当大きな幅で振れると考えられる。したがって培養加工中のピペット操作などでピペットの先に溶液滴が張りつきやすい状況となる。特にプラスチック資材を扱う細胞培養においては、細胞接着への影響も懸念される。静電気はどのような材料にも起こり得るため、さまざまな部材で構成され、接触や乖離の作業が繰り返される製造現場では、必ず静電気が発生する[4]。

静電気は、特に塵埃の発生しやすい場所では、空気処理システムによる排気が不十分になり得るため、注意が必要と考える。

### [4] 動線管理

　細胞培養加工施設においては、「作業者は最大の汚染源でもある」ことを認識すべきである。入室に際しては、手洗いおよび更衣などで衛生的な状態を保つよう心がけること。

　動線については、一方向性を基本として考え、人や物の交差を避けるべきである。交差汚染は、目的とする原料や製品の物質が、別の原料や製品に付着・混入することである。細胞培養加工施設内で複数の製造業務が行われる場合は、特に個々の業務関係者や原料・資材が共用区域ですれ違わないようにすることが重要である。「交差汚染がないこと」を証明するのは不可能に近いと考える。

　細胞培養加工施設に入室する作業者である「人」は、更衣室を経由する一方で、原料・資材などの「物」は、パスボックスを経由する。資材などは包装形態が3重包装になっており、1枚目を剥がしてから搬入する方法や資材表面を消毒用アルコールで清拭して、外部の塵埃・異物を内部に持ち込まないようにする対策が取られる。しかし、人は体の表皮を剥がすことや消毒ができないため、清潔な衣類で体を包み込む方法により、人体の汚れや異物を細胞培養加工施設内部に放出させないようにすることが求められる。

## 3 ｜ 入退室に関する注意

　上記で説明した事柄を理解したうえで、以下に入退室手順を示す。

### [1] 入室前の環境確認

　前述の項目を入室前に環境モニタリングシステムまたは各種マノメーター、ゲージなどで確認し、異常のないことを判断した後に入室する。

### [2] 入退室記録

　入室の際には、「入室目的」「作業室の種類・場所」「入室者の名前」「入室時間」を記録する。これは、製造に関する一連の作業記録となり、作業の適格性および作業者の責任所在を明確にする記録となる。

　さらに、「作業者の健康管理記録」「作業者の衛生管理記録」も併せて記入する。健康管理記録は、入室前の作業者の健康状態（例：体調、発熱、ケガなど）を自己申告として記載し、必要に応じて管理者の許可を得る。衛生管理記録は、入室手順に従って手洗いおよび不要品の持ち込み制限が実施されたかを記載する。

1. 入退室の管理　463

## [3] 手洗いの方法

　手洗いは、入室における衛生管理の基本となる。手洗いの方法は、「衛生的手洗い」を実施する。これは、医療関連の感染予防として行う方法であり、皮膚通過菌の大部分を除去し、手指を介した接触感染を防止することを最終目的としている。

　手洗いに先立ち、細胞培養加工施設内には持ち込み禁止である時計や指輪は、あらかじめ外す。手洗い手順は、以下の通り。①手指をこすり合わせて、よく泡立てる。②両手の指の間をこすり合わせる。③手背をもう片方の手のひらでこする。④指先でもう片方の手のひらをこすり、爪と指先を洗う。⑤第1指をもう片方の手で包み、こする。⑥両手首まで丁寧にこする。⑦流水で十分洗い流す。⑧ペーパータオルで拭いて、しっかり乾燥させる。

　図1に流水を用いる場合の手洗い方法を示した[5]。誰でも正しく手洗いが実施できるように、手洗い場に手順を掲示するとよいだろう。

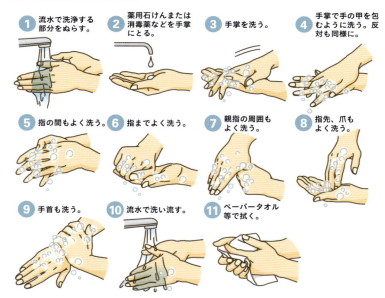

図1：流水を用いる手洗い方法

〔出所〕吉田製薬文献調査チーム：衛生的手洗い．消毒薬テキスト 第5版．吉田製薬，2016より改変．

## [4] 服装の種類

　製造に当たって最も重要な汚染源は、「人」である。製造作業は、作業室の清浄度グレードにより異なるため、更衣についても考え方を区別し

てもらいたい。

　作業室では基本衣類として、滅菌あるいは消毒された衣類、フード、シューズカバー、ゴーグル、マスク、手袋を装着して、汚染防止に努める。衣類には、作業性や周辺環境への発塵防止に優れた素材のものを選定する[1]。

　衣類から発生する微粒子は、被服内の圧力に変動が生じることで内部の塵埃が、襟元・袖口・ズボンの裾などから外部に出る。こうして外部に出た塵埃が汚染の原因となる。例えば、図2に示すような、1.一般白衣形式、2.化繊セパレート形式、3.クリーンスーツ形式などの服装形式で、図3に示すような行動パターンをしたとする。動作（a）は、空気の流れる方向に対して静止前向き・横向き・後向きで塵埃数を測定した。動作（b）は、空気の流れる方向に対して前向きで、腕の上下運動を30回と上体の前屈を30回行って、塵埃数を測定した。動作（c）は、空気の流れる方

図2：服装形式

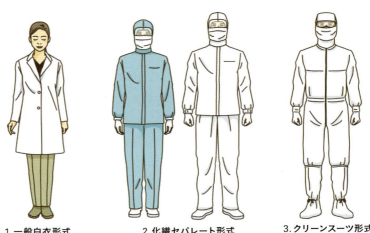

図3：行動パターン

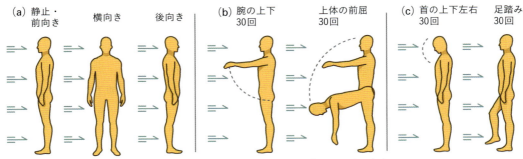

〔出所〕日本空気清浄協会：クリーンルーム環境の計画と設計 第3版．オーム社，2013より改変．

向に対して前向きで、首の上下左右運動を30回と足踏みを30回行った。この状況で塵埃数を測定してみると、**表1**に示すような結果が出た。つまり服装の種類1〜3の状態で、(a)〜(c)のような歩行などの動作が加わると、多くの塵埃が発生することが分かる。なかでも、比較的塵埃の少ない服装は、3.クリーンスーツ形式となるため、発塵防止にはこのような服装が望ましいと考えられる[6]。

**表1：服装の種類と動作からの発塵**

単位（個/min）

| 服装の種類 | 動作 (a) | 動作 (b) | 動作 (c) |
|---|---|---|---|
| 1.一般白衣形式 | 58,856 | 168,207 | 434,226 |
| 2.化繊セパレート形式 | 5,187 | 28,158 | 93,366 |
| 3.クリーンスーツ形式 | 9,336 | 63,729 | 89,992 |

〔出所〕日本空気清浄協会：クリーンルーム環境の計画と設計 第3版. オーム社，2013より改変.

①一次更衣

一次更衣は、清浄度グレードの低い場所（グレードC、D）で着用することを目的とし、比較的簡単に更衣できる形態のものを選択するとよい。一例としては、**図2**に示す2.化繊セパレート形式で、首元、袖口、裾がフィットしているタイプを選択する。被服内の塵埃を比較的外部に出さず、化繊素材は被服表面の塵埃発生も少ないとされている。

②二次更衣

二次更衣は、清浄度グレードの高い場所（グレードB）で着用することを目的とする。一般的にはクリーンスーツであり、タイプとしては「再生可能な化繊のクリーンスーツ」と「使い捨てのクリーンスーツ」の2つがある。それぞれ長所・短所を下記に示す。

(1) 再生可能な化繊のクリーンスーツ

体にフィットした素材で動きやすく、作業の動きによる表面のシワの発生が比較的少ない。半面コストが高く、クリーニングの手間や経費が発生する。

(2) 使い捨てのクリーンスーツ

比較的安価であり、表面の形状も発塵しにくい加工がなされている。しかし、サイズが限られているため、体にフィットしづらいことがあり、表面にシワが発生しやすい。

上記で述べた「表面のシワ」は、特に安全キャビネットを使用する作業

の場合に注意が必要である。安全キャビネットに腕を入れて製造作業を実施する場合にクリーンスーツの腕表面にシワができると、シワ部分から外気が安全キャビネット内に侵入して内部の汚染につながる可能性がある。これは、製造作業を対象とした安全キャビネットの気流試験（スモークテスト）でも証明されており、シワのできにくい方法を考案する必要がある。

## [5] 入室方法

ここでは、「使い捨てのクリーンスーツ」を用いた場合を説明する。

### ①入室準備

入室準備には、製造作業の汚染防止と作業者の汚染防止、という2つの目的がある。はじめに、製造作業に不必要なものを持ち込まないため、持ち物をロッカーなどに収納する。次に、入室目的・作業場所および入室時刻を所定の入退室記録に記載する。作業者自身の健康状態（自己申告制でよい）を所定の健康管理記録に残す。ウイルス感染者または発熱している作業者は入室不可である。さらに、衛生管理記録に持ち物の特定、履物の制限、化粧の有無について記載する。細胞培養加工施設は原則として化粧は不可である。その後、前述した方法に従い手洗いをする。

### ②更衣の手順

更衣は、各施設で手順が定められているため、これに従う。着衣・脱衣の手順は、実際の施設で実施し、最終的に衛生的で発塵の少ない方法を検討する。以下に一例を記載する。

#### (1) 一次更衣

マスク、ヘアキャップ、一次更衣の衣類、シューズカバー、手袋の順で着用するのがよいと考える。着衣が終了したら設置されている姿見（鏡）で体の背部を確認する。定められている更衣記録に確認事項を記載して入室する。必要に応じて同時刻に退室者がいないかどうかも確認してから入室する。

#### (2) 二次更衣

作業所（グレードB）に入室する際に実施する。基本的に滅菌されたクリーンスーツなどを着用する。二次更衣室に入室し、定められた手順に従い更衣するが、一般的にクリーンフードを着用する。これは目の部分のみ開口されているフードとなる。次にクリーンスーツを着用するが、この場合にスーツが床につかないように注意する。さらに、クリーンシューズカバーを着用するが、足首が長いブーツタイプであるため足首を固定する。最後に滅菌手袋を一次更衣で着用した手袋の上から装着し、クリーンスーツの手首部分を手袋内に納める。姿見で背部を確認した後、定められている更衣記録に記載する。

（3）アイソレータが設置されている場合

　近年、アイソレータを用いて製造を行う場合が多い。アイソレータは厳密に気密性が保たれていることを前提として、グレードAで管理されている。このためアイソレータが設置されている作業室は、グレードCの管理で可能と考える。したがって、更衣も一次更衣のような比較的容易な形式でよいと考える。

③退室の手順

　退室には、一次更衣の場所からの退室および二次更衣の場所からの退室がある。基本的に施設で定められた手順に従うこと。

（1）一次更衣の場所からの退室方法

　一次更衣を着用している作業室（グレードC）から退室するに当たり、一般作業区域に向かうため、作業衣を脱ぐことを前提として考える。この場合、一次更衣室または一次脱衣室を使用するが、脱衣場所を汚染から守り、一般作業区域に汚染物を持ち込まないようにする。脱衣の順番は、マスク、ヘアキャップ、一次更衣の衣類、シューズカバー、手袋の順とし、できる限り裏返しにたたむことを心がける。理由は、着衣の表面に付着している異物を一般作業区域に持ち込まないためである。

（2）二次更衣の場所からの退室方法

　二次更衣の衣類を脱ぐ場合は、次の区域（グレードC）に移動する際に汚染物を持ち込まないことを考慮する。具体的には、二次更衣で着用したクリーンスーツ類を脱ぐ。手順は、クリーンフード、クリーンシューズカバー、クリーンスーツ、滅菌手袋の順となる。二次更衣の衣類の下に一次更衣の衣類を着ているため、一次更衣の衣類に汚染物などが付着しないよう、二次更衣の衣類は、裏返しになるようにたたむことを推奨する。

　脱衣室から次区域へ移動する場合は、次区域に他の作業者がいないことを確認してから退室する。これは、他の作業者および他の原料・資材に対して交差汚染を防止するうえで重要である。

## 4｜おわりに

　細胞培養加工施設における入退室管理は、製品製造の無菌性を担保するための重要な一歩である。入退室管理では、①入室の目的を明確にする、②作業者を明確にする、③製造工程の無菌性を担保する、などのために、あらゆる条件や現状を把握し、定められた手順に従い、行動することが求められる。

　そのためには、入退室の手順書を作成し、作業者がこれを守ることにより製品の品質が確保されるとともに、作業者の安全も確保されると考えられる。

**文献**

1) 佐々木次雄：無菌操作法による無菌医薬品の製造に関する指針．平成 22 年度厚生労働科学研究（医薬品・医療機器等レギュラトリーサイエンス総合研究事業）医薬品の微生物学的品質確保のための新規試験法導入に関する研究．室井正志．2011; 22.

2) 厚生労働省：参考情報 無菌医薬品製造区域の微生物評価試験法．第十六改正日本薬局方：2012; 2046-2049.

3) 境 弘夫：GMP 準拠 細胞処理施設の基本．日本工業出版，2012; 94-99.

4) 菊永和也：目に見えない静電気の分布計測．現場の見えないを診る―製造インフラ診断技術（第 4 回）．PHARM TECH JPN 2016; 32(7): 85-89.

5) 吉田製薬文献調査チーム：衛生的手洗い．消毒薬テキスト 第 5 版．吉田製薬，2016.

6) 日本空気清浄協会：クリーンルーム環境の計画と設計 第 3 版．オーム社，2013; 48-49.

## まとめのページ

- ☐ 作業者が汚染物を持ち込まないよう清浄度に合わせた更衣を行う。

- ☐ 更衣の手順には意味がある。上から順に着ていき、最終的に手袋を装着する。

- ☐ 手洗いは衛生管理の基本となるため、「衛生的手洗い」を習得する。

- ☐ 入室前に細胞培養加工施設の稼働要件である「室圧」「清浄度」「室温・湿度」を確認する。

- ☐ 更衣は、作業の目的および場所（清浄度グレード）により、種類や方法が異なる。

- ☐ 服装の種類により発塵量が異なることを理解する。

- ☐ 更衣の種類は、清浄度グレードの低い場所は、一次更衣（例：化繊セパレート形式）とし清浄度グレードの高い場所は二次更衣（例：クリーンスーツ形式）とする。

- ☐ 脱衣の際には、周囲の区域を汚染しないよう、脱衣室の室圧を確認した後に行う。

## 練習問題

**❶** 以下の**1**から**5**までの記述のうち、誤っているものを**2つ**選びなさい。

**1** 着衣の場合は、クリーンスーツなどを床につけて着たほうがよい。
**2** 着衣の袖口は、手袋で覆うとよい。
**3** フードの襟元はクリーンスーツ内に入れて、首元をしっかり封入する。
**4** 着衣の足下は、シューズカバーの外に出したほうが動きやすいのでよい。
**5** 部屋が暑い場合でも、クリーンスーツをつまんで動かすなどの仕草は避けるべきである。

**❷** 以下の**1**から**5**までの記述のうち、正しいものを**2つ**選びなさい。

**1** 時計、指輪をつけたまま手洗いを行ってはいけない。
**2** 手洗いの方法は、後で手袋を装着するため、簡単な方法でよい。
**3** 手洗い後は、備えつけのペーパータオルで拭くとよい。
**4** 手洗い後のきれいな手で顔や髪を触ってから、そのまま入室してもよい。
**5** 細胞培養加工施設に入室直後であれば、忘れ物をしたとき入口から退室してもよい。

**❸** 以下の**1**から**5**までの記述のうち、誤っているものを**2つ**選びなさい。

**1** 細胞培養加工施設の入退室は、定められた動線で行動するとよい。
**2** クリーンスーツを袋から取り出す場合は、袋の周囲につけないよう注意する。
**3** 細胞培養加工施設は、限定された作業者のみ入室するため、入室に関する記録は不必要である。
**4** 手洗いの方法は、通常の手洗いでよい。
**5** クリーンスーツを着る場合は、襟元から着衣内の空気が漏れやすいため、襟元をしっかり封じるようにする。

**❹** 以下の**1**から**5**までの記述のうち、正しいものを**2つ**選びなさい。

**1** 更衣の目的は、作業者への汚染防止のみである。
**2** 作業者は、ウイルスに感染していても更衣によって万全を期すため、作業は可能である。
**3** 更衣の手順は、一般的な手順であれば特に細胞培養加工施設の手順に従わなくてもよい。
**4** 細胞培養加工施設に入室する際には、内部環境が正常であるかを確認してから入室する。
**5** 室圧は、細胞培養加工施設の清浄を保つうえで大切な条件である。

**⑤** 以下の**1**から**5**までの記述のうち、誤っているものを**2つ**選びなさい。

**1** 細胞培養加工施設では、グレードの異なる隣接した区域間の差圧を扉を閉じた状態で10〜15Pa、またはそれ以上に保つこと。

**2** 作業室での基本的衣類は、滅菌または消毒されたものでなくてもよい。

**3** 清浄度グレードの高い場所（グレードB）への入退室は、着衣・脱衣の区域を区分して運用するとよい。

**4** 作業室での衣類は、作業性や周辺環境への発塵防止に優れた素材のものを選定する。

**5** 作業者は、手首・首周囲など、多少の体の曝露はやむを得ない。

**⑥** 以下の**1**から**5**までの記述のうち、正しいものを**2つ**選びなさい。

**1** 製造作業を行う場合は、多人数で実施したほうが効率がよい。

**2** 着衣後の作業者は、不必要に壁や床に触れないようにする。

**3** 衛生的手洗いを実施したので、着衣や手袋が破損した場合でも直ちに交換する必要はない。

**4** 更衣では最初から清浄度の高いクリーンスーツを着るよりも、一次更衣、二次更衣のように着重ねをするとよい。

**5** 外部から細胞培養加工施設に入室する場合は、外部で着用していた靴のままで入室してもよい。

## 解答と解説

**❶ 解答：1、4**

解説：

**1** 着衣は、滅菌済みの物を使用する場合があるため、着衣の汚染防止のため床にはつけないこと。

**2** 着衣の袖口は、隙間があり着衣内部の空気が外に出やすいため、手袋で袖口をカバーすること。

**3** 着衣で内部の空気が最も漏れやすい場所は襟元であるため、隙間をふさぐためにフードの裾を着衣の内部に入れること。

**4** 着衣の裾は、隙間があり着衣内部の空気が外に出やすいため、シューズカバーで裾を覆うこと。

**5** 着衣内部の空気が外部に出る行為は禁物であり、暑い場合は、空調で調節すること。

**❷ 解答：1、3**

解説：

**1** 時計や指輪は菌が付着しやすい部分であるため、製造作業時は外すこと。

**2** 手は、汚染の原因となる部分であるため、製造作業前は必ず衛生的手洗いを実施すること。

**3** 手洗い後の手の乾燥は、被服などでは拭かず、ペーパータオルを用いること。

**4** 髪や表皮には、雑菌が付着しているため、手洗い後はむやみに触れないこと。

**5** 交差汚染防止のため、指示された一方向は守ること。

**❸ 解答：3、4**

解説：

**1** 交差汚染防止のため、定められた動線は守ること。

**2** クリーンスーツは滅菌されているため、汚染防止のため袋の周囲には触れないように取り出すこと。

**3** 入室に当たり作業予定を記録することは、責任所在を明確にするために重要である。

**4** 通常の手洗いでは、手の表皮に付着している菌は除去できない場合が多いため、衛生的手洗いを実施すること。

**5** 襟元から内部の空気が漏れにくくするため、フードの裾をクリーンスーツの内部に入れること。

**❹ 解答：4、5**

解説：

**1** 作業者と製品の汚染防止が目的である。

**2** 作業者が感染症に罹患している場合は、細胞培養加工施設の責任者に連絡・報告をするとともに、製造作業を行わないこと。

**3** 更衣は、必ず細胞培養加工施設の手順に従って実施すること。

**4** 細胞培養加工施設の環境管理として「室圧」「清浄度」「室温・湿度」「機器の稼働状況」が正常かを確認し、製造に支障がないことを確認してから入室すること。

**5** 室圧管理は、製造を行う場所を外部の汚染から守るため室圧を高く維持することなど、重要な条件である。

**⑤ 解答：2、5**

解説：

**1** 気流の逆転が起きないように十分な室間差圧を設けること。

**2** 作業室での衣類は、基本的に汚染防止の観点から滅菌または消毒されたものとすること。

**3** 交差汚染防止、一方向性動線の観点から、着衣、脱衣を区分して運用すること。

**4** 衣類からの発塵防止対策は、製造作業において汚染防止の観点から重要な要素である。

**5** 体表面からの汚染を防止するため、着衣後は環境に直接体表面が曝露しないようにすること。

**⑥ 解答：2、4**

解説：

**1** 作業シフトごとに作業前準備も含め発塵および汚染防止を考慮して、可能な限り少人数とすること。

**2** 手が汚染される可能性があるため、不必要に触れないようにすること。

**3** 衛生的手洗いを実施していても完全に手指が無菌状態になるわけではないため、着衣や手袋の破損から製品が汚染される可能性がある。直ちに対処すること。

**4** 細胞培養加工施設の清浄度グレードに応じた着衣を選択して、状況に合わせた着衣を選択すること。

**5** 作業所に入室する際は、汚染防止のため専用の履物を着用すること。

# 2. 作業区域での管理

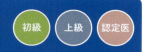

大阪大学医学部附属病院 未来医療開発部 未来医療センター　笠井 泰成

## Abstract

　再生医療や細胞治療に用いられる細胞や組織には、高いレベルで品質を保証し安全性を担保することが求められている。そのため、製造物の製造や品質管理は法令などの基準に沿って実施するとともに、細胞などの培養加工を行う施設内部の環境や、使用する設備機器を対象とした衛生管理を適切に実施するための基準書や手順書を作成し、施設ごとに保管することが要求されている[1]。

　特定細胞加工物/再生医療等製品（以下、細胞加工物）への異物混入を防ぎ、細菌やウイルスの感染を防止し、また細胞加工物の取り違えを防ぐためには、細胞培養加工施設の構造設備とその運用の両面から管理を行うことが必要である。作業区域の衛生環境を維持するためには、汚染の原因となる物質を作業区域に「持ち込まない」「発生させない」「堆積させない」、そして不要な物は速やかに「除去する」の原則に沿って管理を行う。また管理責任者だけでなく作業者も衛生管理に関する必要な知識と技術を習得し、さらに品質リスクマネジメント[2]なども活用しながら日々の作業における衛生管理を適切かつ確実に実施することが再生医療等の品質と安全性を恒常的に維持するためには不可欠である。

- ▶ 作業の内容や目的に合わせて、作業区域内の清浄度や環境微生物などに関する管理基準を適切に定める。

- ▶ 環境の汚染事故やトラブルなどを未然に防ぐためには、衛生管理の基準に「警報基準（アラートレベル）」と「処置基準（アクションレベル）」の2段階の基準を定めて管理を行う。

- ▶ 衛生管理を適切に実施するには、作業者に対して衛生管理に関する教育訓練を定期的に実施し、汚染事故などに関するインシデント情報を共有することにより、作業者の衛生管理に関する意識を高めておくことも重要である。

- ▶ 清浄度の低下や汚染事故が発生した場合には、他の製造物や原料・資材などへの汚染拡大を最小限に食い止めるため、事前に事故の対応手順などを定めておき、迅速な対応が行えるように努める。

## 1 | 衛生管理

　細胞培養加工施設内で細胞や組織を扱う際には、環境や作業者からの異物混入や病原体などの感染を防ぎ、また取り違えを防止し、製造物の品質や安全性を確保しなければならない。そのためには、作業内容に応じた環境を維持し、施設内に搬入する機器や物品の取り扱い、原料や資材の保管管理、入退室する作業者に対する衛生管理など、さまざまな運用について手順を定め、記録を保管し、施設の運営を実施することが必要である。

　細胞培養加工施設における衛生管理の目的は、主に以下の内容である。

　　①作業内容に合った環境（清浄度や環境微生物など）の維持管理
　　②製造物に対する微生物やウイルスなどの感染防止
　　③細胞や組織の取り違え防止や交差汚染の防止

　これらの目的を達成するためには、施設の構造設備の設計・施工（ハード）だけでなく施設の運用（ソフト）についても、必要とされる基準に基づいて手順を定め、日々の管理・運営を実施する必要がある。

## 2 | 環境基準

　作業区域の環境モニタリングは、日常的に実施する項目と定期的に実施する項目に分けられる。日常的に実施する項目として、空気中の浮遊微粒子測定や環境微生物の評価、室圧や室温などが挙げられ、定期的に実施する項目として、空調機の風量（換気回数）などがある。

　また、細胞培養加工施設の設置時に行う施設の適格性評価としての検証と、日常的に行われる作業中のモニタリングは区別されている。検証を行う際には、国際基準である「ISO 14644-1」[3] に沿って設備機器の適格性評価を行い、日常的なモニタリングを行う際には「ISO 14644-2」[4] や「第十七改正日本薬局方」（日局17）の参考情報[5]、「無菌操作法による無菌医薬品の製造に関する指針」[6] などに記載されている基準を参考にする。

### [1] 第十七改正日本薬局方

　日局17の参考情報に記載されている「空気の清浄度」の基準と「環境微生物の許容基準（作業時）」を**表1、2**に示す。細胞培養加工施設では、空気中に浮遊する微粒子の評価とともに、環境中に存在する微生物についても評価が必要となる。空気の清浄度には、作業時と非作業時の基準が示されており、非作業時の値は作業終了後15〜20分以内に基準に達することが求められている。浮遊している微粒子を一定の時間内に排除するためには、作業区域内の容積に応じて必要とされる風量（換気回数）を設定する必要がある。

**表1：空気の清浄度**

| グレード | 許容空中浮遊微粒子数（個/m³） | | | |
| | 非作業時[*1] | | 作業時 | |
| 大きさ | 0.5μm以上 | 5.0μm以上 | 0.5μm以上 | 5.0μm以上 |
|---|---|---|---|---|
| A | 3520 | 20 | 3520 | 20 |
| B | 3520 | 29 | 352000 | 2900 |
| C | 352000 | 2900 | 3520000 | 29000 |
| D | 3520000 | 29000 | —[*2] | —[*2] |

＊1：非作業時の値は、作業終了後、一般に15～20分後に達成されるべき値である。
＊2：この区域の許容微粒子数は、作業形態により異なる。
〔資料〕厚生労働省：第十七改正日本薬局方：2016.

**表2：環境微生物の許容基準（作業時）[*1]**

| グレード | 空中微生物 | | 表面付着微生物 | |
| | 浮遊菌 | 落下菌[*2] | コンタクトプレート | 手袋 |
| | (CFU/m³) | (CFU/プレート) | (CFU/24～30cm²) | (CFU/5指) |
|---|---|---|---|---|
| A | <1 | <1 | <1 | <1 |
| B | 10 | 5 | 5 | 5 |
| C | 100 | 50 | 25 | — |
| D | 200 | 100 | 50 | — |

＊1：許容基準は平均値評価とする。
＊2：プレート1枚当たりの測定時間は、最大4時間までとし、作業時間を通して測定を行う。
〔資料〕厚生労働省：第十七改正日本薬局方：2016.

　日常的に環境モニタリングを行う際には、「警報基準（アラートレベル）」と「処置基準（アクションレベル）」の2段階の管理基準を設置することが望ましい。警報基準は、潜在化している問題点を早期に警告するための目安であり、管理値を超えた場合に直ちに対応する必要はないが、原因究明のための行動を開始する必要がある。処置基準は、管理値を超えた場合に直ちに対処が必要となり、速やかに是正を実施する必要がある。環境モニタリングなどにより、製造施設の環境の劣化を早めに検出して原材料や製造物への汚染を未然に防ぐことも重要である。なお、モニタリングには測定値の監視だけでなく、測定値の記録も含まれている。短期間のモニタリングでは検出しにくいわずかな異常であっても、中長期的にモニタリングを行うことにより、その傾向の変化から潜在化している問題点を早期に検出できる可能性もある。

　日局17には環境モニタリングの頻度についても参考情報に記載がある**［表3］**。これらを参考にして、細胞培養加工施設の稼働状況に合わせ、

表3：モニタリングの参考頻度

| グレード | | 空中浮遊微粒子 | 空中微生物 | 表面付着微生物 | |
| --- | --- | --- | --- | --- | --- |
| | | | | 装置、壁など | 手袋、作業衣 |
| A | | 作業中 | 作業シフトごと | 作業終了後 | 作業終了後 |
| B | | 作業中 | 作業シフトごと | 作業終了後 | 作業終了後 |
| C、D* | 製品や容器が環境に曝露される区域 | 月1回 | 週2回 | 週2回 | ― |
| | その他の区域 | 月1回 | 週1回 | 週1回 | ― |

＊：製品を曝露しない場合などリスクが低い場合は測定頻度を適宜減らすことができる。

〔資料〕厚生労働省：第十七改正日本薬局方：2016.

モニタリングの頻度を定めて実施すべきである。なお、「作業シフト」とは同じ作業者またはグループによって実施される一定の作業または作業時間をいう。

## 3 環境評価

### [1] 浮遊微粒子

浮遊微粒子の測定はパーティクルカウンターを用いて実施する。パーティクルカウンターには、ハンディータイプ、据え置きタイプ、壁掛けタイプなどがあるが、ハンディータイプや据え置きタイプはさまざまな場所で測定が行えるため、施設の適格性評価を行う際などに用いられる。また、壁掛けタイプは日々複数のポイントを経時的に連続モニタリングする場合に用いられる。

清浄度（空中浮遊微粒子）の測定は、**表1**に示す通り非作業時と作業時のそれぞれで実施する。特にグレードAで細胞調製作業などを行うときには、測定間隔を短くした連続モニタリングが推奨される。グレードAにおいて製造物が環境に曝露された状態で作業が行われる場合には、その近傍でのサンプリングが必要となる。しかし、パーティクルカウンター本体をバイオハザード対策用キャビネット（安全キャビネット）の内部に設置できない場合には、本体を安全キャビネットの外に設置し、パーティクルカウンターの吸引ノズルにチューブを接続し、そのチューブを安全キャビネット内まで延長して作業区域内をモニタリングすることも可能である。その際に、チューブが曲がっていたり長すぎたりすると正確な測定ができない場合があるので注意が必要である。

### [2] 環境微生物

#### ①空中浮遊微生物（浮遊菌）検査

空気中に浮遊している環境微生物を捕捉するために、エアサンプラー

を用いて一定量の空気を吸引し、その中に含まれる微生物の数を計測する。エアサンプラーを使用する際には、事前にサンプリングヘッドを滅菌しておく。装置の吸引量や微生物の捕集能力などは定期的に確認をしておくことが望ましい。使用する培地の形状は使用するエアサンプラーに適合したものに限定される。また、安全キャビネット内でエアサンプラーを使用する際には、安全キャビネット内の気流に影響を与えないことを事前に確認しておく。空気のサンプリング量は一般的に1回につき0.5〜1.0m³とされているが、グレードAでのサンプリング量は1回につき1.0m³とする。

### ②空中浮遊微生物（落下菌）検査

　落下菌検査は、カンテン培地が入った直径90mmのシャーレを測定ポイントに設置し、一定時間蓋を開けた状態でサンプリングを行う。サンプリング後、蓋を閉じて培養を行い、コロニー数を計測する。サンプリング時間は、「作業時間を通して測定を行う」とされており、長時間の作業を行う際にはプレート1枚当たりの測定時間を最大4時間までとする（日局17参考情報）。

### ③表面付着微生物（付着菌）検査

　床や壁、ドア、手指、装置や作業衣の表面などの付着菌検査を実施する際には、対象物の形状に合わせて適切なサンプリング方法を選択する。

（1）コンタクトプレート法

　サンプリングを実施する場所が平滑でサンプリングに十分な面積が確保できる場合には、直径5.4〜6.2cmのコンタクトプレートを使用する。この場合、採取面積は24〜30cm²となる。サンプリング箇所にコンタクトプレート全面を均等に数秒間接触させる。サンプリング後、コンタクトプレートを静かに取り除き、接触箇所に付着した培地成分を無菌的に拭き取る。コンタクトプレートを適切な条件下で培養する。

（2）スワブ法

　サンプリングを実施する箇所が平滑でない場合は、微生物回収用の専用スワブを用いて、サンプリング箇所の一定範囲を一方向に拭き取る。このとき、拭き戻しをしてはいけない。サンプリング後にスワブを専用のリンス液に浸けて菌を捕集する。そのリンス液を培地に塗布して適切な条件下で培養する。

### ④培養

　環境微生物のモニタリングでは、さまざまな細菌を再現性高く検出するために使用する培地の選択が重要となる。培地の選択と培養条件は対象となる細菌によって異なるが、日局17の参考情報では、好気性細菌と酵母およびカビを対象とする場合にはソイビーン・カゼイン・ダイジェストカ

ンテン（soybean-casein digest agar：SCDA）培地を用いて、培養温度25 〜 30℃で5日間以上の培養により検出が可能としている。ただし、嫌気性細菌を検出する場合はSCDA培地を嫌気的に培養する必要がある。なお、防腐剤や殺菌剤（消毒液）などの影響を低減する目的で、培地にレシチン（L）やポリソルベート80（P）などの不活化剤を添加したSCDLカンテン培地やSCDLPカンテン培地を使用する場合もある。

## 4│清浄度管理区域

### [1] 清浄度管理区域

　清浄度管理区域は、作業空間内の浮遊微粒子数や微生物による汚染の程度が目的に応じて一定のレベルに維持管理されている区域であり、その作業内容により、「無菌操作等区域」「直接支援区域」「その他の支援区域」などに区分される。それぞれの区域での作業内容と必要とされる清浄度の一例を**表4**に示す。「開放系調製作業」とは細胞などが置かれた空間に作業者が存在する空間の空気がわずかでも流れ込む可能性のある状態での作業であり、安全キャビネット内に置かれた細胞などの操作を行う場合などがこれに該当する。また、「閉鎖系調製作業」とは細胞などが完全に隔離された空間のなかで取り扱われ、作業者など外部からの影響が完全に遮断された状態での作業で、閉鎖系の回路を組み込んだ装置を用いた作業がこれに該当する。

### [2] 人と物品の動線

　作業者と物品の動線が交差しないように適切に計画されていれば、原料や製造物が最短距離で流れ、生産効率の向上が期待されるだけでなく、汚染や混同の防止にもつながる。作業者と物品の動線に関する基本的なイメージを**図1**に示すが、理想的な動線を得るには施設内に十分な

表4：区域の清浄度と作業内容

| 区域 | | 清浄度 | 主な作業内容（エリア） |
|---|---|---|---|
| 清浄度管理区域 | 無菌作業等区域 | グレード A | 開放系調製作業 |
| | 直接支援区域 | グレード B | 閉鎖系調製作業* |
| | その他の支援区域 | グレード C | 資材保管、細胞保管（準備室、クリーン廊下など） |
| | | グレード D | （前室、エントランスなど） |
| 一般作業区域 | | （管理外） | 環境モニタリング、文書・記録の保管 |

＊閉鎖系調製作業：細胞などが完全に隔離された空間の中で取り扱われ、外部からの影響が完全に隔離された状態での作業（ただし、装置使用等の状況によりグレードC以下での運用も許容される場合がある）。

**図1：人と物品の動線管理（更衣と動線）**

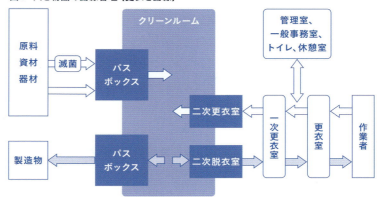

　広さが必要となる。実際には施設の広さや設備機器の配置にも配慮しながら最適な動線計画について検討しなければならない。また、作業者は清浄度管理区域内へ入室する際に定められた手順に沿って更衣を行う。

　清浄度管理区域へ持ち込む物品については滅菌と殺菌・消毒の区別を明確にし、資材や器具については原則として滅菌済みであることを原則とする。保管中の資材類については滅菌の有効期限にも留意する。消耗品などの物品は滅菌され、2重または3重に包装された状態のものが望ましく、清浄度の異なる区域へ持ち込む際に外装から剥がしていく。多重包装されていない物品については、包装の表面を消毒用エタノールなどで清拭してから搬入するが、この場合はエタノールで除去できない菌が存在することに留意する。ただし、ダンボール箱などの外装は清浄度管理区域内に入れてはならない。

　清浄度管理区域で使用する機器類は、できるだけ新品で未使用のものを設置する。機器類の搬入の際には、装置表面の可能な範囲を消毒用エタノールなどで清拭する。装置の内部に埃などが入り込んでいる場合には、前室など適切な場所で空運転を行い、できる限り埃などを排除しておく。

　製造物の交差汚染を防ぐために同時に同じ区域で複数のロットの製造物を扱ってはならない。また、1台のインキュベータには原則として1ロットの製造物だけを収納し、細胞や組織が入っている容器には製造番号や名称などとともにバーコードラベルなどを貼付して取り違え防止に努める。また、製造物や製造中間体を細胞調製室から搬出する際には、汚染や異物の混入を防ぐために適切な容器に収め密閉し、2重または3重に梱包しておく。

　安全キャビネットやアイソレータで複数のロットを連続で操作する際に

は、作業と作業の間で適切なチェンジオーバーを実施してから、次の作業を開始する。作業区域の定期的なサニテーションの実施も、交差汚染を防止し清浄度を維持するためには不可欠である。作業の前後に行う日常的なサニテーションや年に数回実施する大がかりなサニテーションは、手順書に沿って計画的に実施することにより異物や病原体などの増加を抑え効果的に排除することができる。

### [3] 設備機器のメンテナンス

　空調機器のメンテナンスには、日常点検から大がかりな定期点検までさまざまあるが、設備の不具合を未然に防ぐには日々の点検も重要である。点検項目は施設により異なるため各施設の設備機器に合わせて点検項目を明らかにして、その手順と許容範囲を定めておく。例えば、日々の点検項目として、エアフィルターの差圧やインバーターの表示値、異常音の発生、結露の有無などが挙げられる。また、数週間から月単位で外気取り込み口のプレフィルターを交換する。

　しかし、HEPA（high efficiency particulate air）フィルターなどの状態を正確に把握するには、定期点検の際に実施する各フィルターの風量測定が必要となる。HEPAフィルターなどの交換時期は、空調機器に対する負荷により異なる。例えば、細胞培養加工施設の外部環境、施設の使用頻度、作業室内の負荷（作業者や設備・機器などからの発塵量など）により異なるため、各施設の運用状況に合わせて点検や交換の時期を判断する。

　空調機器のメンテナンスを実施した後で、無菌操作区域などの清浄度が低下した可能性がある場合には、安全キャビネット内部などの除染を行う必要がある。以前はホルマリン燻蒸が行われていたが、環境汚染などが懸念されるため、今はあまり使用されなくなっている。その代替法として過酸化水素や過酢酸などによる除染方法が用いられている。

## 5 ｜ 更衣

　作業者の身体に存在している常在菌が作業環境中へ飛散し環境を汚染することを防ぐために、作業者は作業区域の清浄度に応じた更衣を手順書に沿って実施しなければならない。更衣の基本的な流れを以下に示す。

　①作業者は、事前に身体を清潔にしておく。長髪は束ねておく。

　②指輪などのアクセサリーは外しておく。

　③手順に沿って手洗いを行う。

　④一次更衣（マスク、ヘアキャップ、一次衣類の衣類、シューズカバー、手袋）を行ってから入室する。

　⑤細胞調製室へ入室する際には、二次更衣室で、一次更衣の衣類の

上から滅菌されたクリーンスーツ（ヘッドカバー、カバーオール、ブーツカバー）とマスク、滅菌手袋、ゴーグルなどを装着する。

⑥作業終了後は、二次脱衣室で二次更衣の衣類を脱衣する。交差汚染防止のため、二次更衣と二次脱衣は異なる部屋で行う。

⑦作業中の廃棄物や脱衣した二次更衣の衣類は適切に分別し廃棄する。必要に応じて廃棄物や脱衣した二次更衣の衣類はオートクレーブなどで滅菌してから廃棄する。

⑧退室後、再度手洗いを行う。

## 6｜作業者の健康管理

作業者は日頃から自身の健康状態に留意し、作業開始前には身体を清潔に保つ。また、定期的に健康診断などを受診して健康の維持に努める。作業者が感染症などに罹っている場合には、清浄度管理区域内の環境へ影響を及ぼす恐れが否定できるまで、作業には加わらない。

感染症などでない場合であっても、作業者は皮膚損傷や下痢、その他体調不良などが認められる場合には、その旨を責任者に報告し清浄度管理区域への入室について相談をする。報告を受けた責任者は、作業中のリスク発生や環境への影響について考慮し入室の可否を判断する。

## 7｜廃棄物の取り扱い

細胞などの培養作業で出た廃棄物については、作業室内で適切に分別してから廃棄する。例えば、廃棄物を感染性と非感染性に分けて、さらに可燃性と非可燃性に分ける。また、鋭利な物やガラス製の廃棄物は樹脂製の容器に入れるなどして区別する。

ウイルスベクターや改変された遺伝子などを扱った場合は、廃液や汚染された器具類、および二次更衣の衣類や手袋などを滅菌袋にまとめ、施設内のオートクレーブで処理を行ってから廃棄する。

**文献**

1) 厚生労働省：再生医療等製品の製造管理及び品質管理の基準に関する省令（平成26年8月6日厚生労働省令第93号）：2014.
2) 厚生労働省医薬食品局：品質リスクマネジメントに関するガイドライン（平成18年9月1日薬食審査発第0901004号・薬食監麻発第0901005号）：2006.
3) ISO 14644-1:2015 Cleanrooms and associated controlled environments—Part1: Classification of air cleanliness by particle concentration. 2015.
4) ISO 14644-2:2015 Cleanrooms and associated controlled environments—Part2: Monitoring to provide evidence of cleanroom performance related to air cleanliness by particle concentration. 2015.
5) 厚生労働省：参考情報 無菌医薬品製造区域の環境モニタリング法．第十七改正日本薬局方．（平成28年3月7日厚生労働省告示第64号）：2016; 2424-2429.
6) 佐々木次雄：無菌操作法による無菌医薬品の製造に関する指針．平成22年度厚生労働科学研究（医薬品・医療機器等レギュラトリーサイエンス総合研究事業）医薬品の微生物学的品質確保のための新規試験法導入に関する研究．室井正志：2011.

## まとめのページ

☐ 再生医療や細胞治療に用いられる細胞や組織には、高いレベルでの品質を保証し安全性を担保するために、細胞培養加工施設内部の環境や使用する設備機器などを対象とした適切な衛生管理の実施が重要である。

☐ 日常的な環境評価には、日本薬局方などの情報をもとに基準を定め、また環境汚染を未然に防ぐために、「警報基準（アラートレベル）」と「処置基準（アクションレベル）」の2段階の管理基準を設置する。

☐ 適切な衛生管理を実施するためには、細胞培養加工施設の構造設備（ハード）と運営に関する手順（ソフト）の両輪をバランスよく回すことが必要であり、作業者への衛生管理に関する教育訓練も重要である。

☐ 人と物品の動線管理は、製造物の生産効率の向上だけでなく製造物の汚染や混同の防止にもつながるため、各施設の広さや設備機器の配置にも配慮し、最適な動線計画について検討を行う。

☐ 搬入する資材や原料は、適切に滅菌または殺菌・消毒を行う。搬出する製造物や製造中間体は、適切な容器に収め密閉し、2重または3重に梱包しておく。

☐ 衛生管理に関わる設備機器のメンテナンスは、定期的に実施される大がかりな定期点検だけでなく日々実施される日常的な点検も重要であり、各点検項目について点検手順と許容範囲を定めておく。

☐ 作業者は日頃から自身の健康維持に留意し、作業を行う際には作業環境に応じて適切な更衣を行い内部環境の維持に努める。

## 練習問題

**①** 以下の**1**から**5**までの記述のうち、誤っているものを**2つ**選びなさい。

**1** 作業区域の衛生環境を維持するためには、汚染の原因となる物質を作業区域に「持ち込まない」「発生させない」「堆積させない」、そして不要な物は速やかに「除去する」の原則に沿って管理を行う。

**2** 衛生管理を的確に実施するためには、管理責任者が現場の細かな部分まで注意を払い監視を続けることが最も重要である。

**3** 細胞培養加工施設における衛生管理の目的の1つは、作業内容に合った環境（清浄度や環境微生物など）の維持管理である。

**4** 細胞や組織の取り違え防止や交差汚染の防止も、細胞培養加工施設における衛生管理の目的の1つである。

**5** 施設の構造設備について十分な設計・施工が行われていれば、衛生管理を問題なく実施できる。

**②** 以下の**1**から**5**までの記述のうち、誤っているものを**2つ**選びなさい。

**1** 衛生管理においても品質リスクマネジメントを活用して、汚染事故やトラブルを未然に防ぐように努める。

**2** 日常的にモニタリングを行う際には「警報基準（アラートレベル）」と「処置基準（アクションレベル）」の2段階の管理基準を設置することが望ましい。

**3** 日常的な環境モニタリングを行う際には、日局17の参考情報に記載されている基準などを参考にする。

**4** 環境モニタリングには警報装置を取りつけ、異常が速やかに検知できていれば、データの記録装置をつける必要はない。

**5** 細胞培養加工施設の環境基準は、設置時の施設の適格性評価の基準と日常的に行う環境モニタリングの管理基準は全く同じである。

**③** 以下の**1**から**5**までの記述のうち、誤っているものを**2つ**選びなさい。

**1** 日局17の参考情報には、空気中の浮遊微粒子数として作業時と非作業時の基準が示されており、非作業時の値は作業終了後1時間以内に基準に達することが求められている。

**2** 室圧の設定を行う際に、清浄度が異なる区域の間には、扉を閉じた状態で10〜15Paまたはそれ以上の差圧を設ける。

**3** グレードAの区域において清浄度（空中浮遊微粒子）の測定は、汚染を防止するため非作業時のみ実施する。

**4** 空中浮遊微粒子の測定を行う際には、測定する場所や測定頻度によって使用するパーティクルカウンターを使い分ける。

**5** グレードAにおいて製造物が環境に曝露された状態で作業が行われる場合には、空中浮遊微粒子の測定をその近傍でサンプリングする必要がある。

**2. 作業区域での管理　485**

**❹** 以下の**1**から**5**までの記述のうち、誤っているものを**2つ**選びなさい。

**1** 浮遊菌検査を行う際にエアサンプラーを使用する際は、事前にサンプリングヘッドを滅菌しておく。

**2** ポジティブ・コントロールでコロニーが確認できていれば、装置の吸引量や微生物の捕集能力などを定期的に確認する必要はない。

**3** 使用する培地の形状は使用するエアサンプラーに適合したものに限定される。

**4** 安全キャビネット内でエアサンプラーを使用する際には、安全キャビネット内の気流に影響を与えないことを事前に確認しておく。

**5** グレードAで浮遊菌検査を行う際の空気のサンプリング量は0.5m$^3$である。

**❺** 以下の**1**から**5**までの記述のうち、誤っているものを**2つ**選びなさい。

**1** 付着菌検査をコンタクトプレート法で行う場合のサンプリングは、24〜30cm$^2$の区域を対象とする。

**2** 付着菌検査をコンタクトプレート法で行う場合、培地を静かに取り除き、接触箇所に付着した培地成分を無菌的に拭き取る。

**3** 落下菌検査のサンプリング時間は、培地の乾燥を防ぐため1時間までとする。

**4** グレードAでは汚染を防止するために落下菌検査は省略できる。

**5** 環境微生物試験を行う際に、ソイビーン・カゼイン・ダイジェストカンテン（SCDA）培地を用いて培養温度25〜30℃、5日間以上の培養をすれば、好気性細菌と酵母およびカビの検出が可能である。

**❻** 以下の**1**から**5**までの記述のうち、誤っているものを**2つ**選びなさい。

**1** 作業者と物品の動線を分けることは、原料や資材などの汚染や混同の防止だけでなく、製造物が最短距離で流れ、生産効率の向上も期待される。

**2** 作業者は体調不良などが認められる場合には、その旨を責任者に報告し、清浄度管理区域への入室の可否について相談をする。

**3** 作業者は作業区域の清浄度に応じた更衣を手順書に沿って実施しなければならない。

**4** 空調機器の点検は、定期点検の際に信頼のある業者に依頼し計画通りに実施すれば問題ない。

**5** 細胞などの培養作業で出た廃棄物は、ひとまとめにしてから廃棄する。

## 解答と解説

**① 解答：2、5**

解説：

**2** 衛生管理の実施には、管理責任者だけでなく作業者も必要な知識と技術を習得し、日々の作業における衛生管理を実施することが重要である。

**5** 衛生管理には、施設の構造設備（ハード）だけでなく施設の運用（ソフト）についても、必要とされる基準に基づいて管理・運営を実施する必要がある。

**② 解答：4、5**

解説：

**4** 環境モニタリングには警報装置とデータの記録装置の両方を取りつける。

**5** 細胞培養加工施設の設置時に行う施設の適格性評価の基準と、日常的に行われる作業中の環境モニタリングの基準は異なる。

**③ 解答：1、3**

解説：

**1** 非作業時の値は作業終了後15〜20分以内に基準に達することが求められている。

**3** 清浄度（空中浮遊微粒子）の測定は、非作業時と作業時のそれぞれで実施する。

**④ 解答：2、5**

解説：

**2** 装置の吸引量や微生物の捕集能力などは定期的に確認する。

**5** グレードAでのサンプリング量は、1回につき$1.0m^3$とする。

**⑤ 解答：3、4**

解説：

**3** 落下菌検査のサンプリング時間は、作業時間を通して測定を行う。ただし、長時間の作業を行う場合には、4時間ごとにカンテン培地を取り替える。

**4** グレードAでも作業時間を通して落下菌検査を実施する。

**⑥ 解答：4、5**

解説：

**4** 空調機器の点検では、差圧計やインバーターの表示、異常音の発生などの監視を日々続けることも重要である。

**5** 細胞などの培養作業で出た廃棄物は、作業室内で手順書に沿って適切に分別してから廃棄する。

**2. 作業区域での管理** 487

# 3. 消毒剤

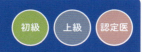

山陽小野田市立 山口東京理科大学　尾家 重治

## Abstract

　消毒は熱水や消毒剤で行う。これらのうち、洗浄装置を用いた熱水（70〜93℃）消毒は、細菌芽胞（スポア）を除く全ての微生物に有効で、かつ残留毒性がないなどの利点がある。このため耐熱性の器具や器材の消毒に用いられる。

　一方、消毒剤は高水準、中水準および低水準に分けられる。高水準消毒剤（過酢酸、グルタラール、フタラール）や中水準消毒剤に当たる次亜塩素酸ナトリウムは、細菌芽胞を含む全ての微生物に有効である。中水準消毒剤に当たるペルオキソ一硫酸水素カリウム、ポビドンヨードおよびアルコールは、細菌芽胞を除く全ての微生物に有効である。また、低水準消毒剤（クロルヘキシジングルコン酸塩、ベンザルコニウム塩化物など）は、一般細菌および酵母様真菌に有効である。消毒剤は生体、環境および非耐熱性の器具や器材の消毒に用いられる。

- ▶ 高水準消毒剤は効力が強いが、毒性も強いので、清拭法での使用を避ける。
- ▶ 次亜塩素酸ナトリウムは全ての微生物に有効であるが、その蒸気（塩素ガス）が粘膜を刺激するので、換気の悪い場所での広範囲面積の清拭を避ける。
- ▶ アルコールは細菌芽胞を除く全ての微生物に有効であるが、引火性に注意を払う。
- ▶ ベンザルコニウム塩化物やベンゼトニウム塩化物などの第4級アンモニウム化合物はMRSAなどの細菌や、カンジダなどの酵母様真菌に有効であるが、細菌汚染に注意を払う。

## 1 はじめに

消毒とは病原微生物を殺滅することである。消毒は器材や用具などに対しては熱（熱水、蒸気）や消毒剤で、生体や環境などに対しては消毒剤で行う。

## 2 熱が第一選択消毒法である

図1に、微生物を熱抵抗性が強い順に並べるとともに、熱の抗菌スペクトル（範囲）を示した。70～93℃の熱（熱水や蒸気）は細菌芽胞を除く全ての微生物に有効である。また、熱は消毒剤に比べて、効果が確実、残留毒性がない、ランニングコストが安いなどの利点がある。したがって、鋼製小物、耐熱性プラスチック器材、リネンおよび食器などには熱消毒が適している。例えば、腸管出血性大腸菌（*Escherichia. coli* O157など）やノロウイルスで汚染された下着の消毒には、消毒剤よりもむしろ80℃・10分間などの熱水洗濯のほうが効果は確実である。

表1に、熱による消毒例をまとめた。熱消毒を行うための各種の自動洗浄機が発売されている[1～9]。

図1：微生物の熱抵抗性の強さ、および熱の抗菌スペクトル

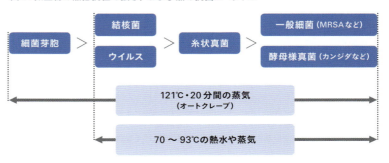

## 3 消毒剤は第二選択消毒法である

熱消毒が行えない場合には、消毒剤による消毒を行う。

### [1] 微生物の消毒剤抵抗性と、消毒剤の抗菌スペクトル

図2に、微生物を消毒剤抵抗性が強い順に並べるとともに、消毒剤の抗菌スペクトル（範囲）を示した。

消毒剤に最も抵抗性を示すのは細菌芽胞である。細菌芽胞を殺滅すれば、全微生物を殺滅することになり、消毒よりむしろ滅菌になる。

細菌芽胞の次に抵抗性を示すものとして結核菌（*Mycobacterium tuberculosis*）などの非定型抗酸菌やウイルスが挙げられる。非定型抗酸菌は外膜がろう質で覆われており、消毒剤が効きにくい。一方、ウイルスの消毒剤抵抗性はウイルス間での差が大きく、最も抵抗性が強いのはノロウイルスや

**表1：熱による消毒例**

| 方法 | 消毒対象 | 利用する装置（条件） |
|---|---|---|
| 熱水 | 鋼製小物<br>耐熱性プラスチック器材 | ウオッシャーディスインフェクター*1<br>（80〜93℃・3〜10分間）<br><br>小型　中型　大型 |
| | | 家庭用の食器洗浄機<br>（70〜80℃・10分間など） |
| | リネン | 熱水洗濯機<br>（70〜80℃・10分間）<br><br>小型　中型 |
| | 食器 | 食器洗浄機<br>（家庭用：70〜80℃・10分間など、<br>業務用：70〜80℃・10秒間など）<br><br>家庭用　業務用 |
| 蒸気 | 差し込み便器<br>尿器<br>ポータブルトイレ<br>のバケツ<br>吸引瓶<br>陰洗ボトル | フラッシャーディスインフェクター*2<br>（90℃・1分間） |

＊1：「洗浄→熱水消毒」の工程が自動的に行える装置
＊2：「汚物処理→洗浄→蒸気消毒」の工程が自動的に行える装置

A型肝炎ウイルスなどで、次いでアデノウイルスなどである。ヘルペスウイルスやインフルエンザウイルスなどは細菌と同様に抵抗性が弱い。

その次に消毒剤抵抗性を示すものとして、アスペルギルス属（*Aspergillus* spp.）などの糸状真菌が挙げられる。

消毒剤に最もよい感受性を示すものとして、メチシリン耐性黄色ブドウ球菌（*Staphylococcus aureus*：MRSA）などの一般細菌やカンジダ・アルビカンス（*Candida albicans*）などの酵母様真菌が挙げられる。

一方、消毒剤は高水準、中水準および低水準に分けられる。これらのうち、過酢酸（アセサイド®など）、グルタラール（ステリスコープ®、ステリハイド®Lなど）およびフタラール（ディスオーパ®など）などの高水準消毒剤や、中水準消毒剤のうちの次亜塩素酸ナトリウム（ミルトン®、ピューラックス®など）は、全

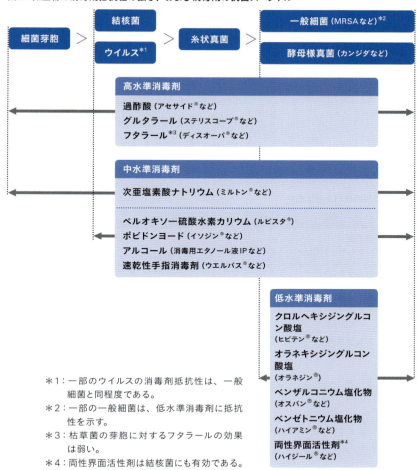

図2：微生物の消毒剤抵抗性の強さ、および消毒剤の抗菌スペクトル

ての微生物に有効である。なお、次亜塩素酸ナトリウムは汚れ（有機物）の存在で効力低下が生じやすいので、中水準消毒剤に分類されている。

次に広いスペクトルを示すのは、中水準消毒剤のうちのペルオキソ一硫酸水素カリウム（ルビスタ®）、ポビドンヨード（イソジン®、ポビドンヨード消毒液10%「ケンエー」など）およびアルコール（消毒用エタノール液IP、消毒用エタプロコール®など）である。これらの消毒剤は細菌芽胞を除く全ての微生物に有効である。

一方、クロルヘキシジングルコン酸塩（ヒビテン®、マスキン®など）やベンザルコニウム塩化物（別名として第4級アンモニウム化合物や逆性石けん；オスバン®、ザルコニン®など）などの低水準消毒剤は、一般細菌や酵母様真菌などに有効で、抗菌スペクトルの狭い消毒剤といえる。

表2に、主な消毒剤の使用上の留意点を示した。

## 4 | 消毒剤各論

消毒剤の使用に当たっては、効力、材質に及ぼす影響、および医療スタッフへの毒性などを考慮する必要がある。**表3**に、環境消毒に用いる消毒剤について示した。

### [1] 過酢酸、グルタラール、フタラール

これらの高水準消毒剤は内視鏡の消毒に適している[10]。しかし、これらの高水準消毒剤は毒性が高いので、環境消毒には適さない[11〜14]。例えば、床や安全キャビネットなどへの清拭使用は望ましくない。

**表2：消毒剤の使用上の留意点**

| レベル | 消毒剤 | 使用濃度 | 消毒対象 | 使用上の留意点 |
|---|---|---|---|---|
| 高水準 | 過酢酸<br>アセサイド®など | 0.3% | 内視鏡 | ・付着に注意<br>・蒸気の曝露に注意<br>・適用後には十分なすすぎ（リンス）が必要 |
| | グルタラール<br>ステリスコープ®など | 2〜3.5% | | |
| | フタラール<br>ディスオーパ®など | 0.55% | | |
| 中水準 | 次亜塩素酸ナトリウム<br>ミルトン®など | 0.01%<br>(100ppm) | 「食」関連器材<br>「呼吸器」関連器材 | ・金属腐食性<br>・塩素ガスの曝露に注意<br>・ティッシュペーパーや<br>　ペーパータオルなどで効力低下<br>・木質の（木でできた）箇所の消毒には不適 |
| | | 0.1%<br>(1,000ppm) | 環境<br>（細菌芽胞、ウイルス、細菌） | |
| | ペルオキソー硫酸水素カリウム<br>ルビスタ® | 1%<br>(有効塩素濃度は<br>約1,000ppm) | 環境<br>（ウイルス、細菌） | ・木質の（木でできた）箇所の消毒には不適 |
| | ポビドンヨード<br>イソジン®など | 原液 | 手術野<br>創部<br>粘膜 | ・新生児への大量使用を避ける<br>・患者と手術台の間に溜まるほどの<br>　大量使用を避ける |
| | アルコール<br>消毒用エタノール液IPなど | 原液 | 正常皮膚<br>アンプル、バイアル<br>環境（ウイルス、細菌） | ・引火性に注意<br>・粘膜や損傷皮膚には禁忌 |
| | 速乾性手指消毒剤<br>ウエルパス®など | 原液 | 手指 | ・目に見える汚れがある場合には用いない<br>・手荒れや創がある場合には用いない<br>・引火性に注意 |
| 低水準 | クロルヘキシジングルコン酸塩<br>ヒビテン®など | 0.05% | 創部 | ・濃度間違いに注意<br>・含浸綿球（ガーゼ）は細菌汚染を<br>　受けやすい |
| | オラネキシジングルコン酸塩<br>オラネジン® | 1.5% | 手術野 | ・眼や耳などには用いない |
| | ベンザルコニウム塩化物<br>オスバン®など | 0.02% | 粘膜 | ・生体適用では濃度間違いに注意<br>・含浸綿球（ガーゼ）は細菌感染を<br>　受けやすい<br>・食器用洗剤（ファミリー®など）との<br>　併用で効力低下 |
| | ベンゼトニウム塩化物<br>ハイアミン®など | 0.1〜0.2% | 器材<br>環境（細菌） | |
| | 両性界面活性剤<br>ハイジール®など | 0.1〜0.2% | 器材<br>環境（細菌） | |

**表3：環境消毒に用いる消毒剤**

| 消毒剤 | 特徴 |
|---|---|
| 次亜塩素酸ナトリウム<br>・ミルトン®<br>・ピューラックス®　　など | ・細菌・ウイルス・細菌芽胞に有効<br>・金属腐食性<br>・塩素ガスが粘膜を刺激する |
| ペルオキソ一硫酸水素カリウム<br>・ルビスタ® | ・細菌・ウイルスに有効<br>・次亜塩素酸ナトリウムの改良型 |
| アルコール<br>・消毒用エタノール液IP<br>・消毒用エタプロコール®　　など | ・細菌・ウイルスに有効<br>・速乾性<br>・引火性 |
| ベンザルコニウム塩化物<br>・オスバン®<br>・ザルコニン®　　など | ・細菌に有効<br>・含浸綿球（ガーゼ）は細菌汚染を受けやすい<br>（24時間以内に作り替える） |
| 両性界面活剤<br>・ハイジール®<br>・エルエイジー®　　など | |

**[2] 次亜塩素酸ナトリウム**

　本剤は汚れ（有機物）により不活性化を受けやすい性質を有するものの、過酢酸やグルタラールと同様に広範囲抗菌スペクトルを示す消毒剤である。細菌芽胞やウイルス汚染の環境の消毒には、0.1%（1,000ppm）液での清拭を行う[15]。

　なお、本剤は金属腐食性が強いので、鋼製器材の消毒には適さない**[図3]**。また、本剤は遮光下では比較的安定であるものの[16]、直射日光下では急速に分解する**[図4]**。さらに、本剤の蒸気（塩素ガス）は粘膜を刺激するので、換気の悪い場所での広範囲清拭を避ける。

**[3] ペルオキソ一硫酸水素カリウム**

　本剤は次亜塩素酸ナトリウムの塩素臭と材質劣化作用とを改善した製剤である。ただし、細菌芽胞に対する本剤の効果は、次亜塩素酸ナトリウムに比べて劣る。環境や精密器機などの清拭消毒に使用する。

**[4] ポビドンヨード**

　本剤は生体用の消毒剤である。

図3：次亜塩素酸ナトリウムは金属腐食性を示す

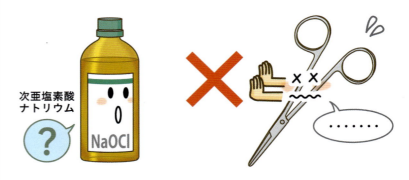

図4：直射日光下（夏季）での0.1％（1,000ppm）次亜塩素酸ナトリウムの安定性

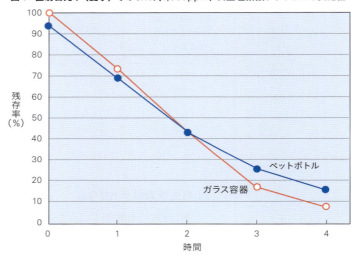

## [5] アルコール

　アルコールのうち、エタノールとイソプロパノールが強い消毒効果を示す。これらのうち、エタノールは酒税がかかるため高価であるが、毒性が低いメリットがあり、76.9〜81.4 vol%エタノール含有製剤（消毒用エタノール）が汎用されてきた。しかし現在は、消毒用エタノールに3.7％イソプロパノールを添加して酒税が免除された製剤（消毒用エタノール液IPなど）が、毒性およびコスト面から汎用されている。

　アルコールは細菌芽胞には無効なものの、細菌およびウイルスに効果を示す。また、速乾性であり、汚れの除去効果も期待できるため、器材や環境の消毒に汎用されている［図5］。引火性に注意する［図6］[17]。

　一方、消毒用エタノールを主成分とする速乾性手指消毒剤が手指に汎用されている。

図5：安全キャビネットの消毒

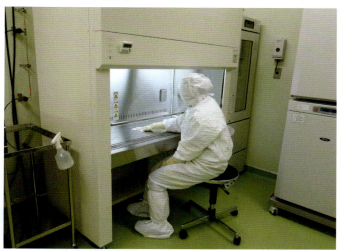

消毒用エタノールが適している。
（山口大学医学部附属病院輸血部/再生・細胞治療センター センター内にて撮影）

図6：アルコールの引火性に注意！

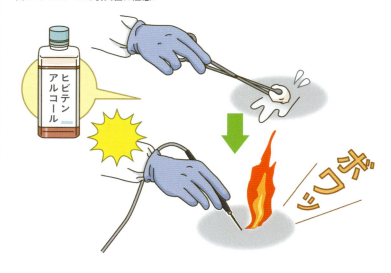

## [6] クロルヘキシジングルコン酸塩やベンザルコニウム塩化物などの低水準消毒剤

　これらの低水準消毒剤は、生体やMRSAなどの細菌汚染の環境の消毒に汎用されている。

　低水準消毒剤を含浸した綿球（ガーゼ）は、長期間にわたる分割使用やつぎ足し使用により細菌汚染を受けやすいとの認識が必要である。図7に、低水準消毒剤の含浸綿球（ガーゼ）の細菌汚染例を示した。汚染原因としては、水分を含んだ綿球（ガーゼ）からの栄養分が、緑膿菌などに

とっての好適な増殖環境となることが挙げられる[18〜20]。したがって、低水準消毒剤の含浸綿球（ガーゼ）の作り替えは、乾燥または滅菌済みの容器を用いて24時間ごとに行う必要がある[図8]。このほか、滴下式清拭用具への低水準消毒剤のつぎ足し使用も、細菌汚染の原因になる。

## 5 | おわりに

消毒剤は消毒対象に応じて使い分ける必要がある。また、低水準消毒剤は使用法を誤ると汚染源になることに留意したい。

**図7：低水準消毒剤の含浸綿球（ガーゼ）の細菌汚染例**

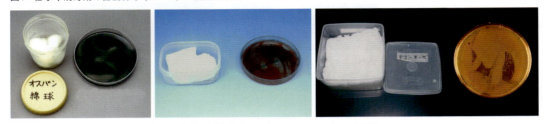

左：0.02％ベンザルコニウム塩化物含浸綿球の緑膿菌（*Pseudomonas aeruginosa*）汚染。
　　3カ月間にわたって分割・つぎ足し使用を行っていた。
中：0.02％ベンザルコニウム塩化物含浸ガーゼのセラチア・マルセッセンス（*Serratia marcescens*）汚染。
　　7日間にわたって分割使用を行っていた。
右：0.2％両性界面活性剤含浸ガーゼのアルカリゲネス菌（*Alcaligenes xylosoxidans*）汚染。
　　6カ月間にわたって分割・つぎ足し使用を行っていた。

**図8：低水準消毒剤の含浸綿球（ガーゼ）は24時間ごとに廃棄する**

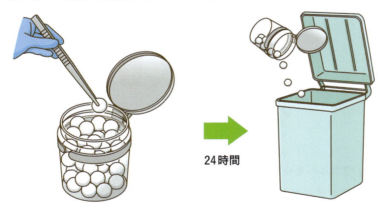

**文献**

1) 小林寛伊（編）：新版 消毒と滅菌のガイドライン． へるす出版，2011.

2) Collins BJ: Heat disinfection and disinfector machines. J Sterile Ser Manage 1985; 3(3): 7-8.

3) Sarll D, Whittle G: Decontamination of equipment, linen or other surfaces contaminated with hepatitis B and/or human immunodeficiency viruses. Br Dent J 1991; 171(9): 267-268.

4) 尾家重治，神谷 晃：メチシリン耐性黄色ブドウ球菌（MRSA）に対する温水の効果． 環境感染 1993; 8(1): 11-14.

5) Oie S, Kamiya A, Tomita M, et al.: Efficacy of disinfectants and heat against Escherichia coli O157:H7. Microbios 1999; 98(389): 7-14.

6) Miles RS, Wolfe R, Malcolm-Smith N, et al.: Evaluation of the draeger anaesthetic equipment washing machine (ANDA 9002). J Hosp Infect 1989; 13(4): 399-411.

7) Smith MD, Box T, Pocklington ML, et al.: An evaluation of the Hamo LS-76 washing, drying and disinfecting machine for anaesthetic equipment. J Hosp Infect 1992; 22(2): 149-157.

8) Barrie D: The provision of food and catering services in hospital. J Hosp Infect 1996; 33(1): 13-33.

9) Nyström B: New technology for sterilization and disinfection. Am J Med 1991; 91(3B): 264S-266S.

10) ASGE Quality Assurance In Endoscopy Committee, Petersen BT, Chennat J, et al.: Multisociety guideline on reprocessing flexible gastrointestinal endoscopes. Gastrointest Endosc 2011; 73(6): 1075-1084.

11) 尾家重治，神谷 晃，宮野直之，他:2% グルタラールの曝露による医療従事者の副作用． 手術医学 1995; 16(4): 615-618.

12) Nayebzadeh A: The effect of work practices on personal exposure to glutaraldehyde among health care workers. Ind Health 2007; 45(2): 289-295.

13) Rideout K, Teschke K, Dimich-Ward H, et al.: Considering risks to healthcare workers from glutaraldehyde alternatives in high-level disinfection. J Hosp Infect 2005; 59(1): 4-11.

14) Ruddy M, Kibbler CC: Endoscopic decontamination: an audit and practical review. J Hosp Infect 2002; 50(4): 261-268.

15) Oie S, Obayashi A, Yamasaki H, et al.: Disinfection methods for spores of Bacillus atrophaeus, B. anthracis, Clostridium tetani, C. botulinum and C. difficile. Biol Pharm Bull 2011; 34(8): 1325-1329.

16) Rutala WA, Cole EC, Thomann CA, et al.: Stability and bactericidal activity of chlorine solutions. Infect Control Hosp Epidemiol 1998; 19(5): 323-327.

17) 木村 哲，佐藤重仁，田島啓一，他：電気メスの火花がアルコール含有消毒液およびスポンジ枕に引火し熱傷を生じた症例． 手術医学 1995; 16(2): 222-223.

18) Oie S, Yoshida H, Kamiya A: Microbial contamination of water-soaked cotton gauze and its cause. Microbios 2001; 104(409): 159-166.

19) Oie S, Kamiya A: Microbial contamination of antiseptics and disinfectants. Am J Infect Control 1996; 24(5): 389-395.

20) Oie S, Kamiya A: Microbial contamination of antiseptic-soaked cotton balls. Biol Pharm Bull 1997; 20(6): 667-669.

## まとめのページ

- [ ] 消毒剤は高水準、中水準および低水準に分けられ、消毒対象に応じて使い分ける必要がある。

- [ ] 過酢酸（アセサイド®など）、グルタラール（ステリスコープ®、ステリハイド® L など）およびフタラール（ディスオーパ®など）などの高水準消毒剤は、効力が強いが毒性も高いので、清拭法では使用しない。

- [ ] アルコールは細菌芽胞には無効であるが、細菌およびウイルスに効果を示す。また、速乾性で、汚れの除去効果も期待できるため、器材や環境の消毒に汎用される。なお、引火性に注意する。

- [ ] クロルヘキシジングルコン酸塩やベンザルコニウム塩化物などの低水準消毒剤の含浸綿球（ガーゼ）は、細菌汚染を受けやすいとの認識が必要である。

## 練習問題

**❶** 次の消毒剤の含浸綿球（ガーゼ）のうち、細菌汚染を受けやすいものを1つ選びなさい。

**1** 消毒用エタノール
**2** ベンザルコニウム塩化物
**3** 次亜塩素酸ナトリウム
**4** ポビドンヨード
**5** 過酢酸

**❷** クロストリジウム・ディフィシル (*clostridium difficile*) の芽胞に有効な消毒剤を1つ選びなさい。

**1** 消毒用エタノール
**2** ベンザルコニウム塩化物
**3** 次亜塩素酸ナトリウム
**4** ポビドンヨード
**5** クロルヘキシジングルコン酸塩

**❸** 安全キャビネットの消毒に適した消毒剤を1つ選びなさい。

**1** 過酢酸
**2** ポビドンヨード
**3** 消毒用エタノール
**4** フタラール
**5** グルタラール

## 解答と解説

**① 解答：2**

解説：

**2** ベンザルコニウム塩化物などの第4級アンモニウム化合物の含浸綿球（ガーゼ）は、長期間にわたる分割使用やつぎ足し使用で細菌汚染を受ける。

**② 解答：3**

解説：

**3** 細菌芽胞に有効な消毒剤は、高水準消毒剤と次亜塩素酸ナトリウムである

**③ 解答：3**

解説：

**3** 過酢酸、フタラールおよびグルタラールなどの高水準消毒剤は細菌芽胞にも有効であるが、毒性も強いので環境消毒には用いない。また、ポビドンヨードは生体用の消毒剤である。一方、消毒用エタノールは抗菌スペクトルが広く速乾性で、かつ軽い汚れであれば、その除去効果が期待できるため、安全キャビネットの清拭消毒に適している。

# 4. 防虫・防鼠・防菌対策

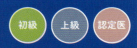

アース環境サービス株式会社 彩都総合研究所　筒井 正造

## Abstract

　本節では、厚生労働省令で定められている基準、通知に記載されている事項について確認を行い、細胞培養加工施設における衛生管理、防虫・防鼠・防菌対策について説明する。

　細胞培養加工施設の防虫・防鼠・防菌対策は、外壁、内壁、空調設備、電気設備、給水・排水設備などの設備と、作業者の入退出や機材、原料、資材、製品、廃棄物の搬入搬出で区分される作業区域設備を組み合わせて管理しなければならない。

　細胞培養加工施設において、空調設備基準、使用水・排水設備基準の設定および管理手順を定めて運用することは、防虫・防鼠・防菌対策において極めて重要である。さらに、細胞培養加工施設への入退出手順、更衣手順、設備機器搬入手順、原材料品・加工品・製品の搬入搬出手順、保管管理手順、廃棄物搬出管理手順などを整備し、教育訓練を受けた作業者、管理責任者を置くことで、適正な運用が可能となる。

　また、細胞加工時の微生物、微小昆虫などによる汚染や異物混入を発生させないためには、製造環境を維持するためのサニテーション、除染、空調設備のメンテナンスの定期的な実施、およびそれらの実施方法や頻度・評価方法の設定と運用、その妥当性の定期的な確認も必要である。製品への微生物汚染防止、昆虫などの異物混入防止の管理手法にはいくつかの有効な方法があるが、品質リスクマネジメント手法を用いるものは特に有用である。

- ▶ 細胞培養加工施設の防虫・防鼠・防菌対策において、設備基準と管理手順を定めることは必須である。また、作業者、管理責任者は、それらを実行するための教育訓練を受け、力量を身につける必要がある。

- ▶ 清潔作業区域にもチャタテムシ、ダニなどの微小昆虫が生息するリスクがある。監視を怠らず、予防的な計画と有効な管理を行うことが求められる。

- ▶ 防虫・防鼠・防菌対策を実行するために必要な、日常的、定期的、臨時的な作業は、明確にされ、有効かつ安全に実施される必要がある。

- ▶ 細胞培養加工施設において、異物混入や微生物汚染防止のための管理手法として、品質リスクマネジメント手法を用いることは、衛生管理状況の全体が把握され、実施の優先順位の明確化につながる。

## 1｜防虫・防鼠対策

　細胞培養加工施設の衛生管理において、防虫・防鼠対策を実践、実施運用するためにまず必要なことは、施設の構造設備を十分理解し、各種手順の必要性と重要性を理解することである。外部からの虫の侵入、鼠族の侵入は、①施設の外周部の構造、②施設内の区域分けの内装構造、③クリーンルームの清浄度管理区域設備、の3重の設備構造で防止する。

　定期点検を行う際は、シャッター、ドア、給気口、排気口、排水口、照明カバー、電気配線、配電盤、流し台、手洗い設備、幅木、壁、天井（天井裏）、床（床下）の隙間や破損、コーキング剤の仕上げ状態などが、重要な点検ポイントとして挙げられる。点検の方法には、目視点検および一定期間トラップを設置・配置して行う捕獲調査がある。細胞培養加工施設の危険度は、各作業区域にどのような昆虫が、どれほどの数が生息しているか、鼠の生息があるかないかを調べることで確認できる。調査の結果が危険度の高い状態を示す場合は、昆虫や鼠の侵入経路や、生息場所を特定して対策を実施し、その有効性の確認を行う。トラップによる捕獲調査結果や、対策結果は記録として保管管理する。

### [1] 防虫対策

#### ①昆虫の種類と特徴

(1) 飛翔昆虫

　飛翔昆虫の大半は、外周部から侵入する。代表的な昆虫としては、蚊、ユスリカ、キノコバエ、ショウジョウバエ、イエバエ、タマバエなどが挙げられる。侵入経路としては、シャッター、ドア、窓の開放時や隙間、給気・排気設備のフィルター周囲の隙間や設備不良、不適切な構造設備が挙げられる。また飛翔昆虫を誘引する要因として、電灯（紫外線）、気圧、臭気、熱源などがある。特に重要視して点検、補修をしなければいけないのは、空調設備である。施設内への飛翔昆虫の侵入の大半は、施設内部から外部へ向けた陽圧管理（10～15Pa）を行うことで防止することができる。

(2) 歩行昆虫、虫

　代表的な昆虫、虫としては、クロゴキブリ、アリ、ヤスデ、ワラジムシ、ダンゴムシ、タカラダニ、クモなどが挙げられる。点検ポイントとなる侵入源は複数存在する。

- シャッター、ドア、窓の隙間
- 給気・排気設備のフィルター周囲の隙間や設備不良
- 排水溝の構造設備不良
- 外壁の隙間やヒビ割れ、補修不良
- 内壁・床の隙間やヒビ割れ

・配線ボックス、電気コンセント周囲のコーキング不良　　など

(3) 内部発生昆虫

　外周部から侵入、または資材・機材に付着して持ち込まれ、施設内に定着し、発生を繰り返す（ライフサイクルを構築）。代表的な昆虫、虫はショウジョウバエ、チョウバエ、チャバネゴキブリ、チャタテムシ、ダニ、クモなどである。特に細胞培養加工施設で問題とされるのは、チャタテムシ、ダニ、クモなどである。チャタテムシは、約1カ月で成虫となり、その後は毎日1〜2個の卵を産み続ける。環境条件が整えば半年は生息が可能であり、1頭のチャタテムシが、数カ月後には数万〜数十万頭に増えることもある。また、チャタテムシはカビを食べるので、その体内にもカビを保有している。チャタテムシに寄生する寄生蜂が細胞培養加工施設内で発生し、問題になる場合もある。

②昆虫の侵入・生息の3大要因

　細胞培養加工施設への昆虫の侵入・生息の3大要因を、以下に例としてまとめた。

(1) 施設内の機器の管理不足

　インキュベータ、バイオハザード対策用キャビネット（安全キャビネット）、アスピレーター、遠心分離機、オートクレーブなど、設備や機器のメンテナンス不良が原因となり、残留栄養物から食菌性昆虫がライフサイクルを構築するケース。標準業務手順書（standard operating procedures：SOP）での管理が可能である。

(2) 人や物からの持ち込み（入退出時の侵入も含む）

　外周部から施設内に入る際に、人や物に付着していたものが排除されずに、そのまま持ち込まれてしまうケース。また扉などが開放されることにより、空間差圧（陽圧管理）が維持できなくなり気流とともに侵入するケース。SOPでの管理が可能である。

(3) 施設建材の劣化・不良

　細胞培養加工施設の大半がパネルで組まれたバリア性の高い構造となっているが、恒久的に維持されているとは限らない。シール材の経年劣化や振動などにより1mmにも満たない隙間を生じることは多々起こり得る。このようなわずかな隙間から侵入を繰り返しているケース。SOPでは管理が不可能である。

　上述の細胞培養加工施設で問題となりやすい昆虫の特性をよく理解したうえで、施設設備の運用状態が適正であることを確認し、定期的な目視点検とトラップを用いた調査を実施することで、適正な状態が維持される。

③薬剤を用いた化学的処理

　細胞培養加工施設内での殺虫剤散布を通常時に実施することは、薬剤残留による作業室や製品への汚染リスクが高いことから、適正な方法とはいえない。ただし、予防対策の手段として、外周で昆虫が大量発生した場合や季節的な影響、周囲の自然環境に応じて使用することができるように、対象となる昆虫に有効な薬剤成分、薬剤の種類をリスト化しておくことは必要である。ハード設備改善、メンテナンス対策に加え、予防的な処置として化学的薬剤処理による対策を併用することで、適正な運用管理が可能となる。使用される殺虫剤としては、ピレスロイド系殺虫剤、有機リン系殺虫剤、カーバメイト系殺虫剤、成長抑制系殺虫剤などがある。また、対策の実施、結果は記録として保管管理する必要がある。

### [2] 防鼠対策

　日本に生息しており、特に問題となりやすい鼠は、クマネズミ、ドブネズミ、ハツカネズミの3種である。それぞれの生息場所、侵入経路、行動範囲は異なる。細胞培養加工施設においては、鼠そのものが製品へ混入するリスクはほとんど考えられないが、鼠の毛、糞が原料、資材などに付着して持ち込まれる可能性はあり、混入リスクがないとはいえない。鼠の生息により最も問題を引き起こすリスクが高い事項は、配線などを齧り停電を発生させること、または生産施設を停止させることである。

　昆虫と同様に定期的な目視点検、トラップの設置点検、および熱検知センサー[図1]、光線検知センサーなどを用いた監視を組み合わせて、適正な管理状況にあるかどうかを常時確認し、その結果を記録、保管する必要がある。鼠族対策は専門性を要するため、専門業者への委託を行う方法もある。

## 2│防菌対策

　細胞培養加工施設での微生物汚染として考えられるリスクを抽出することも必要である。微生物汚染対策として最も重要な項目は、空調設備管理である。日常点検として温度、湿度、室内差圧、フィルター間の差圧の点検を行い、記録する必要がある。清浄度管理区域については、これらの日常点検に加えて、定期的に浮遊微生物の測定を行い、その結果を記録し、管理基準値を逸脱していないか確認することが必要である。管理基準値逸脱時には、原因を究明し、有効な改善対策を実施したうえで、再評価を行い、清浄度管理区域が正常状態にあることを確認、記録する。

　検出した微生物については、遺伝子分析や同定検査を実施して、土壌由来、ヒト由来などの確認を行うことも、汚染要因の特定と的確な対策

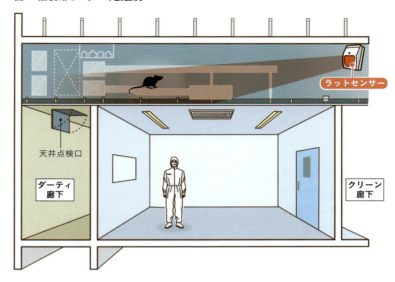

図1：熱検知センサーの設置例

実施につながり、また科学的根拠として説明する基礎データとなる。人、原料・資材からの持ち込みによる微生物汚染もリスクとなる。

微生物汚染防止のための入退室手順、更衣手順、原料・資材・機材の搬入搬出手順などを順守し、定期的なサニテーション、空調のメンテナンス、清浄度管理区域の除染などと組み合わせて、継続的に対策を実施していくことが防菌対策につながる。作業環境の清浄状態を確認するためには、微生物迅速測定法を用いた検査も有効な方法である。

## [1] サニテーション・除染

サニテーションに使用する薬剤には、エチルアルコール、イソプロピルアルコール、過酢酸製剤、過酸化水素、二酸化塩素、ベンザルコニウム塩化物などがある。また、除染剤として使用する薬剤には、ホルマリン、過酸化水素、過酢酸製剤、二酸化塩素などがある。日常サニテーション、定期サニテーション、除染は、どの微生物に対してどの薬剤が有効かを確認し、併せて細胞に対する影響についても考量したうえで、有効かつ安全に実施することが求められる。

ホルマリンによる除染は、安価で、芽胞菌やカビなどの微生物に対する効果があり、汎用されてきたが、発がん性の問題や環境汚染の観点から近年規制が強まった。米国食品医薬品局（Food and Drug Administration：FDA）査察、EU査察においては、ホルマリンを使用している施設は指摘の対象とされるか、または改善要求がなされている。今後の除染剤の選択においては、各国の基準も視野に入れた十分な考量を要する。

サニテーションに使用した薬剤、除染剤については、実施日時、対象場所、使用薬剤名、実施者、希釈濃度、除染レベルを記録し、保管する必要がある。また、日常サニテーション、定期サニテーション、定期メンテナンス、定期除染、定期微生物調査、微生物同定検査、遺伝子分析結果などを総合的に分析、解析することで、現在の防菌対策の手順が妥当であるかどうかの確認ができ、また衛生管理上の予防的管理にもつながる。

## 3 リスクマネジメント手法を用いた防虫・防鼠・防菌対策

細胞を製造・加工する際に、培養液内に昆虫が混入することはあってはならないことである。昆虫の体表には抗生物質に耐性をもつ真菌類や、*Bacillus* 属をはじめとする芽胞菌、さらには *Micrococcus* 属、*Staphylococcus* 属といったヒトの常在菌などが存在している [図2]。これらの菌が昆虫によりあらゆる場所へ媒介、拡散されると、非常に危険な環境が生み出される。また、昆虫が侵入可能な隙間が存在するということは、バリア性が担保できていないことを示し、構造設備規則に基づく施設の安全性の決壊を意味することになる。このような状況が突然発生するようなことがないように、品質リスクマネジメント手法を用いた防虫・防鼠・防菌対策を行うことが求められる。

防虫・防鼠・防菌対策において、品質リスクマネジメント手法を用いてリスク抽出を行い、その危険度に基づき、対策 (点検、補修、メンテナンス、教育訓練) を実施することは、リスクの低減につながる。リスクマネジメントプロセスでは、リスクアセスメント (リスク特定、リスク分析、リスク評価) を実施し、その結果に基づいてリスクコントロール (リスク低減、リスク受容) の計画を行い、その計画を実施し (リスクマネジメントプロセスのアウトプット〔結果〕)、評価を定期的 (例えば1年に1回) に行う。

### [1] 防虫対策におけるリスクアセスメントの事例

防虫対策においては、リスクの特定、分析、評価をまず実施する必要がある。

①リスクの特定

歩行昆虫、虫:クロゴキブリ、ヤスデ、ワラジムシ、ダンゴムシ、アリ、タカラダニ、チャタテムシ、クモなど。

飛翔昆虫:ユスリカ、キノコバエ、蚊、ショウジョウバエ、イエバエ、タマバエなど。

②リスクの分析

施設設備点検項目、チェックシートなどを活用して、昆虫が混入する要因を抽出する。

**図2：昆虫の体表に存在する細菌類**

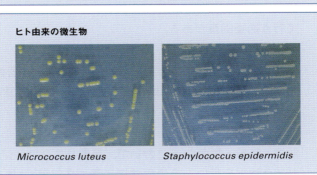

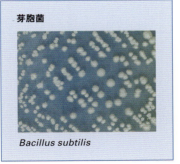

（アース環境サービス株式会社 社内にて撮影）

③リスクの評価

　細胞培養加工施設への昆虫の侵入場所（一次更衣室、非作業区域など）、生息場所（二次更衣室、清潔作業区域など）、昆虫の種類や数などで、重大性（大、中、小）、発生確率（3カ月に1度、毎月など）、検出性（全数検査以外に検出できない）から評価する。

　細胞培養加工施設にて防虫・防鼠・防菌対策を実施するうえでの、品質リスクマネジメントを用いた管理手法は、計画の見直しに役立つ有用性の高い方法であり、今後も推奨されるものである。

## まとめのページ

☐ 外部からの虫の侵入、鼠族の侵入は、①施設の外周部の構造、②施設内の区域分けの内装構造、③クリーンルームの清浄度管理区域設備、の３重の設備構造で防止する。

☐ 定期点検の方法には、目視点検および一定期間トラップを設置・配置して行う捕獲調査がある。

☐ 昆虫の侵入・生息の３大要因は、①施設内の機器の管理不足、②人や物からの持ち込み（入退出時の侵入も含む）、③施設建材の劣化・不良である。

☐ 防虫・防鼠・防菌対策において、品質リスクマネジメント手法を用いてリスク抽出を行い、その危険度に基づき対策（点検、補修、メンテナンス、教育訓練）を実施する。

## 練習問題

**①** 以下の**1**から**5**までの記述のうち、誤っているものを**全て**選びなさい。

**1** 細胞加工時の、微生物・微小昆虫などによる汚染や異物混入の予防対策のために、製造環境を維持するためのサニテーション、除染、空調メンテナンスを定期的に実施する必要がある。

**2** 細胞培養加工施設において、空調設備基準、使用水・排水設備基準の設定および管理手順を定めて運用することは、防虫・防鼠・防菌対策において極めて重要である。

**3** 細胞培養加工施設の防虫・防鼠・防菌対策においては、設備基準と管理手順が定められていれば、管理者が教育訓練を受ける必要はない。

**4** 製品への微生物汚染や昆虫などの異物混入防止の管理手法として、品質リスクマネジメントは有効な方法である。

**5** 清潔作業区域内には、チャタテムシやダニなどの微小昆虫は生息しないため、防虫対策は実施しなくてよい。

**②** 以下の**1**から**5**までの記述のうち、誤っているものを**全て**選びなさい。

**1** 飛翔昆虫の侵入を予防するために、特に重要視して設備点検、補修をしなければならないのは空調設備管理である。飛翔昆虫の作業室内への侵入は、陽圧管理をすることで大半を防止することができる。

**2** 細胞培養加工施設で問題となる昆虫、虫は、チャタテムシ、ダニ、クモなどである。チャタテムシはカビを食べ、その体内にもカビを保有している。

**3** 細胞培養加工施設でチャタテムシやダニが大量に捕獲、または確認された場合は、直ちに殺虫剤を用いて駆除を行い、正常な状態に戻す。

**4** 細胞培養加工施設内での微生物汚染などを防ぐために、日常的にはアルコールを用いたサニテーション、定期的には高所箇所を含めた塵埃除去のサニテーションを実施して、清潔作業管理区域の清浄度を維持する。その際、過酢酸製剤などの除染剤を使用する。

**5** サニテーションに使用した薬剤、除染剤の使用と結果の記録、定期微生物検査、微生物同定検査、遺伝子分析結果などを総合的に分析、解析することで防菌対策の管理手順が妥当かどうかを確認することができる。

**4. 防虫・防鼠・防菌対策　509**

第3章　施設における衛生管理

**❸** 以下の**1**から**5**までの記述のうち、誤っているものを全て選びなさい。

**1** インキュベータ、安全キャビネット、アスピレーター、遠心分離機、オートクレーブなどのメンテナンス不良を原因とした残渣栄養物から、チャタテムシなどの食菌性昆虫類がライフサイクルを構築することがある。

**2** 細胞培養加工施設のパネルで組み込まれたバリア性が高い構造は、恒久的に維持されるのでシールの劣化や振動などの影響はなく、補修の必要はない。

**3** 細胞培養加工施設での防鼠対策は、鼠そのものが製品へ混入するリスクはほとんど考えられないので、問題が確認されたときに点検、補修を実施すればよい。

**4** 昆虫類の体表に存在している抗生物質に耐性をもつ真菌類や、*Bacillus*属をはじめとする芽胞菌、ヒトの常在菌が、昆虫類によりあらゆる場所へ媒介、拡散され、非常に危険な環境が生み出される可能性がある。

**5** 細胞培養加工施設を除染する際には、安価で効果のあるホルマリン除染を実施するのがよい。また、米国FDA査察、EU査察においても、ホルマリン使用についての指摘を受けることはない。

## 解答と解説

**❶ 解答：3、5**

解説：

**3** 管理者には教育訓練を受け、必要な力量を身につけていることが求められる。施設管理者となる者は生物学の専門知識を有する者が適切とされており、認定医、臨床培養士の資格をもつことが望ましい。

**5** 清潔作業区域においても防虫対策を実施することが必要である。

**❷ 解答：3**

解説：

**3** 殺虫剤を用いての駆除を実施する際には、対象場所を確認し、細胞培養加工施設に対する殺虫剤の残留や細胞への影響を十分考量したうえで使用する必要がある。チャタテムシ、ダニなどの発生原因、侵入原因を特定し、アルコール、二酸化塩素などの殺菌剤・除染剤を用いたサニテーションおよびコーキング剤での補修作業を中心に計画を立て、施工作業を行い、細胞培養加工施設を正常な状態に戻すことが望ましい。

**❸ 解答：2、3、5**

解説：

**2** 細胞培養加工施設のほとんどがパネルで組み込まれたバリア性が高い構造となっているが、シールの劣化や振動などによる影響を受け、恒久的には維持されないため、定期的な点検と補修が必要である。

**3** 定期的な目視点検、トラップの設置点検、熱源センサーや光センサーなどを用いた監視は必要である。問題が確認されたときの点検、補修の効果確認、評価も必要となる。

**5** 今後、細胞培養加工施設のホルマリン除染については、米国FDA、EU、医薬品医療機器総合機構（PMDA）の査察において労働安全性、環境汚染問題の事項から改善要求、または指摘を受ける可能性が高くなる。安全性および有効性の高い除染剤の選択を検討することが望ましい。

第3章 施設における衛生管理

4. 防虫・防鼠・防菌対策　511

# 1. 品質管理とは—概要と品質管理体制

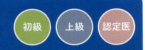

株式会社ジャパン・ティッシュ・エンジニアリング　畠 賢一郎

## Abstract

　再生医療を実施するうえで、特定細胞加工物/再生医療等製品（以下、細胞加工物）の品質管理は極めて重要である。しかし、これら品質管理の対象物はばらつきが大きく、不均一性の高いものである。そのため、品質管理を行う際には最終段階の出荷規格のみで管理するのではなく、原料管理、工程内試験、中間体の試験などを積極的に用いる。さらに、欧米では規制の原則として「Risk Based Approach」という概念が提唱されている。Risk Based Approachとは、審査の対象となる製品の臨床適用におけるさまざまなリスク、および品質・有効性・安全性に関する製品固有のリスク因子を同定し、その影響の度合いを科学的に評価することにより、規制の方針・内容を定めるアプローチ方法である。

　さらに、これらのリスクを管理するうえで、「品質リスクマネジメント」という概念が用いられている。品質リスクマネジメントとは、製品の初期開発から製造販売が終了するまでの全期間にわたり、製品の品質に対するリスクについて適切な手続きに従い評価、管理などを行い、製品の製造手順などと品質の継続的改善を促進する主体的な取り組みをいうものである。こうした配慮を通じて、細胞加工物の品質を適切に保っていく必要がある。

- ▶ 細胞加工物の品質を高めるためには、最終段階の規格のみで管理するのではなく、原料管理や工程内試験などを用いて総合的に行う必要がある。
- ▶ 細胞加工物など従来の医薬品と異なるものについては、「Risk Based Approach」と呼ばれる概念をもとに、品質管理の方法が考案されてきた。
- ▶ 品質管理を実施する際には、「品質リスクマネジメント」と呼ばれる手法を通じて当該製品固有のリスクを把握かつ低減する必要がある。
- ▶ 細胞加工物を培養製造する施設においては、製造部門と品質部門はそれぞれ独立している必要がある。

## 1 再生医療における品質管理

　再生医療や細胞治療を実施するうえで、細胞加工物の品質管理は極めて重要である。しかし、これら品質管理の対象となるものが生きている細胞であるために、ばらつきが大きく不均一性の高いものにならざるを得ない。さらに、細胞の生き死にや増殖活性、分化の程度や機能発現の有無など、その細胞の特性を表す項目はあまりにも複雑でたくさんある。品質管理とはいっても、これらを一連のものとしてみるには困難が多いと言わざるを得ない。

　このような状況に鑑み、再生医療や細胞治療に用いる細胞加工物は、最終段階の出荷規格のみで管理するのではなく、原料管理、工程内試験、中間体の試験などを積極的に用いるべきである。特に工程内試験では、細胞の増殖能や形態、さらには培地中の成分変化などを適切に観察することで多くの情報を得ることができる。こうした製造工程におけるモニタリングでは、あらかじめ細胞の培養中の変化について適切な特性解析を通じて変動の範囲を調べておき、観察項目に取り入れることも重要である。加えて、細胞加工物においては、時間的な制約から、最終段階の出荷試験における項目が限られることが想定される。そういった理由からも工程管理においてばらつきを把握するとともに、それらの恒常性を保っておくべきといえるだろう。

　本節では、こうした再生医療や細胞治療における品質管理について、その概要を示すとともに必要な品質管理体制を述べることとする。冒頭に記した通り、当該内容についてはいまだ結論に至っていないものも多い。そのため、本節ではできる限り規制・制度の観点を取り入れつつ、特殊な内容について合理的な解説に努めた。また、品質管理体制などについては「医薬品、医療機器等の品質、有効性及び安全性の確保等に関する法律」（医薬品医療機器等法）と「再生医療等の安全性の確保等に関する法律」（再生医療等安全性確保法）の間にも記載に若干の相違がある。本節では双方に共通の概念を解説するとともに、必要に応じてその出典を明らかにする。

## 2 品質管理の原則

　再生医療の品質管理は、通常の医薬品・医療機器と異なり、最終細胞加工物/製品の出荷規格のみで判定できるとはいえない。さらに、単一の成分で構成されているわけではないので、何が有効成分であり、何が不純物であるかも明らかではない。例えば、皮膚を構成する細胞には、通常、表皮角化細胞に加え色素を産生するメラノサイト、免疫を司るランゲルハンス細胞、感覚受容体に関連するメルケル細胞などが存在し、加えて線維芽細胞もその構成要素である。皮膚から採取した細胞群を培養した場合、必然的にこれら多種類の細胞が培養中に存在することにな

る。その場合、どれが有効成分となる細胞で、どれが不純物といえるのだろうか。さらに、生体ではこれらの細胞が一定の割合で混ざって存在しているのだろうが、その割合を再現することは必須なのだろうか。またその割合が崩れた場合、完成した培養組織（この場合には皮膚再建用の細胞加工物）の品質にいかなる問題を引き起こすのだろうか。

　前述のごとく再生医療で取り扱う細胞を、単に医薬品と同様に扱うのは現実的ではない。そこで、欧米の規制の原則として「Risk Based Approach」（リスクベースアプローチ）という概念が提唱されている[1, 2]。Risk Based Approachとは、審査の対象となる製品の臨床適用におけるさまざまなリスク、および品質・有効性・安全性に関する製品固有のリスク因子を同定し、その影響の度合いを科学的に評価（リスクプロファイリング）することにより、規制の方針・内容を定めるアプローチ方法である。ここでいう「リスク」とは、ある目的（ここでは有効性・安全性の確保）の達成の阻害要因をいう。この考え方をもとに、再生医療のような多様で複雑なものの品質評価を行うことが合理的であるとされている。

## 3　再生医療の安全性に対するリスク

　再生医療や細胞治療で用いる細胞加工物に内在する安全性に対するリスクについて考えてみたい。通常の医薬品であれば、投与されたときの体内での薬物動態が重要であり、主に肝臓や腎臓で代謝・排泄が行われる。そのため、多くのもので肝毒性や腎毒性が問題となる。一方、再生医療や細胞治療で用いる細胞加工物についてはこれとは異なっている。細胞が投与された場合に肝毒性や腎毒性が問題になることは少なく、配慮すべき別のリスクが考えられる。ここでは、再生医療について考慮すべきリスクを明らかにし、先のRisk Based Approachへの布石としたい。

### [1] 感染性因子の混入・伝播リスク

　細胞加工物に内在するリスクとして最初に考慮すべき内容は、感染性因子の混入である。細胞加工物は生き物であるため、原料となる細胞に存在する細菌やウイルスなどの感染性因子が否定できない。さらに、培地など培養に供する材料が動物由来物を含む場合、これについても同様のリスクが想定できる。また、完成した細胞加工物が生き物であるために通常の滅菌操作を行うことができない。感染性因子の混入をいかに回避するかについては、以降に詳細を記載する。

### [2] 有害な免疫反応の回避

　細胞加工物内に存在する細胞などは、抗原となる物質を多く含んでい

るため、これに起因する重篤なアレルギー反応などを回避する必要がある。さらに、培地や試薬など細胞培養に供する物質にも、必然的に多くの生体高分子などが含まれており、これらの免疫反応を惹起するリスクを完全に排除することは困難である。一般には、これらの重篤な免疫反応をできる限り防止するため、培養加工に供した培地や試薬の残留量を減らす配慮を行っている。細胞加工物の品質管理上、不純物としての培地添加物の除去やその定量評価を実施するが、これはこうした有害な免疫反応の回避に主眼を置いた処置である。

### [3] 造腫瘍性の否定

細胞加工物として移植された細胞が、そこで腫瘍を形成する可能性は否定できない。とりわけ、細胞ががん化する能力を有している場合には、患者への影響は極めて大きなものとなる。現時点で、細胞の造腫瘍性を厳密に評価できる方法はないといってよいが、培養細胞の核型異常の検出や、免疫不全動物への移植試験を通してこれを評価している。これらの評価方法は、必ずしも完全なものとはいえないため、今後、多くの経験によって、より適切な方法が確立されることが求められる。

## 4 | 品質管理の実際

### [1] GCTP

市販される再生医療等製品の製造および品質管理においては、Good Gene, Cellular, and Tissue-based Products Manufacturing Practice (GCTP) に準じた実施が求められ、その規制・制度として「再生医療等製品の製造管理及び品質管理の基準に関する省令」(GCTP省令) が公布・施行されている[3]。GCTP省令とは、医薬品におけるGood Manufacturing Practice (GMP) 省令に相当するもので、細胞などの原料は、滅菌などの無菌化処理を行うことが困難であることなど、再生医療等製品の特性を考慮し、再生医療等製品の品質システムにおける要件を示したものである。

GCTP省令を実施する際の要点は、「構造設備 (ハード)、品質システム (ソフト) の両面から、個々の製品の品質にどのようなリスクがあるか、そのリスクは管理可能か、受け入れ可能か、という視点から達成レベルを設定し、継続的に改善していくことが求められる」ということである。

GCTP省令には医薬品医療機器等法に準拠する際に守るべき要件が記載されているが、先のRisk Based Approachに沿った概念であるとともに、再生医療全般の品質管理には欠くことができない内容ともいえる。GCTP省令に記載されている内容を項目ごとにまとめると次のようになる。

①品質リスクマネジメント

②製造管理（無菌保証、交差汚染防止など）

③品質管理（バリデーションとベリフィケーション、品質照査）

④構造設備

　GCTP省令の要件のうち、他の項目は本書の他節にて別記されているため、ここでは品質管理の基本概念として重要な品質リスクマネジメントについて解説する。

## [2] 品質リスクマネジメント

　一般に、再生医療等製品は医薬品・医療機器と比べ必ずしも品質リスクが低いとはいえず、いかなる手段を用いてもそのリスクをゼロにすることは不可能であるとされている。そのため、これら一連のリスクをいかに低減化するかが品質管理のカギとなる。医薬品においては「品質リスクマネジメントに関するガイドライン」（ICH Q9ガイドライン）が日米EU医薬品規制調和国際会議（International Conference on Harmonisation of Technical Requirements for Registration of Pharmaceuticals for Human Use〔現：International Council for Harmonisation of Technical Requirements for Pharmaceuticals for Human Use〕：ICH）にて制定されているが、再生医療等製品においてもこれに沿った対応が取られてきた[4]。再生医療等製品の場合、先のRisk Based Approachの概念からも、一層、品質リスクマネジメントを考慮することが必要である。

　「品質リスクマネジメント」とは、製品の初期開発から製造販売が終了するまでの全期間にわたり、製品の品質に対するリスク（以下、品質リスク）について適切な手続きに従い評価、管理などを行い、製品の製造手順などと品質の継続的改善を促進する主体的な取り組みをいうものである[図1]。具体的には、品質リスクのアセスメント*を行い、適切に品質リスクの評価を実施するとともに、これらをコントロールできるか否かを把握する必要がある。すなわち、構造設備（ハード）、品質システム（ソフト）の両面から、個々の製品の品質に対してどのようなリスクがあるか、そのリスクは管理可能か、受け入れ可能かという視点から達成レベルを設定し、それぞれについて適切に対応していくことが求められる。さらに、こうした品質リスクをレビューできる仕組みを構築するとともに、適宜、これらのリスクに対する対応方法を再検討できることが重要である。そのための文書化などの品質システムを個々に構築し、相補的に運用することがGCTP省令の根本にある思想である。

　これら一連の品質リスクマネジメントは、品質管理を行うに当たって常にその活用を考慮すべきであり、製品の適正な製造管理および品質管理を構成する要素である。品質リスクマネジメントの活用により、製品と工程に関する理解を促進し、製造された製品の品質を保証する能力に関し

---

＊：**品質リスクのアセスメント**
品質リスクとは、危害（健康被害、品質不良など）の発生頻度とそれが発生したときの重大性の組み合わせ。すなわち、危害の潜在的要因における発生頻度、検出力、重大性により評価されるもの。

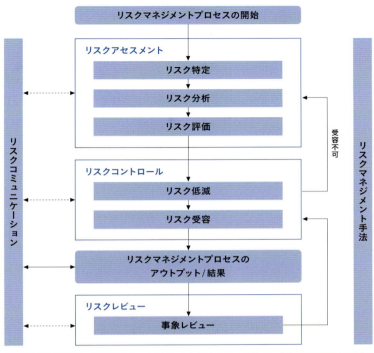

図1：品質リスクマネジメントのプロセス(ICH Q9)

〔資料〕厚生労働省：品質リスクマネジメントに関するガイドライン（平成18年9月1日薬食審査発第0901004号・薬食監麻発第0901005号）：2006.

てより強い確証を得ることができる。

### [3] 品質管理における組織体制

　品質管理におけるGCTP省令の記載では、「製造業者等は、製造所ごとに（中略）製造管理に係る部門（以下、『製造部門』という。）および品質管理に係る部門（以下、『品質部門』という。）を置かなければならない。品質部門は、製造部門から独立していなければならない」とある。また、再生医療等安全性確保法でも同様に、「特定細胞加工物製造事業者は、細胞培養加工施設ごとに（中略）製造管理に係る部門（以下、『製造部門』という。）及び品質管理に係る部門（以下、『品質部門』という。）を置かなければならない。品質部門は、製造部門から独立していなければならない」とある。すなわち、両法ともに品質部門を設置し、かつこれが製造部門から独立していることが要求されている。これにより、製造部門が培養作製した加工物などについて、客観的に判断できる仕組みが構築され、これが品質部門の最低限の要求事項ともいえる。再生医療等安全性確保法では、細胞培養加工施設が小規模な場合を想定し、「『再生医療等の安全性の確保等に関する法律』、『再生医療等の安全性の確保等に関する法律施

行令』及び『再生医療等の安全性の確保等に関する法律施行規則』の取扱いについて」[5]に、「品質部門の製造部門からの独立については、やむを得ない場合においては、細胞培養加工施設の規模に応じ、品質部門の機能が適切に維持されている場合にあっては品質部門と製造部門の担当者が同一であっても差し支えないが、当該担当者は同時に同部門の業務を行ってはならないこととする」とある。特定細胞加工物の提供時における手順書などに記載のうえ、両業務を同時に実施しないことで、品質部門の簡略化も可能であり、合理的な対応が可能となるのである。

**文献**

1) FDA: Proposed approach to regulation of cellular and tissue-based products.〔Docket Number 97N-0068〕: 1997.
2) EMA: Guideline on the risk-based approach according to annex I, part IV of Directive 2001/83/EC applied to advance therapy medicinal products. (EMA/CAT/CPWP/686637/2011): 2013.
3) 厚生労働省：再生医療等製品の製造管理及び品質管理の基準に関する省令（平成26年厚生労働省令第93号）: 2014.
4) 厚生労働省：品質リスクマネジメントに関するガイドライン（平成18年9月1日薬食審査発第0901004号・薬食監麻発第0901005号）: 2006.
5) 厚生労働省：「再生医療等の安全性の確保等に関する法律」、「再生医療等の安全性の確保等に関する法律施行令」及び「再生医療等の安全性の確保等に関する法律施行規則」の取扱いについて（平成26年10月31日医政研発1031第1号）: 2014.

## まとめのページ

- [ ] 再生医療や細胞治療に用いる細胞加工物は、生き物であるためばらつきが大きく、その特性も複雑かつ多様である。

- [ ] 再生医療や細胞治療に用いる細胞加工物の品質は、最終段階の規格のみで管理するべきではなく、原料や中間工程の管理も重要である。

- [ ] 細胞加工物の品質管理のもとになる考え方はRisk Based Approachであり、細胞加工物特有のリスクを踏まえて品質を設計する必要がある。

- [ ] 細胞加工物のリスクとしては、通常の医薬品・医療機器とは異なった考え方が必要である。

- [ ] ①感染性因子の混入、②有害な免疫反応の惹起、③造腫瘍性が、細胞加工物にて考慮すべきリスクの例である。

- [ ] 医薬品医療機器等法ではGCTPで求められている内容にて製造管理、品質管理を実施することが求められている。

- [ ] 細胞加工物の品質を設計する際には「品質リスクマネジメント」を活用することが重要である。

- [ ] 細胞加工物を製造する場所においては、製造部門と品質部門はともに独立して設置されなくてはならない。

## 練習問題

**①** 以下の**1**から**5**までの記述のうち、誤っているものを**2つ**選びなさい。

**1** 細胞加工物の特性を表す項目は、医薬品などの通常の化合物と比較して複雑で多くの内容が存在する。

**2** 細胞加工物では、生きている細胞に由来する内在性のばらつきが大きいため、できる限り完成したもので品質を評価すべきである。

**3** 細胞加工物の評価には、適宜、原料や中間工程の試験を実施することが望ましい。

**4** 欧米の規制の原則はエビデンスベースアプローチであり、リスクを中心に評価することを避けている。

**5** 細胞加工物には生体の組織に存在するさまざまな細胞が混入することが想定されるため、不純物への対応は医薬品のそれとは異なった考え方も必要である。

**②** 以下の**1**から**5**までの記述のうち、誤っているものを**2つ**選びなさい。

**1** 再生医療の安全性に係るリスクで最も考慮すべき内容は、肝毒性と腎毒性である。

**2** 細胞加工物に対する感染性因子の混入リスクは、製造工程が同じであった場合、自家細胞と比較して同種細胞のほうが大きい。

**3** 細胞加工物内に存在する細胞などは、抗原となる物質を含んでいるため、これに起因する重篤なアレルギー反応を引き起こす可能性がある。

**4** 細胞加工物として移植された細胞が、そこで腫瘍を形成する可能性は否定できない。

**5** 細胞加工物内に存在する細胞が、移植後に腫瘍を形成するか否かの試験を造腫瘍性試験といい、比較的高い感度でこれを判別できる。

**③** 以下の**1**から**5**までの記述のうち、再生医療の安全性に関する品質リスクに該当しないものを**2つ**選びなさい。

**1** 造腫瘍性

**2** ウイルスなどの感染性因子の存在

**3** 細胞生存率

**4** 培地中に存在する抗原性のある物質

**5** 細胞ドナーの年齢

**❹** 以下の**1**から**5**までの記述のうち、**誤っているもの**を**2つ**選びなさい。

**1** GCTP省令とはGood Gene, Cellular, and Tissue-based Procedure Manufacturing Practiceの略で、市販される再生医療等製品の製造管理および品質管理について言及している。
**2** 原料となる細胞や完成した細胞加工物は、無菌化などの処理を行うことが困難である。
**3** GCTP省令は医薬品のGCP省令に相当するもので、再生医療に関連した内容を踏まえて新たに制定された。
**4** GCTP省令は主に構造設備（ハード）について規定しており、高い品質を維持するためにはどのような設備が必要かということを示している。
**5** GCTP適合性調査は、医薬品医療機器総合機構（PMDA）によって行われる。

**❺** 以下の**1**から**5**までの記述のうち、**誤っているもの**を**2つ**選びなさい。

**1** 品質リスクマネジメントとは、製品の初期開発から製造販売が終了するまでの全期間にわたって、製品の品質リスクを評価・管理する取り組みをいう。
**2** 品質リスクマネジメントでは、コントロールの方法を記載することが目的であるため、コントロール困難なリスクについてはコントロール方法が見つかってから記載する。
**3** 品質リスクマネジメントでは、構造設備（ハード）と品質システム（ソフト）の両面からのアプローチが重要である。
**4** 品質リスクマネジメントの運用に当たり、抽出した品質リスクをレビューできる仕組みの構築は重要である。
**5** 品質リスクマネジメントはわが国特有の考え方であったが、昨今、ICH Q9ガイドラインとして、国際的な展開がなされてきた。

**❻** 以下の**1**から**5**までの記述のうち、**誤っているもの**を**2つ**選びなさい。

**1** 品質管理における組織体制を構築するために、製造部門と品質部門を設置する必要がある。
**2** 品質管理における組織体制の基本は、品質部門の製造部門からの独立である。
**3** 品質管理における組織体制については、製品提供を目的としたGCTP省令には明記されているが、再生医療等安全性確保法にはこれが割愛されている。
**4** 品質部門が製造部門から独立している理由は、製造部門独自の判断で逸脱品などを出荷しないようにするためである。
**5** 製造部門長と品質部門長では、品質部門長のほうが権限の範囲が広く、尊重されている。

## 解答と解説

**1** 解答：**2、4**

解説：

**2** 内在性のばらつきが大きいため、完成品のみでは評価できず、原料や中間体での評価も加えるべきである。

**4** Risk Based Approach（リスクベースアプローチ）であり、リスクを中心に評価している。

**2** 解答：**1、5**

解説：

**1** 肝毒性や腎毒性は通常の化合物などの医薬品に関するものであり、細胞加工物では生じにくいリスクである。

**5** 造腫瘍性試験は、移植後の腫瘍化の評価法としていまだ十分に確立しているとはいえず、高い感度とはいえない。

**3** 解答：**3、5**

解説：

　安全性に関する品質リスクは本文中にあるように、①感染性因子の混入、②有害な免疫反応、③造腫瘍性である。選択肢**3**はむしろ有効性に影響する指標であり、**5**は細胞加工物の品質に影響をもたらすものの、安全性に直接影響する可能性は低い。

**4** 解答：**3、4**

解説：

**3** GCTP省令は医薬品のGMP省令に相当するものである。

**4** GCTP省令では構造設備としてのハード面に加え、ソフトとしての品質システムに関する事項も重要である。

**5** 解答：**2、5**

解説：

**2** 品質リスクマネジメントでは、コントロール困難なリスクについても記載すべきであり、リスクが顕在化したときの対応方法などを考えておくべきである。

**5** 品質リスクマネジメントは欧米に端を発し、標準的な考え方として浸透してきた。

**6** 解答：**3、5**

解説：

**3** 再生医療等安全性確保法においても、品質管理における組織体制の記載はある。

**5** 品質部門長のほうが権限の範囲が広く尊重されているとの規定はない。

522

# 2. 品質管理とは—原料の受け入れと出荷

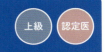

神戸医療産業都市推進機構 細胞療法研究開発センター　川真田 伸

## Abstract

　再生医療の製造における品質管理、そのなかでも原料の受け入れと出荷に関する品質管理は、従来の医薬品製造における品質管理と、その基本的な考え方においては何ら変わることはない。

　原料は受け入れ試験を実施し、品質があらかじめ定めた規格に適合していることを確認しなければならない。また出荷は、出荷判定者が製造管理と品質管理の結果を適正に評価して、適合と判断された物のみを出荷しなければならない。

　医薬品製造では、原料はその品質を担保するために、供給業者の分析証明書や試験成績書に加え、自社でも受け入れ試験を実施し、その品質を確認することが義務づけられている。一方、研究開発や治験の段階においては、これらの手順は義務づけられていない。しかし特定細胞加工物／再生医療等製品（以下、細胞加工物）は生体材料であることから、最終製品において高度な精製や無菌化処理を行うことが困難である場合が多く、製品の品質と安全性の確保には、製造工程の入口である原料の選択と適格性評価が非常に重要であることを認識しなければならない。

　また出荷判定では検体の量的制限により、多くの品質管理試験を行うことが難しいことや、厳しい時間的制約があることなど、再生医療独特の課題もある。

　これらのさまざまな課題に対しては、最終的にはリスクアセスメントの手法を用いて判断を行うこと、すなわち、個々の課題が、患者や被投与者に与える影響の大きさ（健康上のリスク）を判断し、最適な解決策を決定することが必要である。

- ▶ 原料の受け入れ時の試験は、最終製品の品質の保証のために非常に重要であり、必ず実施しなければならない。受け入れ試験の責任者による合否判定の後、原料は使用可能となる。
- ▶ 最終製品の出荷の可否は出荷判定者が行い、その製品に関わる全ての記録とデータを評価したうえで、合否判定を出さなければならない。
- ▶ 課題に対しては、患者・被投与者に与えるリスクを評価し、必要なものに対してリスクの低減・回避の手段を検討する、というリスクアセスメントの手法を用いて解決しなければならない。
- ▶ 手順、判定規格、判定結果、判定通知などはできるだけ文書化し、保管しなければならない。

# 1 | 原料の受け入れ

## [1] 原料の選定

　再生医療の製造に使用する原料については、製品の品質に直接関わることが多いため、細心の注意を払って選定する必要がある。これは原料のみならず資材、包材やキット類など、製造過程で使用する全ての物が対象となる。

　原料の選択と購入は重要な業務であり、供給業者（サプライヤー）についての情報や知識をもった者が関与すべきである。供給業者が信頼できなければ、そこが発行する分析証明書や試験成績書は意味をなさない。そのために、供給業者の品質管理体制について十分に情報を得たうえで、供給業者と品質を担保するための要件を十分に検討しなければならない。重要な原料については、供給業者に監査に行くことも必要である。

## [2] 取り決め

　購入を始める前には供給業者や代理店と協議し、原料に対する規格や分析証明書などについて取り決めることを奨励する。また必要に応じて包装要件、運搬中の温度管理、取り扱い方法についても細かく取り決めることが望ましい。

　例えば、分析証明書の提出は、原料の入荷とともにしてもらいたいのか、後日の郵送で構わないのか。分析証明書の項目は十分なのか、追加の試験項目を依頼するのか。運搬中の温度管理はどの程度の厳密さを保証してもらえるのか。運搬中の温度ロガー（記録データ）を出してもらえるのか。入荷した原料に不具合があった際の対処の仕方、返品なのか廃棄なのかなどについては、特に供給業者が外国にあり代理店を通す場合などはトラブル対応が遅く、そのときどきで適当な対応をされる場合も多いため、取り決めをしておく必要がある。

## [3] 受け入れ試験（外観検査）の手順

　原料を入荷したら外観検査を行う。下記に標準的な手順を示すが、これに限ることはなく、必要な項目は組み込まなければならない。

①届いた原料の梱包や封緘が完全かどうか目視で確認する。箱にへこみや水濡れはないか、密閉に問題はないかなどを確認する。

②発注書と納品書と届いた原料のラベルが一致しているかを確認する。発注した物が間違いなく納品されていることを確認する。

③十分な使用期限があることを確認する。

④分析証明書や試験成績書が添付されている場合は、規格試験に合格した物であるか、試験の結果に問題がないかなどを確認する。

⑤ヒトや動物に由来する成分を含む原料などは、ドナースクリーニング

情報、ウイルス安全性試験成績、ドナーのトレーサビリティーなど、感染因子に関する情報を確認する。

⑥外観検査の結果を記録し、保管する。

## [4] 組織細胞や血液などの出発原料

「再生医療等製品の製造管理及び品質管理の基準に関する省令」（GCTP〔Good Gene, Cellular, and Tissue-based Products Manufacturing Practice〕省令）の第11条には、「受け入れ時には原料に関する下記の記録により、それが目的の製造に対して適切なものであることを確認しなければならない」と定められている。

①細胞または組織を採取した施設。

②細胞または組織を採取した年月日。

③細胞または組織が人に係るものである場合においては、ドナースクリーニング（ドナーについて、問診、検査などによる診断を行い、製品の原料となる細胞または組織の提供につき、十分な適格性を有するかどうかを判定することをいう）のためのドナーの問診、検査などによる診断の状況。

④細胞または組織が動物に係るものである場合においては、ドナー動物の受け入れの状況ならびにドナースクリーニング（ドナー動物について、試験・検査および飼育管理を行い、製品の原料となる細胞または組織を提供するにつき、十分な適格性を有するかどうかを判定することをいう）のためのドナー動物の試験・検査および飼育管理の状況。

⑤細胞または組織を採取する作業の経過。

⑥細胞または組織の輸送の経過。

⑦その他、製品の品質の確保に関し必要な事項。

また、受け入れ時に確認を行った結果は記録を作成し、これを保管することも義務づけられている。

## [5] 受け入れ試験の単位

外観検査などの受け入れの試験は、ロット（バッチ）ごとになされなければならない。1回の配送が異なるロットで構成されている場合でも、各ロットは試験および合格判定において個別と見なされなければならない。

## [6] 受け入れ試験の記録

入荷した原料には全て受け入れ時に試験を行い、その記録を保管する。入荷から受け入れをコンピュータシステムやバーコードシステムで管理するのも1つの方法である。システムを使用しない場合は、表計算ソフトや紙の台帳などの媒体で記録する【表1】。

2. 品質管理とは―原料の受け入れと出荷　525

**表1：原料受け入れ記録書の例**

| 入荷日 | 製品名 | Lot | 容量 | 個数 | 受入確認 | 確認者 | 判定 | 判定者 | 判定日 |
|---|---|---|---|---|---|---|---|---|---|
| 2018.02.01 | DMEM | ABC 100567 | 500mL | 5 | 2018.02.02 適 | 山田 太郎 | 適 | 佐藤 三郎 | 2018.02.02 |
| 2018.02.06 | ウシ胎児血清 | USHI1234 | 500mL | 2 | 2018.02.06 適 | 鈴木 花子 | 適 | 佐藤 三郎 | 2018.02.07 |
| 2018.02.10 | 生理食塩水 | P9876 | 1,000mL | 3 | 2018.02.10 適 | 小川 次郎 | 適 | 佐藤 三郎 | 2018.02.10 |

　システムや表計算ソフトを使用して記録する際には、アクセス制限や編集の制限、パスワードの設定などを行って、データの改ざんや消失を防止しなければならない。

### [7] 受け入れ試験の判定

　受け入れ時の試験の結果について、あらかじめ定めた者が合否の判定を行わなければならない。入荷した原料がいつの間にか勝手に使用されていた、ということがあってはならない。受け入れ試験の責任者が適合と判断するまでは、その原料は使用してはいけない。判定結果待ち、不適合品、適合品は混同しないようラベルで識別するか、保管場所による識別を行わなければならない。

## 2│出荷

### [1] 出荷の可否の決定

　「医薬品及び医薬部外品の製造管理及び品質管理の基準に関する省令」（GMP〔Good Manufacturing Practice〕省令）において最終製品の出荷については、製造管理および品質管理の結果を適正に評価し、適合と判断された最終製品のみを出荷することが定められている。すなわち最終製品の試験結果だけをみて出荷判定を行うのではなく、原料の受け入れ試験結果、製造記録、保管記録、衛生管理記録、環境モニタリングデータ、逸脱や変更管理などを評価したうえで、出荷判定者は出荷の可否を決定する。その結果は出荷判定記録書に記載し、保管しなければならない。この過程はGMP省令だけでなく全ての細胞加工物にも適用されるべき内容である。

### [2] 逸脱

　あらかじめ定めた手順、規格、条件から外れることを逸脱という。例えば管理条件、時間限度、パラメーター、装置の仕様や設定、各種手順からの相違のことをいう。逸脱が発生したら必ず記録し、あらかじめ決められた手順で逸脱処理を行い、出荷判定の際の判断に使用する（分析

値の規格外の結果は out of standard〔OOS〕として、別に定義される）。

### [3] 出荷の可否の決定者

　出荷判定者は、製造管理および品質管理に関して十分な知識をもっている者を、品質部門のなかからあらかじめ定めておくことを GMP 省令は定めている。再生医療の現場において基本的な考え方は同様である。また、製造に関わった者は判断にバイアスがかかる可能性があり、出荷判定者にするべきではない。

### [4] 出荷における取り決め

　再生医療の最終製品に適用できる試験項目の種類は限られている。また検体量や時間的制約がある場合も多い。出荷先と事前に協議し、品質管理について問題が発生した際の詳細な取り決めをする必要がある。例えば、無菌試験の迅速法の選択、製品の運搬条件、運搬業者の選択、相互の連絡方法、担当責任者、試験で不適合が出た場合の対処の仕方、患者の自家細胞を使用した場合の不適合品の取り扱い、など品質に関わる全ての事項について、前もって取り決めを定めておくべきである。

### [5] リスクアセスメント

　出荷判定に必要となる試験項目や判定基準は、患者・被投与者の安全性（リスク）から決定する必要がある。何を管理すれば患者のリスクは受容できるほどに低減するのか、という観点でリスクアセスメントを行い、決定しなければならない。

### [6] 出荷判定記録書

　出荷判定はロットごとに記録書を作成し保管しなければならない。医薬品製造における試験成績書と出荷判定記録書を1つにまとめた形のものが、再生医療の現場では運用しやすいと考えられる。**表2**に一例を挙げる。

　また、試験の生データ、製造記録書、逸脱記録などは製品のロットごとにまとめ、保管しなければならない。

2. 品質管理とは―原料の受け入れと出荷　**527**

**表2：出荷判定記録書の例**

| 出荷判定記録書 | | | | |
|---|---|---|---|---|
| 製品名 | | | | |
| ロット | | | | |
| 製造量 | | | | |
| **試験成績** | | | | |
| 試験項目 | 規格値 | 結果 | 合否判定 | 備考 |
| 細胞数 | | | 適・不適 | |
| 生存率 | | | 適・不適 | |
| エンドトキシン | | | 適・不適 | |
| マイコプラズマ | | | 適・不適 | |
| 無菌試験 | | | 適・不適 | |
| Characterization | | | 適・不適 | |
| **確認事項** | | | | |
| 製造記録の確認 | 適・不適 | コメント | | |
| 逸脱の有無 | 適・不適 | コメント | | |
| 特記事項 | | | | |

出荷の可否 ： 可・否

| 決定者 | 役職 | 決定年月日 |
|---|---|---|
| | | |

## まとめのページ

☐ 原料の選択は製品品質に関わる重要な業務であり、供給業者（サプライヤー）をよく知ったうえで決定しなければならない。

☐ 購入開始前に供給業者や代理店と協議し、原料の品質管理に重要な事項について取り決めを行うこと。

☐ 原料が入荷したら、ロットごとに外観試験などの受け入れ試験を行い記録する。判定者が適合とした物のみ製造に使用しなければならない。

☐ 判定結果待ち、不適合品、適合品の原料は混同しないようにラベルなどで識別し、保管場所も区別する。

☐ 最終製品の出荷の可否の決定は出荷判定者が行う。その際、原料の受け入れ試験結果、製造記録、保管記録、衛生管理記録、環境モニタリングデータ、逸脱や変更管理などを評価したうえで決定する。また、その決定については記録し、保管する。

☐ 出荷判定者は、製造管理および品質管理に関して十分な知識をもっている者を、品質部門のなかからあらかじめ定めておくことが望ましい。

☐ 最終製品の出荷先と事前に協議し、品質管理について問題が発生した際の詳細な取り決めをしておく必要がある。

☐ さまざまな課題に対してはリスクアセスメントの手法を用いて判断を行う。患者や被投与者に与えるリスクを判断し、最適な解決策を決定することが必要である。

☐ 出荷判定はロットごとに記録書を作成し保管しなければならない。試験の生データ、製造記録書、逸脱記録なども製品のロットごとにまとめ、保管しなければならない。

## 練習問題

**❶** 以下の**1**から**5**までの記述のうち、誤っているものを**2つ**選びなさい。

**1** 原料は製品の品質に直接関わってくるものであるので、細心の注意を払って選定する必要がある。
**2** 注意を払って選択しなければならないのは出発原料だけである。
**3** 原料の購入は、なじみの供給業者（サプライヤー）を選び、任せるのがよい。
**4** 原料の購入は、信頼できる供給業者を選ぶ必要がある。
**5** 供給業者のことをよく知るために、供給業者と品質に関わる話を十分にしなければならない。

**❷** 以下の**1**から**5**までの記述のうち、誤っているものを**2つ**選びなさい。

**1** 原料の供給業者を決定したら、供給業者に従って購入を進める。
**2** 購入を始める前には供給業者や代理店と協議し、原料に対する規格や分析証明書などについて取り決める必要がある。
**3** 供給業者と取り決めるのは、分析証明書のことだけでよい。
**4** 供給業者との取り決めは、包装要件、運搬中の温度管理、取り扱い方法など細かく行うことが望ましい。
**5** 供給業者が外国にあり、代理店を通す場合には特にしっかりとした取り決めをする必要がある。

**❸** 以下の**1**から**5**までの記述のうち、誤っているものを**2つ**選びなさい。

**1** 原料が入荷したら発注者が受け取り、すぐに使用してよい。
**2** 原料が入荷したら受け入れ時の試験（外観試験）を行わなければならない。
**3** 受け入れ時の試験（外観試験）とは、分析証明書や試験成績書だけを確認することである。
**4** ヒトや動物に由来する成分を含む原料などは、ドナースクリーニング情報、ウイルス安全性試験成績、ドナーのトレーサビリティーなど、感染因子に関する情報を確認する。
**5** 受け入れ時の試験（外観試験）は、結果を記録し保管しなければならない。

**❹** 以下の**1**から**5**までの記述のうち、誤っているものを**2つ**選びなさい。

**1** 組織細胞や血液などの出発原料の取り扱いについてはGCTP省令に従わなければならない。
**2** 組織細胞や血液などの出発原料を受け入れた際は、直ちに使用しなければならない。
**3** 組織細胞や血液などの出発原料を受け入れた際も、受け入れ時の試験を行わなければならない。
**4** 受け入れ時の試験を行うのは、原料が目的の製造に対して適切なものであることを確認するためである。
**5** 組織細胞や血液などの出発原料に添付されている採取記録を目で確認すれば、その後使用してよい。

**❺** 以下の**1**から**5**までの記述のうち、誤っているものを**2つ**選びなさい。

**1** 受け入れ時の試験は、配送や入荷ごとに行う。

**2** 受け入れ時の試験の結果は表計算ソフトに記録し、全員がどのコンピュータからでもアクセスできるようにする。

**3** システムや表計算ソフトを使用して記録する際には、アクセス制限や編集の制限、パスワードの設定などを行って、データの改ざんや消失を防止しなければならない。

**4** 受け入れ時の試験結果は、あらかじめ定めた者が判定しなければならない。

**5** 入荷した原料の判定結果待ち、不適合品、適合品は混同しないようラベルで識別し、保管場所を区別しなければならない。

**❻** 以下の**1**から**5**までの記述のうち、誤っているものを**2つ**選びなさい。

**1** 最終製品の出荷判定は、試験結果だけをみて行う。

**2** 最終製品の出荷判定は、製造管理および品質管理の結果を適正に評価して行う。

**3** 品質管理や問題が発生したときの対処の仕方について、製品の出荷先とも取り決めをしなければならない。

**4** 出荷の可否を判定する者は品質部門のなかからあらかじめ定めておかなければならない。

**5** 出荷の可否を判定する者は知識をもっている者であれば、どのような立場の者でもよい。

## 解答と解説

**❶ 解答：2、3**

解説：

**2** 出発原料のみならず、その他の原料や資材、包材やキット類など、製造過程で使用する全ての物が対象となる。

**3** 供給業者についての情報や知識をもった者が関与し、信頼できる供給業者を選ぶ。

**❷ 解答：1、3**

解説：

**1** 供給業者に従うのではなく、協議して購入を進める。

**3** 原料に対する規格や分析証明書など、必要に応じて包装要件、運搬中の温度管理、取り扱い方法についても細かく取り決めることが望ましい。

**❸ 解答：1、3**

解説：

**1** 受け入れ時の試験を行い、判定者による結果が出るまでは使用してはいけない。

**3** 梱包や封緘、箱にへこみや水濡れはないか、密閉に問題はないか、使用期限は十分か、なども確認する。

**❹ 解答：2、5**

解説：

**2** 受け入れ時の試験を行い、判定者による結果が出るまでは使用してはいけない。

**5** 受け入れ時に試験を行った結果は記録を作成し、保管することが義務づけられている。

**❺ 解答：1、2**

解説：

**1** 受け入れ時の試験はロット（バッチ）ごとに行わなければならない。

**2** 誰もがどこからでもアクセスできるシステムでは、データの改ざんや消失を発生させる可能性がある。

**❻ 解答：1、5**

解説：

**1** 出荷判定は試験結果だけではなく、製造管理や品質管理の結果と併せて適正に評価する。

**5** 出荷判定者は、製造管理および品質管理に関して十分な知識をもっている者を、品質部門のなかからあらかじめ定めておかなければならない。

# 3. 品質管理試験―汚染検査、特性解析

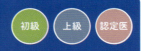

株式会社ジャパン・ティッシュ・エンジニアリング　篠原　力

## Abstract

　特定細胞加工物/再生医療等製品（以下、細胞加工物）は、生きた細胞を含み、細胞の有する多様な能力により臨床的な効果を期待するという特徴から、有効性および安全性と相関性の高い品質特性を厳密に特定することは容易ではない。細胞加工物における品質管理の要点は、最終製品の規格試験のみで管理するのではなく、原料および材料の管理、工程内管理や中間製品の試験などにより、それらの変動やばらつきを制御またはモニタリングし、製造工程での品質管理を含めて最終製品の品質を確保していく品質管理戦略が重要である。治験を開始する際は、有効性に関連性の高いと考えられる品質特性を可能な限りモニタリングし、重要品質特性になり得る試験項目を設定しておく。開発が進むにつれて適宜見直し、開発後期には重要品質特性を特定し、製造販売承認申請時には品質管理戦略の妥当性が検証されていることが求められる。

　本節では、品質管理試験の具体例として、細胞数ならびに生存率、確認試験、細胞の純度試験、製造工程由来不純物試験、無菌試験、エンドトキシン試験、効能試験および力学的適合性試験を中心に記載する。しかし、必ずしも本節記載の方法を固守するよう求めるものではなく、ケース・バイ・ケースで柔軟に対応することが必要である。

- ▶ 確認試験とは、重要細胞特性指標を選択して、目的とする細胞であることを確認することである。製品の本質的な特性を確実に確認する観点から、特異性の高い試験項目を選択する。
- ▶ 細胞の純度試験の規格および試験方法は、目的外細胞として人への投与が許容できる混入の程度が管理できるよう設定する。
- ▶ 無菌試験は、「日本薬局方」に準じた方法が望ましいが、科学的に合理的な試験方法を採用することも可能である。
- ▶ 効能試験は、製品の特徴に応じて多様な設定方法（蛋白質発現、生理活性物質の分泌能、分化能、細胞表現型、細胞増殖能など）が考えられる。

## 1 | はじめに

本節は、厚生労働省の5つの指針[1〜5]と、医薬品医療機器総合機構（PMDA）がとりまとめた技術的ガイダンス[6]をもとにした。品質管理試験の具体例は、厚生労働省がまとめた次世代医療機器・再生医療等製品評価指標[7〜16]を参考に記載したが、必ずしもこれらの方法を固守するよう求めるものではなく、ケース・バイ・ケースで柔軟に対応することが必要である。また、本節は引用文献の概要であり、学習者は引用文献自体を読み込むことが重要である。

## 2 | 品質管理戦略

細胞加工物は、生きた細胞を含み、細胞の有する多様な能力により臨床的な効果を期待するという特徴から、有効性および安全性と相関性の高い品質特性（以下、重要品質特性）を厳密に特定することは容易ではない[6]。

実製造では、原料、製造工程、設備などが複雑に関連するため、製品品質は多様な変動を含む。細胞加工製品における品質管理では、最終製品の規格試験のみで管理するのではなく、原料および材料の管理、工程内管理および中間製品の試験などにより、それらの変動やばらつきを制御またはモニタリングし、製造工程での品質管理を含めて最終製品の品質を確保していく品質管理戦略が重要である[6]。

## 3 | 重要品質特性と規格設定

治験を開始する際の品質管理戦略では、原則、ベリフィケーションにより品質を確保することとなる。重要品質特性になり得る試験項目を設定し、適宜見直すことが重要である。有効性に関連性の高いと考えられる品質特性を可能な限りモニタリングするなど、幅広い品質の情報を収集しておくことが重要である。開発後期は、重要品質特性を特定し、それらが適切に管理できる品質管理戦略を構築することが求められる。製造販売承認申請においては、プロセスバリデーションまたはベリフィケーションにより、その品質管理戦略の妥当性が検証されていることが求められる[6]。

## 4 | 品質管理試験の各論

細胞加工物の品質特性における主要な評価項目と試験方法、ならびに規格および試験法の設定に際しての留意点を示す[6]。

### [1] 細胞数ならびに生存率

細胞加工物は、生きた細胞を含み、細胞を主な構成成分としたものである[6]。得られた細胞の数と生存率は、原則、最終製品において規格および試験方法を設定する。また原料管理、工程内管理、中間製品管理として、各工程でも実施することが妥当である。規格は、治験開始時においては、少数の試験的検体での実測値を踏まえた暫定的な規格の設定でもよい[1〜5]。

## [2] 確認試験

　確認試験とは、目的とする細胞・組織の形態学的特徴、生化学的指標、免疫学的指標、特徴的産生物質、その他適切な遺伝型あるいは表現型のうち、重要細胞特性指標を選択して、目的とする細胞であることを確認することである[1〜5]。原則、最終製品において規格および試験方法を設定する。製品の本質的な特性を確実に確認する観点から特異性の高い試験項目を選択する[6]。以下に、具体例を列挙する。

### ①上皮系細胞および内皮細胞の確認試験の例

　角膜上皮細胞シートでは、上皮細胞様の細胞形態が観察されることを確認する。各種細胞マーカーを用いた、細胞シート内の構成細胞のポピュレーションおよびその分布などを確認する[8]。

　網膜色素上皮細胞では、特有の細胞形態（例えば茶褐色の色素、多角形・敷石状細胞形態など）を確認する。特徴的な遺伝子の発現確認として、網膜色素上皮関連遺伝子（RPE65、CRALBP、MERTK、BEST1など）が発現していることを確認する[12, 13]。

　角膜内皮細胞シートでは、角膜内皮細胞特有の細胞形態（六角形を主体とする多角形細胞形態）の確認、細胞層の確認、組織切片の作製などにより細胞がシートを形成していることを確認する[9]。

### ②歯周組織治療用細胞シートの確認試験の例

　歯周組織治療用細胞シート[11]は、製品を構成する細胞として骨膜細胞、歯根膜細胞、骨髄由来間葉系幹細胞および脂肪由来間葉系幹細胞が挙げられる。歯周組織を再生するための細胞群は、硬組織や靱帯様組織を再生し得る前駆細胞であることが望ましい。そこで、細胞表面抗原としては、いわゆる間葉系幹細胞のマーカーといわれるCD29、CD44、CD90、CD105陽性、CD14、CD34、CD45陰性を示すことが挙げられるが、線維芽細胞でも同様の表現系を示すため、歯周組織を再生し得る細胞特異的な表面マーカーとは言い難い。これらの細胞表面抗原をいくつか組み合わせることにより、間葉系由来の細胞を表現する指標とはなり得るが、有効性と関連する遺伝子発現などを別途確認する **[表1]**。

### ③軟骨細胞の確認試験の例

　軟骨細胞または分化誘導した軟骨細胞の形態学的特徴として、球形状の細胞形状のほうが、紡錘形の細胞に比べて軟骨基質産生を維持していることが知られている。生化学的指標としては、軟骨細胞が産生するグリコサミノグリカン（glycosaminoglycan：GAG）、タイプⅡコラーゲン、アグリカンなどが考えられる。また、軟骨細胞特異的な産生物質および線維芽細胞や脱分化軟骨細胞が産生する物質の比率を指標として、例えばタイプⅡコラーゲン/タイプⅠコラーゲン比、コンドロイチン6硫酸/コンド

**表1：歯周組織治療用細胞シートの確認方法**

> **【歯根膜細胞シートの場合】**
> ・歯肉線維芽細胞との選別と硬組織形成能を評価するためにアルカリホスファターゼのFACS (fluorescence activated cell sorting) 試験を実施し、それにつけ加え歯根膜組織特異的な遺伝子発現を確認するためにPERIOSTIN (POSTN) 遺伝子の発現をPCR (polymerase chain reaction) で評価する。
>
> **【骨膜シートの場合】**
> ・結合組織由来細胞との選別のために、骨芽細胞系細胞の特異的転写因子であるOSTERIX (SP7) またはRUNX2や最終分化マーカーであるOSTEOCALCIN (BGLAP) などの発現をPCRで評価する。また、硬組織形成能を評価するために、デキサメタゾンなどによる分化誘導処理によりアルカリホスファターゼ活性の上昇および*in vitro*の石灰化を誘導できることを細胞組織化学的に評価する。
>
> **【脂肪組織由来細胞の場合】**
> ・細胞の純度を高める処理の前後で、アルカリホスファターゼ、RUNX2、PLAP1などのmRNA発現が上昇していることをPCRで確認する。
>
> **【骨髄由来細胞の場合】**
> ・線維芽細胞との比較においてMMP1、adrenomedullin (ADM)、protein tyrosine kinase-7 (PTK7)、collagen type XV α1 chain (COLXVA1)、tissue factor pathway inhibitor-2 (TFPI2)、neuroserpin (SERPINI1)、MHC-DR-α, -βなどの遺伝子発現パターンをPCRで確認する。

〔資料〕厚生労働省：次世代医療機器評価指標の公表について.（別添1）歯周組織治療用細胞シートに関する評価指標（平成23年12月7日薬食機発1207第1号）：2011.

ロイチン4硫酸の比を指標とする方法がある。足場材（スキャフォールド）などに細胞を播種し、三次元培養した製品では、使用している足場材などを蛋白質分解酵素などで消化し、その消化液中に存在する産生物質を定量することも考えられる。GAGは硫酸化GAGの硫酸基に色素を結合させ、吸光度で測定する方法が知られている（色素結合法）。その他の産生物質はELISA (emzyme-linked immunosorbent assay：酵素結合免疫測定法) やHPLC (high performance liquid chromatography：高速液体クロマトグラフィー) などによって定量することができる。遺伝子発現の確認については、Sox9やHAPLN1の遺伝子発現を検出する方法が報告されている[10, 14, 15]。

同種iPS（様）細胞由来関節軟骨再生製品では、軟骨組織としての特異性の確認として、軟骨細胞マーカー遺伝子（COL2A1、COL9A1、COL9A2、COL9A3、COL11A1、COL11A2、ACAN、HAPLN1など）の相対的発現量を明らかにする。また、組織切片のサフラニンO染色およびタイプⅡコラーゲン免疫染色にて、軟骨細胞外マトリックスがよく染色されることを確認する。組織切片のSOX9免疫染色によって軟骨細胞を定量することで、軟骨細胞への分化効率を調べることができる。軟骨組織の表層を覆う軟骨周膜様組織は、タイプⅠコラーゲンを発現している[16]。

## [3] 細胞の純度試験

　出発原料となる組織には、目的とする細胞以外の細胞（目的外細胞）が存在する。さらに未分化細胞、異常増殖細胞、形質転換細胞なども目的外細胞として想定できる[1~5]。原則、最終製品において規格および試験方法を設定する。含まれる細胞の不均質性、目的外細胞として人への投与が許容できる混入の程度が管理できるよう設定する[6]。治験開始時においては、暫定的な規格の設定でもよい[1~5]。以下に、具体例を列挙する。

　自己[12]および同種[13]iPS（様）細胞由来網膜色素上皮細胞では、RPE65、ベストロフィン、PAX6などの複数の抗体を用いた免疫染色により判断する。あるいは関連遺伝子を確認して純化培養をしたもので、特徴的な形態をもつ細胞では、色素含有細胞はほぼ網膜色素上皮と考えられる。未分化細胞が混在していないことの確認としては、文献的には、未分化マーカーの免疫染色（Oct3/4、Sox2、TRA-1-60）による解析、マーカー遺伝子の定量（OCT3/4、Nanog、Lin28などの遺伝子発現量の評価）などが報告されている[*1]。

　角膜内皮細胞シートでは、角膜内皮細胞に発現していることが知られるマーカー[*2]に対する抗体などを用いた試験などが挙げられる[9]。

　ヒト耳介軟骨細胞加工製品では、軟骨細胞マーカーの抗体を用いた免疫染色により判断する。または、軟骨細胞マーカーの一定レベルの発現量を確認する。混入細胞（例えば線維芽細胞、血球細胞など）、または脱分化細胞、異常増殖細胞といった目的外細胞の検出（例えば、軟寒天コロニー形成試験など）およびその安全性を確認する試験方法および判定基準を設定する[14]。

## [4] 製造工程由来不純物試験

　製造工程由来不純物としては、培地成分、フィーダー細胞、資材、試薬などが挙げられる。不純物の除去に関するプロセス評価や当該物質に対する工程内管理試験の結果を考慮してその存在を否定するか、または適切な試験を設定して存在許容量を規定する必要がある[1~5]。

　原則、最終製品において規格および試験方法を設定する。ただし、工程における除去能の評価結果を踏まえ、恒常的かつ十分に除去できる場合は工程評価で代替できる場合がある[6]。治験開始時においては、暫定的な規格の設定でもよい[1~5]。

## [5] 無菌試験

　最終製品について、患者に適用する前に試験により無菌性（一般細菌お

---

**＊1：未分化細胞混在の確認方法**

このなかで特にLin28の遺伝子定量解析は、未分化細胞に対する特異性が高く、かつ高感度であり、一般的に評価方法として代表的に用いることができる。

**＊2：角膜内皮細胞に関するマーカー**

Na⁺-K⁺ ATPase、ZO-1、N-cadherin, occludinなどが報告されているが、これらは例示であり、必要十分とは限らず、製品の特性や試験の目的に応じてマーカーの追加もしくは他のマーカーを用いることなどについて検討する必要がある。

よび真菌否定）を示す[1〜5]。しかし、最終製品での試験感度は、無菌性を保証するうえで十分とはいえない。製造管理として、例えば、①原料・資材の無菌化処理など、微生物汚染リスク低減化の措置を講じる、②原料でのバイオバーデン管理、③工程内管理での微生物管理試験などの実施も考慮し、汚染の有無を慎重に確認することが望まれる[6]。

方法は、「日本薬局方」（日局）[17]に準じた試験が望ましいが、細胞加工物では検体量の限界、試験に要する時間の制限などから、必ずしも適用できない場合が考えられる。その場合、日局に厳格に準じた試験方法を採用するのではなく、科学的に合理的な試験方法を採用することが可能である[6]。試験方法を選択する際には、必要な分析法バリデーションを実施することが重要である[18〜20]。

微生物管理の試験は、結果を得るまでに時間を要するため、最終製品の保存安定性の確保に努め、出荷の可否のための試験に必要な時間を確保することが望まれる。試験結果を得た後に投与できるような計画とすることが望ましい。やむを得ず投与後に試験結果が判明する場合は、その旨を同意文書・説明文書に記載し、あらかじめ患者の同意を取得することに留意する必要がある。また、汚染が確認された場合の患者保護に関する対処方法をあらかじめ設定しておくことが重要である。

## [6] エンドトキシン試験

試料中の夾雑物によるエンドトキシンの吸着、反応阻害物質や反応促進因子（反応干渉因子）の影響を考慮して試験を実施することが必要である[21〜23]。原則、最終製品において規格および試験方法を設定する[6]。規格値は実測値によらず、日局[24]などで示されている最終製品の1回投与量をもとにした安全域を考慮して設定すればよい[1〜5]。

## [7] 効能試験

細胞種、臨床使用目的または特性に応じた適切な効能試験の実施を考慮すべき場合もある[1〜5]。原則、最終製品において規格および試験方法を設定する。製品の特徴に応じて多様な設定方法（蛋白質発現、生理活性物質の分泌能、分化能、細胞表現型、細胞増殖能など）が考えられる。工程内管理試験、中間製品に対する試験の設定によっては代替できる場合も考えられる。その場合、設定する試験は重要品質特性の試験であることが望ましいが、工程の特徴および実施可能性も考慮し、重要品質特性に関連した代替可能な項目を設定することも可能である[6]。治験開始時においては、暫定的な規格の設定でもよい[1〜5]。

バリア機能を効能試験とする例として、角膜上皮細胞シート[8]、角膜内

＊3：バリア機能に関するマーカー

ZO-1、occludinなどが報告されているが、これらは例示であり、必要十分とは限らず、製品の特性や試験の目的に応じてマーカーの追加、もしくは他のマーカーを用いることなどについて検討する必要がある。

＊4：ポンプ機能に関するマーカー

Na⁺-K⁺ ATPaseなどが報告されているが、これらは例示であり、必要十分とは限らず、製品の特性や試験の目的に応じてマーカーの追加、もしくは他のマーカーを用いることなどについて検討する必要がある。

皮細胞シート[9]、網膜色素上皮細胞シート[12, 13]が挙げられる。例えばバリア機能との相関が報告されている適切なマーカー[＊3]の発現解析、経上皮電気抵抗値の測定などにより、細胞シートに要求される機能を評価する。

角膜内皮細胞シート[9]では、ポンプ機能との相関が報告されている適切なマーカー[＊4]の発現・密度の解析、ポンプ機能の測定（例えばウッシングチャンバーを用いたshort circuit currentの測定など）などにより、細胞シートに要求される機能を評価する。

網膜色素上皮細胞[12, 13]では、例えば、貪食能は蛍光ラベルを行った視細胞外節や蛍光ビーズなどを培養液に添加して細胞の取り込み状態をフローサイトメトリーなどで評価する。増殖因子分泌能は、VEGF（vascular endothelial growth factor）、PEDF（pigment epithelium-derived factor）などの分泌量をELISAで測定する。

関節軟骨再生製品で、最終製品が生体軟骨組織と類似した組成をもつことを期待されている場合には、軟骨細胞外マトリックス遺伝子の発現量を測定する、または組織学的解析（サフラニンO染色や、タイプⅡコラーゲンの免疫染色）を行うことにより、製品の体内における効能を移植前に予測または評価することが可能かもしれない[16]。組織工学的手法によらず軟骨組織とは類似しない力学特性をもつ製品については、体内における有効性の代替指標（surrogate marker）を同定し、効能試験に応用することが考えられる。例えば、タイプⅡコラーゲン/タイプⅠコラーゲンの遺伝子発現比は軟骨細胞の分化の指標とされることがある。ただし、代替指標の使用に際しては、患者における有効性と代替指標との相関性をあらかじめ明らかにする[15]。

## [8] 力学的適合性試験

一定の力学的強度を必要とする製品については、適用部位を考慮した力学的適合性および耐久性を確認するための規格を設定する[1〜5]。原則、最終製品において規格および試験方法を設定する。製品の特徴に応じて多様な設定方法が考えられる。工程内管理試験、中間製品に対する試験の設定によっては代替できる場合も考えられる[6]。治験開始時においては、暫定的な規格の設定でもよい[1〜5]。

網膜色素上皮細胞シートでは、剝離、移植片としての準備まで行い、細胞シートとしての破損の有無などを確認する[12, 13]。

重症心不全細胞治療用細胞シートでは、引っ張り応力などの力学的適合性および耐久性に関する規格を設定する[7]。

鼻軟骨再生製品では、粘弾性特性あるいは曲げ強度などの力学的検

討を行い、あらかじめ規定した力学的特性をもつことを確認する[14]。関節軟骨再生製品では、軟骨組織と類似した力学的特性をもつなど、最終製品によっては耐荷重性、摺動特性、粘弾性などにおける適合性が要求される。各製品の適用方法を考慮したうえで必要に応じて力学的適合性を確認するための規格を設定する[10, 15, 16]。しかし、軟骨組織の力学的機能に重要な力学的特性は明らかにされているわけではない[16]。

## [9] その他の品質管理試験

細胞由来の各種目的外生理活性物質に関する試験として、当該物質が製品中での存在量いかんで患者に安全性上の重大な影響を及ぼす可能性が明らかに想定される場合には、適切な許容量限度試験を設定する[1～5]。

力価試験として、特定の生理活性物質の分泌が当該細胞加工物の効能または効果の本質である場合には規格を設定する[1～5]。

#### 文献

1) 厚生労働省：ヒト（自己）体性幹細胞加工医薬品等の品質及び安全性の確保について（平成24年9月7日薬食発0907第2号）：2012.
2) 厚生労働省：ヒト（同種）体性幹細胞加工医薬品等の品質及び安全性の確保について（平成24年9月7日薬食発0907第3号）：2012.
3) 厚生労働省：ヒト（自己）iPS（様）細胞加工医薬品等の品質及び安全性の確保について（平成24年9月7日薬食発0907第4号）：2012.
4) 厚生労働省：ヒト（同種）iPS（様）細胞加工医薬品等の品質及び安全性の確保について（平成24年9月7日薬食発0907第5号）：2012.
5) 厚生労働省：ヒトES細胞加工医薬品等の品質及び安全性の確保について（平成24年9月7日薬食発0907第6号）：2012.
6) 厚生労働省：再生医療等製品（ヒト細胞加工製品）の品質、非臨床安全性試験及び臨床試験の実施に関する技術的ガイダンスについて（平成28年6月14日薬機発第0614043号）：2016.
7) 厚生労働省：次世代医療機器評価指標の公表について．（別添3）重症心不全細胞治療用細胞シートに関する評価指標（平成22年1月18日薬食機発0118第1号）：2010.
8) 厚生労働省：次世代医療機器評価指標の公表について．（別添4）角膜上皮細胞シートに関する評価指標（平成22年1月18日薬食機発0118第1号）：2010.
9) 厚生労働省：次世代医療機器評価指標の公表について．（別添1）角膜内皮細胞シートに関する評価指標（平成22年5月28日薬食機発0528第1号）：2010.
10) 厚生労働省：次世代医療機器評価指標の公表について．（別添1）関節軟骨再生に関する評価指標（平成22年12月15日薬食機発1215第1号）：2010.
11) 厚生労働省：次世代医療機器評価指標の公表について．（別添1）歯周組織治療用細胞シートに関する評価指標（平成23年12月7日薬食機発1207第1号）：2011.
12) 厚生労働省：次世代医療機器評価指標の公表について．（別添1）自己iPS細胞由来網膜色素上皮細胞に関する評価指標（平成25年5月29日薬食機発0529第1号）：2013.
13) 厚生労働省：次世代医療機器・再生医療等製品評価指標の公表について．（別紙1）同種iPS（様）細胞由来網膜色素上皮細胞に関する評価指標（平成26年9月12日薬食機参発0912第2号）：2014.
14) 厚生労働省：次世代医療機器・再生医療等製品評価指標の公表について（別紙1）鼻軟骨再生に関する評価指標（平成27年9月25日薬食機参発0925第1号）：2015.

15) 厚生労働省：次世代医療機器・再生医療等製品評価指標の公表について（別紙 1）ヒト軟骨細胞又は体性幹細胞加工製品を用いた関節軟骨再生に関する評価指標（平成 28 年 6 月 30 日薬食機審発 0630 第 1 号）：2016.

16) 厚生労働省：次世代医療機器・再生医療等製品評価指標の公表について（別紙 2）ヒト（同種）iPS（様）細胞加工製品を用いた関節軟骨再生に関する評価指標（平成 28 年 6 月 30 日薬食機審発 0630 第 1 号）：2016.

17) 厚生労働省：4.06 無菌試験法．第十七改正日本薬局方：2016; 117-120.

18) 厚生労働省：参考情報 微生物迅速試験法．第十七改正日本薬局方：2016; 2419-2420.

19) European Pharmacopoeia: 5.1.6 Alternative methods for control of microbiological quality. European Pharmacopoeia 8.0: published 15 July 2013, replaces the 7th Edition on 1 January 2014.

20) United States Pharmacopoeia: 〈1223〉Validation of Alternative Microbiological Methods. USP38/NF33: 2015.

21) 厚生労働省：4.01 エンドトキシン試験法．第十七改正日本薬局方：2016; 99-102.

22) 藤田 優：日本薬局方エンドトキシン試験法の課題．医薬品医療機器レギュラトリーサイエンス，PMDRS, 46(3), 155-159, 2015.

23) 舩島由二：エンドトキシン規格値と検査法．BIO INDUSTRY 33(9), 15-22, 2016.

24) 厚生労働省：参考情報 エンドトキシン規格値の設定．第十七改正日本薬局方：2016; 2408-2409.

## まとめのページ

☐ 細胞加工物における品質管理の要点は、最終製品の規格試験のみでなく、製造工程での品質管理を含めて最終製品の品質を確保することである。

☐ 治験を開始する際は、品質特性を可能な限りモニタリングし、開発が進むにつれて適宜見直し、開発後期には重要品質特性を特定する。

☐ 確認試験とは、重要細胞特性指標を選択して、目的とする細胞であることを確認することである。製品の本質的な特性を確実に確認する観点から、特異性の高い試験項目を選択する。

☐ 細胞の純度試験の規格および試験方法は、目的外細胞として人への投与が許容できる混入の程度が管理できるよう設定する。

☐ 製造工程由来不純物試験は、不純物の除去に関するプロセス評価や当該物質に対する工程内管理試験の結果を考慮してその存在を否定するか、または適切な試験を設定して存在許容量を規定する。

☐ 無菌試験は、日局に準じた方法が望ましいが、科学的に合理的な試験方法を採用することも可能である。

☐ エンドトキシン試験は、反応干渉因子の影響を考慮して試験を実施する。

☐ 効能試験は、製品の特徴に応じて多様な設定方法（蛋白質発現、生理活性物質の分泌能、分化能、細胞表現型、細胞増殖能など）が考えられる。

## 練習問題

**①** 品質管理戦略、重要品質特性に関する記述のうち、誤っているものを2つ選びなさい。

**1** 細胞加工物における品質管理は、最終製品の規格試験のみで十分である。

**2** 重要品質特性とは、有効性および安全性と相関性の高い品質特性のことである。

**3** 治験を開始する際に幅広く設定した試験項目は、製造販売承認申請において規格および試験方法として、必ず設定する必要がある。

**4** 厚生労働省がまとめた次世代医療機器・再生医療等製品評価指標に記載された内容は、必ずしもこれらの方法を固守するよう求めるものではない。

**5** 無菌試験は、日局に準じた試験が望ましいが、適用できない場合は科学的に合理的な試験方法を採用することが可能である。

**②** 確認試験、細胞の純度試験に関する記述のうち、誤っているものを2つ選びなさい。

**1** 確認試験とは、重要細胞特性指標を選択して、目的とする細胞であることを確認することである。

**2** ポンプ機能との相関が報告されているマーカーが発現していれば、角膜内皮細胞といえる。

**3** 治験開始前に研究用組織由来の細胞を用いた試験結果は、治験での患者由来の細胞を用いた試験結果と同等である。

**4** 治験開始時は、少数の試験的検体での実測値を踏まえた暫定的な規格設定でもよい。

**5** 細胞の純度試験の規格および試験方法は、目的外細胞として人への投与が許容できる混入の程度が管理できるよう設定する。

**③** 製造工程由来不純物試験に関する記述のうち、誤っているものを2つ選びなさい。

**1** 成分が非開示の無血清培地を用いる場合、不純物を評価できなくてもやむを得ない。

**2** 製造工程由来不純物は、不純物に起因するリスクを特定する前に、まずは可能な限り除去することが重要である。

**3** 抗生物質の残留量は、微生物を用いたバイオアッセイで評価することが妥当である。

**4** ウシ血清の残留量は、ウシ血清アルブミンのELISAで評価することができる。

**5** 組換え蛋白質は、微生物を培養して製造されることがあるため、当該微生物用の培地中の不純物を評価し、生物由来原料基準への適合性を確認する必要がある。

**④** 無菌試験に関する記述のうち、誤っているものを2つ選びなさい。

**1** 無菌試験は、抗生物質の影響を受けない状態で実施すべきである。

**2** 自己由来の細胞加工製品では、微生物検査は不要である。

**3** 無菌試験などについては、臨床使用までに試験結果が得られない製品が多いため、可能な限り原料および材料で管理し、製造環境管理を充実させることが重要である。

**4** 最終製品だけでなく、原料および材料、工程内管理および中間製品で無菌試験を実施すれば、製造工程プロセス評価は不要である。

**5** やむを得ず投与後に無菌試験の結果が判明する場合は、その旨を同意文書・説明文書に記載し、あらかじめ患者の同意を取得することに留意する。

**⑤** エンドトキシン試験に関する記述のうち、誤っているものを2つ選びなさい。

**1** エンドトキシンとは、グラム陰性細菌の細胞壁表層に存在するリポ多糖である。

**2** エンドトキシン試験法は、カブトガニの血球抽出物ライセート試薬を活性化しゲル化を引き起こす反応に基づく。

**3** エンドトキシン試験法は、プロテアーゼ阻害薬、界面活性剤、金属などでは阻害を受けない。

**4** コラーゲンなどの天然材料からエンドトキシンを回収するためには、水抽出がよい。

**5** 血清含有培地の原液を検体とすると、ライセート試薬の反応が阻害される。

**⑥** 効能試験、力学的適合性試験に関する記述のうち、誤っているものを2つ選びなさい。

**1** 生体において、上皮はバリア機能を果たしているため、全ての上皮細胞製品でバリア機能を測定することが妥当である。

**2** 治験を開始する際は、重要品質特性になり得る試験項目を幅広く設定しておき、開発段階が進むにつれて適宜見直す。

**3** バリア機能の評価として、相関が報告されるマーカーの発現だけでは必要十分とは限らない。

**4** 関節軟骨再生製品の力学的適合性試験は、無菌性または非破壊性を保った状態で行う。

**5** 軟骨組織の力学的機能に重要な力学的特性は、明らかにされているわけではない。

## 解答と解説

**①** 解答：**1、3**

解説：

**1** 最終製品の規格試験のみでなく、製造工程での品質管理を含めて品質を確保する。

**3** 開発段階が進むにつれて、適宜見直すことが重要である。

**②** 解答：**2、3**

解説：

**2** これらのマーカーの発現だけでは、必要十分とは限らない。

**3** 患者以外の検体と患者由来の検体を用いて実施する特性解析結果は、同等とは限らない。

**③** 解答：**1、3**

解説：

**1** 成分が非開示の無血清培地などを用いる場合でも、メーカーへ成分の開示を求め、特に生物由来原料基準への適合性を示すことは必須である。

**3** 可能な限り理化学的手法によって安全性を評価することが適切である。

**④** 解答：**2、4**

解説：

**2** 自己由来の細胞加工物でも微生物検査を行う必要がある。

**4** 無菌試験は抜き取り試験であり、検出感度に限界がある。製造工程プロセス評価が重要である。

**⑤** 解答：**3、4**

解説：

**3** エンドトキシン試験法は、プロテアーゼ阻害薬、金属、界面活性剤などで阻害を受ける。

**4** コラーゲン、キチン、キトサンなどの天然材料から効率よくエンドトキシンを回収するためには、塩酸抽出などの工夫を要する。

**⑥** 解答：**1、4**

解説：

**1** 移植後に生着、増殖してバリア機能を果たせばよい場合もある。

**4** 力学的適合性試験は、無菌性または非破壊性を保った状態で行うことが困難でなじまない場合には、並行して製造した試験用検体を用いて実施しても構わない。

**3. 品質管理試験—汚染検査、特性解析　545**

# 4. 品質管理試験—ウイルス試験・マイコプラズマ試験

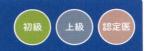

東京医科歯科大学 再生医療研究センター　清水 則夫

## Abstract

　特定細胞加工物／再生医療等製品（以下、細胞加工物）の原料はヒトから採取した細胞・組織であるが、ヒトには多くの微生物（細菌、真菌、マイコプラズマ）やウイルスなどの外来性感染性物質が持続感染しているため、微生物などによる汚染の可能性を完全に排除することはできない。また、細胞加工物は生きた細胞を含み、混入した微生物などを完全に不活化／除去できない特質をもつため、品質管理試験により治療の安全性を確保することが重要である。したがって、微生物などによる汚染の実態をあらかじめ把握して品質管理戦略を構築するとともに、治療のリスクとベネフィットとのバランスを考えることが求められる。

　指針などでは最終製品に対してマイコプラズマや特定のウイルスの否定試験の実施を要求しており、品質管理試験により混入の危険性を否定する必要がある。また、試験は迅速性が求められるため核酸増幅法（NAT）により実施されるのが一般的で、定量性を兼ね備えたリアルタイムPCR法が広く用いられている。

　従来マイコプラズマ否定試験は培養法が主であったが、「日本薬局方」の改正により核酸増幅法による迅速検査も可能になった。細胞加工物のウイルス検査に関しては、レトロウイルス（HIV、HTLV）と肝炎ウイルス（HCV、HBV）がリストアップされている。

## Point

- ▶ 細胞加工物は滅菌処理を行えないこと、また、ヒトには多数の持続感染微生物などが存在することを踏まえ、微生物などによる汚染の実態をあらかじめ把握して品質管理戦略を構築することが重要になる。
- ▶ 細胞加工物の原料を提供するドナーの適格性を示すため、ウインドウ・ピリオドを考慮した再検査を含むウイルス検査（血清学的検査と核酸増幅検査）を実施する必要がある。
- ▶「第17改正日本薬局方」の「参考情報」に、マイコプラズマ否定試験法（培養法、指標細胞を用いたDNA染色法、核酸増幅法）が示されているが、迅速に結果が得られる核酸増幅法が特に重要である
- ▶ 核酸増幅検査を実施する際には、検査の妥当性の事前検証と汚染（コンタミネーション）の回避が重要である。

## 1 | ウイルス概論

ウイルスとは、細胞に侵入して自己複製する感染性物質で、蛋白質でできた殻（カプシド）とそれに包まれた核酸（DNAあるいはRNAの一方）からなり、一部のウイルスは脂質を含む外皮（エンベロープ）をもつ。自己複製のために必要な小器官や酵素などを欠いているため、細菌などのように液体培地中やカンテン培地上で自律的な増殖をすることはできず、複製するためには細胞に侵入することが不可欠である。

一般的なウイルスの増殖サイクルは、以下①〜⑥の過程をとる。

①細胞への吸着

②侵入（膜融合や細胞の食・飲作用を利用）

③脱殻（細胞内へのウイルスゲノム[*1]の放出）

④ウイルス蛋白質の合成とウイルスゲノムの複製（細胞の蛋白質合成・核酸増幅機能を利用：一部はウイルス自身の核酸合成酵素を使用）

⑤ウイルス蛋白質・ゲノムの集合

⑥ウイルスの放出

このウイルスのライフサイクルの各段階を何らかの方法により妨げることで、ウイルスの感染・増殖を阻害することが可能である。例えば、①ウイルス表面を抗体により覆うことによる細胞への吸着阻害（このような感染阻害作用がある抗体を中和抗体と呼ぶ）、②ウイルス感染細胞を殺すことによるウイルス産生の場の消失（例えば、細胞傷害性T細胞による感染細胞の除去）、③ウイルスのもつ核酸増幅酵素の特異的阻害剤によるウイルスゲノム複製阻害、などである。

大半のウイルスは20〜300ナノメートル（nm）程度の大きさであり、電子顕微鏡でないと観察できない。人間を地球の大きさに例えるとインフルエンザウイルスはウサギ、ヒトパルボウイルスB19型はネズミ程度の大きさとなり、極めて小さいことが分かる。

ウイルスは、これまで宿主や症状、伝播方法、形状などにより分類されてきたが、近年ではウイルスのもつゲノム核酸の種類と核酸の複製形態による分類が広く用いられている。具体的には、核酸がDNAかRNAか、1本鎖か2本鎖か、複製の際にRNAからDNAへの逆転写反応を含むか否かにより分類されている。本節ではスペースの関係でウイルス学的な説明は最小限にとどめるため、詳しくは参考図書[1]を参照してほしい。

## 2 | 持続感染ウイルスと内在性ウイルス

ウイルスは、感染後に宿主から完全に排除される場合と、排除されずに感染が持続する場合とがある。例えばインフルエンザウイルスは感染するとインフルエンザを発症し、その後宿主の免疫反応によりウイルスは完全に排除されて治癒する。したがって、繰り返しインフルエンザに罹患するのは、そのつどインフルエンザウイルスに再感染するためである。し

---

**＊1：ウイルスゲノム**
ウイルスの遺伝情報をもつ核酸のことを指す。ウイルスはゲノムとしてDNAかRNAの一方をもち、DNAをもつものをDNAウイルス、RNAをもつものをRNAウイルスと呼ぶ。また、ゲノム複製の過程でRNAがいったんDNAに逆転写されるステップを踏むウイルスをレトロウイルスと呼ぶ。

第4章 施設における品質管理

4. 品質管理試験─ウイルス試験・マイコプラズマ試験　　547

かし、一部のウイルスは免疫反応により完全に排除することが難しく、感染状態が長く続くことがあり、持続感染と呼ばれる。特にヘルペスウイルス科のウイルス（ヒトでは8種類）やレトロウイルス（ヒトでは4種類）は感染後、終生にわたり持続感染するため、体内から完全に排除することはできない。

感染後に完全に排除されるウイルスの場合、ウイルス抗体が陽性であればウイルスに対する免疫が成立していることを示し、その抗体が感染防御抗体（中和抗体）である場合には感染に対して抵抗性をもつと評価できる。しかし、ヘルペスウイルスやレトロウイルスのような感染が終生持続するタイプの場合には、抗体陽性イコール体内にウイルスが存在していることを示す。したがって、同じ「抗体陽性」でもその意味がウイルス種により変わることに注意が必要である。

また、ヒトを含むさまざまな細胞のゲノムにはレトロウイルス由来と考えられる配列がゲノムDNAに組み込まれた形で存在し、生殖細胞を通じて子孫へ垂直伝播することが知られている。これらは、内在性レトロウイルスと呼ばれており、その一部は感染性粒子を形成して他の個体へ感染することがある。

## ※：慢性感染と潜伏感染

持続感染には、持続的にウイルスの産生が検出される場合とウイルスの産生が検出されない場合とがある。ウイルスが持続的に検出される場合は慢性感染と呼び、ウイルス性慢性肝炎患者やAIDS患者では常にウイルス粒子が検出される。ウイルスに感染していても臨床的な症状を示さずウイルス粒子も検出されないタイプの持続感染は、潜伏感染と呼ばれる。代表的な潜伏感染ウイルスである単純ヘルペスウイルスI型は感染後に神経節に潜伏するが、再活性化すると口唇ヘルペスを発症しウイルス粒子も検出されるようになる。

## 3 細胞加工物への混入の可能性があるウイルス

細胞加工物の原料となるヒト組織・細胞の採取時には例外なく血液が付着するが、ヒトの持続感染ウイルスは多くの場合血液中から検出されるため、常に混入のリスクがつきまとう。また、ヒト細胞を培養する際に使用する動物由来の原料（動物血清や動物由来の基剤など）には動物に感染するウイルスや内在性レトロウイルスが混入する危険性があるため、注意が必要である。

表1に記載されているサイトメガロウイルス（CMV〔cytomegalovirus〕）、水痘帯状疱疹ウイルス（VZV〔varicella-zoster virus〕）、エプスタイン・バーウイルス（EBV〔Epstein-Barr virus〕）、ヒトヘルペスウイルス6型（HHV6〔human herpesvirus 6〕）は、ヒトヘルペスウイルス科（8種類のウイルスが知られている）に属し、終生持続感染状態となるウイルスである。しかも成人の陽性率が皆70%以上であるため、これらのウイルスについて全て陰性である成人ドナーを探すことはほぼ不可能である。したがって、原料へのウイルス混入の危険性を完全に排除することは極めて難しいことに留意する必要がある。

## 4 指針などにより検査が必要とされるウイルス

「再生医療等の安全性の確保等に関する法律」（再生医療等安全性確保法）と指針などのうち、ウイルス検査・マイコプラズマ検査に関して重要なものを表2に列挙した。

自己細胞を使用する場合には「必ずしもドナースクリーニングは必要と

**表1：ヒトに持続感染する代表的なウイルス**

| ウイルス名 | 関連疾患 | 感染細胞<br>(存在部位) | 成人の陽性率<br>(%) | 備考 |
|---|---|---|---|---|
| B型肝炎ウイルス<br>(HBV) | B型肝炎 | 肝実質細胞<br>(肝臓、血液、体液) | 0.9 | 輸血による感染および母子感染が減り、若年者の陽性率が低くなりつつある |
| C型肝炎ウイルス<br>(HCV) | C型肝炎 | 肝実質細胞<br>(肝臓、血液) | 1〜1.5 | 医療行為による新たな感染が激減し、中高年層が主なウイルスキャリアーである |
| 単純ヘルペスウイルス1型<br>(HSV-1) | 口唇ヘルペス、ヘルペス脳炎 | 上皮細胞、神経細胞<br>(唾液、血液) | 80〜100 | 性器ヘルペスの原因にもなる<br>(主な原因は2型) |
| サイトメガロウイルス<br>(CMV) | 先天性サイトメガロウイルス感染症 | マクロファージ<br>(血液) | 70〜95 | 代表的な日和見感染症の原因ウイルスで、間質性肺炎、腸炎、網膜炎などの原因 |
| 水痘帯状疱疹ウイルス<br>(VZV) | 水痘、帯状疱疹 | 上皮細胞、神経細胞<br>(滲出液、血液) | 90〜95 | 水痘発症時に体内に潜伏し、加齢などが誘因となり帯状疱疹を発症 |
| EBウイルス<br>(EBV) | 伝染性単核症、バーキットリンパ腫、胃がん | B細胞、上皮細胞<br>(唾液、血液) | 70〜90 | T細胞、NK細胞に感染することがある |
| ヒトヘルペスウイルス6型<br>(HHV6) | 突発性発疹 | T細胞<br>(唾液、血液) | 95〜100 | ほとんどが、乳幼児期に感染し、日和見感染症の原因となる |
| ヒトT細胞白血病ウイルス1型<br>(HTLV-1) | 成人T細胞性白血病、HTLV-1関連脊髄症 | T細胞<br>(血液、母乳) | 1 | 九州(特に南部)に多く5〜7%が陽性、一部地域では30%以上が陽性 |
| ヒト免疫不全ウイルス1型<br>(HIV-1) | AIDS、AIDS関連症候群 | T細胞、マクロファージ<br>(血液、体液) | 僅少 | わが国では、感染者、AIDS患者ともに増えつつある |
| JCウイルス<br>(JCV) | 出血性膀胱炎、進行性多巣性白質脳症 | 尿管上皮細胞<br>(尿、まれに血液) | 70以上 | 無症状でもときどき尿中からウイルスが検出され、ときに末梢血からも検出される |
| ヒトパルボウイルスB19型<br>(ParvoB19) | りんご病、赤芽球癆 | 赤芽球<br>(血液) | — | 通常は一過性に症状が出た後治癒するが、持続感染患者はまれにだが存在する |
| ウエストナイルウイルス<br>(WNV) | ウエストナイル熱 | 血液細胞、神経細胞<br>(血液、母乳) | 未感染 | ウイルスに感染した鳥の血を吸った蚊からヒトに感染する。感染者からの輸血・臓器移植により感染が伝播する可能性がある |

**表2：ウイルス検査・マイコプラズマ検査に関して重要な法律・指針など**

| | |
|---|---|
| 1 | 再生医療等の安全性の確保等に関する法律(平成25年法律第85号) |
| 2 | 再生医療等の安全性の確保等に関する法律施行規則(平成26年9月26日厚生労働省令第110号) |
| 3 | 「再生医療等の安全性の確保等に関する法律」、「再生医療等の安全性の確保等に関する法律施行令」及び「再生医療等の安全性の確保等に関する法律施行規則」の取扱いについて(平成26年10月31日医政研発1031第1号) |
| 4 | ヒト(自己)体性幹細胞加工医薬品等の品質及び安全性の確保について(平成24年9月7日薬食発0907第2号) |
| 5 | ヒト(同種)体性幹細胞加工医薬品等の品質及び安全性の確保について(平成24年9月7日薬食発0907第3号) |
| 6 | ヒト(自己)iPS(様)細胞加工医薬品等の品質及び安全性の確保について(平成24年9月7日薬食発0907第4号) |
| 7 | ヒト(同種)iPS(様)細胞加工医薬品等の品質及び安全性の確保について(平成24年9月7日薬食発0907第5号) |
| 8 | ヒトES細胞加工医薬品等の品質及び安全性の確保について(平成24年9月7日薬食発0907第6号) |
| 9 | 再生医療等製品(ヒト細胞加工製品)の品質、非臨床試験及び臨床試験の実施に関する技術的ガイダンスについて(平成28年6月27日事務連絡) |
| 10 | 生物由来原料基準(平成26年9月26日制定厚生労働省告示第375号) |
| 11 | 生物由来原料基準の運用について(平成26年10月2日薬食審査発1002第1号/薬食機参発1002第5号) |

**＊2：B型肝炎ウイルス（HBV）**
指針に記載されているウイルスのなかでも突出して強い熱耐性と強い感染性をもつため、HBV陽性者（国民の約1%がウイルスキャリアー）の検体を扱うときには特に注意が必要である。煮沸消毒では十分に不活化されない場合もあり、オートクレーブ処理が求められる（次亜塩素酸剤やグルタルアルデヒドも有効）。多くの場合、HBVを不活化できる条件であれば、他のウイルスも不活化可能と評価できる。ワクチンが実用化されているため、作業者はあらかじめワクチン接種を受けておく必要がある。

**※：ウイルスの不活化（消毒）**
ウイルスに汚染された物はオートクレーブ処理することが推奨される。また、次亜塩素酸剤（ハイター®、ピューラックス®など）やグルタルアルデヒド（グルタラールなど）による処理も有効である。

## 5 | ICHガイドライン（ICH-Q5A）記載のウイルス検査

**＊3：ウインドウ・ピリオド**
ウイルスに感染してから検査により感染の徴候が検出可能になるまでの空白期間。検出結果が陰性でも感染性のウイルスは微量に存在するため、感染する可能性は否定できない。核酸増幅検査によるウインドウ・ピリオド（ウインドウ期）は、日本赤十字社のデータでは、HIVで11日、HCVで23日、HBVで34日程度である[2]。「ヒト細胞組織原料基準」にはヒト細胞組織原料などを採取するに当たり、「ウインドウ・ピリオドを換案した検査または管理がなされていること」と記載されている。

## 6 | ウイルス検査

しない」と「ヒト細胞組織原料基準」（表2の10に含まれている）に記載されているが、患者、製造従事者および医療従事者の安全性を確保する観点などから、特にB型肝炎ウイルス（HBV〔hepatitis B virus〕[＊2]）、C型肝炎ウイルス（HCV〔hepatitis C virus〕）、ヒト免疫不全ウイルス（HIV〔human immunodeficiency virus〕）、ヒトT細胞白血病ウイルス（HTLV〔human T-cell leukemia virus〕）に留意することが求められている（表2の4、6）。一方、同種細胞を用いる場合には上記4種類に加えヒトパルボウイルスB19型を問診および検査（血清学的試験や核酸増幅法）により否定すること、CMV感染、EBV感染およびウエストナイルウイルス（West Nile virus：WNV）感染については必要に応じて検査により否定することが求められている（表2の5、7）。

また、「最終製品の品質管理」のために必要なウイルス試験として、自己細胞を使用する場合、「バンク化されておらず、ウインドウ・ピリオド[＊3]が否定できず、HBV、HCV、HIV、HTLVを製造工程中に増殖させる可能性のある細胞を用いる場合には、中間製品、最終製品などについてもウイルスなどの存在を否定する適切な試験を実施すること」（表2の4、6）とされているが、同種細胞を使用する場合には「HBV、HCV、HIVなど」とされており、ウイルスが細胞培養中に増殖する可能性をより広く考慮する必要がある（表2の5、7）。

ヒトあるいは動物の細胞・組織などを原料とした生物薬品のウイルス検査に関する対応策が日米EU医薬品規制調和国際会議（International Conference on Harmonisation of Technical Requirements for Registration of Pharmaceuticals for Human Use〔現：International Council for Harmonisation of Technical Requirements for Pharmaceuticals for Human Use〕：ICH）ガイドライン「ICH-Q5A」にまとめられており、わが国では医薬審第329号通知「ヒト又は動物細胞株を用いて製造されるバイオテクノロジー応用医薬品のウイルス安全性評価」[3]に記載されている。細胞加工物に関してもICH-Q5Aを踏まえたウイルスの否定試験の実施を考慮すべきである。ガイドラインには、細胞株を用いた感染性ウイルスの検出試験（in vitro試験）、マウスや発育鶏卵を用いた試験（in vivo試験）、レトロウイルス試験（S⁺L⁻フォーカスアッセイ、XCプラークアッセイ、逆転写酵素活性試験、電子顕微鏡観察）、マウス、ラット、ハムスターなどを用いた抗体産生試験などが記載されている。詳細は上記通知や参考図書[4]を参照してほしい。

ウイルス感染の有無と原因ウイルスを臨床症状の観察で判断できる例もあるが（麻疹、流行性耳下腺炎など）、多くのウイルス感染症では実験室診断法により確定診断が可能になる。ウイルスを直接検出する方法として

は、電子顕微鏡による観察や、実験動物、発育鶏卵、培養細胞などに検体を接種して感染の有無を観察する方法があるが、実験的な感染・増殖系が未確立のウイルスの存在や、多くのウイルスは種・細胞特異性が強い、などの理由により、以下に示す血清学的検査法や核酸増幅法によるウイルス核酸の検出法が広く用いられている。

### [1] 血清学的検査法

ウイルスに感染すると感染個体では生体防御反応としてウイルスに特異的な抗体が産生される。そこでドナーにおける血液あるいは凝固した血液から得られる液体成分（血清）中の抗体の存否について、あらかじめ用意したウイルスやウイルス抗原を用い、ウイルス感染の有無や感染ウイルス種を診断する検査が行われている。なお、感染初期には短期間IgM抗体が検出され、その後IgG抗体が検出されるようになることから、検出される抗体のクラスより感染時期を推定することが可能である。

ウイルスに対する特異抗体に蛍光物質や酵素を標識した抗体試薬をあらかじめ準備しておき、ウイルス感染細胞やウイルス粒子の有無を蛍光顕微鏡観察や酵素反応の有無・強さにより診断する方法もある。近年、インフルエンザの診断キットとして用いられるイムノクロマト法も、標識したインフルエンザウイルスに対する抗体によりインフルエンザウイルスを直接検出する方法である。血清学的検査法の詳細は参考図書[1]を参照してほしい。

### [2] 核酸増幅による検査法

検査対象ウイルスのゲノムの一部を核酸増幅法により増幅し、増幅産物の有無から検体中のウイルスの有無を検査する方法で、NAT（nucleic acid amplification test）とも呼ばれる。増幅しようとする領域に1組のプライマーを設定して核酸増幅酵素により増幅するPCR（polymerase chain reaction）法（温度サイクルにより、①プライマーのアニーリング、②DNAの増幅、③2本鎖DNAの1本鎖への変性、を繰り返しながら核酸の標的領域を増幅する方法）が一般的であるが、LAMP（loop-mediated isothermal amplification）法やSmartAmp®法などの温度増幅法も開発されている。

また、定性的方法であるPCR法を応用し、蛍光プローブにより増幅DNAが検出され始める増幅回数を検知することにより検体中の核酸量を正確に測定できる、定量（リアルタイム）PCR法も開発されている。なかでも、プライマーやプローブの設計が容易で汎用性があるため、定量PCR法を用いたウイルス検査法が普及している。なお、RNAウイルスの場合にはRNAゲノムを逆転写酵素（reverse transcriptase：TR）によりDNAに変

---

※：PCR法と汚染（コンタミネーション）
PCR法は1～2時間の反応時間で標的領域を1兆倍以上（温度サイクルを40回繰り返した場合、原理的に2⁴⁰倍に増幅される）に増幅する能力があるため、間違えてウイルスゲノムやその増幅産物が少しでも混入すると誤った結果（偽陽性）を得ることになる。PCRの実施に当たってはそのような汚染（コンタミネーション）を回避するためにさまざまな注意が必要となる[6]。

※：核酸増幅検査の実施に関するガイドライン
厚生労働省から血液製剤のウイルス安全性確保を目的とした核酸増幅検査の精度管理や核酸増幅検査の実施に関するガイドライン[7]が出されている。核酸増幅法によるウイルス検査を実施する際に重要な点が網羅されているので、検査実施に当たっては、ガイドラインに沿って準備することや作業者へガイドラインの内容を周知することが望まれる。

換してからPCR増幅するRT-PCR法によりDNAウイルスと同様に検出あるいは定量することが可能である。

　筆者らは、定量PCR法に使用するプライマー・蛍光プローブ・酵素などを反応チューブに固相化したReady-to-Use試薬を開発し、多種類のウイルスを網羅的に検査する手法を用いている。PCR法、定量PCR法の詳細やプライマーおよびプローブの設計法などについては参考図書[5]を参照してほしい。

## 7 | マイコプラズマ概論

　マイコプラズマは真正細菌の一属であるが、マイコプラズマ属、ウレアプラズマ属、スピロプラズマ属、アコレプラズマ属などのモリキューテス（*Mollicutes*）綱（細菌の綱の1つ）の近縁の細菌の総称として用いられることが多い。自己増殖能をもつ最小の微生物で、細胞壁をもたない。

　動植物界に広く分布して種特異的な感染を示すが、培養細胞には作業者や血清などを介して感染する。しかし、培養細胞の表面に共存して、増殖しても細胞傷害性を示さず培養液の混濁も生じないため、感染を見逃されるケースが多い。また、細胞壁をもたないためペニシリン系抗生物質は無効であり（カナマイシンやゲンタマイシンにも耐性をもつものが多い）、$0.22\mu$mのろ過フィルターを通過するため、医薬品の製造過程に混入すると重大な事態を招くと懸念されている。

　実際、実験室で維持されている培養細胞への汚染が高頻度にみられ、2007年の医薬基盤・健康・栄養研究所の小原有弘らの研究によれば、大学、国立研究所、企業などが保有する1,470細胞株を調べたところ、330細胞株がマイコプラズマ陽性（22.4%）だったと報告されているため、実験を行う際にも使用する細胞のマイコプラズマ検査をあらかじめ実施しておくことが重要である[8]。細胞加工物の製造に当たっては、指針など**[表2]**により最終製品の品質管理法として適切なマイコプラズマ否定試験の実施が求められている。

## 8 | マイコプラズマ否定試験法

　公的なマイコプラズマ否定試験法として、「日本薬局方」（日局）の「参考情報」、「生物学的製剤基準」（最終改正 平成28年3月28日厚生労働省告示第106号）、JIS K 3810にマイコプラズマ否定試験法の詳細が記載されているが、特定細胞加工製品の検査には主に日局による試験が行われている。日局には、A法（培養法）、B法（指標細胞を用いたDNA染色法）、C法（核酸増幅法〔NAT〕）が記載されている。従来、培養法（A法）による試験が主に実施されてきたが、結果を得るまでに約1カ月間を要するため、培養終了後に速やかに投与されることが多いヒト細胞加工製品の検査法としては適していなかった（B法でも1週間程度必要であり、またC法はB法を補完する

二次的な試験法との位置づけ)。再生医療では細胞の最終調製段階から投与まで十分な時間がないことが多いため、迅速で高感度な試験法の必要性が高かった。そのような要望を受けて「第十七改正日本薬局方」(日局17)(2016年)の「参考情報」ではC法の位置づけが変更され、「適切なバリデーションを実施することにより、C法をA法やB法の代替法として用いることができる」と記載された[9]。

以下に日局17の「参考情報」に記載されているマイコプラズマ試験法の概要を記すが、詳細は「参考情報」本文を確認すること。

### [1] 日局A法（培養法）

培地には液体培地とカンテン培地の両方を使用し、カンテン培地には検体（細胞懸濁液）0.2mL以上接種（1検体当たり2枚以上）し、微好気条件（5〜10%炭酸ガスを含む窒素ガス中）・35〜37℃で14日間培養してマイコプラズマ特有の集落の有無を調べる（100倍以上の倍率の顕微鏡による観察）。また、100mLの液体培地に検体10mL以上を接種して35〜37℃で培養し、3、7、14日目にカンテン培地に0.2mL接種して14日以上培養する。したがって、最終的な検査結果が得られるのは28日以降になる。図1にマイコプラズマに特徴的な目玉焼き様のコロニーの顕微鏡写真を示す。

### [2] 日局B法（指標細胞を用いたDNA染色法）

マイコプラズマに感受性をもつVero細胞（アフリカミドリザル腎臓細胞由来の培養細胞）の培養ディッシュ（2枚以上）に検体（細胞浮遊液）を1mL以上接種し、5%炭酸ガスを含む空気中、35〜38℃で3〜6日間培養する。培養後細胞を固定し、DNAをビスベンズイミド（bisbenzimide）液により蛍

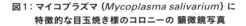

図1：マイコプラズマ（*Mycoplasma salivarium*）に特徴的な目玉焼き様のコロニーの顕微鏡写真

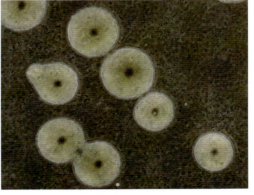

（東京医科歯科大学再生医療研究センター センター内にて撮影）

光染色し、400〜600倍以上の蛍光顕微鏡で観察し、細胞核を囲むような微小な核外蛍光斑点をもつ細胞が1,000個中5個（0.5％）以上あれば陽性と判定する（判定は難しいので、陰性対照および陽性対照と検体を比較する）。最終的な検査結果を得るまでには4〜7日間必要となる。培養法で検出されないマイコプラズマが検出できる可能性はあるが、マイコプラズマDNAの特異的な検出法ではなく細胞DNAも染色されるため、判定には熟練を要する。図2にMycoplasma hyorhinisを感染させたVero細胞（左）と未感染のVero細胞（右）の蛍光顕微鏡像を示す（Hoechst 33258によるDNA染色）。

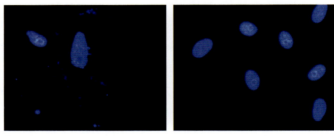

図2：Mycoplasma hyorhinisを感染させたVero細胞（左）と未感染のVero細胞（右）をHoechst 33258によりDNA染色した後に蛍光顕微鏡観察した像

（東京医科歯科大学再生医療研究センター センター内にて撮影）

## [3] 日局C法（核酸増幅法（NAT））

核酸増幅法は目的とする遺伝子や遺伝子発現により転写されたmRNAなどを塩基配列特異的に設計されたプライマーを用いて核酸合成酵素により増幅し、増幅産物を種々の方法により検出する手法である（一般にPCR法が用いられるが、他の核酸増幅法も使用可能である）。日局17の「参考情報」には核酸増幅法をマイコプラズマ否定試験として使用するためのバリデーション基準が示されており、特異性[*4]・検出感度・頑健性[*5]を評価する必要がある。特異性と検出感度を評価するためには、表3に示す7種類のマイコプラズマを参照品として用いる必要がある（ただし、昆虫細胞や植物由来細胞を製造に用いる場合は、上記のマイコプラズマに加えて、昆虫や植物に由来するマイコプラズマ〔Spiroplasma citriなど〕、鳥類に由来する細胞や試薬を製造に用いる場合は鳥類に由来するマイコプラズマ〔Mycoplasma synoviaeなど〕の検出が可能であることを評価する必要がある）。

「第十六改正日本薬局方」（日局16）の「参考情報」では、C法として例示されていたネステッドPCR法はB法の補完的位置づけであったが、日局17の「参考情報」ではバリデートされた核酸増幅法であれば以下に示すようにA法、B法の代替法として用いることができるようになった。

*4：検査の特異性
核酸増幅法によるウイルスやマイコプラズマ検査の特異性とは、検出対象のウイルスあるいはマイコプラズマ由来の核酸は検出できるが、他のウイルス、微生物やヒトあるいは動物の核酸とは反応せず、対象となる核酸のみ検出できることを指し、検出系はそのような特異性をもつことが必要である。

*5：検査の頑健性
頑健性とは、ある検査法が仮定している条件を満たしていない場合でもほぼ妥当な結果を与えることができる能力の指標を指す。核酸増幅法の頑健性を示す場合、温度条件や試薬の濃度などを意図的にわずかに変動させた試験を行っても結果が大きくずれないことを検証する必要がある。

表3：第十七改正日本薬局方の「参考情報」で示されたＡ法代替法におけるマイコプラズマ7種

| 菌種 | 自然宿主 | 菌株 |
|---|---|---|
| *Acholeplasma laidlawii* | ウシ | ATCC 23206、NBRC 14400または同等の株 |
| *Mycoplasma arginini* | ウシ、ヤギ | ATCC 23838または同等の株 |
| *Mycoplasma fermentans* | ヒト | ATCC 19989、NBRC 14854または同等の株 |
| *Mycoplasma hyorhinis* | ブタ | ATCC 17981、NBRC 14858または同等の株 |
| *Mycoplasma orale* | ヒト | ATCC 23714、NBRC 14477または同等の株 |
| *Mycoplasma pneumoniae* | ヒト | ATCC 15531、NBRC 14401または同等の株 |
| *Mycoplasma salivarium* | ヒト | ATCC 23064、NBRC 14478または同等の株 |

〔資料〕厚生労働省：第十七改正日本薬局方：2016.

**＊6：CFU**

CFU（colony formation unit：コロニー形成単位）とは、ある量の微生物を適切な固形培地上に接種したときの菌量の単位。1CFUとは増殖可能な微生物がそのなかに1つ存在していたことを示す。

**※：GC/CFU比**

GCとはゲノムコピー数のことで、菌量をゲノム（DNA）量で換算した値であるが、全てが生きている菌由来とは限らない。例えば、GC/CFU比が100の場合とは、DNA量で評価した場合には100個のマイコプラズマが存在するが、そのなかで培養法により生きたマイコプラズマとして検出されたのは1個との意味である。日局ではマイコプラズマの量はCFU値として表現されるため、GC/CFU比が基準内の参照品を用いないと核酸増幅法の検出感度を正しく評価できない。マイコプラズマ否定試験のバリデーションを行う際には「GC/CFU比が100程度以内」の参照品を用いることが推奨されている。

## 9 核酸増幅法によるマイコプラズマ否定試験

### ①A法（培養法）の代替法として用いる場合

**表3**に示すマイコプラズマ7種類全てについて10CFU*6/mL以上を検出可能なことを示す必要がある。

### ②B法（指標細胞を用いたDNA染色法）の代替法として用いる場合

**表3**に示すマイコプラズマ7種類全てについて100CFU/mL以上を検出可能なことを示す必要がある。

どちらの場合もCFUで適切に値づけされたマイコプラズマ参照品を用いて判定基準に達していることを示す必要がある。

2018年2月現在、日局17の「参考情報」に準拠した核酸増幅法によるマイコプラズマ検査キットとして、MycoTOOL PCR Mycoplasma Deteciton Kit（Roche）、MycoSEQ Mycoplasma Detection Kit（Thermo Fisher Scientific）、Myco Finderマイコプラズマ遺伝子検出キット（日水製薬）、TaKaRa Mycoplasma qPCR Detection Kit（タカラバイオ）が入手可能である。

上記のように最終製品の製造から投与まで十分な時間がないことが多いヒト細胞加工製品のマイコプラズマ否定試験には、一定の基準を満たしたC法（核酸増幅法）を用いることが推奨されている。核酸増幅法によるマイコプラズマ検出系の多くは、マイコプラズマゲノムのリボソームRNAの遺伝子領域に存在する共通配列にプライマーおよび蛍光標識プローブを設定したリアルタイムPCR法が用いられている（一部は、プローブの代わりにDNAインターカレーターを使用した蛍光検出）。この領域はモリキュー

図3：リアルタイムPCR法を利用したマイコプラズマ検出系の一例

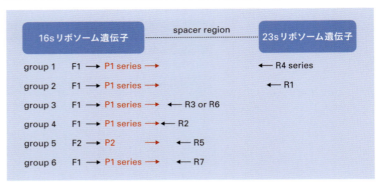

各グループの代表例
group 1：*M. orale*　group 2：*M. pneumoniae*　group 3：*M. gallisepticum, U. urealyticum*
group 4：*A. laidlawii*　group 5：*S. citri*　group 6：*M. synoviae*

## 10 核酸増幅法によるマイコプラズマ否定試験の留意点

テス綱に属する菌には高い相同性をもつが、他の細菌とは交差しないプライマーとプローブを設定することが可能である。

　C法（核酸増幅法）による検出法の例として、図3に筆者らが開発したマイコプラズマ検出系のプライマー・プローブの設定部位を示した。この検出系はプライマー11種類とプローブ6種類を1つの反応場に同時に加え、マルチプレックスPCR法により多くのモリキューテス綱の細菌を網羅的に検出可能である（*in silico*では142種類のマイコプラズマおよびその近縁種を検出可能であり、日局に示された7種類を含む17種類のマイコプラズマおよびその近縁種を実際に高感度に検出可能なことを実証済み）。また、マイコプラズマ以外の細菌・真菌・ヒトおよび動物のDNAと交差反応性は検出されていない。

　日局17の「参考情報」に記載されている「バイオテクノロジー応用医薬品／生物起源由来医薬品の製造に用いる細胞基材に対するマイコプラズマ否定試験」や2016（平成28）年6月27日付で厚生労働省から発出された「再生医療等製品（ヒト細胞加工製品）の品質、非臨床試験及び臨床試験の実施に関する技術的ガイダンスについて」（表2の9）にPCR法によるマイコプラズマ検査における留意点が記載されている。本ガイダンスによれば、市販のキットを用いてマイコプラズマ否定試験を実施する場合でも、試験で使用する機器や検体を用いて、自施設で検出感度や特異性を確認する「施設バリデーション」の実施が求められていることに留意すべきである[10]。

　また、ヒト細胞加工製品の種類によっては細胞浮遊液を検体として用いられない場合も想定されるが、日局17の「参考情報」には「マイコプラズマは細胞に依存して増殖する場合が多いため、細胞培養上清ではなく

細胞懸濁液を検体とすることが基本的に求められる。細胞培養上清を検体として用いる場合は、細胞を汚染するマイコプラズマを十分に検出できていることの妥当性を示す必要がある」とある点にも留意する必要がある。

**文献**

1) 高田賢蔵（編）：医科ウイルス学 改訂第3版．南江堂，2009.
2) 日本赤十字社：ウインドウ・ピリオド（window period：ウインドウ期）．献血の知識 用語集．https://www.tokyo.bc.jrc.or.jp/tmpfile/yougo/detail51.html
3) 厚生省：「ヒト又は動物細胞株を用いて製造されるバイオテクノロジー応用医薬品のウイルス安全性評価」について（平成12年2月22日医薬審第329号）：2000.
4) 日本PDA製薬学会バイオウイルス委員会（編）：バイオ医薬品ハンドブック 第2版．じほう，2016.
5) 北條浩彦（編）：原理からよくわかるリアルタイムPCR完全実験ガイド．実験医学別冊 最強のステップUPシリーズ．羊土社，2013.
6) Degen HJ, Deufel A, Eisel D, et al (eds)：PCR Applications Manual, 3rd ed. Mannheim: Roche Diagnostics, 2006.
7) 厚生労働省：「血液製剤のウイルスに対する安全性確保を目的とした核酸増幅検査（NAT）の実施に関するガイドライン」の一部改正について（平成26年7月30日薬食発0730第1号）：2014.
8) 小原有弘，大谷 梓，小澤 裕，他：培養細胞研究資源のマイコプラズマ汚染調査．Tiss Cult Res Commun 2007; 26: 159-163.
9) 厚生労働省：参考情報 第十七改正日本薬局方：2016.
10) 厚生労働省：再生医療等製品（ヒト細胞加工製品）の品質、非臨床試験及び臨床試験の実施に関する技術的ガイダンスについて（平成28年6月27日事務連絡）：2016.

## まとめのページ

☐ ヒトには多くの微生物などが持続感染しているため、細胞加工物への微生物などによる汚染の可能性を完全に排除することはできない。

☐ 持続感染ウイルスに感染した患者では、ウイルスに対する抗体が陽性であってもウイルスが体内に存在するため注意が必要である。

☐ 細胞加工物は滅菌処理できない特質をもつため、混入した微生物などの完全な不活化/除去はできない。したがって、品質管理試験により治療の安全性を確保することが重要である。

☐ 指針などでは、レトロウイルス (HIV、HTLV)、肝炎ウイルス (HCV、HBV) とヒトパルボウイルス B19 型が、特に検査が必須なウイルスとしてリストアップされている。

☐ 指針などでは、最終製品のマイコプラズマ否定試験の実施が求められている。

☐ マイコプラズマ否定試験として培養法や指標細胞を用いた DNA 染色法が用いられてきたが、日局 17 の「参考情報」には核酸増幅法 (NAT) による迅速検査で代替することも可能と記載された。

☐ 核酸増幅法によりウイルスやマイコプラズマの検査を実施する場合、使用する試薬キットが期待通りの性能を発揮できることを実施施設で個別にバリデート (施設バリデーション) する必要がある。

☐ 核酸増幅法による試験を実施する際は、陽性コントロールや増幅産物の汚染による偽陽性に注意する必要がある。

## 練習問題

**①** 以下の**1**から**5**までの記述のうち、誤っているものを**2**つ選びなさい。

**1** ウイルスが複製するためには細胞への侵入が必須である。

**2** ウイルスゲノムとしてDNAをもつもの、RNAをもつもの、両方をもつものの3種類がある。

**3** ウイルスの大きさは20 〜 300ナノメートル（nm）程度である。

**4** ウインドウ・ピリオドとは、ウイルスに感染してから検査により感染した徴候を検出できるまでの期間を指す。

**5** ウイルスの不活化法として70％エタノール処理が推奨される。

**②** 以下の**1**から**5**までの記述のうち、誤っているものを**2**つ選びなさい。

**1** ウイルス感染を防御する能力がある抗体を「中和抗体」と呼ぶ。

**2** あるウイルスに対する抗体が検出される場合、そのウイルスへの感染歴があることを示す。

**3** あるウイルスに対する抗体が陽性であれば、すでにそのウイルスは体内から排除されていることを示す。

**4** ウイルス感染が長期間続くような感染形態を持続感染と呼ぶ。

**5** インフルエンザウイルスは症状が治っても体内に存在し続け、症状が再燃することがある。

**③** 以下の**1**から**5**までの記述のうち、誤っているものを**2**つ選びなさい。

**1** ウイルスを検出するためには、培養細胞や実験動物への接種が最も感度がよい方法である。

**2** 核酸増幅法によるウイルス検査を行う際、増幅産物のキャリーオーバーコンタミネーションによる偽陽性に注意が必要である。

**3** イムノクロマト法とは免疫反応を利用したウイルス検査法である。

**4** NAT法とはnucleic acid amplification testのことである。

**5** PCR法では、ウイルスゲノムの一部を短時間（1 〜 2時間）に1億倍程度に増幅して検出する。

**④** 以下の**1**から**5**までの記述のうち、誤っているものを**2**つ選びなさい。

**1** マイコプラズマは細菌の一種である。

**2** マイコプラズマは$0.22\,\mu$mのフィルターでは除去できない。

**3** マイコプラズマにはペニシリン系の抗生物質が有効である。

**4** 日局17の「参考情報」には、マイコプラズマ否定試験法として培養法（A法）、指標細胞を用いたDNA染色法（B法）、核酸増幅法（C法）の3法が記載されている。

**5** 日局17の「参考情報」に従って核酸増幅法のみでマイコプラズマ否定試験を実施する場合、その検出感度は100CFU/mL以上である必要がある。

**5** 以下の**1**から**5**までの記述のうち、誤っているものを**2つ**選びなさい。

**1** 再生医療に関連する指針などには同種移植のドナーに対する検査が必要なウイルスとして、HIV、HTLV、HBV、HCVの4種類が記載されている。

**2** 再生医療に関連する指針などには、細胞加工物（最終製品）の検査を考慮すべきウイルスとして、HBV、HCV、HIV、HTLV（自己細胞のみ）がリストアップされている。

**3** 最終製品のウイルス検査として、培養中に増殖する可能性のあるウイルスの検査は特に重要である。

**4** 生物薬品のウイルス検査法についてはICH-Q5Aが参考になる。

**5** 肝炎ウイルスのHBVやHCVは特に感染力が強いため注意が必要である。

**6** 以下の**1**から**5**までの記述のうち、誤っているものを**2つ**選びなさい。

**1** マイコプラズマはヒトの他に多くの動物や植物にも感染しているため、細胞加工物の原料やさまざまな材料に混入する可能性があるため、マイコプラズマ否定試験は重要である。

**2** 核酸増幅法（C法）によるマイコプラズマ否定試験は、日局17の「参考情報」に準拠した性能が確認された試薬キットを使用すれば細胞培養加工施設においても問題なく実施できる。

**3** 実験室で使用する細胞株はマイコプラズマに汚染されている可能性があるため、実験に使用する前に検査で否定することが重要である。

**4** 日局17の「参考情報」記載の培養法（A法）では28日以上、指標細胞を用いたDNA染色法（B法）では4〜7日以上が結果を得るまでに必要なため、ヒト細胞加工製品のマイコプラズマ否定試験法には核酸増幅法（C法）が推奨される。

**5** 日局17の「参考情報」には、マイコプラズマ否定試験法は3種類のマイコプラズマが感度よく検出できることが必要、と記載されている。

## 解答と解説

### ❶ 解答：2、5

解説：

**2** ウイルスはゲノムとして、DNAあるいはRNAの一方をもつ。

**5** ウイルスの不活化法としてオートクレーブによる熱処理あるいは次亜塩素酸剤(ハイター®、ピューラックス®など)やグルタルアルデヒド(グルタラールなど)が推奨される。70％エタノール処理では不十分な場合があるので、注意が必要である。

### ❷ 解答：3、5

解説：

**3** ウイルスに対する抗体が陽性であっても、ウイルスが体内から排除されたことを示す場合と、体内に持続的に存在する(ヘルペスウイルスなどの持続感染ウイルス)場合があり、ウイルスによって抗体陽性の意味が異なるので注意が必要である。

**5** インフルエンザが治癒すればインフルエンザウイルスは完全に体内から排除される。インフルエンザを繰り返し発症するのは、そのつどウイルスに再感染するためである。

### ❸ 解答：1、5

解説：

**1** ウイルスを検出するために培養細胞や実験動物に検体を接種して動物の体調の変化や細胞の形態変化から検体中のウイルスの存在を確認することがあるが、ウイルスには種・細胞特異性があるため、それらの実験による検出には限界がある。

**5** PCR法ではウイルスゲノムの一部を短時間(1～2時間)に1兆倍程度増幅して検出する(40サイクルで原理的に$2^{40}$〔1.1兆〕倍に増幅される)。

### ❹ 解答：3、5

解説：

**3** マイコプラズマは細胞壁をもたないため、ペニシリン系の抗生物質に抵抗性である。通常培地に添加される抗生物質ではマイコプラズマ汚染を阻止できないことに注意が必要である。

**5** 日局17の「参考情報」では、核酸増幅法(C法)を培養法(A法)および指標細胞を用いたDNA染色法(B法)の代替法として用いる場合、「マイコプラズマ7種全てについて10CFU/mLを検出可能なことを示す必要がる」と記載されており、100CFU/mLの感度では不十分である。

### ❺ 解答：1、5

解説：

**1** 再生医療に関連する指針などには同種移植のドナー検査が必要なウイルスとしてHIV、HTLV、HBV、HCVの4種類に加え、ヒトパルボウイルスB19型を含め5種類が記載されている。

**5** 肝炎ウイルスの一種であるHBVは極めて感染力が強く、目に見えない程度の体液からでも感染の危険性があるため注意が必要である。しかし、HCVの感染力は比較的弱い。

**❻ 解答：2、5**

解説：

**2** 核酸増幅法（C法）によるマイコプラズマ否定試験を実施する場合、日局17準拠の性能が確認された試薬キットを使用し、さらに試験実施施設でキットの性能通りの結果が得られることを確認（施設バリデーション）する必要がある。

**5** 日局17の「参考情報」には、感度よく検出できることが求められるマイコプラズマとして7種類（日局16の「参考情報」では3種類）が記載されている。

# 1. 概論

初級　上級　認定医

九州大学病院 分子・細胞調製センター　岡崎 利彦

## Abstract

　医療施設自らが製造を行う再生医療。その従来の医薬品製造開発とは大きく異なる考え方から、薬事法改正により再生医療に係る新たな法律の枠組みが生み出された。

　それではいかにしてこの法律を順守して実製造を行っていけばよいのか。研究室で行われてきた細胞培養の作法とは異次元の概念が要求されているが、その根本は前臨床研究を通じて培ってきた、科学的根拠に基づく製造工程および品質評価の継続的改善によりもたらされたものであり、そのエッセンスをいかに技術移転（technical transfer）していくかがカギとなる。

　この集大成として特定細胞加工物標準業務手順書や製造指図書・記録書などが作成されていくのであり、さらに品質リスクマネジメントという新たな手法を導入し、それらが科学的根拠に基づきデザインされ確立されることこそが、"患者保護につながる"品質保証システムを考えるうえで重要となる。「よかれと思ってやりました」が、臨床用の実製造の場では通用しないことを十分に理解するとともに、具体的な留意点も交えて細胞培養加工施設の製造作業の世界をみてみたい。

**Point**

▶ 関連法規の要求する製造・品質関連の整備すべき書類の内容を正しく理解することが重要である。

▶ 製造において特に重要となる特定細胞加工物標準業務手順書ならびに製造指図書・記録書などは、基礎研究から受け継いだ科学的根拠（知識）やノウハウを正しく技術移転することによって確立される。

▶ "患者保護につながる"ための製造・品質管理を目指すには、品質リスクマネジメントの手法を活用すること、そして品質を製造工程のなかでつくり込む Quality by Design（QbD）の考え方が重要である。

第5章 施設における作業の実際

# 1 | はじめに

　本節では、実際に製造を行うに当たり、何に基づいて、どのように行わなければならないかを解説したい。

　最初に、製造に際して、法律上どのような文書を整備すべきとされているのかをみてみる。

　まず、2013（平成25）年に制定された「再生医療等の安全性の確保等に関する法律」（再生医療等安全性確保法）により、細胞培養加工施設の順守事項として「構造設備基準」（法第42条）が、また「製造管理・品質管理等の基準」（法第44条）、「製造に関する記録と保存の義務」（法第45条）が明記された。

　これを受けて、2014（平成26）年に「再生医療等の安全性の確保等に関する法律施行規則」（厚生労働省令第110号）（以下、省令）が発出され、具体的な管理基準が示されている。省令第111条においては、「特定細胞加工物の製造に関する記録に関する事項」として具体的項目が明記されており、その保存期間と併せて留意する必要がある **[表1]**。

　さらに2015（平成27）年には「再生医療等提供計画等の記載要領の改訂等について」[1]の事務連絡において、認定再生医療等委員会用の「再生医療等提供基準チェックリスト」が発出された。特に省令第97条第4項では、具体的に整備すべき手順書が記されており、「再生医療等提供基準チェックリスト補足資料」では詳細な説明も付与されている。大変参

表1：特定細胞加工物の製造に関する記録に関する事項（省令第111条）

**記録事項：**
① 製造をした特定細胞加工物の種類
② 特定細胞加工物の提供先の再生医療等提供機関の名称及び住所
③ 委託を受けて製造をした場合には、委託元及び委託業務の内容
④ 再生医療等に用いる細胞の種類
⑤ 再生医療等に用いる細胞の提供が行われた医療機関等の名称及び細胞の提供が行われた年月日
⑥ 再生医療等に用いる細胞が適切なものであることを検査等により確認した結果
⑦ 特定細胞加工物の製造の経過
⑧ 特定細胞加工物が再生医療等に用いるために適切なものであることを検査等により確認した結果
⑨ 特定細胞加工物の輸送の方法及び輸送業者
⑩ 特定細胞加工物の提供日

**保存期間：**
● 指定再生医療等製品の原料と類似の原料からなる特定細胞加工物に係る記録は30年間
● それ以外は10年間
※特定細胞加工物製造事業者が作成した特定細胞加工物標準書、衛生管理基準書、製造管理基準書、品質管理基準書等の文書についても同様の期間保存しなければならない。

〔資料〕厚生労働省：再生医療等の安全性の確保等に関する法律施行規則：2014.

考になるとともに十分な理解が必要である。**表2**に、実際に製造を行う各施設が、法律に基づき整備しなければならない手順書類についてまとめたので、ご活用いただきたい。

**表2：各細胞培養加工施設が整備すべき文書類**

| 特定細胞加工物標準書 | |
| --- | --- |
| 衛生管理基準書<br><br>製造管理基準書<br><br>品質管理基準書 | **手順書**<br>① 細胞培養加工施設からの特定細胞加工物の提供の管理に関する手順<br>② 省令第102条の検証又は確認に関する手順<br>③ 特定細胞加工物の品質の照査に関する手順<br>④ 省令第104条の変更の管理に関する手順<br>⑤ 省令第105条の逸脱の管理に関する手順<br>⑥ 品質等に関する情報及び品質不良等の処理に関する手順<br>⑦ 重大事態報告等に関する手順<br>⑧ 自己点検に関する手順<br>⑨ 教育訓練に関する手順<br>⑩ 文書及び記録の管理に関する手順<br>⑪ その他製造管理及び品質管理を適正かつ円滑に実施するために必要な手順 |

〔資料〕厚生労働省：再生医療等の安全性の確保等に関する法律施行規則：2014.

## 2 基礎から臨床へ—正しい技術移転による製造工程の確立

　製造に用いる原材料となる採取細胞自体の適格性には、十分注意を払う必要があるが、必ずしも無菌性保証を求められているものではないことに留意しなければならない。しかし、その後の製造工程管理のなかでは、十分なリスクマネジメントのもと、最終的には無菌性保証のベリフィケーションが求められている。ちなみに省令第7条には、再生医療等を行う医師または歯科医師が、培養加工に用いる細胞の妥当性の確認を行わなければならないことが明記されている。

　製造に当たっては、まず実施責任者によりプロジェクトの根幹をなす実施計画書が作成される。そこで用いられる特定細胞加工物の具体的な品質や製造に関わる主要な部分を盛り込んだものとして、「特定細胞加工物（または製品）概要書」がある。これは省令第8条の「特定細胞加工物の製造および品質管理の方法」において、「提供機関管理者は当該特定細胞加工物の名称、構成細胞および製造方法などを記載した特定細胞加工物概要書を作成しなければならない」との記載に基づくものである[2]。

　この、特定細胞加工物（または製品）概要書をもとにして、細胞培養加工施設において新たに「特定細胞加工物（または製品）標準業務手順書」が作成される。

臨床試験として実施される場合、特定細胞加工物の製造は、実施医療機関内の細胞培養加工施設で製造するか、もしくは再生医療等安全性確保法により可能となった細胞加工の全てを外部委託する場合が想定される。いずれの場合においても、細胞培養加工施設ごとに基準書・手順書のほか、特定細胞加工物（または製品）標準業務手順書ならびに製造指図書・記録書の作成が、法律により義務として定められていることに留意いただきたい。

　すなわち、実施責任者または研究開発者により創出された試験物（細胞加工物）の作成技術が、正しく細胞培養加工施設へ技術移転されてこそはじめて安全で有効な臨床試験の実施が可能となる。特定細胞加工物（または製品）標準業務手順書、ならびに製造指図書・記録書の適切な作成過程は、その後の品質保証システムを考えるうえでの大前提となるわけである。そのためには製造工程に対して開発段階からの十分な理解が必要であり、そのうえで有効に技術移転できる方法を確立する理念をもつことが重要である。

## 3 Risk Based Approachとデザインによる品質の設計

　近年の医薬品製造における品質管理の考え方として、科学的なリスクベースのアプローチ（Risk Based Approach）を取り入れることが推奨されている。再生医療等安全性確保法においても、省令第92条で「製造管理および品質管理を行う際に、品質リスクマネジメント（特定細胞加工物の品質に対するリスクについて適切な手続きに従い評価、管理等を行うことをいう）の活用を考慮するものとする」と明記されている[2]。製造・品質管理全般に品質リスクマネジメントの概念を一貫して反映することが求められている。

　特にわが国のPIC/S（Pharmaceutical Inspection Convention and the Pharmaceutical Inspection Co-operation Scheme：医薬品査察協定および医薬品査察共同スキーム）への加盟（2014年7月）に伴い、国際整合性の必要性が求められるようになった。グローバルな観点からみても品質リスクマネジメントは必須となる考え方である。また日米EU医薬品規制調和国際会議（International Conference on Harmonisation of Technical Requirements for Registration of Pharmaceuticals for Human Use〔現：International Council for Harmonisation of Technical Requirements for Pharmaceuticals for Human Use〕：ICH）にて確定されたICH-Q9ガイドライン[3]には、リスクアセスメントのための具体的手法も示されているので参照していただきたい。

　これらの手法を参考に、科学的根拠をもとにいかに製造工程を設計していくか（QbD）が重要であり、それらを踏まえて“患者保護につながる”ための製造・品質管理を目指すものとして、特定細胞加工物（または製品）標準業務手順書ならびに製造指図書・記録書の作成がなされ、それにより

実際の細胞加工物が患者に届けられることこそが、究極の目的である。

## 4 製造指図書・記録書作成に当たっての留意点

そもそも記録書には製造工程の何を記録すべきなのか。ここでもう一度GMP（Good Manufacturing Practice）の基本原則を思い出していただきたい。すなわち、誰がいつ作業しても必ず同じ品質・高い品質の製品をつくるために守るべきルール、というのが製造指図書の基本であり、その実施状況を記録に残すことが基本になる。「よかれと思ってやりました」は重大なGMP違反であることを十分に理解する必要がある。

では、「書いてある通りに作業を行いました」ということを記録に残すにはどうしたらよいのか。一般的に用いられているように、チェックリストに「行いました」とチェックするだけで果たしてよいのか。

実は時間が経過した段階でも、過去の製造工程記録を正確に追跡すること（トレーサビリティー）、すなわち実施記録を正確に残すことは、実はそれほど容易なことではない。特定細胞加工物/再生医療等製品の規格のベリフィケーションだけで品質を全て把握することは困難であり、製造工程のコントロールにより品質を管理することが求められている。それを念頭に置き、作業工程の基本となる製造指図書・記録書の作成においては、常にリスクマネジメントの考えを踏まえる必要がある。

どのように指図を行えば取り違えや作業ミスを最小化できるか、どの工程が最もリスクマネジメントを必要とするのか。またどのような記録を残すことが品質保証のために必要なのか、それらの記録はリスクアセスメントによる滞在的リスクの抽出に重要か、その後の是正予防措置に重要か、などの管理戦略そのものを見据えて、十分な配慮のもとに作成することが求められている。

## 5 書類作成上の具体的注意点

最後に、いくつかの留意点の具体例を示す。これらはほんの一例にすぎず、科学的根拠に基づいた継続的な評価によるノウハウ蓄積により、QbDの見地から品質の向上を目指していただきたい。

### [1] 前臨床試験段階においては、工程内の各要所における品質特性の基準幅をできるだけ特定しておくことが望ましい

工程内管理は、細胞加工物が段階的に設けられた品質基準に適合していることを連続的に確認するために、製造工程をモニタリングする検査である。生きた細胞のように、その品質特性の揺れ幅が大きいものについては、特に厳重な管理方法が必要となる。特に開放系での作業においては、清浄度グレードAでの作業とはいえ、交差汚染のリスクを常に念頭に置き、正しい無菌管理の思想に基づいた作業が必要となる。

1. 概論　567

リスクマネジメントに基づき、ステップごとに品質特性をベリファイしながら、製造工程を実施していくことが重要である。最終品質試験結果だけではなく、工程内管理を通じて"点ではなく線で"、品質を連続的に評価していくことが重要であることに留意いただきたい。

### [2] 開封後の試薬・培養液の使用は"使い切り"が基本となる

高価な試薬の場合には、同一プロジェクト内で複数の症例にまたがって使用する場合が想定されるが、その場合には、あらかじめ分注しておいたものを使用することが求められる。この場合、分注された試薬をラベリングにより適切に区別し、有効期限などの必要情報の明記、使用・未使用の管理を行うとともに、症例ごとに使い切りの運用をすることが重要である。このとき、分注操作により新たなリスクが生じていることに留意しながら、リスクマネジメントのうえでの適切な管理が望まれるのは言うまでもない。

例えば「試薬Aと試薬Bを混ぜる」といった工程においても、AをBに（あるいはBをAに）混ぜるのか、新たなチューブに双方を分取・混和するのか、Aを先に分取するのか、ゆっくり添加するのか、泡立てないように添加するのか、液中に添加するのか、何を用いて分取するのか（ピペットチップ、ピペットなど）など、さまざまな変動幅が想定される。それらが品質に影響を与えることが想定される場合には、明瞭に指示内容を示す必要がある。

### [3] 一連の繰り返し作業を行う場合には、ステップ作業開始時刻ならびに作業完了時刻を記録する

作業記録では、インキュベーション時刻や反応時間の記録は言うまでもないが、一連の繰り返し作業、特に一度に多くの処理数を行う場合などには、ステップ作業開始時刻ならびに作業完了時刻の記録が求められる。最終品質のばらつきなどの品質評価には、これらが有用な記録情報になる場合もある。

### [4] 適切なラベリングにより、取り違え防止を実施する

取り違えを防ぐためには、適切なラベリングにより、作業前の搬入物（試薬、資材など）の確認、作業時の使用試薬の照合・記録を製造作業記録として残すこと、などを実施しなければならない。試薬、資材については管理単位ごとに適正に保管し、出納を行うことが求められており、ラベル自体の発行管理（発行数、破棄、残量など）も併せて留意する必要がある。

**文献**

1) 厚生労働省：再生医療等提供計画等の記載要領の改訂等について（平成 27 年 8 月 21 日厚生労働省医政局研究開発振興課事務連絡）：2015.
2) 厚生労働省：再生医療等の安全性の確保等に関する法律施行規則（平成 26 年 9 月 26 日厚生労働省令第 110 号）：2014.
3) International Conference on Harmonisation of Technical Requirements for Registration of Pharmaceuticals for Human Use: ICH Harmonised Tripartite Guideline: Quality Risk Management Q9: 2005.

## まとめのページ

□ 製造工程を考慮するに当たり、開発段階から有効に技術移転できる方法を確立する理念をもつこと、および、その製造工程に対しての十分な理解がまずは必要であり、そのうえで、特定細胞加工物（または製品）標準業務手順書、ならびに製造指図書・記録書を適切に作成し、その後の品質保証システムを考えることが重要である。

□ 特定細胞加工物／再生医療等製品の規格のベリフィケーションだけではなく、製造工程のコントロールが品質管理には重要であることを念頭に置き、製造指図書・記録書の作成においては、常にリスクマネジメントの考えを踏まえる必要がある。

□ 過去の製造工程記録を正確に追跡すること（トレーサビリティー）ができるよう、生きた細胞特有である品質特性の揺れ幅や、使用する薬剤・器具などの工程変動幅、一連の繰り返し作業などにおける正確な時刻記録、適切なラベリングなどを十分に配慮し、また明瞭に記載することが必要である。

## 練習問題

**❶** 以下の**1**から**5**までの記述のうち、細胞加工における考え方として<u>誤っているもの</u>を<u>2つ</u>選びなさい。

**1** 原材料は必ず無菌性が担保されるべきである。

**2** 実施責任者は培養加工に用いる細胞の妥当性の確認を行う必要がある。

**3** 十分なリスクマネジメントを行えば、最終的な特定細胞加工物/再生医療等製品の無菌性の確認はそれほど重要ではない。

**4** 基礎研究段階において細胞加工技術を開発する際には、細胞培養加工施設において適切に実施できる方法を念頭に置くことも重要である。

**5** 特定細胞加工物を製造する際には、特定細胞加工物標準業務手順書ならびに製造指図書・記録書の作成は必須である。

**❷** 製造工程を考慮するうえで、以下の**1**から**5**までの記述のうち、<u>誤っているもの</u>を<u>2つ</u>選びなさい。

**1** 指図書に基づき適切に作業すれば、リスクマネジメントは必要ない。

**2** 清浄度グレードAでの作業でも、交差汚染のリスクを常に念頭に置く必要がある。

**3** 重要かつ間違えやすい工程において、ダブルチェックすることはリスクマネジメントの観点から重要である。

**4** 特定細胞加工物/再生医療等製品の規格のベリフィケーションが十分であれば、製造工程のコントロールは、品質管理においては重要ではない。

**5** 最終品質試験だけでなく、段階的に設けられた品質基準に適合していることを確認することも重要である。

**❸** 以下の**1**から**5**までの記述のうち、製造に関する書類を作成するうえで<u>誤っているもの</u>を<u>2つ</u>選びなさい。

**1** 細胞培養加工における記録書では、必要かつ十分な内容を明瞭に記載する必要がある。

**2** 製造指図書・記録書の作成においては、常にリスクマネジメントの考えを踏まえる必要がある。

**3** あらかじめ分注された使い切り試薬は、照合記録を残す必要はない。

**4** 一連の繰り返し作業を行う場合には、ステップ作業開始時刻ならびに作業完了時刻の記録が必要である。

**5** 最適な細胞の状況を維持するためには、指図書を作業のつど変更してもよい。

1. 概論 **571**

## 解答と解説

**❶ 解答：1、3**

解説：

**1** 細胞は必ずしも無菌ではないため、誤っている。

**3** 培養工程において問題がないようにみえても、菌の感染が最終的に顕著化する場合もあり、人への投与前に無菌性を確認することは重要であるため、誤っている。

**❷ 解答：1、4**

解説：

**1** 指図書通りの作業をしていても、予期せず何らかの逸脱が起こることは当然あり、リスクマネジメントは重要であるため、誤っている。

**3** 全ての工程においてダブルチェックが必須ではないが、重要な工程においては、リスクマネジメントの観点からダブルチェックする指図書を作成することも重要である。選択肢の記載は正しい。

**4** 本節内に記載の通り、規格のベリフィケーションだけで、全ての品質を把握することは困難であり、製造工程のコントロールによる品質管理も当然重要であるため（例えば、別患者細胞の交差汚染があった場合、規格のベリフィケーションだけでは把握できないことがあるなど）、誤っている。

**❸ 解答：3、5**

解説：

**3** トレーサビリティーの観点からも、使用した試薬は全て照合できるように記録する必要がある。

**5** 全ての工程は指図書に基づいて作業する必要があり、作業者の判断でそのつど変更してはならない。

# 2. 細胞培養の基本操作と試薬の調製

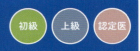

株式会社ニコン ヘルスケア事業部 技術統括部 ステムセル事業開発部　古江(楠田)美保

## Abstract

　本節では、施設における細胞培養の基本操作の実際における注意点について概説する。細胞の培養は、その準備から始まる。心構え、必要な器具、試薬の管理・調製を行うとともに、作業工程をよく理解することが重要である。次に、作業効率のよいベンチのレイアウトを設定することが、作業を安全に行ううえで大切である。これにより、細胞の観察、培地交換、細胞分散、播種、細胞の凍結、解凍などの具体的な作業を行うことができる。細胞は生き物であり、些細な作業が細胞の品質に大きな影響を与える。品質に影響を与えないよう、再現性高く品質を維持できるような作業を行う必要がある。

- ▶ 細胞培養操作に当たり、作業者は疲れたときには培養操作せず、作業・操作の流れを把握し、作業の準備を十分に行う。
- ▶ 作業内容や作業者ごとに最適な器具の配置は異なるので、作業効率と安全性を考慮したベンチのレイアウトが重要である。
- ▶ 細胞を観察して写真を撮ることは、細菌感染の有無、培地交換などの作業上の問題の有無、細胞の状態変化などの確実な記録になる。
- ▶ 播種むらには、細胞分散時のピペットの流速や容器形状に合わせた播種後の均一化などで対応が可能である。

## 1 細胞培養の基本操作

### [1] 細胞培養操作に当たっての心構え

　本節を読まれるのは、すでに培養の基礎知識が十分にある方であることを想定している。培養の基本的な操作の詳細については他の成書を参考にしていただき、ここでは基本操作に当たって注意すべき事項について概説する。

　ある細胞を他の細胞集団に混ぜてしまうことを「交差汚染」と呼ぶ。再生医療を行うための作業において、そのようなことがあってはならないし、そういう事態が絶対に発生することのないよう、作業工程を設定する必要がある。しかし、これは本来、基礎実験においても起きてはならない事態である。なぜ、このようなことが起きるのか。混ぜようと思って混ぜているわけではなく、多くの場合は、自分たちが知らないうちに混ぜてしまっている。つまりヒューマンエラーである。

　例えば、作業効率がよいと思い、1本のピペットでリン酸緩衝生理食塩水（phosphate buffered saline：PBS）をシャーレに入れた後、そのまま培地を取る作業を行ったならば、たとえ細胞でなくとも、他のものが混ざってしまう可能性がある。また、そんなつもりがなくても集中力が低下して無意識に操作し、作業管理者もそれが問題であることに気がつかなければ見過ごされてしまう。交差汚染をさせないために求められるものとは、すなわち細胞培養の作業に当たって、エラーを起こさないための基本の心構えを実践することともいえる。

〈基本の心構え〉

①疲れたときに作業をしない。

②作業・操作の流れを把握する。

③作業の準備を十分に行う。

　これは、どのような職種のどのような作業であっても必要な心構えだろう。簡単なことではあるが、実際に守るのはなかなか難しい。できるだけ順守するよう努力する必要があるだろう。

#### ①疲れたときに作業をしない

　作業者の健康状態や心理状態は、作業効率に影響を与える。作業者自身は、身体的健康のみならず、自らの精神的な健康をも維持するよう、努力する必要がある。作業時間や作業量についても余裕をもったスケジュールを組む。一方、管理者は、作業に集中できるような環境づくりや人員の確保、配置を考慮する必要がある。また、休憩室の整備とともに、心が落ち着くような音楽を流すなども有用であろう。

#### ②作業・操作の流れを把握する

　手順書を覚えるだけでなく、その手順を理解しておくことが重要である。覚えてしまうと忘れてしまうものである。理解しておくことにより、手

順を思い出すことができる。また、作業のイメージトレーニングをするように する。実際の作業に移る前に、机の前に座り、手順フローを眺め、自分がどう動き、どう作業するのか、頭の中で描く。それにより、準備の手順も頭に入り、スムーズに作業を進めることができる。

### ③作業の準備を十分に行う

手順書に従って、試薬とともにプラスチック製品なども、当日実施する全ての工程に必要な総数、総量を具体的に計算して記載し、チェックリストを作成して準備する。

## [2] バイオハザード対策用キャビネット（安全キャビネット）の使用開始作業

最近はいろいろな構造のものがある。通常、稼働させてから15分置いてから使用を開始するが、インジケーターが設置されている機種もあるため、まずはその取扱説明書をよく読み、使用方法を理解しておく。また、それぞれ特徴があり、気流の流れによってはベンチの上に置く器具の配置も考慮する必要がある。気流の流れを邪魔しないように使用する。

## [3] ベンチ上の器具のレイアウト

ベンチ上の器具のレイアウトが作業効率を制するといっても過言ではないだろう。各作業者の腕の長さ（アプローチ）に合わせて、手の届きやすいところに器具や試薬のボトルを置き、また、作業の際に左手と右手が交差しないようにする。どのようなレイアウトがよいかは、事前に実験室で作業を確認しておく。

クリーンルームではどのような作業をしても、全てがクリーンであるから細菌の交差汚染は発生しないのかもしれない。しかし、リスクはゼロではない。可能な限りリスクゼロを担保するとともに、作業時間を短くし、安全な製品を製造するよう努力するべきである。

### ① 試験管立てを置く場所

試験管立ては、腕を軽く曲げて届くぐらいの中央の使いやすい場所に置く。作業者のアプローチが短い場合、手前で何か作業する際には後方へ移動させ、試験管立てを利用する場合には手前に移動させるなど、作業に応じて有効にスペースを使えるようにする。

### ② チップラックの置き場所

右利きの作業者の場合、マイクロピペット用チップのラックを左側に置くと、作業しようとするプレートやディッシュの上を右腕が通ることになる。蓋をしているとしても、作業対象物が手で目隠しされていることになる。作業対象物が手の陰に隠れずに作業できるよう、器具やチップを配置する。

2. 細胞培養の基本操作と試薬の調製　575

③ チップをどこに捨てるか

　チップが勢い余って跳ね返り、ベンチ上に飛んでこないようにしなくてはならない。万が一にもあってはならないが、万が一の事態に備えて、細胞が播種されたプレートやディッシュに入ったりすることのないよう、作業対象物からできるだけ離れた場所に蓋つきの容器を置いて、チップを廃棄する。

## 2│培養液の調製

　再生医療において、最も慎重になるべき事項の1つが、この培養液の調製だろう。まず、使用する組成、成分については、開発の段階から吟味して選択しておくべきである。製造元が異なれば、基本培地であっても成分が異なることもある。アルブミンや増殖因子などは、製造・精製工程や管理方法、また活性が異なるため、結果が変わってくる可能性が大きい。また、添加因子には用事調製試薬もある。試薬が全て添加してある場合には、使用期限が短いことが多い。そのため、ロット管理や使用期間などを考慮すると、用事調製試薬で添加するほうがよい場合も想定される。

　さらに、培地や添加因子などの発注、受け取り、細胞調製室への持ち込み、保存場所、温度管理、使用期限、使用量などの在庫管理なども重要である。また、増殖因子の活性の確認なども必要となる。これらの管理は基礎実験であっても必要なことであり、開発の段階から実施されていることが望ましい。

### [1] 基本培地の調製

　基本培地とは、低分子量の既知成分からなる培地で、basal medium あるいは基礎培地とも呼ばれる。または合成培地 (synthetic medium) ともいう。基本培地には細胞が生きるために必要な基本的な栄養成分が含まれており、主な成分として、各種アミノ酸、ビタミン、脂質、糖質、核酸塩基、無機塩、ミネラルなどが挙げられる。最適な増殖や機能発現には、基本培地に血清、増殖因子、ホルモン、細胞接着因子、組織抽出成分などを添加する必要がある。グルタミンは多くの細胞の栄養源として重要な必須アミノ酸であるが、培地に溶解されるとアンモニアへ分解されやすく、細胞毒性を示すことから、使用開始時に添加するよう設定されていることが多い。グルタミン粉末は$-20℃$に保存しておき、使用時に溶解してフィルター滅菌し、基本培地に添加する。培地の有効期限が十分にあっても、グルタミンを添加したら2〜3週間以内に使用することが勧められる。すでにグルタミンが入っている製品、あるいは、分解されにくいグルタミン代替品が入っている製品もあり、その組成を十分に確認する。

## [2] 増殖因子の調製

近年、リコンビナントの増殖因子が製造され、天然由来のものを使用することは少なくなりつつある。しかし、リコンビナントであっても製造元やロットにより活性の差がある。また、輸送経路によって品質に影響を与える可能性がある。その使用を確定する際には、品質の担保の方法なども標準業務手順書（standard operating procedures：SOP）として策定しておく。

通常、ストック溶液は高濃度になっており、それを希釈して使用する。使用前に溶媒の確認を行い、またその使用期限にも注意を払うことが必要である。希釈は濃い濃度からいきなり希釈するのではなく、段階希釈が望ましいが、用量によるだろう。事前にバリデーションを行って、高濃度のものを添加しても大きな誤差がないことを確認しておく。

## [3] 分注

培地、緩衝液、増殖因子などの添加因子、細胞分散液などは、各回の使い切りとなるように、入荷時に分注し、保存しておく。

### ①培地の分注

グルタミンなど基本培地として必要な成分を添加した後に、1回の使用量に合わせて、プラスチックチューブ、あるいは、培地用プラスチックボトルに小分けしておく。pHを変化させないために、空気の出入りがないようパラフィルムなどでシールする。分注した培地の使用は1回限りとし、余ってもそれは使用せず、廃棄する。

### ②用事調製のサプリメントの分注

サプリメントは、ロットにより活性が異なることも多く、また、温度管理が必要な場合がほとんどである。ロットの変更や、購入代理店、搬入経路など変更した場合には、活性の確認が望ましい。

### ③ラベル

(1) 培地

分注したボトルには、**表1**の情報を記載したラベルシール、あるいは情

表1：ラベルシールに記載する情報（培地を分注したボトル）

- 培地製品番号、基礎培地ロット番号
- 基本培地入荷日、購入代理店
- 調製日（培地ボトルの開封日が別の日程である場合は、その日程も記載）
- 調製SOPの管理番号
- 添加物の製品番号、ロット番号、入荷日、購入代理店
- 調製者
- 分注容量/全体量×本数
- 分注No.（分注ボトル番号）

報とリンクさせたバーコードシールを貼る。

(2) サプリメント

　サプリメントを分注したチューブには**表2**の情報を記載したラベルシール、あるいは情報とリンクさせたバーコードシールを貼る。また、上記の基本培地に添加して分注する場合には**表2**の情報も培地を分注したボトルのラベルシールに付与する。

**表2：ラベルシールに記載する情報（サプリメントを分注したチューブ）**

- **製品番号、ロット番号**
- **入荷日、基本培地入荷日、購入代理店**
- **調製 SOP の管理番号**
- **調製日**
- **溶媒**
- **ストック保存温度、ストック濃度（活性）、使用時濃度**
- **分注容量/全体量×本数**
- **分注 No.**

## 3 ｜ 培地交換

　開発段階では、どのタイミングで培地交換を行うべきかが確定されているだろう。単なる日程の確定ではなく、細胞は生き物であり、細胞の品質を確保することを目的とした SOP を策定しておくことが重要である。培地交換の作業は、単に培地を交換することだけが目的ではなく、工程に問題がないかを確認する重要な作業である。

　培地交換前の細胞の位相差顕微鏡写真を取得することにより、細菌感染の有無、細胞の状態の確認の記録とすることができる。また、培地交換後の位相差顕微鏡写真を取得することにより、培地交換作業に問題がなかったことを記録することができる。ヒト ES 細胞（embryonic stem cell：胚性幹細胞）および iPS 細胞（induced pluripotent stem cell：人工多能性幹細胞）、また、神経系の細胞を扱う場合には、細胞に培地や PBS が直接当たってしまうと容易に剥離してしまうため、作業に問題がなかったことを記録しておくことは重要である。これらの一連の作業は、インキュベータ外で行う作業となり、培養液の温度が下がる、あるいは、培地の pH が上昇するなどのリスクがあるため、できるだけ手早く行う必要があり、また作業時間の記録を行うことも重要となる。位相差顕微鏡のステージをホットプレートにするなどの工夫も有用だろう。

## 4 ｜ 継代

### [1] 観察と記録

　開発段階では、細胞の継代が可能であるかを判断するための基準の

設定がなされているだろう。その基準に合っていることを記録するために、細胞の位相差顕微鏡写真を取得しておくことが望ましい。大量のフラスコ、ディッシュがある場合、観察する数を確定しておき、観察後、全体の代表例となる細胞の状態が分かるような位相差顕微鏡写真を低倍率と高倍率とで取得する。逸脱例がある場合には、サンプル番号と位相差顕微鏡写真を取得する。

## [2] 細胞分散

接着細胞の場合には、細胞を培養面から剥離させる必要がある。剥離剤の使用や保存方法には、下記の場合には、注意が必要である。

- カルシウムやマグネシウムで活性化されるものと不活性化されるものがある場合。
- ロット差がある場合。
- 解凍後の活性低下がある場合。
- 細胞がまだ、継代のタイミングではない場合。
- 細胞が増えすぎて、オーバーコンフルエントになっている場合。
- 細胞が弱っている場合。

上記のような状態で細胞分散すれば、当然その効果も変わってくる。このため細胞の状態を確認することをSOPに入れておく必要がある。

## [3] 細胞数計測

継代時に細胞数をカウントすることにより、その工程管理ができる場合が多い。開発段階で、その方法や機器は事前に設定されているだろう。機器による細胞数計測は、トレーニングが不要で安定した計測が可能である。しかし、粉塵の原因となる可能性も否定できないため、慎重な機器管理が必要となる。血球計算盤による計測は、トレーニングが必要であるが、粉塵の原因となる可能性は低く、管理も容易である。**表3**に、血球計算盤、自動細胞計測機、比色定量法、それぞれの利点と欠点を挙げた。これ以外にもコストと作業時間、作業効率など、さまざまなことを考慮して、設定する必要がある。

## [4] 播種

一般的には、接着細胞の場合には細胞分散・遠心分離、浮遊細胞の場合は遠心分離を行った後、培養液に細胞を浮遊させ、新しい容器に播種を行う。播種の際に、ピペットコントローラーの使用方法と、ピペット操作に気をつける。

①ピペットコントローラーの使用方法

第5章 施設における作業の実際

2. 細胞培養の基本操作と試薬の調製　579

**表3：細胞数計測**

| ①血球計算盤 | |
|---|---|
| 〈利点〉 | 〈欠点〉 |
| ・管理が簡単である<br>・原理が簡単である<br>・エラーが少ない<br>・細胞数を直接実測できる<br>・どんな条件でも測定できる | ・測定にやや時間がかかる<br>・再現性を担保するにはトレーニングが必要 |

| ②自動細胞計測機 | |
|---|---|
| 〈利点〉 | 〈欠点〉 |
| ・再現性の高い、安定した測定が可能<br>・測定時間が短い<br>・トレーニングが不要 | ・装置が必要<br>・定期的な機器管理が必要<br>・事前の設定が必要<br>・単一細胞になっていないと誤差を生じる |

| ③比色定量法 | |
|---|---|
| 細胞数を直接測定するのではなく、細胞内の酵素活性などを相対的に測定するMTT法あるいはそれに準じた方法や、ヒト多能性幹細胞の場合には、アルカリホスファターゼ活性の測定が使用される。 | |
| 〈利点〉 | 〈欠点〉 |
| ・細胞分散が必要ない<br>・マイクロプレート上の多検体の測定が可能<br>・測定時間が短い | ・インキュベーションが必要<br>・pH、温度、反応時間、添加薬剤に影響を受ける<br>・測定前に測定確認が必要 |

〔資料〕厚生労働省：次世代医療機器評価指標の公表について.（別添1）歯周組織治療用細胞シートに関する評価指標（平成23年12月7日薬食機発1207第1号）：2011.

　ピペットコントローラーの出力には規定がなく、購入後の期間や充電状況によりトルク（ねじりの強さ）が変わる。常に一定の状態での使用が可能なよう、充電などの方法を決めておくことが望ましい。機種によるが、通常は流速を調節できるようになっている。細胞株の種類によっても変わってくるものの、概して細胞分散時には「強」で使用し、マルチウェルなどへの播種時の吐き出し時は「弱」にして使用する。特に、マルチウェルプレートへの細胞の播種時には、メリハリをつけた吐き出しをすることにより、素早く均等に播種できる。吸引の流速は「強」、吐き出しは「弱」にして使用するとよい。

**②播種の実際**

　播種時にピペットと容器をどのように扱うかは、培養容器により変わってくる。特に、接着細胞の場合には十分な注意が必要である。

（1）フラスコ

　細胞浮遊液の十分なピペッティングを行い、フラスコを立てて開口部から細胞浮遊液を入れ、速やかに静かに横にする。インキュベータに入れる直前に、トレーを45度に傾け、前後に揺らし、静かに横にする、などの方法により均一に播種できる。

（2）ディッシュ

製造元により容器の形状が若干異なり、中央がやや凹んでいる場合と、周囲が凹んでいる場合がある。細胞浮遊液の十分なピペッティングを行った後、速やかに、かつ緩やかに、丸く円を描くように播種するとよい【図1】。中心や1カ所から播種すると、接着性の高い細胞の場合には、播種むらの原因となることがある。播種後、顕微鏡にて観察し、細胞の浮遊状態が偏っているようであれば、前後左右に揺らすなどして均一にして、インキュベータに入れる。

図1：ディッシュで均一に播種する方法

細胞浮遊液の十分なピペッティングを行った後、速やかに、かつ緩やかに、丸く円を描くように播種する。

(3) マルチウェルプレート

　ディッシュと同様に、製造元により容器の形状が若干異なり、中央がやや凹んでいる場合と、周囲が凹んでいる場合がある。細胞浮遊液の十分なピペッティングの後、速やかに、かつ緩やかに、丸く円を描くように播種する。ピペットはその容量に合わせたものを使用し、あまり大きな容量のピペットは使用しない。慣れていない場合には、1ウェルずつ播種することが望ましい。トレーニングすることにより、数ウェル連続しての播種が可能にはなるが、ウェル間の偏りがないよう十分な注意が必要である。また、播種溶液を減らすことにより、均一に播種できる。溶液量を減らして播種し、細胞が接着した後、培養液を追加するなどにより、播種むらを減らすことが可能である。SOP策定時に、検討が必要である。

## 5 凍結と解凍

### [1] 凍結

　最近は、各種の凍結保存液が販売されており、DMSO (dimethyl sulfoxide：ジメチルスルホキシド) を使用しない場合も多いだろう。しかし、新規の保存液の場合には、長期保存が担保されているわけではないため、その目的によって保存液を選ぶ必要がある。凍結保存の目的として、製造用のシードバンク、ワーキングバンクとして使用する場合と、試料として保存する場合が想定される。試料として長期保存を想定している場合には、実績のあるDMSOでの保存を別途バックアップしておくことが望ましいだろう。

①細胞の状態

　凍結した細胞を解凍後、増幅させることを目的とした場合には、対数増殖期にある細胞を凍結する。培養時にコンフルエントの状態になっている場合は、増殖が抑制されている、あるいは、栄養が足りないなどにより、解凍後に細胞が生着しない、増殖しない、ということが起こり得る。

2. 細胞培養の基本操作と試薬の調製　581

通常の継代時のサブコンフルエントの状態よりも、やや早め（1〜2日前）の
タイミングで、対数増殖期にある細胞を凍結するのがよい。いずれにして
も、開発段階に、解凍確認を行って、問題のない方法を策定する必要が
ある。

②容器

通常は、クライオジェニックバイアルを使用する。容器が−196℃など
の超低温にも耐えられ、万が一の場合にも、液体窒素がバイアル内に入
ってこないような構造になっていることを確認する。あるいは、ガラスアン
プルやプラスチックアンプルに封入する。

③ラベル

バイアルには液体窒素にも耐えられるラベルをつけて、**表4**の情報を記
載、あるいはバーコードで管理する。

**表4：ラベルに記載する情報（凍結に使用するバイアル）**

- 細胞名、継代数、細胞数、凍結年月日
- 保存場所
- サンプル番号（同時に凍結したバイアル数とバイアル番号）
- 凍結溶液、作業実施者
- 培養条件、凍結条件
- 使用目的
- 培養記録へのリンク情報

④凍結保存場所

−80℃に凍結したバイアルは、速やかに液体窒素式保存容器に移す
のが望ましい。液体窒素中（−196℃）では、長期保存が可能であること
が確認されている。しかし、クライオジェニックバイアルはキャップが完
全に密閉できるとは限らず、液体窒素の中に浸すと液体窒素がチューブ
内に入り、微生物やウイルス、他の細胞が交差汚染する可能性を否定で
きないため、液体中ではなく気相（気体の状態にある相）で保存すること
が推奨されている。容器にもよるが、気相は−140℃前後と、やや温度の高
い場合が多く、本当に液体中の−196℃と同じように長期保存できるかど
うかは30年後に解凍してみないと分からない。気相での保存が広く提唱
されるようになって10年以上になるが、今のところ問題はないようである。

なお、液体窒素容器を取り扱う際は、2人以上で行い、フェースガー
ドや保護手袋を必ず着用する。部屋のドアを開放し、液体窒素容器が万
が一転倒しても、ガスがこもらないようにする。そのような設計が難しい
場合には、−140℃以下の超低温フリーザーでの保存となるだろう。

## [2] 解凍

　他機関から細胞を入手する場合の多くは、凍結細胞だろう。ドライアイス漬けになったバイアルか、あるいは、ドライシッパーで液体窒素に浸して送られてくる場合もある。入庫手続きが完了次第、速やかに液体窒素タンク、あるいは、−140℃以下の超低温フリーザーに格納する。解凍は、その細胞の凍結時の様子や、輸送経路にも大きく影響されるため、想定とは異なる事態が発生する場合もある。さまざまな要件を想定して、解凍を準備する。

### ①解凍時の移動

　液体窒素は理論値では−196℃であり、氷中に入れた時点で解凍が始まる。液体窒素のタンクから安全キャビネットまでの移動の間、氷中に入れると、温度が上がり溶け始め、少しの振動などで再凍結し、細胞が損傷を受ける。急速解凍するためには、ベンチに移動するまでの間、超低温を保持する必要がある。液体窒素を汲み出して容器に入れる、あるいは、同等の温度を保持して移動させる。

### ②解凍方法

　解凍作業は素早く行う必要がある。全ての準備を怠りなく行っておく。

　細胞調製室に37℃のウォーターバスが設置されていることは少ないだろう。このため、ヒートブロックを使用するか、培地をあらかじめ37℃に温めておき、培地で細胞を解凍する方法もある。

　ヒートブロックで解凍する場合、一度バイアルを開封し、内圧を下げておく。37℃の培地で凍結液を解凍する場合には、凍結液が0.2mLなどの少量であることが前提である。1mLなどの容量を37℃で溶解するのは時間がかかるため、あまり望ましくない。

　DMSOには毒性があるため、解凍後はできるだけ速やかにDMSOを取り除く。凍結バイアルは小さく、ピペットやマイクロピペットでの作業は、手間取る場合も少なくない。先太のトランスファーピペット、いわゆる「スポイト」を使用すると、手早く作業が可能となる場合も多い。解凍された細胞浮遊液を、速やかに洗浄用の培地に入れて遠心分離し、播種用培地に再浮遊させる。

### ③培養容器

　培養容器の面積や数は、バイアル中の細胞数に応じて選ぶ必要がある。一般的に、大きな容器に、少ない細胞密度で播種すると、増殖しやすいクローンが出現し、集団としての形質が変化することがあるため、細胞数に合わせて適切な面積を選択する。解凍した実績をもつロットのバイアルの場合は問題ないと思われるが、はじめて使用するロットや細胞株の場合には、複数の細胞密度を設定して、播種することが望ましい。

2. 細胞培養の基本操作と試薬の調製　583

④解凍後の培養

　細胞解凍後、37℃に温めた培養液に再浮遊させて播種すると、接着率が高いことが、ヒトiPS細胞で確認されている。インキュベータに入れてから、播種翌日には、ほとんどの体細胞の場合、細胞の状態を顕微鏡にて観察できる。ヒトES細胞やiPS細胞の場合には、細胞株や培養条件によって異なる。いずれの場合も設定されたプロトコルによるため、観察や培地交換のタイミングは、事前に十分なプロトコルの確認が必要である。

　なお、解凍した際の細胞浮遊液をごく少量残しておき、播種後、トリパンブルーで染め、細胞生存率を測定し、記録する。特に施設内で製造したシードバンク、ワーキングバンクの場合には、記録は重要である。

## 6 おわりに

　以上、培養の基本的な手技を説明するのではなく、特に注意する点について概説した。操作の詳細については、下記の成書や文献などを参考にしていただきたい。細胞培養の操作は、決められたお作法通りに行うのではなく、細胞種や細胞の状態、環境、目的に応じて変更しなくてはならない場合も多い。とはいえ、根拠ある操作法を策定することにより、誰もが安定した作業を実施することが可能となる。上記に鑑み、SOPを策定されることをお勧めしたい。

**参考文献**

1) 日本組織培養学会（編）：組織培養の技術—基礎編—（第3版）．朝倉書店，1996．
2) 日本組織培養学会（編）：細胞培養実習テキスト．じほう，2013．
3) 許　南浩（編）：細胞培養なるほどQ & A—意外と知らない基礎知識＋とっさに役立つテクニック．羊土社，2004．
4) Freshney RI: Culture of Animal Cells: a Manual of Basic Techniques, 5th ed. John Wiley & Sons, Inc., 2005.
5) Davis JM (ed): Basic Cell Culture, 2nd ed. New York: Oxford University Press Inc., 2002.
6) 黒木登志夫：細胞培養技術．日本生化学会（編）．新生化学実験講座18．東京化学同人，1990; 26.
7) Ozawa M, Ozawa Y, Iemura M, et al.: A simple improvement of the conventional cryopreservation for human ES and iPS cells. Protocol Exchange 2014; doi:10.1038/protex.2014.012.

## まとめのページ

☐ 作業者は、身体的健康のみならず、自らの精神的な健康も維持するよう努力し、管理者は、作業に集中できるような環境づくりや人員の確保、配置を考慮する必要がある。

☐ 作業・操作の流れを覚えるのでなく、その手順を理解しておくことが重要である。

☐ 可能な限りリスクゼロを担保するとともに、作業時間を短くし、安全な製品を製造するよう、ベンチ上の器具をレイアウトする。

☐ 基本培地、緩衝液、添加因子、細胞分散液など、各回の使い切りとなるように、入荷時に分注を行う。

☐ 分注したボトルやチューブには、調製日や調製 SOP の管理番号などを記載したラベルシール、あるいは、情報とリンクさせたバーコードシールを貼る。

☐ 培地交換時、また、継代時に、細胞の状態が分かるような位相差顕微鏡写真を低倍率と高倍率とで取得し、保存する。逸脱例がある場合には、別途、位相差顕微鏡写真を取得し、保存する。

☐ 接着細胞の継代時、細胞分散後の播種は、ピペット操作や容器の取り扱いに注意し、均一になるような工夫が必要である。

☐ 凍結細胞は、液体窒素の気相で保存するか、－140℃以下の超低温フリーザーに保存する。

☐ 凍結細胞を液体窒素のタンクから安全キャビネットまで移動する間、氷中に入れると、細胞が損傷を受ける。急速解凍するために工夫が必要である。

☐ 解凍した細胞には、複数の細胞密度を設定して、適切な面積の容器を選択する。

### 練習問題

**①** 以下の**1**から**5**までの記述のうち、誤っているものを**2つ**選びなさい。

**1** 細胞培養を行ううえで、エラーを起こさないための基本的な心構えを理解し、実践するよう努力することが重要である。

**2** 作業者は、身体的健康のみならず、自らの精神的な健康も維持するよう努力する。

**3** 臨床用細胞の調製は重要な作業であるため、体調が悪くても強い精神力をもって、作業を行わなくてはならない。

**4** 臨床用細胞の調製は重要な作業であるため、管理者は、作業者が作業に集中できるような環境づくりをすることが必要である。

**5** 培養操作は、たとえ長時間になっても、できるだけまとめて行ったほうが作業に慣れて効率がよく、間違いが少なくなる。

**②** 以下の**1**から**5**までの記述のうち、誤っているものを**2つ**選びなさい。

**1** 作業・操作の流れを暗記することが、ヒューマンエラーを低減させるために重要である。

**2** 細胞培養加工施設はクリーンであるから細菌感染することはないので、効率を優先させて作業を行うことが望ましい。

**3** 作業対象物の上を左右の手がクロスしないように、ベンチ上の器具を配置することが望ましい。

**4** 作業対象物が手で隠れないように作業ができるよう、ベンチ上の器具を配置することが望ましい。

**5** 試験管立ては、腕を軽く曲げて届くぐらいのベンチの中央に置くのがよいが、作業者が作業に応じて有効にスペースを使えるよう工夫する。

**③** 以下の**1**から**5**までの記述のうち、誤っているものを**2つ**選びなさい。

**1** 基本培地は、各回の使い切りとなるように、分注を行う。

**2** 分注した基本培地は、余っても使用せず、廃棄する。

**3** 基本培地を分注したボトルやチューブは、同じものであれば、施設内での作業量をできるだけ削減するために、サンプル番号だけ記載する。

**4** 添加因子は高価であり、余った場合には効率よく次も使用できるよう、できるだけ大容量で保存しておくことが望ましい。

**5** サプリメントは温度管理の必要なものが多く、購入代理店、搬入経路など変更した場合には、活性の確認が必要な場合もある。

**④** 以下の**1**から**5**までの記述のうち、<u>誤っているもの</u>を**2つ**選びなさい。

**1** 継代時は、細胞が十分に健康で増殖していることが前提であるから、位相差顕微鏡写真を取得し、保存する必要はない。

**2** 培地交換時は、細胞へのダメージをできるだけ少なくするために、培地交換だけ行い、細胞観察などは行ってはならない。

**3** 逸脱例がある場合には、位相差顕微鏡写真を取得し、保存する。

**4** 接着細胞の継代時、細胞分散後の播種は、ピペット操作や容器の取り扱いに注意し、均一になるよう工夫が必要である。

**5** ピペットコントローラーの出力は購入後の期間や充電状況によりトルクが変わるので注意が必要である。

**⑤** 以下の**1**から**5**までの記述のうち、<u>誤っているもの</u>を**2つ**選びなさい。

**1** 凍結細胞は、確実に冷却するためには液体窒素の中に浸水させて保存する必要があるため、凍結バイアルの蓋がしっかり閉まっていることを確認する。

**2** 凍結バイアルは、液体窒素がバイアル内に入ってこないような構造になっているガラスアンプルやプラスチックアンプルに封入する。

**3** 凍結はできるだけ細胞数が多いほうがよいため、コンフルエントまで細胞を増殖させ、凍結に使用する。

**4** バイアルには、通常のラベルシールではなく、液体窒素にも耐えられることを確認したラベルシールをつける。

**5** バイアルには、細胞名、継代数、細胞数、凍結年月日、保存場所、凍結溶液、作業実施者、培養条件、凍結条件などを記載するか、あるいは情報とリンクさせたバーコードシールを添付する。

**⑥** 以下の**1**から**5**までの記述のうち、<u>誤っているもの</u>を**2つ**選びなさい。

**1** 凍結細胞を液体窒素のタンクから安全キャビネットまで移動する間、氷中に入れると、ゆっくり細胞を解凍できるため、細胞の損傷が少ない。

**2** DMSOには毒性があり、解凍後はできるだけ速やかにDMSOを取り除くよう作業を行う。

**3** 解凍した細胞は、できるだけ小さな容器を使用すると、細胞の増殖が早く、解凍の効率がよい。

**4** 少ない細胞数からいきなり大きな容器に播種すると、増殖しやすいクローンが出現し、集団としての形質が変化することがあるため、注意が必要である。

**5** 解凍した際の細胞浮遊液をごく少量残しておき、播種後、トリパンブルーで染め、細胞生存率を測定し、記録する。

## 解答と解説

**❶ 解答：3、5**

解説：

**3** 作業者の健康状態や心理状態は、作業効率に影響を与える。臨床用細胞の調製は重要な作業であるため、管理者は十分な人員を配置し、体調の悪い作業者は交代させることが望ましい。

**5** 培養操作は、十分余裕をもったスケジュールにし、作業時間が長くならないようにする。

**❷ 解答：1、2**

解説：

**1** 作業・操作の流れを記憶するだけでなく、理解することが重要である。

**2** 細胞培養加工施設はクリーンであっても、リスクはゼロにはならない。

**❸ 解答：3、4**

解説：

**3** 基本培地を分注したボトルやチューブには、それぞれに情報を記載したラベルシール、あるいはバーコードシールを貼る。

**4** 添加因子も、使い捨てにできるような容量に分注して、使用するのが望ましい。

**❹ 解答：1、2**

解説：

**1** 継代時は、細胞の状態が把握できるよう位相差顕微鏡写真を低倍率、高倍率で取得し、保存する。

**2** 培地交換時は、細胞の成育状態を把握するために細胞観察を行い、位相差顕微鏡写真を低倍率、高倍率で取得し、保存する。

**❺ 解答：1、3**

解説：

**1** 凍結細胞は、汚染の懸念があるため、液体窒素に浸水させないよう、気相で保存する。

**3** 凍結する際には、サブコンフルエントの対数増殖期の細胞を使用する。

**❻ 解答：1、3**

解説：

**1** 凍結細胞を液体窒素のタンクから安全キャビネットまで移動する間、小さな容器に入れた液体窒素に入れるなどして、できるだけ急速解凍できるよう工夫が必要である。

**3** 解凍した細胞は、細胞数に応じた大きさの容器で解凍する。

# 3. 作業工程の文書化
## ―標準業務手順書（SOP）・製造指図書・製造記録書の作成および運用

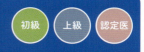

北海道大学病院 臨床研究開発センター　杉田 修

## Abstract

　再生医療等製品の製造においては、被験製品であっても製品標準書や基準書類だけでは品質の伴った製品を製造することはできない。「治験薬の製造管理及び品質管理基準及び治験薬の製造施設の構造設備基準」（治験薬GMP）[1]に対応した製造所での製造に関しては、治験薬GMPで規定されている上位文書の他に製造指図書、作業手順書および記録書が必須である。これら全てが揃い、はじめて品質の伴った被験製品を再現よく製造し、正しく出荷可否判定を行う文書体系が整ったといえる。

　また、「再生医療等製品の製造管理及び品質管理の基準に関する省令」（GCTP省令）に記載されているように、正しく記録された製造記録書をもとに、製品の品質照査も適切に実施することが求められている。つまり「適切な指図書」と「正確な製造記録書」のセットは品質の伴った被験製品の出荷判定の根拠となるにとどまらず、信頼性の高い治験の推進に寄与するものである。また、これらは単なる製造の記録にとどまらず、治験後の企業への導出や製造承認申請の際の監査対象になる重要書類でもある。このように、製造に関わる文書は多岐にわたる重要な機能をもつことに留意する必要がある。

　製造の基本になる製造指図書は、製造した治験製品間の同一性を保証するためにも重要な書類であり、原材料名、原材料量、製造場所、主要な装置、作業手順、操作中のプロセスパラメーター、検体の採取指図・工程内試験の判定基準、中間体・製品の保管など各種記録が正確に記載されるような様式への作り込みが大切である。

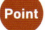

- ▶ 製造指図書は製造工程の操作手順を指図として文書化した書類である。
- ▶ 操作を指図書に明記することにより、製造担当者が代わっても一定の製造操作ができる。
- ▶ 操作の経過は製造記録書に記録され、これは製造記録として保存される。
- ▶ 指図通りの操作と正しい記録は治験薬間の品質の同等性の確保にもつながる。

## 1 はじめに

　安全で品質の伴った被験製品を安定的に治験に供給するには、製造工程における使用機器を指定し、作業手順を標準化したうえで、一定の技術・経験をもった担当者が作業し、記録を残すことが必要条件である。また、複雑な作業や添加する試薬の順序やタイミングが厳しく規定されている操作などでは、作業が標準化され、手順化されていれば、操作ミスを未然に防ぐことも可能になる。製造の際に操作の標準化と手順化を行い、記録を残すことの意義をまとめると、以下のようになる。

① 作業に用いる試薬、機器類、操作方法などが明確になり、一定の技術をもつ作業者であれば、誰が担当しても平均化した作業が行える。
② 操作の記録を残せる。
③ 操作上のケアレスミスを未然に防げる。
④ 作業効率が改善する。
⑤ 品質問題が発生した際に、操作を確認するための資料となる。
⑥ 企業への導出や製造承認申請時の資料になる（評価資料ならデータの信頼性調査の対象になる）。

　特に各工程の記録は、操作内容により違いが出てくるが、基本的には以下の内容が操作単位ごとに記載される。

① 加工、処理の1単位ごとの操作順序（時系列に記載）。
② 使用する設備や装置、機器の名称、型番など。
③ 加工や処理を行うときの機器などの設定条件、温度など。
④ 工程で確保すべき品質特性。
⑤ 品質特性の測定方法。
⑥ 操作の経過、かかった時間および結果の正確な記録。
⑦ 特筆すべき事項や判断など。

　製品品質の欠陥の要因は設計ミスと製造ミスに大別されるが、製造時のミスの有無は、製造記録書をたどれば容易に判断できる。

## 2 工程の文書化はどこに規定されているか

　国内の医師主導治験は「医薬品の臨床試験の実施の基準に関する省令」（GCP〔Good Clinical Practice〕省令）に基づくため、治験に供する被験製品は治験薬GMP（Good Manufacturing Practice）に準拠した適切な製造体制や品質評価体制のもとで製造されることが基本と考えられる。

　治験薬GMPでは、「3.基本的考え方」の項に「製造管理および品質管理に係る全ての記録」を保存するよう明記されている。この要求に対応するように指図に対して適切に記録類を残し、治験薬GMP[1]では文書管理を行う体制を構築することが求められている。

以下に関連する項を抜粋する。

3. 基本的考え方

3.2　被験者の保護及び臨床試験の信頼性の確保のために、治験薬の製造管理及び品質管理に係る全ての記録について、後日の確認が取れるように保存すること。

3.3　治験薬が開発候補として絞り込まれた段階においては、被験者の保護及び臨床試験の信頼性の確保に加えて、治験薬と市販後製品との一貫性・同等性を示す根拠として、また、治験薬の設計品質及び製品品質の確立の根拠として、開発段階における全ての変更を管理し、文書化し、記録として保存すること。

7. 治験薬に関する文書

7.1　治験依頼者は、治験薬の品目ごとに、成分、分量、規格及び試験方法、製造手順、治験の概要その他必要な事項について記載した治験薬に関する文書を作成し、治験薬品質部門の承認を受けるとともに、これを保管しなければならない。

7.2　7.1に規定する治験薬に関する文書は、当該治験薬の開発の進捗や新たに得られた知見等を踏まえ、適時適切に改訂されなければならない。

8. 手順書等

8.2　治験依頼者は、治験薬製造施設ごとに、治験薬等の保管、製造工程の管理その他必要な事項について記載した治験薬の製造管理の手順に関する文書を作成し、これを保管しなければならない。

9. 治験薬の製造管理

9.1　治験依頼者は、治験薬製造部門に、手順書等に基づき次に掲げる治験薬の製造管理に係る業務を適切に行わせなければならない。

9.1.1　製造工程における指示事項、注意事項その他必要な事項を記載した治験薬の製造指図を示した文書を作成し、これを保管すること。

9.1.2　治験薬の製造指図を示した文書に基づき治験薬を製造すること。

9.1.3　治験薬の製造に関する記録をロットごと（ロットを構成しない治験薬については製造番号ごと。以下同じ。）に作成し、これを保管すること。

9.1.11　製造、保管及び出納並びに衛生管理に関する記録により治験薬の製造管理が適切に行われていることを確認し、その結果を治験薬品質部門に対して文書により報告すること。

治験依頼者は手順書等に基づき、次に掲げる治験薬の品質管理に係る業務を計画的かつ適切に行わせる。

19. 文書及び記録の管理

19.1.3　この基準に規定する文書及び記録を、被験薬に係る医薬品についての製造販売承認を受ける日（GCP省令第24条第3項の規定により通知したときは、通知した日後三年を経過した日）又は治験の中止若しくは終了の後三年を経過した日のうちいずれか遅い日までの期間保管すること。

　一方、GCTP（Good Gene, Cellular, and Tissue-based Products Manufacturing Practice）省令においても「再生医療等製品に係る『薬局等構造設備規則』、『再生医療等製品の製造管理及び品質管理の基準に関する省令』及び『医薬品、医薬部外品、化粧品及び再生医療等製品の品質管理の基準に関する省令』の取扱いについて」[2]の「第11条（製造管理）関係」の（1）〜（6）に詳細に記載されているので確認されたい。

## 3 | 文書化のポイント

　再生医療等製品の製造体制を安定的に維持していくには、上記法令などに記載されている事項の趣旨をよく理解し、求められている内容を指図書などに反映させる必要がある。これは法律順守の観点のみならず、日常の製造の信頼性や恒常性を確保するうえで重要である。

　製造に関わる指図書や記録書は単なる製造ごとの記録にとどまらず、品質照査時の資料、また将来的に企業導出時や製造承認申請時の医薬品医療機器総合機構（PMDA）による審査の対象になることを念頭に置き、正しい操作を行い、記録する必要がある。最終的には記載内容を再確認したうえで厳重に保管管理しておく必要がある。

　製造には標準業務手順書（standard operating procedures：SOP）、指図書、記録書が必要であるが、細胞培養加工施設のように外部からできるだけ持ち込みを少なくしなければならない施設においては、「製造指図書 兼 標準業務手順書 兼 記録書」などの機能を重複させた文書を作成して運用することも必要である。また、工程ごとの記録は操作終了後に責任者が確認し、その後、承認を行い、記録として保存する。

　製造に関わる指図書の作成においては以下の3つの機能に分けて考える。それぞれについての注意を述べる。

### [1] 指図機能

　作業を指図するために作業項目、器具・試薬類、作業順序、作業条

件などを規定し、製造責任者から担当者へ向けた具体的な製造のための指示が記載されている。工程により記載事項は変わるが、手順書番号、製品名、製品番号、工程名、使用機器、使用材料、作業手順、工程での注意事項、作業時間、作業者名などの記載が必要である。

### [2] 標準業務手順書の機能

工程ごとに作業が正確に実施できるよう、標準業務手順書は詳細に記載される。誰が行っても作業内容が一定になり、製品の品質のばらつきが最小限になるような記載にする必要がある。また、複雑な操作やミスを犯しやすい工程は、要素に分解して手順を記載すべきである。逆に作業ミスが発生しやすい傾向にある工程が明らかになった場合には、直ちに手順を改良し、手順書を更新すべきである。

手順の作成に際しては、以下のことを心がけるとよい。

①操作については、短い文章で具体的に記載する。

②操作は時間軸に沿って記載する。

③品質に影響する操作（添加物の名前、容量など）は全て記載する。

④指図欄と記録欄を明確に区別し、1工程ごとに記載する。

⑤操作上の重要点（例：遠心分離の回転数など）は作業者が設定時に容易に確認できるように配置や活字を工夫する。

⑥単位作業の開始時刻と終了時刻を記載し、標準的な作業時間で作業が終了したかどうかの確認ができるようにする。また、操作中に不測の事態などが起こった場合には、対応に要した時間面からの経過も記録できる。

⑦製造の恒常性が保たれるように複数で内容を確認する。

⑧次工程に移行できるかの合否判断に際して、判断の基準値を示して判断ミスを未然に防ぐ。

⑨中間製品をパスボックスから出す際には受け渡しが確認できるような書式を工夫する。

### [3] 記録書の機能

操作の確認、機器の設定記録、作業記録などをできるだけ速やかに当該欄に記入し、記録とする。指図通り製造作業を実施し、管理項目などの逸脱の有無（あった場合は措置）なども記録する。必要な場合には別の作業者がダブルチェックし、操作の確認ができるように書式を整えることも必要である。

## 4│文書化の例示

　再生医療等製品の製造工程にはいろいろな操作があるが、基本的な製造工程は、①組織採取、②細胞分離、③培養、④目的に応じた細胞加工、⑤精製、⑥回収、⑦充填（出荷）などの工程に分けられる。

　いずれも管理された環境下での操作であるが、③の工程に分類される培養工程（播種）について、標準業務手順書 兼 指図書 兼 記録書の例を示す**［図1］**。

　この工程は細胞を播種して培養することであり、操作は手順書で規定され、使用する機器としてバイオハザード対策用キャビネット（安全キャビネット）、オートピペット、炭酸ガスインキュベータが必要で、それぞれに使用手順書またはマニュアルが整備されていることが前提である。

　作業は、クリーンルームの清浄度が10,000、安全キャビネットの清浄度が100の環境下で実施する。炭酸ガスインキュベータは、温度が$37 \pm 1$℃、内部の炭酸ガス濃度が$5 \pm 1$%との条件が設定されている。

　**図1**（次の見開きページ）に標準業務手順書 兼 指図書 兼 記録書を示しているが、これは一例であり、各組織にて作業者の熟練度や環境に応じ適切な操作の手順の記載と記録の書式を整えることが重要である。また、製造を繰り返すうちに、より正確な手順や記載しやすい記録書に更新する必要性が出てくることが考えられる。その場合には正確な作業を確保する意味からも、指図書、手順書、記録書を更新するため、手順書に沿った協議を直ちに開始し、確実な製造と記録を行える体制を確保していくことが重要である。


**文献**

1) 厚生労働省：治験薬の製造管理、品質管理等に関する基準（治験薬 GMP）について（平成 20 年 7 月 9 日薬食発第 0709002 号）：2008.
2) 厚生労働省：再生医療等製品に係る「薬局等構造設備規則」、「再生医療等製品の製造管理及び品質管理の基準に関する省令」及び「医薬品、医薬部外品、化粧品及び再生医療等製品の品質管理の基準に関する省令」の取扱いについて（平成 26 年 10 月 9 日薬食監麻発 1009 第 1 号）：2014.

第5章　施設における作業の実際

3. 作業工程の文書化―標準業務手順書（SOP）・製造指図書・製造記録書の作成および運用　　595

**図1：標準業務手順書 兼 指図書 兼 記録書（例）（細胞の播種の場合）**

## 標準業務手順書 兼 指図書 兼 記録書

| 指図日 | 年　　月　　日 |
|---|---|
| 指図者 | |
| 製造番号 | |

| 作業日 | 年　　月　　日 |
|---|---|
| 作業者 | |

培養フラスコ枚数の決定　（細胞濃度は試験担当者より入手）

| 細胞総数（_____×$10^8$） | 細胞総数×$10^8$/1×$10^8$＝<u>A</u>（小数点以下切り捨て）<br>フラスコ枚数：Aまたは20枚の少ないほう＝_____枚 |
|---|---|

〈使用調製室〉

| | | | |
|---|---|---|---|
| 細胞調製室D | 清浄度：クラス10,000以下 | （入室前に確認） | □適 |
| | 浮遊菌：≦10コロニー/$m^3$ | （直近の結果を確認） | □適 |
| | 付着菌：＜5コロニー/プレート | （直近の結果を確認） | □適 |

〈使用原料・試薬〉

| | メーカー | Lotまたは調製日 | 有効期限 |
|---|---|---|---|
| 細胞 | 中間試験物 | | |
| 注射用水 | ○○製薬 | | |
| その他必要な試薬の列挙 | | | |

〈使用資材〉

| | メーカー | Lot | 有効期限 |
|---|---|---|---|
| 15mL遠心チューブ | ＡＡＡ | | |
| 10mLシリンジ | ＢＢＢ | | |
| 他に必要な機器類 | | | |

〈使用機器〉

| | 機器管理番号 | | |
|---|---|---|---|
| 安全キャビネット | | クラス100以下 | □適 |
| 炭酸ガスインキュベータ | | 温度：37±1℃<br>炭酸ガス濃度5±1% | □適 |

※ 機器使用前の点検結果は「機器管理記録」に記載。

作業開始時刻 ：＿＿＿＿＿

| 指図 | | 作業確認・記録 | | 記録者 |
|---|---|---|---|---|
| 1 | 試薬Bを注射用水に溶解し、遠心チューブに入れる。 | | | |
| 2 | 試薬Cを○○○培地に必要量ずつ添加する。 | ＿＿＿＿＿mL | | |
| 3 | フラスコ1枚当たりの細胞数が$1×10^8$個となるよう、添加細胞液量を計算する。添加細胞液量＝$1×10^8$/解凍細胞濃度 | 計算式<br>＿＿＿＿＿＿＿＿＿＿＝＿＿＿＿＿mL | | |
| 4 | 3の培地を50mLピペットで50mLずつ225cm$^2$フラスコ（2個）に分注する。 | No.<br>1 ＿＿＿＿＿mL | No.<br>11 ＿＿＿＿＿mL | |
| 5 | フラスコを炭酸ガスインキュベータに入れ、37±1℃、炭酸ガス濃度5±1%にて培養する。 | | | |
| 6 | 残った試薬は保冷庫に保管する。 | 試薬名 | 残量<br>＿＿＿＿＿mL | |
| 7 | 細胞懸濁液を以下の計算式で得られた量を加え、工程管理試験用検体とする。添加液量（mL）＝$1×10^7$/細胞濃度 | 計算式<br>＿＿＿＿＿＿＿＿＿＿＿＝＿＿＿＿＿mL<br>洗浄液＿＿＿＿＿mL | | |
| 8 | 試験担当者に連絡し、検体を出荷用パスボックスから引き渡す。 | | | |

作業終了時刻 ：＿＿＿＿＿

【異常の有無】

| 製造管理責任者 | 品質保証部門 |
|---|---|
| 年 月 日 | 年 月 日 |

3. 作業工程の文書化―標準業務手順書（SOP）・製造指図書・製造記録書の作成および運用　597

## まとめのページ

- □ 製造指図書には作業項目、使用する機器類、試薬類、作業順序、作業条件などの製造全体が具体的かつ詳細に規定されていることが必要である。

- □ 標準業務手順書には工程ごとの操作が、操作の時系列順に正確に記載されていることが必要である。

- □ 記録書には工程ごとの担当者、操作の確認、使用機器の設定値、操作にかかった時間などを記載する。また、予測できない事態が生じた場合の記録も記載するなど、全ての操作が記載されることが必要である。

- □ 工程ごとの記録は一連の操作の終了後に責任者が記録の確認を行い、記録として最終化され保存される。

- □ これら製造工程で作成された文書類はそのロットの製造記録にとどまらず、ロット間の製造法や品質の妥当性の評価の資料となる。また、将来的に企業導出時の調査や製造承認申請後のPMDAによる審査資料として極めて重要な書類となる。

## 練習問題

**①** 以下の文章の（　　）内に入れるべき文言を、選択肢から1つ選びなさい。

被験者の保護および臨床試験の信頼性の確保のために治験薬の製造管理および品質管理に係る（　　）について、後日の確認が取れるように保存すること。

**1** 出荷に係る記録
**2** 全ての記録
**3** 品質に係る記録
**4** 製造に係る記録
**5** 規格に係る記録

**②** 以下の文章の（　　）内に入れるべき文言を、選択肢から1つ選びなさい。

治験依頼者は、治験薬の品目ごとに成分、分量、規格および試験方法、（　　）、治験の概要その他必要な事項について記載した治験薬に関する文書を作成し、治験薬品質部門の承認を受けるとともに、これを保管しなければならない。

**1** 製造所の平面図
**2** 試薬の購入記録
**3** 製造手順
**4** 入退出記録
**5** 製造コスト

**③** 以下の文章の（　　）内に入れるべき文言を、選択肢から1つ選びなさい。

安全で品質の伴った被験製品を安定的に治験に供給するには、製造工程における使用機器を指定し、（　　）を標準化したうえで、一定の技術をもった担当者が作業し、記録を残すことが必要条件である。

**1** 操作手順
**2** 作業手順
**3** 廃棄手順
**4** 更衣手順
**5** 入室手順

第5章 施設における作業の実際

3. 作業工程の文書化―標準業務手順書（SOP）・製造指図書・製造記録書の作成および運用　599

❹ 以下の文章の（　　　）内に入れるべき文言を、選択肢から<u>1つ</u>選びなさい。

　この基準に規定する文書および記録を、被験薬に係る医薬品についての製造販売承認を受ける日（GCP省令第24条第3項の規定により通知したときは、通知した日後（　　　）を経過した日）または治験の中止もしくは終了の後（　　　）を経過した日のうちいずれか遅い日までの期間保管すること。

**1** 1年
**2** 2年
**3** 3年
**4** 4年
**5** 5年

❺ 製造作業のため細胞培養加工施設内に持ち込む資料にはどのような機能が備わっているべきか、以下のうちから<u>3つ</u>選びなさい

**1** 保管機能
**2** 指図機能
**3** 操作手順機能
**4** 連絡機能
**5** 記録機能

## 解答と解説

**①** 解答：**2**

解説：

**2** 治験薬GMP基準3.2に記載されている。治験薬の製造に係る全ての記録が保存対象になる。

**②** 解答：**3**

解説：

**3** 治験薬GMP基準8.2に記載されている。製造手順について保存対象になるため、治験が開始されてからの製造法の変更は極めて困難である。

**③** 解答：**2**

解説：

**2** 作業手順を標準化することにより、一定の技術をもった者が作業を行えば、誰が従事しても、一定の操作が可能になり、品質の伴った細胞の培養や被験製品の製造が可能になる。

**④** 解答：**3**

解説：

**3** 治験薬GMP基準19.1.3に記載されている。

**⑤** 解答：**2、3、5**

解説：

**2** 作業を指図するために作業項目、器具・試薬類、作業順序、作業条件などを規定し、製造責任者から担当者へ向けた具体的な製造のための指示が記載されている。

**3** 指図機能の他に工程ごとに作業が正確に実施できるように手順が詳細に記載される。

**5** 操作の確認、機器の設定記録、作業記録などを作業終了直後に当該欄に記入し、記録を残す。

第5章 施設における作業の実際

3. 作業工程の文書化―標準業務手順書（SOP）・製造指図書・製造記録書の作成および運用

# 4. 細胞加工における文書化の基礎
― 再生医療等安全性確保法における文書作成

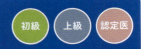

豊見城中央病院 先端医療研究センター / セル・プロセッシング・センター　仙北屋浩亮
株式会社フルステム　千葉 俊明

## Abstract

　特定細胞加工物や再生医療等製品の製造方法は取り扱う細胞ごとに多種多様だ。原料の入手先だけに注目しても患者自身、ボランティアドナー、細胞バンクとさまざまであり、また、培養方法となると10の施設があれば10通りの方法があると言っても過言ではない。原料の受け入れから細胞加工物を受け渡すまでのシステムは、各施設において科学的根拠に基づいた工夫を十分に生かして設計すべきである。しかし、培養方法はさまざまであるが注意すべきポイントは共通である。それは、①規格を満たした細胞加工物が製造されるようにあらゆる不安定さを制御する工夫、②あらゆる取り違えを防ぐための確認の工夫、③あらゆる汚染を防ぐための適切な環境維持と作業方法の工夫がなされているかどうかである。このポイントを達成するために作業者の活動を導くツールが製造指図書（以下、指図書）であり、達成すべきポイントを滞りなく、かつ十分に満たしたことを証明するツールが製造記録書（以下、記録書）である。これらは「再生医療等の安全性の確保等に関する法律」(再生医療等安全性確保法) や「再生医療等製品の製造管理及び品質管理の基準に関する省令」(GCTP省令) において、細胞加工物の製造に当たって必要なものとして記載されており、細胞培養加工施設が、より安全、より効率的、より安定的な製造を目指していく場合に必要不可欠なツールである。

▶ 特定細胞加工物概要書に設定した品質を満たすよう製造上の不安定さを制御できるように指図書を作成し、指図書の通りに製造が実施されたことが明らかになるように記録書を作成する。

▶ 取り違えを起こさないように指図書を作成し、取り違えが起こらなかったことが明らかになるように記録書を作成する。

▶ 施設設備に適した衛生管理が達成されていることを確認できるように指図書を作成し、適切な清浄度の環境で製造が行われたことが明らかになるように記録書を作成する。

▶ 指図や記録の過不足、意思のすれ違いのない指図書と記録書を作成するために、診療部門、品質部門、製造部門が各々の要求事項を満たせるよう協力する。

## 1 指図書、記録書の位置づけ

　再生医療等安全性確保法下で行われる特定細胞加工物の製造は、再生医療等提供機関（以下、診療部門）の再生医療等提供計画書（以下、提供計画書）を最上位の文書として管理される。提供計画書の下に特定細胞加工物概要書（以下、概要書）、特定細胞加工物標準書（以下、標準書）、各種標準業務手順書（standard operating procedures：SOP）と詳細な管理を取り決めた文書が続き、最終的に規定した方法を作業者へ出力するために指図書が存在する。そして、指図書の指図に従い製造が行われたことを証明するために記録書が存在する。さらに、品質部門が記録書に記された製造記録と品質検査を通し、特定細胞加工物の製造状況と品質の適合性を診療部門へ報告し、診療部門は特定細胞加工物の提供可否判定を行う [図1]。

　つまり、指図書は診療部門の必要とする特定細胞加工物が規格を満たせるように指示しなければならない情報を作業者へ出力する文書であり、記録書は診療部門が特定細胞加工物の提供可否を判定するために必要な情報を記載した文書である。診療部門の特定細胞加工物への要求と提供可否判定をつなぐ重要な位置に指図書と記録書が存在するのである。

## 2 指図書、記録書の作成によって達成すべき目標

　特定細胞加工物の製造において指図書が達成すべき大きな目標は、①規格を満たす特定細胞加工物が安定的に製造されるように製造上の不安定さを制御すること、②取り違えを起こさないこと、③汚染を起こさ

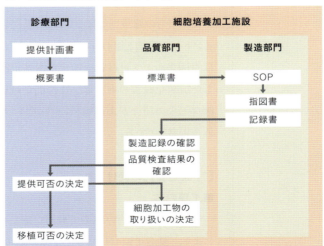

図1：指図書と記録書の位置づけの一例

診療部門で作成された提供計画書・概要書をもとに、製造部門の作業者に対する最終的な指示として指図書が作成される。指図書に従って実施された製造により記録書が完成し、記録書をもとに細胞加工物と治療の意思決定が行われる。

ないこと、の3点である。①は培養施設ごと、特定細胞加工物ごとで特色が現れるが、②、③については全ての製造において共通である。以上の3点を満たすように各施設に適した製造方法を設計し、設計した製造方法が実製造で確実に再現できる指図書と実製造で得た特定細胞加工物の品質を評価できる記録書を作成する。

## 3 指図書、記録書作成上の注意点

　指図書、記録書は、単に作業者が従うべき製造方法と製造の実質的な記録が記載されているだけの文書ではない。指図書は、内容や記載方法により作業者をトラブルから守りもすれば逆にトラブルを引き起こしてしまうこともある。記録書は、多くの記録があればさまざまな検討も可能となるが、過剰な記録量は作業者の負担を増やすばかりでなく、効率を低下させ製造コスト面の不利益にもつながる。

　指図書、記録書は特定細胞加工物の製造全体を管理する診療部門、実際の製造作業を担当する製造部門や、品質を管理する品質部門がそれぞれの要求事項を満たせるように工夫し、さまざまな角度からバランスのとれた内容を目指し協力して作成する。

## 4 指図書、記録書の作成

　指図書、記録書作成上のポイントの概要については前述したが（「2. 指図書、記録書の作成によって達成すべき目標」の項を参照）、はじめて作成するとなると容易ではない。特定細胞加工物の製造システムを設計する段階でプロトタイプの指図書、記録書を作成し、製造システムを検証する段階で実際に運用しながら何度も改訂を繰り返し、最終的に前述した目標を達成し、かつ診療部門、品質部門、製造部門の関係職員が共通の理解を得たところで完成となる。大変苦労が多く時間がかかる作業である。以下に筆者らの施設でこれまでに経験してきた指図書、記録書作成上のポイントを一般的と思われる製造工程ごとに紹介する。われわれの施設では指図書および記録書を併せた指図記録書を用いており、記録が完了した指図記録書の内容は品質部門が最終確認を行っている。なお、詳細な工夫の紹介があるものについては「＊1」などを付し、注釈として欄外に掲載している。

### [1] 製造委託の受け入れ
### ■工程内容
　特定細胞加工物の製造で最初に発生する工程。診療部門からの指示により、製造単位（以下、ロット）の一連の作業日程を計画し、培養加工に必要な準備を行う。

■管理上のポイント
①指示された原料の情報の確認。
②特定細胞加工物の製造から品質検査、提供を含めた全日程の確認。
③製造に使用する資材、試薬の在庫状況の確認。
④指図書、記録書、標識などの事前準備。

■指図と記録の内容
①工程実施日、指示を受けた時刻[*1]、作業者の氏名を記録させる。
②製造業務全体を管理するスケジュールに製造日程を記入させ、誤りがないことを他者確認[*2]させ、その結果を記録させる[*3]。
③該当ロットの全工程を関連づける識別番号(以下、ID)を決定させ、記録させる。
④製造に使用する資材や試薬の在庫状況などから製造が開始できる状態であることを確認させ、確認したことを記録させる。
⑤該当ロットの全行程の指図書や記録書を準備し、記載内容の不備を他者確認させ、その結果を記録させる。
⑥該当ロットで使用するIDを記載した標識を作成し、記載内容について他者確認させ、その結果を記録させる。
⑦次の工程を提示する。

*1:日時の記録
日付や時刻に関する記録は大変多い。記録の目的を考慮し日付だけでよいのか、時刻まで記録する必要があるのか、定点の記録なのか、期間としての記録なのかなどを見極め、最小限にとどめるようにする。

*2:他者確認
筆者らの施設では確認の方法を3つ規定しており、①作業者のみで行うものを通常の「作業者確認」、②2人の作業者で同時に確認するものを「二者確認」、③確認後に別の作業者に再度確認させるものを「他者確認」としている。他者確認の方法は、2人の作業者が別の時間に作業できるため比較的効率がよい。なお、記録については作業者が行ったものか、確認者が行ったものかを明確にする必要がある[図2]。

*3:製造日程の確認
特定細胞加工物の製造は製造工程の日程だけではなく、部署間の連絡や品質検査の工程までを考慮すると大変複雑である。日程の誤認はクリティカルなトラブルにつながるリスクが高いため、他者確認を行い慎重に確認する。また、新しいロットの製造を開始する頻度が高い施設では、作業量の多い工程などが同日、同時刻などに重複していないかを確認し、業務量の管理を行う。過度な業務量、作業者のスキル以上の業務量は製造上の事故の大きな原因の1つである。

図2:確認方法の例

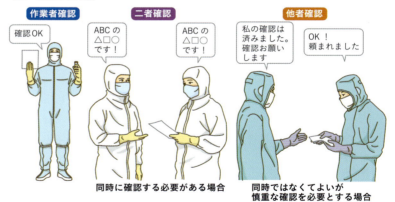

[2] 原料の受け入れ
■工程内容
　原料となる組織や細胞を診療部門などの採取部署や細胞バンクなどから受け入れる。

■管理上のポイント
①原料の品質確認[*4][*5]。

**＊4：原料の品質確認**
原料の品質は培養加工の結果を大きく左右するため、その品質確認は重要である。採取された組織から必要な細胞を分離して使用する場合であっても、受け渡された組織の品質が規格に適合しているかを確認し、判定結果を記録する。その記録と培養加工結果を併せて照査することにより、改善すべき問題が抽出された場合には原料組織採取方法の改定や原料組織採取を担当する部署の作業の是正を計画することができる。

**＊5：品質確認の委託**
原料の品質確認は品質検査であるため品質部門が実施すべきであるが、品質部門で実施すると効率が悪く、効率の悪さから取り扱う対象自体の品質が低下する可能性がある場合、かつ製造部門が実施することでそのリスクが解消される場合には、該当検査を製造部門に委託してもよい。その場合には委託することの理由と、委託することでリスクが発生しないことを確認した経過について該当検査を管理するSOPなどに明記する。

**＊6：次の工程を提示する**
工程ごとに指図書や記録書が切り替わる場合には次工程の指図書や記録書を指示し、作業者が正しく次の工程に移れるように促すと親切である[図3]。

**＊7：原料の取り違え防止**
対象物を移動させる際の取り違えの多くは「他の類似物との接近」「付随する指図書や記録書などの混合」により発生する。特に培養加工の件数が多い施設では、同じタイミングで複数の種類の原料を受け入れることもあるだろう。そのような場合には二者確認のもとで確実に処理するようなルールを設定する。可能であれば1作業1ロットを徹底し、1つの作業で複数のロットを処理しなければならないような工程は避けるべきである。

②原料の取り違え防止。

■**指図と記録の内容**

①工程実施日、工程開始時刻、作業者の氏名を記録させる。
②原料の標識内容（IDや患者氏名など）を二者確認させ、照合の結果を記録させる。
③原料の品質を確認させ、結果を記録させる。
④次の工程を提示する＊6。

図3：作業工程を円滑に移行させるための工夫

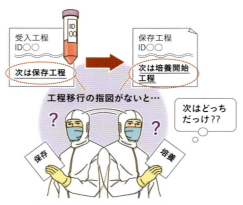

## [3] 原料や細胞の搬入

■**工程内容**

原料を細胞培養加工施設内の目的の場所、一時的な保存であれば保冷庫など、培養加工であればバイオハザード対策用キャビネット（安全キャビネット）やアイソレータへ移動する。細胞培養加工施設内で保存している細胞を原料とする場合は本工程が最初の原料確認工程となる。

■**管理上のポイント**

①原料の品質低下の防止。
②原料の取り違え防止＊7。
③一定の動線、最短距離、最短時間での搬入。

■**指図と記録の内容**

①工程実施日、工程開始時刻、作業者の氏名を記録させる＊8。
②パスボックスを使用する場合にはパスボックスの両側に受け渡し担当と受け取り担当を配置し、確実に受け渡しを行う＊9。
③原料を目的の場所へ移動したことを記録する。

＊8：記録の重複を避ける
前工程と同じ日、同じ指図書や記録書、同じ作業者で実施する場合は重複した記録となるので本工程の記録は開始時刻だけに絞ってもよい。指図書や記録書のフォームや作り方に決まりはないので、施設要件や人員配置に合わせて柔軟に工夫してよい。

＊9：確実な受け渡し
筆者らの施設では細胞の保存や培養などの長時間静置する必要がある場合を除いて、重要な対象物は必ず誰かが見ているようにルールで決めている。指図書の指示で取り違えを防ぐことも重要であるが、取り違えを起こさない基本ルールを育てることはさらに重要である。

＊10：原料の一時保存と取り違え
原料の一時保存は全ての職員が対象物から目を離す工程となる。作業再開時に作業者や指図書・記録書が変更になるなど取り違えのリスクが高い。保存台帳などを用意し、作業再開時に確実に、かつ円滑に対象物へたどり着けるように備える［図4］。

＊11：詳細な保存場所の設定の必要性
保存場所については、後の工程で対象物を搬出する際に正確かつ素早く取り出せるようにできるだけ細かく記録する。例えば細胞培養施加工設内の保冷庫（①保冷庫番号）の特定の段（②庫内段番号）に1容器1原料の容器（③容器番号）を保管する場合には、①②③の番号で保管場所を表現する。次の工程の際に、保存場所の表現が不明確で円滑に対象物にまでたどり着けず、いくつかの似たような容器から対象物を探さなければならない状況をつくってしまうと、取り違えが発生する。また対象物を円滑に取り出せず時間をかけてしまうと、同じように保管されている他の保存物の状態も悪化させてしまう［図5］。

④次の工程を提示する。

## [4] 原料の一時保存

### ■工程内容

原料の組織や細胞の受け入れ後、直ちに培養加工を開始しない場合など一時的に保存する工程。

### ■管理上のポイント

①原料の品質低下の防止。
②原料の取り違え防止[＊10]。

### ■指図と記録の内容

①工程実施日、工程開始時刻、作業者の氏名を記録させる。
②適切な保存場所へ原料などを収容したことを二者確認させ、保存場所と保存を完了したことを記録させる[＊11]。

図4：対象物から全ての職員が目を離す場合の取り違えを防ぐ工夫

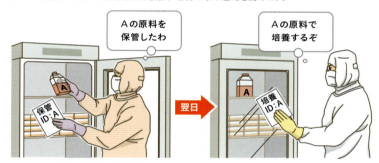

工程や指図書・記録書が切り替わるときに前後の工程を関連づける情報が丁寧に記載されていると、取り違えを起こすリスクが低減される。

図5：作業を円滑に進めさせるために必要な情報量の工夫

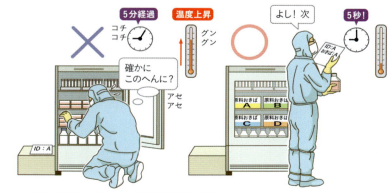

情報量が不足していると、作業が円滑に進まないばかりか、別のトラブルを引き起こすこともある。

*12：変動要因の管理
培養作業には温度管理や酵素反応の管理、遠心分離の条件などさまざまな変動要因があるうえに、作業者が入れ替わるだけでもピペット操作などの細かな作業の差から致命的な変動が起きてしまうことがある。さまざまな変動要因、施設と設備の要件、作業者の技量を考慮し、診療部門の要求する規格を安定的に満たす特定細胞加工物の製造が行われるよう指図し、その結果を記録させる。

*13：汚染防止
取り扱う細胞を起因とする汚染の防止は、培養室内の環境や作業者を守るだけではなく、同時に行われている他の細胞加工物の製造や次に予定されている製造の汚染リスクの低減につながる。

*14：温度の指図
恒温槽や保冷庫などの恒温機能をもつ機器の温度は常に一定の範囲で上下している。温度に関わる指図は、設定温度のみであるとズレが生じるため適正温度の上限と下限の情報を記載するとよい。このとき、設定温度±X℃と表記すると、作業者に「適正温度の上限と下限を、計算して導く」という余計な作業を行わせることになる。指図の表現は各施設に合ったものでよいが、作業者が最も注意すべき原料や細胞の管理に集中できるようにできるだけ配慮してつくると、小さなトラブルが発生しにくい［図6］。

*15：資材情報の記録
製造に使用した資材や試薬が明らかになるように記録する。製造メーカー、製品番号、ロット番号、使用期限などを記録することで、細胞加工物の品質に問題が生じた場合に資材や試薬についても調査できるようにしておく。ただし、培養開始直前に1つずつの培養資材の情報を記録することは現実的ではない。培養工程ごとに資材や試薬のセットを準備したら1つずつの記録は事前に済ませておき、作業開始時には資材セットのIDを記録すればよいなど、効率的な方法を用意する［図7］。

③一時保存の開始時刻を記録させる。
④次の工程を提示する。

## [5] 培養加工の開始

### ■工程内容
指示された原料を使用し、培養加工を開始する。培養を必要とするプロトコルでは目的の細胞をインキュベータへ収容する直前まで、培養を必要としないプロトコルでは必要な調製作業を終えるまでとする。

### ■管理上のポイント
①細胞加工物へ影響を及ぼす変動要因の管理[*12]。
②原料の取り違え防止。
③対象物と環境の双方向の汚染防止[*13]。

### ■指図と記録の内容
①工程実施日、工程開始時刻、作業者の氏名を記録させる。
②清浄度管理区域、無菌操作等区域の空気清浄度や差圧など、環境の清浄度を示す計測値が適正範囲にあることを他者確認させ、確認したことを記録させる。
③無菌操作等区域のチェンジオーバーが実施済みであることを他者確認させ、確認したことを記録させる。
④凍結保存された細胞を使用するなど、融解や加温作業を必要とする場合、使用機器を準備する段階で恒温槽などの温度が適正範囲であることを他者確認させ、確認時の温度を記録させる[*14]。
⑤培養加工に使用する資材の情報を確認させ、確認したことを記録させる[*15]。
⑥培養加工に使用する試薬の情報を二者確認させ、確認したことを記

図6：作業者が直接的に作業を実行できるような指示の工夫

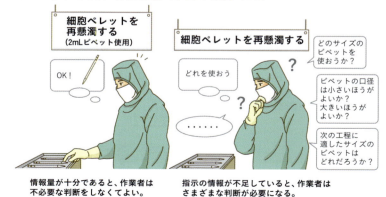

情報量が十分であると、作業者は不必要な判断をしなくてよい。　　指示の情報が不足していると、作業者はさまざまな判断が必要になる。

図7：資材情報の記録の工夫

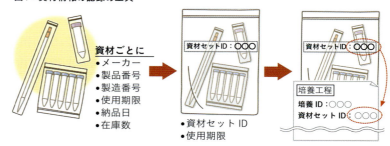

作業時の記録量をできるだけ減らすことで、作業者の負担を軽減する工夫をする。

*16：試薬情報の二者確認
培養液のように間違えた場合のリスクが大きいものについては二者確認や他者確認のもとで作業を進める。

*17：時刻の記録
時刻の記録から算出できる各工程に要した時間は、該当する工程が円滑に進んだかどうかを示す指標の1つとして利用できる。本来必要とされる以上に時間がかかっている場合には何らかのトラブルや工程上の不都合があったと推測でき、品質部門の工程確認作業の有用かつ簡単なインジケーターとして利用できる。

*18：酵素利用時の記録
トリプシンによる酵素処理は一般的かつ基本的な技術であるが、反応時間や反応停止の仕方、反応後のピペッティングの仕方などで製造成績が変化しやすい。そのような微妙な手加減が必要な工程では、より詳細な指図が記載されていることで、作業者が自身の感覚や記憶に頼って作業を行うことを避けることができる。

*19：遠心分離
遠心分離も一般的かつ基本的な工程であるが、トラブルの多い機械である。何よりも遠心分離機の誤操作によるトラブルは作業者にとって大変危険である。

*20：培養液の調製
培養液の品質も製造成績を大きく左右する。調製した培養液の品質が悪かった場合に、細胞の観察や得られる計測値で抽出できるほどの品質不良があれば該当するロットの製造中止や使用不可とする判断もできるが、明確な品質不良が抽出できない場合もあるため、その調製には慎重を要さねばならない。

*21：品質検査用検体の受け渡し
検体の受け渡し後、一時的に保管する場合には原料の一時保管と同様に、直接品質検査を開始する場合には品質検査の指図書・記録書で指図と記録を行っても差し支えない。指図書・記録書の切り替えのタイミングは各施設で工夫し、効率がよいタイミングで行う。

録させる[*16]。

⑦取り扱う原料の情報を二者確認で指図書・記録書と照合し、取り違えがないことを確認させ、確認したことを記録させる。

⑧一次容器を開封した時刻を記録させる[*17]。

⑨細胞の単離にトリプシンなどの酵素を利用する場合には、反応時間や反応条件を詳細に指図し、二者確認のもとで実施させ、実施した旨を記録させる[*18]。

⑩凍結保存された細胞を融解する場合には、恒温槽の温度の上限と下限、加温時間の上限と下限を指図し、融解開始時と終了時の表示温度と時刻を記録させる。

⑪遠心分離[*19]を利用する場合には、遠心条件やバランスの設定など使用方法について丁寧に指示し、使用時には二者確認させ、適切に実施されたことを記録する。

⑫培養液を調製する[*20]場合には、組成や調製手順を丁寧に指図し、二者確認のもとで調製させ、適切に調製したことを記録する。

⑬次の工程を提示する。

## [6] 品質検査検体の受け渡し

### ■工程内容

培養開始工程、培養加工中、細胞加工物の回収時などさまざまなタイミングで品質検査用の検体が採取される。品質検査用検体はその品質検査結果により最終調製品の提供可否判定や移植可否判定が行われるため、製造中の細胞と同じレベルで適切に取り扱う必要がある[*21]。

### ■管理上のポイント

①検体の状態悪化の防止。
②検体の取り違え防止。

## ■指図と記録の内容

①工程実施日、検体の受け渡しを実施した時刻、製造部門の受け渡し担当者と品質部門の受け取り担当者の氏名を記録させる。

②品質部門の受け取り担当者に検体に異常がないことを確認させ、確認したことを記録させる。

③次の工程を提示する。

## [7] 培養

## ■工程内容

原料より分離した細胞や凍結状態から融解した細胞に対して、専用の培養液などを用い、細胞の増殖や目的の性能の付加を行う[*22]。

## ■管理上のポイント

①細胞加工物へ影響を及ぼす変動要因の管理。

②別ロットの細胞との取り違え防止[*23]。

③対象物と環境の双方向の汚染防止。

## ■指図と記録の内容

①培養工程の開始日や培養液交換工程の実施日、工程開始時刻、作業者の氏名を記録させる。

②清浄度管理区域、無菌操作等区域の空気清浄度や差圧など、環境の清浄度を示す計測値が適正範囲にあることを他者確認させ、確認したことを記録させる。

③無菌操作等区域のチェンジオーバーが実施済みであることを他者確認させ、確認したことを記録させる。

④培養加工に使用する資材の情報を確認させ、確認したことを記録させる。

⑤培養加工に使用する試薬の情報を二者確認させ、確認したことを記録させる。

⑥インキュベータの設定と動作状況を他者確認させ、適切であることを記録させる。

⑦一次容器を開封する作業がある場合は、一次容器を開封した時刻を記録させる。

⑧観察を実施する場合は、形態や増殖の様子など観察事項を指図し記録させる。

⑨培養液を交換する場合は、適切な培養液を選択していることを二者確認し、確認したことを記録させる。

⑩インキュベーション開始時刻を記録させ、対象物を適切なインキュベータへ確実に収容したことを二者確認させ、不備なく完了したことを

---

**＊22：培養工程**

細胞加工物を製造する多くのプロトコルで最も長い時間を要する工程は培養工程だろう。培養液の交換などの作業もあるが、多くは作業者がいない時間となる。作業者があまり関わらないので工程数は少ないが、作業ごとの間隔が長いため、間違いが生じた場合にエラーが長時間発生したままになる。培養工程開始時のトラブルは、細胞をインキュベータへ入れるまでに発見できなければ大きな品質低下を招くことになる。

**＊23：培養中の細胞の取り違え防止**

培養中の細胞は職員の目を離れ長時間静置されるうえに、対象ロットの細胞に別ロットの細胞が接近する可能性がある。1インキュベータ1ロットの運用であればロット間の細胞の取り違えが発生しにくい状況であるが、施設によっては1インキュベータ複数ロットで運用し、標識と庫内の配置や区切りの工夫で安全管理をしている場合もあるだろう。それぞれの施設で各工程のリスクをしっかり理解し、各施設に適した運用システムを設計することが大切である。

**＊24：インキュベーション開始と終了の記録**

インキュベータの稼働状況が常時モニタリングできている施設であれば、インキュベーションの開始と終了の時刻を記録しておくことで、モニタリングデータから温度や二酸化炭素濃度の状況を確認することができる。予定通りの運用がなされたことを証明する重要なデータの1つとなる。

**＊25：報告書の作成担当者**

報告書の内容は特定細胞加工物の製造状況、品質規格の適否をまとめたものとなるので、品質部門を作成担当部署とすべきである。製造部門職員に担当させる場合には作成後の確認を品質部門職員に実施させ、必ず品質部門を通過させるようにする。報告書の作成と伝達のタイミングは診療部門へ受け渡す最終調製品の製造方法ごとに適切な時期を選択する。

**＊26：逸脱発生時の報告書作成**

特定細胞加工物では逸脱などによる製造規格や品質規格を完全には満たさない規格外品が発生し得る。その場合は治療のベネフィットを考慮し、該当品の提供可否や使用可否を判断することになる。このような場合でも円滑で適切な報告ができるように必要な指図と記録の方法を準備しておく。

**＊27：最終調製品の取り扱い決定の工程内容**

提供可否判定結果が可であれば出荷の準備、逆に不可であれば不適合となった原因の調査や対象物の廃棄が実施されるだろう。ここでも情報の取り違えは大きなリスクである。最終調製品の取り扱いの決定事項の連絡も滞りなく実施されるよう準備する。

記録させる[24]。

⑪次の工程を提示する。

## [8] 提供可否判定のための製造経過および品質検査結果報告

### ■工程内容

提供可否判定に必要な情報を細胞培養加工施設から診療部門へ報告する工程。

### ■管理上のポイント

①報告する情報の取り違え防止。

②記載内容の不備や誤記の防止。

### ■指図と記録の内容

①工程実施日、報告書作成担当者の氏名を記録させる[25]。

②報告書作成後、記載内容を他者確認させ、内容に不備がないことを記録させる[26]。

③報告書を診療部門へ直接受け渡す場合には、受け渡し日、受け渡し時刻、受け渡し担当者と受け取り担当者の氏名を記録させる。

④報告書を診療部門へFAXなどで送信する場合には、直接受け渡す場合の記録に加え、正しい連絡先に送信したことを記録させる。

⑤次の工程を提示する。

## [9] 特定細胞加工物の取り扱いの決定

### ■工程内容

診療部門の特定細胞加工物の提供可否判定に従い、品質部門で対象物の取り扱いについて決定し、製造部門へ伝達する工程[27]。

### ■管理上のポイント

①伝達する情報の取り違え防止。

②記載内容の不備や誤記の防止。

### ■指図と記録の内容

①提供可否判定結果の受領日（工程実施日）、取り扱いを決定する担当者の氏名を記録させる。

②品質部門に提供可否判定結果に沿った最終調製品の取り扱いを決定させ、決定した内容を記録させる。

③取り扱いの決定について他者確認させ、確認したことを記録させる。

④決定した結果を製造部門に伝達させ、伝達した日時、伝達を受けた製造部門担当者の氏名を記録する。

⑤次の工程を提示する。

4. 細胞加工における文書化の基礎―再生医療等安全性確保法における文書作成　611

## [10] 細胞加工物の回収

### ■工程内容

凍結保存や最終調製品への調製などを目的に培養中の細胞加工物を回収する[*28]。

### ■管理上のポイント

①細胞加工物へ影響を及ぼす変動要因の管理。

②別ロットの細胞との取り違え防止。

③対象物と環境の双方向の汚染防止。

### ■指図と記録の内容

①工程実施日、工程開始時刻、作業者の氏名を記録させる。

②清浄度管理区域、無菌操作等区域の空気清浄度や差圧など、環境の清浄度を示す計測値が適正範囲にあることを他者確認させ、確認したことを記録させる。

③無菌操作等区域のチェンジオーバーが実施済みであることを他者確認させ、確認したことを記録させる。

④培養加工に使用する資材の情報を確認させ、確認したことを記録させる。

⑤培養加工に使用する試薬の情報を二者確認させ、確認したことを記録させる。

⑥取り扱う細胞の情報を二者確認で指図書・記録書と照合し、取り違えがないことを確認させ、確認したことを記録させる。

⑦一次容器を開封した時刻を記録させる。

⑧細胞の回収に酵素などを利用する場合には、前述した点（「[5]培養加工の開始」の項を参照）に注意した指図を行い、記録させる。

⑨遠心分離を利用する場合には、前述した点（「[5]培養加工の開始」の項を参照）に注意した指図を行い、記録させる。

⑩品質検査用の検体を採取、提出する場合には、前述した点（「[6]品質検査検体の受け渡し」の項を参照）に注意した指図を行い、記録させる。

⑪次の工程を提示する。

## [11] 細胞加工物の凍結保存

### ■工程内容

回収した細胞加工物を凍結保存する[*29]。

### ■管理上のポイント

①細胞加工物へ影響を及ぼす変動要因の管理。

②別ロットの細胞との取り違え防止。

③対象物と環境の双方向の汚染防止。

---

**＊28：細胞加工物の回収**
培養加工してきた細胞を回収した後は、移植までの間に細胞が状態を回復できる培養工程はないことが多く、かつ移植までには凍結保存や輸送などの細胞にとってストレスが大きな工程が待ち構えている。本工程では、培養を開始するときよりも細胞へのダメージを考慮した丁寧な指図が必要となる。

**＊29：細胞加工物の凍結保存**
凍結保存も細胞の培養加工において基本的な操作であるが、凍結保存溶液の調製が必要であることも多く、間違いのない調製が必要である。細胞の品質を低下させるリスクが高い工程である。

## ■指図と記録の内容

①工程実施日、工程開始時刻、作業者の氏名を記録させる。

②清浄度管理区域、無菌操作等区域の空気清浄度や差圧など、環境の清浄度を示す計測値が適正範囲にあることを他者確認させ、確認したことを記録させる。

③無菌操作等区域のチェンジオーバーが実施済みであることを他者確認させ、確認したことを記録させる。

④培養加工に使用する資材の情報を確認させ、確認したことを記録させる。

⑤培養加工に使用する試薬の情報を二者確認させ、確認したことを記録させる。

⑥凍結保存容器に貼付した標識の記載内容が正しいことを他者確認させ、確認したことを記録させる。

⑦一次容器を開封した時刻を記録させる。

⑧凍結保存溶液を調製する場合には、組成や調製手順を丁寧に指図し、二者確認のもとで調製させ、確認したことを記録させる。

⑨取り扱う細胞の情報を二者確認で指図書・記録書と照合し、取り違えがないことを確認させ、確認したことを記録させる。

⑩遠心分離を利用する場合には、前述した点(「[5]培養加工の開始」の項を参照)に注意した指図を行い、記録させる。

⑪品質検査用の検体を採取、提出する場合には、前述した点(「[6]品質検査検体の受け渡し」の項を参照)に注意した指図を行い、記録させる。

⑫凍結保存溶液で懸濁した細胞を二者確認のもとで確実に凍結保存容器に分注させ、確認した旨を記録させる。

⑬細胞を分注した凍結保存容器を二者確認のもとで冷却を開始し、適切な手順で実施したことを記録させる。

⑭最終の凍結保存場所が冷却作業を実施した場所と異なる場合は、凍結完了後の凍結細胞を二者確認のもとで予定した場所へ収容し、確認したことを記録させる。

⑮次の工程を提示する。


## [12] 最終調製品への調製

### ■工程内容

提供の指示を受けた細胞加工物を診療部門へ受け渡す最終的な状態へ調製する。

### ■管理上のポイント

①最終調製品へ影響を及ぼす変動要因の管理。

②別ロットの細胞との取り違え防止。

③対象物と環境の双方向の汚染防止。

④最終調製品の標識。

## ■指図と記録の内容

①工程実施日、工程開始時刻、作業者の氏名を記録させる。

②清浄度管理区域、無菌操作等区域の空気清浄度や差圧など、環境の清浄度を示す計測値が適正範囲にあることを他者確認させ、確認したことを記録させる。

③無菌操作等区域のチェンジオーバーが実施済みであることを他者確認させ、確認したことを記録させる。

④調製に使用する資材の情報を確認させ、確認したことを記録させる。

⑤調製に使用する試薬の情報を二者確認させ、確認したことを記録させる。

⑥最終調製品の容器に貼付した標識の記載内容が正しいことを他者確認させ、確認したことを記録させる[*30]。

⑦一次容器を開封した時刻を記録させる。

⑧試薬などを調製する場合には二者確認のもとで調製させ、確認したことを記録させる。

⑨取り扱う細胞の情報を二者確認で指図書・記録書と照合し、取り違えがないことを確認させ、確認したことを記録させる。

⑩遠心分離を利用する場合には、前述した点（「[5]培養加工の開始」の項を参照）に注意した指図を行い、記録させる。

⑪品質検査用の検体を採取、提出する場合には前述した点（「[6]品質検査検体の受け渡し」の項を参照）に注意した指図を行い、記録させる。

⑫細胞加工物を最終調製品の容器に分注もしくは収容したことを二者確認し、確認した旨を記録させる。

⑬次の工程を提示する。

## [13] 最終調製品の提供と輸送

## ■工程内容

最終調製品を細胞培養加工施設から診療部門へ輸送する[*31]。

## ■管理上のポイント

①輸送中の最終調製品へ影響を及ぼす変動要因の管理。

②別ロットの最終調製品との取り違え防止。

③最終調製品に添付する資料の取り違え防止。

## ■指図と記録の内容

①工程実施日、工程開始時刻、作業者の氏名を記録させる。

---

*30：**最終調製品の標識**
最終調製品の標識は、場合によっては移植を受ける患者が移植担当者との読み合わせなどで内容を確認することもある。読み手が誰であるかを考慮し、適切な指図を行う。

*31：**輸送の管理**
最終調製品を診療部門へ受け渡す際に、細胞培養加工施設と診療部門が異なる施設であれば長距離の輸送を伴うことになる。長距離の輸送では自動車、電車、飛行機など輸送手段もさまざまで、手段によって輸送容器内の温度管理、圧力管理、清浄度管理などの最終調製品の品質を維持するための条件も異なる。また、当然のことながら感染性物質を輸送するための適切な方法と手続きを必要とする。これらの管理や手続きが滞りなく実施されるように指図する。

**＊32：輸送容器番号の確認と記録**

病院内の培養室のように診療部門と細胞培養加工施設が同じ敷地内に設置されている場合などでは、特殊な機能をもつ輸送容器を必要としない場合もある。ただし、このような場合でも専用の容器を準備し、感染性を有する対象物として管理することは重要である。また、使用する輸送容器が複数ある場合には、使用した容器の性能やチェンジオーバーなどが十分であったことを保証するために輸送容器の識別番号などを記録し使用した容器を追跡できるようにしておく。

**＊33：輸送ルート所要時間の把握**

決定した輸送ルートの所要時間をあらかじめ把握しておき、実際の輸送でも同じルートを使用することで標準の輸送時間との比較ができるようになる。必要以上に時間を要した場合には不都合が発生したと判断し、改善活動につなげる。

**＊34：最終調製品受け渡し時の注意点**

最終調製品の輸送では、複数ロットの最終調製品を輸送する場合はもちろんのこと単一ロットを輸送した場合でも、受け取る診療部門が誤った情報と共に最終調製品を受け取ってしまうと取り違えとなる。受け渡す側、受け取る側双方から最終調製品とその情報を照合し、予定されている治療のもとへ確実に最終調製品が届くように指図する。

②使用する輸送容器の容器番号を確認させ、確認したことを記録する*32。

③輸送容器内に収容する最終調製品に誤りがないことを二者確認させ、確認したことを記録させる。

④二者確認のもとで最終調製品を輸送容器へ収容し、取り違えなく収容したことを記録させる。

⑤最終調製品に添付する試験成績書などを発行させ、記載内容に不備がないことを他者確認させ、確認したことを記録させる。

⑥試験成績書などを輸送容器の所定の位置に収容したことを二者確認させ、確認したことを記録させる。

⑦輸送準備の担当者と輸送担当者が異なる場合には、最終調製品を収容した輸送容器の受け渡しの際に受け渡し時刻、受け渡した最終調製品の確認、両者の氏名などを記録させる。

⑧輸送開始時刻を記録させる。

⑨輸送距離が長い場合で容器内温度などの輸送条件がある場合には、その条件に対する適切な運用を指図し、輸送中の測定値や輸送結果を記録させる。

⑩原則としてあらかじめ計画した輸送ルートを利用するよう指図し、輸送させる。

⑪輸送終了時刻を記録させる*33。

⑫次の工程を提示する。

## ［14］最終調製品の受け渡し

### ■工程内容

輸送した最終調製品を診療部門へ受け渡す。

### ■管理上のポイント

①輸送した最終調製品と診療部門が受け取る予定の最終調製品の照合*34。

②輸送状態に異常がないことの確認。

### ■指図と記録の内容

①工程実施日、受け渡し時刻、最終調製品の受け渡し担当者と受け取り担当者の氏名を記録させる。

②輸送容器に輸送条件が設定されている場合は、受け渡し担当者と受け取り担当者による二者確認のもとで輸送中のモニタリングデータなどを確認し、確認した結果を記録させる。

③最終調製品と添付した情報を受け渡し担当者と受け取り担当者に照合させ、照合の結果と受け渡しの完了を記録させる。

④次の工程を提示する。

第5章 施設における作業の実際

4. 細胞加工における文書化の基礎―再生医療等安全性確保法における文書作成　　615

**＊35：最終的な品質検査結果の報告**
最終調製品の状態で凍結保存が行われていない特定細胞加工物は、微生物汚染に関する検査のように最終結果が移植の後で得られることもある。そのような場合には、全ての品質検査結果が得られた時点で診療部門に対し最終的な品質検査結果を報告させる。

**＊36：報告書の作成担当者**
提供可否判定のための資料と同様に品質部門職員が作成するべきである。製造部門職員が作成を担当した場合には品質部門が内容の確認を行ってから診療部門へ報告する。

## 5 指図記録書の例

### [15] 最終的な品質検査結果の報告

**■工程内容**

特定細胞加工物の最終的な品質検査結果を報告する[35]。

**■管理上のポイント**

①報告する情報の取り違え防止。

②記載内容の不備や誤記の防止。

**■指図と記録の内容**

①工程実施日、報告書作成担当者の氏名を記録させる[36]。

②作成した報告書の記載内容を他者確認し、不備や誤記がないことを確認させ、確認したことを記録させる。

③報告書を診療部門へ直接受け渡す場合には、前述した点（「[8]提供可否判定のための製造経過および品質検査結果報告」の項を参照）に注意した指図を行い、記録させる。

④報告書を診療部門へFAXなどで送信する場合には、前述した点（「[8]提供可否判定のための製造経過および品質検査結果報告」の項を参照）に注意した指図を行い、記録させる。

以上の指図書、記録書の作成のポイントをもとに培養中の細胞の培養液を交換する工程について指図記録書を作成した。参考にされたい**[図8]**。

第5章 施設における作業の実際

4. 細胞加工における文書化の基礎─再生医療等安全性確保法における文書作成　　617

図8：指図記録書の1例

臨床用●●幹細胞　製造

▼★●◆CPC

文書番号：●SC.001-3
制定日：YYMMDD
最終制定日：YYMMDD

## 培養液交換工程 培養5日目 指図記録書

どの工程なのかが分かりやすいように題名を設定し、記載する。

C.●▲◆■●.YYMMDD-3

| 患者ID | ●▲◆-■● |
|---|---|
| 製造ID | C.●▲◆■●.YYMMDD |
| 培養経過日数 | 培養 5日目 |

作業者が作業対象を判別するための重要な基本情報を記載する。分かりやすいよう大きめのフォントを用いる。

指図記録書が複数枚になる場合はページ数・総ページ数が分かると作業者は整理しやすい。

指図記録 　　　　　　　　　1/2

### ● 工程開始

- 作業担当者名を記録する。
- 工程日を記録する。
- 工程開始時刻を記録する。

細胞加工物を判別するための識別IDなどは誤記を防ぐために印字したほうがよい。

- 培養液交換対象が C.●▲◆■●.YYMMDD であることを確認させる。

同工程の指図記録書内においても、作業者がどの工程まで進んだかが分かりやすいように詳細な工程の見出しを大きく記載する。

| 作業担当者 | |
|---|---|
| 署名 | |
| 工程日 | |
| 開始時刻 | : |

| 確認者 | |
|---|---|
| 署名 | |
| 確認時刻 | : |

誰が記入した記録なのかが分かるようにフォームを作成する。また。記入すべき部分に色をつけると記入もれに気づきやすい。さらに記入する担当者ごとで色を使い分けると誤記を防ぐことができる。

### ● ワーキングスペース環境確認

- WS内の環境を確認させる。

指図記録書は作業者が円滑に作業を進められるよう、指図を一方向へ読み進められればよいように作成する。

| | 条件 | |
|---|---|---|
| ・ チェンジオーバー | 除染済み | |
| ・ 空気清浄度 | 浮遊微粒子数 100個未満 | |

| 確認時刻 | : |
|---|---|
| 確認 | □ |
| 測定値 | 個 |

### ● 準備

- 使用する培養液交換用資材セットIDと使用期限を記録し、資材をWSへ搬入する。

| 作業担当者 | |
|---|---|
| ID | |
| Exp | |

作業に使用するチューブ類は全て標識させる。未標識のチューブの使用はリスクが高い。

- 使用する容器類に標識し、記入内容を確認させる。

| | 標識 | |
|---|---|---|
| ・ コニカルチューブ50mL | 本数：1本, 標識：「培養液」 | |
| ・ コニカルチューブ50mL | 本数：1本, 標識：「廃液」 | |
| ・ コニカルチューブ15mL | 本数：1本, 標識：「QC.●▲◆■●.YYMMDD.2-day05」 | |

| 確認者 | |
|---|---|
| 署名 | |
| 確認 | □ |
| 確認 | □ |
| 確認 | □ |

- 使用する試薬類のID・Ref、使用期限を確認させる。

| 試薬名 | ID | |
|---|---|---|
| ・ 専用培養液 | R.C.●▲◆■●.YYMMDD | |

- 上記試薬をWSへ搬入する。

| Exp | |
|---|---|
| 搬入時刻 | : |

試薬や培養液の取り違えはクリティカルな事故を引き起こす。必ず調製を行う無菌操作等区域へ搬入する前に二者確認する。

### ● 培養液のコンディショニング

- R.C.●▲◆■●.YYMMDD を分注する。

アバウトでよい条件の作業は作業者に任せてよい。

| 条件 | |
|---|---|
| ・ 容器：「培養液」 分注量：30mL-35mL | |

| 作業担当者 | |
|---|---|
| 実施 | □ |

2ページへ

作業者が次のページへ円滑に移れるように誘導する。

1/2

臨床用●●幹細胞　製造

▼★●◆CPC

文書番号：●SC.001-3
制定日：YYMMDD
最終制定日：YYMMDD

## 培養液交換工程 培養5日目 指図記録書

C.●▲◆■●.YYMMDD-3

| 患者ID | ： | O |
|---|---|---|
| 製造ID | ： | C.●▲◆■●.YYMMDD |
| 培養経過日数 | ： | 培養 5日目 |

2ページ目からの基本情報は、指図や記録の記載欄を増やすためにフォントを小さくしている。

指図記録 - 続き -　　　　2/2

### ● 培養液のコンディショニング - 続き -

インキュベータの稼働状況は慎重に確認すべきだが、モニタリングシステムなどで常時監視されているものなどは作業者に任せてよい。作業者とモニタリングシステムの二者確認となる。

- ・ 分注した培養液をインキュベーターに収容しコンディショニングを開始する。

**作業担当者**

確認　□
開始時刻　：

条件
- ・ 温度：設定37℃, 範囲36℃-38℃. CO2：設定5%, 範囲4%-6%
加湿: あり. 時間: 30分以上-1時間以内

- ・ コンディショニング終了時刻を記録し、経過時間を確認させる。

**確認者**

署名
終了時刻　：
経過時間　　分

条件
- ・ コンディショニング時間: 30分以上-1時間未満

### ● 培養液交換

- ・ 培養上清の一部を検体として分取する。

条件
- ・ 回収先：「QC.●▲◆■●.YYMMDD.2-day05」，分取量：10mL

採取時刻　：

- ・ 残りの培養上清を除去する。

条件
- ・ 除去先：「廃液」

確認　□

- ・ コンディショニングした 培養液 を分注する。

条件
- ・ 分注量：30mL

分注時刻　：

しっかり計り取る場合は確認者に確認させる。

### ● 観察

- ・ フラスコ内を観察し、観察写真を記録する。

条件
- ・ 拡大：×4. ファイル名：C.●▲◆■●.YYMMDD.2-day05

確認　□

### ● 培養再開

- ・ インキュベータにフラスコを収容し、培養を再開する。

つい忘れがちになってしまうことは、些細なことであってもしっかり指図する。

収容時刻　：

注意事項
- ・ インキュベータの扉を確実に閉じ、ロックをかける。

### ● 検体提出

- ・ 「検体」を品質部門に提出する。

検体を受け渡したことが本文書と品質検査の指図記録書に記載されることで、両部門の記録が連結し整合性のとれた記録になる。

**作業担当者**

署名
受取時刻　：

検体ID
- ・ QC.●▲◆■●.YYMMDD.2-day05

品質部門が記載内容を確認する際に、各工程に要した時間を算出することができるように作成する。基本的な所要時間から外れている場合、何らかのトラブルが発生している可能性が高い。

工程終了 - 本書を品質部門へ提出し、チェンジオーバーを開始する
次工程 - 培養液交換工程 培養7日目

次の作業や工程を記載し、作業者が円滑に次工程へ移行できるようにする。

| | 確認実施日 | 担当者署名 |
|---|---|---|
| 記録確認・文書保管 | | |
| 文書保管先 | ファイル：C.●▲◆■●.YYMMDD | |

指図記録書は最終的にファイルなどに綴じられ、所定の場所へ保管される。文書の保管先を明記する。

第5章 施設における作業の実際

4. 細胞加工における文書化の基礎―再生医療等安全性確保法における文書作成　　619

## まとめのページ

- □ 特定細胞加工物の製造システムにとって大切なポイントは、①品質規格を満たす安定的な製造を達成するためにあらゆる不安定さを制御すること、②あらゆる取り違えが防がれていること、③あらゆる汚染が防がれていること、の3点である。このポイントを達成するために作業者を導くツールが指図書であり、達成したことを証明するツールが記録書である。

- □ 指図書は、再生医療等提供計画をはじめとする各種上位文書に明記された品質規格や製造方法を作業者に対し出力する役割を担う。

- □ 記録書は、作業者が実施した製造が提供計画書をはじめとする各種上位文書に明記された方法で実施されたことを保証する役割を担う。

- □ 指図書、記録書は単に細胞培養加工方法の指図と記録を行うためだけの文書ではなく、特定細胞加工物の品質規格や製造方法に対する要求、原料についての規定や移植に関わる規定からの要求、品質検査の観点からの要求、製造システム上の要求などさまざまな要求を満たす必要がある。そのため診療部門、品質部門、製造部門が協力して作成する必要がある。

- □ 製造指図書、製造記録書は上記の点を満たすことを前提に、可能な限り作業者の負担や誤認を防ぐよう配慮し、作業が効率的かつ円滑に進むよう十分な工夫を凝らし作成する必要がある。

- □ 高品質な特定細胞加工物を安定的に製造するためには、上記の事項に注意し丁寧に作り上げた指図書と記録書が必要不可欠である。

## 練習問題

**❶** 指図書の説明について、誤っているものを2つ選びなさい。

**1** 作業者の判断で指図書に従わないことも認められる。
**2** 指図書の内容は改善や効率化を理由に施設ごとの変更の決まりに従い改訂を行ってよい。
**3** 指図書はできるだけ平易な言葉で記載し、指図を受ける作業者に分かりやすいように配慮する。
**4** 指図書の記載を満たすように作業を進めることで、安定した製造成績が期待されるようになる。
**5** 指図書には標準書を代用してよい。

**❷** 記録書の説明について、誤っているものを2つ選びなさい。

**1** 記録書に記載された事実は特定細胞加工物の安全性と有効性を保証する情報の1つとなる。
**2** 記録書に記載された事実は最終調製品の提供や使用の可否を決定するための情報の1つとして利用される。
**3** 記録書は記録の内容が十分であれば実験ノートで代用してよい。
**4** 記録書は間違いのない記録を記載することが可能であれば、作業後にまとめて記入することも認められる。
**5** 記録書に記載された事実は業務の効率化や改善を目指した検証への利用価値が高い。

**❸** 指図書と記録書の目標として、誤っているものを2つ選びなさい。

**1** 概要書に設定した品質を満たす製造が行われるよう指図し、その品質が満たされたことが示されるよう記録させること。
**2** 取り違えを起こさないよう指図し、起こさなかったことが明らかになるよう記録させること。
**3** 取り扱う細胞と他の細胞、作業者、環境の相互の汚染を起こさないよう指図し、起こさなかったことが明らかであるよう記録させること。
**4** 指図書と記録書は特定細胞加工物の製造に関わる一連の責任を製造部門に限局するためにある。
**5** 指図書と記録書を必要とする最大の理由は再生医療等安全性確保法や「再生医療等製品の製造管理及び品質管理の基準に関する省令」（GCTP省令）に用意することが要求されているためである。

4. 細胞加工における文書化の基礎—再生医療等安全性確保法における文書作成　**621**

**④** 指図書と記録書を作成する際の考え方として、誤っているものを2つ選びなさい。

1 指図書と記録書は、診療部門、品質部門、製造部門が各部門の意見を集約し、協力して作成するべきである。
2 記録書への記載項目は、細かいほど、多いほどよい。
3 指図書は専門用語を多用し、1文でできるだけ多くの情報を伝えるように作成するべきである。
4 指図書と記録書の作成には実際に作業を担当する作業者の意見も反映するべきである。
5 指図書の指図は作業者が理解しやすいように作成できるのであれば図示して行ってもよい。

**⑤** 指図書と記録書の作成に対する診療部門、品質部門、製造部門の関わりについて、誤っているものを2つ選びなさい。

1 指図書には、診療部門の作成する提供計画書と概要書に記載される細胞加工物の規格を満たす製造結果を達成するために、診療部門の意見が反映されていなければならない。
2 診療部門の提供可否判定と移植可否判定は品質部門から提出される報告書をもとに実施されるため、診療部門は細胞培養加工施設で使用する製造に関わる指図書と記録書の内容を把握しなくてもよい。
3 指図書と記録書は製造の管理だけに限局せず、診療部門や品質部門の業務と連結させ、IDの一貫性や検体の受け渡し、最終調製品の受け渡しなどが共通の理解のもとで実施されるように作成するべきである。
4 指図書と記録書を業務の効率化や改善のために改訂する場合には、それらを主に使用している製造部門が独自に改訂を進めればよく、診療部門や品質部門に報告を行わなくても特に差し支えはない。
5 記録書は品質に関する報告書の作成、提供可否判定、移植可否判定に必要な情報となるため、診療部門と品質部門が判定に必要とする情報が反映されていなければならない。

**⑥** 指図書と記録書の工夫について、誤っているものを2つ選びなさい。

1 指図書に従い実施された作業の確認では、確実性を最優先し常に二者確認を実施する必要がある。
2 指図書と記録書は培養施設ごとの施設設備、職員の技量、製造システムに合わせ工夫することが望ましい。
3 細胞の培養加工に使用する指図書および記録書は膨大な量になるため、効率を考慮して細胞を取り扱う工程、特に無菌操作等区域内の作業に限局して運用する方針で差し支えない。
4 遠心分離のような一般的な工程であっても、トラブルが発生した場合のリスクが大きいと判断されるものには詳細な指図を行う。
5 特定細胞加工物に関する記録書は種類や量が大変多いが、個人情報などに配慮したうえで電子化しPC上で管理すると検索などが容易になり、効率がよくなる。

## 解答と解説

**❶ 解答：1、5**

解説：

**1** 指図書は作業の変動要因を考慮したうえでの標準的な作業として決定され、作業の方法や質を統一化し、製造成績を安定させるために使用されるものであるため、作業者の独断で変更することは推奨されない。トラブルが発生し指図書に従うことができなくなってしまった場合には、作業工程上の安全な部分で作業をいったん停止し、逸脱発生時の処理を開始する。

**5** 標準書を細分化した各工程のSOPの内容を、さらに細かな指示として作成したものが指図書である。標準書の方法の記載内容では、実際に培養作業を行う作業者に対する情報として不十分である。

**❷ 解答：3、4**

解説：

**3** 記録は目的をもってあらかじめ定めた内容について行う。そのため、一定のフォームが必要であり、記録漏れが発生する状態にしてはならない。実験ノートは不適当である。

**4** 記憶をもとにした記録は信頼性が限りなく低い。今起きた事実をすぐに記録する。

**❸ 解答：4、5**

解説：

**4** 指図書と記録書は主に製造部門で運用される文書であるが、診療部門と品質部門にとっても重要な判断を行うときの基本になる大切な文書であり、製造に関わる一連の責任を製造部門に限局するためにあるわけではない。特に再生医療等安全性確保法下における再生医療の提供については、提供を計画した医師もしくは歯科医師が製造管理や品質管理についても一括して責任をもつことが明記されている。

**5** 指図書と記録書を必要とする最大の理由は、細胞加工物のよりよい製造、よりよい品質を達成するためにある。

**❹ 解答：2、3**

解説：

**2** 記録は可能な限り詳細に取られていることが望ましいが、過度な記録の要求は作業者にストレスと疲労を与えてしまう。よく検討し必要最小限に抑えることが望ましい。

**3** 指図書は作業者が瞬時に理解できる文体で記載されることが推奨される。難しい文体は作業を遅らせるだけでなく誤認を引き起こすことで事故を誘発し得る。

---

**4. 細胞加工における文書化の基礎—再生医療等安全性確保法における文書作成　623**

**❺ 解答：2、4**

解説：

**2** 診療部門は品質部門が提出する報告書をもとに提供可否判定などを実施するが、品質に影響がない逸脱が発生した場合などには製造記録を精査し判定を行う必要が出てくる。特に再生医療等安全性確保法下での再生医療の提供においては、診療部門は細胞加工物の製造の実態を把握する義務がある。

**4** 指図書や記録書の改訂は重要文書の変更に当たり、各施設の変更に関わる手順書に従い改訂する必要があるため、製造部門だけで実施してはならない。診療部門と品質部門も変更内容についてしっかり把握する義務がある。

**❻ 解答：1、3**

解説：

**1** 全てを二者確認する必要はない。工程ごとのリスクの大きさをよく検証し、本当に必要な部分で二者確認を実施する。リスクが少ない工程については作業者のみによる確認や人や時間を隔てた他者確認でもよく、効率面も考慮すべきである。

**3** 指図書と記録書はよりよい製造、よりよい品質を目的に利用する。細胞を扱う工程以外にも、製造依頼の連絡、原料の受け渡し、品質検査、最終調製品の輸送と受け渡しなど、リスクが大きく品質を左右する工程は多い。無菌操作等区域に限局せずに幅広く活用する。

# 5. 交差汚染の防止

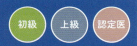

山口大学医学部附属病院 再生・細胞治療センター / 山口大学大学院医学系研究科消化器内科　高見 太郎

## Abstract

　再生医療や細胞治療で用いられる特定細胞加工物の製造には長期間を要することが多く、由来が異なる複数の細胞や組織を、同じ清浄度管理区域や培養設備を用いて製造することが求められる。そうなると、異なる特定細胞加工物を汚染させたり、異なる特定細胞加工物が混入したりする「交差汚染」が起こり得る。しかし特定細胞加工物の原料は、多くがヒト由来の生きた細胞や組織であるため、一般的な無菌医薬品のように最終滅菌法やろ過滅菌法にて無菌化することができない。そのため交差汚染を防止するためには、特定細胞加工物の汚染リスク（内在性汚染リスクと交差性汚染リスク）を理解し、その排除に努めることが基本である。また特定細胞加工物のチェンジオーバー（異なるドナーの製造工程に切り替える）への対応基準や取り違え防止の対策を確立することも重要である。そこで本節では、細胞培養加工施設における製造工程における汚染リスクについて概説し、さらに交差汚染の防止について説明する。

- ▶ 特定細胞加工物の汚染リスクには、内在性汚染リスクと交差性汚染リスクがある。
- ▶ 特定細胞加工物は最終滅菌ができないため、汚染リスクを排除することで無菌性を担保する必要がある。
- ▶ 由来が異なる複数の細胞や組織を、同じ細胞培養加工施設で製造すると、交差汚染が起こり得る。
- ▶ 交差汚染を防止するには、汚染リスクの排除だけでなく、適切にチェンジオーバーを行うことが重要である。

## 1 | 特定細胞加工物の汚染リスク

2014（平成26）年には、再生医療や細胞治療を行うための法整備が行われ、"医薬品"として治療に用いる細胞（再生医療等製品）を製造・販売するため、「医薬品、医療機器等の品質、有効性及び安全性の確保等に関する法律」（医薬品医療機器等法）が施行された[1]。また臨床研究や自由診療として再生医療や細胞治療を推進することを目的に「再生医療等の安全性の確保等に関する法律」（再生医療等安全性確保法）[2]が施行され、これにより臨床研究や自由診療として用いる細胞（特定細胞加工物）を製造する枠組みが整った。

今後は大学病院などで細胞培養加工施設の整備が進み、再生医療等安全性確保法のもと、特定細胞加工物の製造が多く実施されることが予想される。しかし特定細胞加工物の原料の多くは、ヒト由来の生きた細胞や組織であるため、一般的な無菌医薬品のように最終滅菌法やろ過滅菌法を適用することは不可能であり、製造工程の無菌性を常に担保する必要がある。そこで特定細胞加工物の無菌性を維持するためには、汚染リスクを理解し、その排除に努めなくてはならない。この汚染リスクは、内在性汚染リスクと交差性汚染リスクに分けられる。

## 2 | 特定細胞加工物の内在性汚染リスク

内在性汚染とは、原料に含まれる汚染源による汚染であり、採取された細胞・組織に付着していたり内包されていたりする微生物（細菌、真菌、マイコプラズマ）やウイルスが原因として挙げられる。特に再生医療等安全性確保法のもとで製造する特定細胞加工物の多くは自家（自己）細胞を原料にしており、そのつど採取するためロット管理ができない。そこで、内在性汚染リスクには以下のような対策を考慮する。

### [1] 原料採取から受け入れまで

細胞・組織の採取は医療行為として医師により実施され、細胞培養加工施設への受け入れ前に行われることが多い。そのため再生医療等安全性確保法の範囲外にはなるが、研究責任者である医師または歯科医師が主導し、適切な採取手技（採取部のポビドンヨード消毒、手術室での採取、採取後の洗浄、無菌保存容器の多重包装など）を検討する。

### [2] 細胞培養加工施設への受け入れ

原料採取場所から細胞培養加工施設への運搬については、所要時間や温度などを考慮し、保冷剤（または蓄熱材）やデータロガーを備えた専用搬送箱を用いる。また「受入試験手順書・記録書」により設定された管理項目の規格が満たされていることを確認し、細胞培養加工施設に受け入れる。なお、われわれの細胞培養加工施設において、再生医療等安

全性確保法のもとで実施している「自己骨髄細胞を用いた肝臓再生療法」の管理項目・規格値を参考までに掲載する[表1]。

表1：受け入れ試験の管理項目・規格値の一例

| 管理項目 | 規格値 |
| --- | --- |
| 1. 提供者の年齢 | 20歳以上75歳以下 |
| 2. 提供者ID | 検体（試料）受け渡し記録書の提供者IDと、採取された組織輸送容器のIDが一致している |
| 3. 感染症の有無 | 検体（試料）受け渡し記録書で血清学的検査における各感染症項目（HBV、HCV、HIV、HTLV-1、TP）について確認し、原疾患（HCV等）を除く項目が陰性である |
| 4. 骨髄液採取から製造開始までの保存時間 | 原則として採取後36時間以内に製造を開始できる |
| 5. 輸送データロガー温度 | 2〜22℃ |
| 6, 保存容器の外観 | 目視にて保存容器に亀裂が検出されない |
| | 目視にて保存容器から保存液の漏出が検出されない |
| | 目視にて保存液の色調の異常や凍結がない |

〔出所〕山口大学医学部附属病院再生・細胞治療センター：ヒト骨髄液受入試験手順書・記録書（管理番号：S-E-39-A-01）．

## [3] 細胞培養加工施設の製造工程

細胞培養加工施設への受け入れ段階で、すでに原料に微生物（細菌、真菌、マイコプラズマ）やウイルスが内在している可能性は否定できない。そのため、培養前または培養初期の検体（細胞懸濁液、培養上清、培養細胞など）に対して、以下の工程内試験を実施するのがよい。その他にも、培養培地に抗生物質を添加することを考慮する。

①無菌試験（メンブレンフィルター法）

②エンドトキシン試験

③マイコプラズマ否定試験：第十七改正日本薬局方の核酸増幅法（nucleic acid amplification test：NAT）が望ましいが、詳細は第3部第4章「4. 品質管理試験―ウイルス試験・マイコプラズマ試験」を参照のこと。

④ウイルス検査：自家細胞を用いる場合、HBV（hepatitis B virus：B型肝炎ウイルス）、HCV（hepatitis C virus：C型肝炎ウイルス）、HIV（human immunodeficiency virus：ヒト免疫不全ウイルス）、HTLV-1（human T-cell leukemia virus type 1：ヒトT細胞白血病ウイルス1型）に留意することが求められている。これに加えて、ヒトパルボウイルスB19型を問診および検査で否定すること。CMV（cytomegalovirus：サイトメガロウイルス）、EBV（Epstein-Barr virus：エプスタイン・バーウイルス）、ウエストナイルウイ

ルスは必要に応じて検査で否定することとなっている[3,4]。詳細は第3部第4章「4.品質管理試験―ウイルス試験・マイコプラズマ試験」を参照のこと。

## 3 特定細胞加工物の交差性汚染リスク

交差性汚染リスクをもつものとしては、他の細胞・組織、作業者、環境が挙げられる。そこで、細胞培養加工施設のゾーニング、清浄度の管理、室圧差の設定管理、更衣・脱衣、清掃や消毒、培養設備や工程資材、人と物が交わらないような動線設計、無菌環境の維持を目的にした環境モニタリングや教育訓練などにより、適切な「製造環境（無菌操作環境）」を構築することが不可欠である。これらの具体的な取り組みは、第3部第1〜3章に詳述されているので参照いただきたい。

## 4 交差汚染防止のための対策

特定細胞加工物の製造には長期間を要することが多いものの、培養設備には限りがある。そのため、需要に応じて供給を増やすには、ドナーが異なる複数の細胞の無菌操作を、順を追って同じバイオハザード対策用キャビネット（安全キャビネット）やアイソレータで行う必要がある。そうなると、異なる特定細胞加工物を汚染させたり、異なる特定細胞加工物が混入したりする「交差汚染」が起こり得る。

この交差汚染を防止するには、前述したような内在性汚染リスクと交差性汚染リスクを排除することにより特定細胞加工物の無菌性を担保することに加えて、ドナー間の「混入」を防止する必要がある。そこで、ドナー由来細胞の製造工程が終了した後に、異なるドナーの製造工程に切り替える（チェンジオーバー）際には、リスクに応じて交差汚染防止や無菌環境維持に鑑みた以下のような対策が必要となる[5]。

### [1] 同時作業の禁止

異なるドナー由来の細胞を、同時に無菌操作等区域で開放操作（開封して取り扱う操作）してはいけない。

### [2] 工程資材および器具

容器には密閉容器、気密容器、密封容器があり、ドナー間の交差汚染防止を考慮して選定する[図1]。

①密閉容器（ディッシュ、フラスコ）：固体の異物の混入は防止できるが、衝撃を受けると培養液がこぼれる可能性がある。そのため使用する場合は、1ドナー1インキュベータで管理する。

②気密容器（フィルターキャップつきフラスコ、培養バッグ）：気体は通過するが、固体や液体は通過しない培養容器であり、一般に多く使用され

**図1：工程資材（培養容器）の一例**

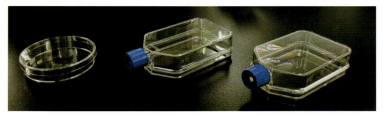

|ディッシュ|フラスコ|フィルターキャップつきフラスコ|
|---|---|---|
|密閉容器||気密容器|

（山口大学医学部附属病院再生・細胞治療センター センター内にて撮影）

ている。

　③密封容器（アンプル、バイアル）：固体・液体・気体を通さないため、一般的な無菌医薬品（注射製剤）や、細胞の中間加工物の凍結保管などで使用されている。

　また、一連の無菌操作後に作業区域（無菌操作等区域）に残ったピペットや培養容器などの工程資材は、未使用であってもエアロゾルの付着による交差汚染の可能性があるため廃棄する。ピペッターも、再使用する場合は適切な除染または滅菌を行う。

## [3] 培養設備の除染・消毒

　一連の無菌操作によりエアロゾルや液滴の付着が想定される培養設備（安全キャビネット、アイソレータ）の表面は、除染または消毒ができる構造および材質である必要がある。また作業中に接触する全ての表面を適切に除染または消毒すべきである。

## [4] 作業者

　エアロゾルや液滴が付着した可能性のあるクリーンスーツを着たまま、異なるドナー由来細胞の無菌操作を行ってはならない。適切に脱衣を行い、汚染物として取り扱う。また清浄度管理区域への再入室は、標準作業手順に従い、あらためて更衣を行う。

## [5] 取り違えの防止

　チェンジオーバーの際の検体の取り違え防止対策を手順化・文書化し確立する必要がある。検体を識別するため、重複しない文字・数字・記号などを組み合わせた識別情報を個別に付与し、細胞を含む全ての容器に表示する。また、インキュベータや、原料あるいは特定細胞加工物の専用搬送箱にも識別情報を表示し、取り違えを防止する。

## 5 | おわりに

　一般的な無菌医薬品のように最終滅菌法やろ過滅菌法にて無菌化することができない特定細胞加工物の製造工程では、常に汚染リスクを排除する必要がある。さらに、由来が異なる複数の細胞や組織を製造するに当たっては、無菌性の担保はもちろん、混入防止のため、適切なチェンジオーバーが求められる。

### 文献

1) 薬事法等の一部を改正する法律（平成 25 年法律第 84 号）：2013.
2) 再生医療等の安全性の確保等に関する法律（平成 25 年法律第 85 号）：2013.
3) 厚生労働省：ヒト（自己）体性幹細胞加工医薬品等の品質及び安全性の確保について（平成 24 年 9 月 7 日薬食発 0907 第 2 号）：2012.
4) 厚生労働省：ヒト（自己）iPS（様）細胞加工医薬品等の品質及び安全性の確保について（平成 24 年 9 月 7 日薬食発 0907 第 4 号）：2012.
5) 経済産業省：自己由来細胞操作のチェンジオーバーに関するガイドライン 2015（手引き）：2015.

## まとめのページ

☐ 特定細胞加工物の原料の多くは、ヒト由来の生きた細胞や組織であるため、最終滅菌法やろ過滅菌法を行うことはできない。そのため製造工程においては無菌性を常に担保する必要がある。

☐ 特定細胞加工物の無菌性を担保するためには、汚染リスクを排除する必要がある。汚染リスクには、内在性汚染リスクと交差性汚染リスクがある。内在性汚染源は、採取された細胞・組織に付着していたり内包されていたりする微生物（細菌、真菌、マイコプラズマ）やウイルスで、交差性汚染源には、他の細胞・組織、作業者、環境がある。

☐ 由来が異なる複数の細胞や組織を、同じ清浄度管理区域や培養設備を用いて製造すると、異なる特定細胞加工物を汚染させたり、異なる特定細胞加工物が混入したりする「交差汚染」が起こり得る。これを防止するには、①汚染リスクを排除することにより各々の無菌性を担保すること、②同時に無菌操作を行わないこと、③適切な工程資材（培養容器など）を選択すること、そして④適切にチェンジオーバーを実施することである。

☐ チェンジオーバーにおいては、リスクに応じて交差汚染防止や無菌環境維持を鑑みた対応基準を確立することが求められる。特に、エアロゾルや液滴が付着している可能性のある培養設備（安全キャビネットなど）や器具（ピペッターなど）の適切なクリーニング（滅菌、除染、消毒）、作業者のクリーンスーツの適切な更衣・脱衣が重要である。

5. 交差汚染の防止　631

## 練習問題

**①** 汚染リスクに関して、誤っているものを2つ選びなさい。

**1** 汚染リスクには、内在性汚染リスクと交差性汚染リスクがある。

**2** 内在性汚染リスクは細胞・組織に内包する汚染リスクであるので、採取時に付着した細菌は、内在性汚染源ではない。

**3** 培養前または培養初期の検体で無菌試験を実施し、検体の無菌性を評価することが望ましい。

**4** 交差性汚染源は主に、他の細胞・組織、作業者、環境である。

**5** ウイルス検査として、HBV、HCV、HIV、HTLV-1、ヒトパルボウイルスB19型、CMV、EBV、ウエストナイルウイルスを検査することが義務化されている。

**②** 交差性汚染リスクに関して、誤っているものを2つ選びなさい。

**1** 交差性汚染リスクを低減させるため、人（作業者）と物（細胞や資材）が交差することがない動線を設計した。

**2** 気体は侵入できるが、固形や液状の異物の侵入を防ぐことができる容器（フィルターキャップつきフラスコなど）を、気密容器という。

**3** 発熱がなかったので、感染がないと作業者本人が判断して、清浄度管理区域に入室し、作業を行った。

**4** 清浄度管理区域の清浄度維持やバイオハザード対策として室間差圧を設ける場合は、30Pa以上とすることが望まれる。

**5** 同じ清掃用具を使って、異なる清浄度管理区域を清掃してはいけない。

**③** あるドナー由来細胞の製造工程が終了し、異なるドナー由来細胞の製造のためチェンジオーバーが必要な状況である。この作業者の対応として、誤っているものを2つ選びなさい。

**1** 次の製造でも、同じ培養容器を使用するため、未使用の開封した培養容器を無菌操作等区域でそのまま保管した。

**2** クリーンスーツを手順に従って脱衣し、あらためて新しいクリーンスーツに更衣してから清浄度管理区域（グレードB）に入室した。

**3** 肉眼では液滴が無菌操作等区域（安全キャビネット）に確認できなかったため、清掃を省略した。

**4** 二次更衣室で脱衣を済ませて、次の清浄度管理区域（グレードC）に移動する際は、この区域に他の作業者がいないことを確認してから扉を開けた。

**5** ドナーごとに異なるインキュベータを使用した。

## 解答と解説

**❶ 解答：2、5**

解説：

**2** 内在性汚染源には、細胞・組織に内包する微生物（細菌、真菌、マイコプラズマ）やウイルスに加えて、採取時に付着した細菌も含まれる。

**5** ヒトパルボウイルスB19型を問診および検査で否定すること、CMV、EBV、ウエストナイルウイルスは必要に応じて検査で否定することとなっている。

**❷ 解答：3、4**

解説：

**3** 感染症があれば作業はできない。発熱がなくても本人が判断するのではなく、責任者に報告し清浄度管理区域への入室について相談する。

**4** 「無菌操作法による無菌医薬品の製造に関する指針」で、15Pa以上とされる。詳しくは、第3部第1章「2.ゾーニングー開放系、閉鎖系、区域管理、室圧管理を含む」を参照のこと。

**❸ 解答：1、3**

解説：

**1** 同じ培養容器を使用する場合でも、エアロゾルが表面に付着し、これが交差汚染の原因となる可能性がある。そのため無菌操作等区域で開封した未使用品は廃棄する。

**3** 肉眼で確認できなくても、一連の無菌操作により、エアロゾルや液滴が安全キャビネットの無菌操作等区域に付着している。適切に除染または消毒する必要がある。

5. 交差汚染の防止　633

第3部第1章「1. 細胞培養加工施設の要件」より
表1：細胞培養加工施設の要件

| 再生医療等の安全性の確保等に関する法律 | 再生医療等の安全性の確保等に関する法律施行規則（平成26年厚生労働省令第110号。平成26年9月26日） | | 平成26年9月26日医政発0926第1号厚生労働省医政局長通知再生医療等の安全性の確保等に関する法律の施行等について | 医政研発1031第1号（平成26年10月31日）「再生医療等の安全性の確保等に関する法律」、「再生医療等の安全性の確保等に関する法律施行令」及び「再生医療等の安全性の確保等に関する法律施行規則」の取扱いについて |
|---|---|---|---|---|
| 42条 | 89条 | | | |
| （構造設備の基準）細胞培養加工施設の構造設備は、厚生労働省令で定める基準に適合したものでなければならない。 | 1号 | 法第42条の細胞培養加工施設の構造設備の基準は、次のとおりとする。当該細胞培養加工施設において特定細胞加工物を製造するのに必要な設備及び器具を備えていること。 | | 本規定は、法第42条に規定する細胞培養加工施設の構造設備の基準を定めたものであること。病院又は診療所の手術室等で細胞培養加工を行う場合についても、当該基準を満たさなければならないものであること。 |
| | 2号 | 特定細胞加工物等及び資材の混同並びに汚染を防止し、円滑かつ適切な作業を行うのに支障のないよう配置されており、かつ、清掃及び保守が容易なものであること。 | 第1号から第3号は、細胞培養加工施設において備えるべき設備及び器具等について規定したものであること。 | 「円滑かつ適切な作業を行うのに支障のないよう配置されており、かつ、清掃及び保守が容易なものであること」とは、次のことをいうものであること。<br>①作業室の配置・設備及び器具が、作業中における特定細胞加工物等及び資材の混同並びに汚染を防止し、円滑かつ適正な作業を行うのに支障のないよう配置されており、かつ、清掃及び保守が容易にできるように配慮されたものであること。<br>②構造設備は、特定細胞加工物等及び資材の汚染防止の観点から製造方法に応じて清掃及び保守が容易な建材を使用したものであり、かつ、製造方法に応じた広さを有するものであること。 |
| | 3号 | 手洗設備及び更衣を行う場所、その他必要な衛生設備を有すること。 | | 「更衣を行う場所」とは、必ずしも更衣のための専用の部屋の設置を求めるものではないこと。 |
| | 4号 | 原料の受入れ、特定細胞加工物の保管等を行う区域は、特定細胞加工物の製造を行う他の区域から区分されていること。 | 第4号及び第5号は、細胞培養加工施設における原料の受入れ、特定細胞加工物の保管等を行うための構造設備等について規定したものであること。 | |
| | 5号 | 原料の受入れ、特定細胞加工物の保管等を行う区域は、これらを行うために必要な構造及び設備を有すること。 | | |
| | 6号 | 作業所は、次に掲げる要件に適合するものであること。<br>イ 照明及び換気が適切であり、かつ、清潔であること。<br>ロ 常時居住する場所及び不潔な場所から明確に区別されていること。<br>ハ 作業を行うのに支障のない面積を有すること。<br>ニ 防じん、防虫及び防そのための構造又は設備を有すること。<br>ホ 廃水及び廃棄物の処理に要する設備又は器具を備えていること。<br>ヘ 特定細胞加工物等により有毒ガスを取り扱う場合には、その処理に要する設備を有すること。 | 第6号は、作業所の具体的な構造設備について規定したものであること。 | |
| | 7号 | 作業所のうち、作業室は、次に掲げる要件に適合するものであること。<br>イ 屋外に直接面する出入口（非常口を除く）がないこと。ただし、屋外からの汚染を防止するのに必要な構造及び設備を有している場合においては、この限りでない。<br>ロ 出入口及び窓は、閉鎖することができるものであること。 | 第7号は、作業所のうち、作業室は、次の具体的な構造設備についての規定したものであること。 | |

| | | | |
|---|---|---|---|
| 7号 | ハ 室内の排水設備は、作業室の汚染を防止するために必要な構造であること。<br>ニ 作業室の天井は、ごみの落ちるおそれのないような構造であること。<br>ホ 室内のパイプ、ダクト等の設備は、表面にごみがたまらないような構造であること。ただし、清掃が容易である場合においてはこの限りでない。 | | |
| 8号 | 作業所のうち作業室又は作業管理区域（作業室及び廊下等から構成されていて、全体が同程度に清浄の維持ができるように管理される区域をいう。）は、温度及び必要に応じて湿度を維持管理できる構造及び設備を有すること。 | 第8号は、作業所のうち、作業室又は作業管理区域における温度及び湿度の管理に係る構造設備について規定したものであること。 | |
| 9号 | 作業所のうち、清浄度管理区域は、次に掲げる要件に適合するものであること。<br>イ 天井、壁及び床の表面は、なめらかでひび割れがなく、かつ、じんあいを発生しないものであること。また、清掃が容易で、消毒液等による噴霧洗浄に耐えるものであること。<br>ロ 設備及び器具は、滅菌又は消毒が可能なものであること。<br>ハ 排水設備は、有害な廃水による汚染を防止するために適切な構造のものであること。<br>ニ 排水口を設置していないこと。ただし、やむを得ないと認められる場合には、作業室の汚染を防止するために必要な構造であること。 | 第9号は、作業所のうち、清浄度管理区域の構造設備について規定したものであること。 | 清浄度管理区域は、製造する特定細胞加工物の製造工程によって決定されるものであること。<br>ハの「有害な廃水」としては、例えば、不活性化前の病原体（BSL2以上）等を含む廃液その他人体や環境への影響がある廃水が挙げられること。「有害な廃水による汚染を防止するために適切な構造」としては、例えば、排水トラップ等を備えた排水口が挙げられること。<br>ニの「排水口を設置しないこと」については、既存の構造設備に既に排水口が設けられている場合には排水口を撤去することをいうものであること。「作業室の汚染を防止するために必要な構造」とは、清掃が容易な排水トラップ（消毒を行うことができる構造のものであること。）及び逆流の防止装置等を有するものであること。 |
| 10号 | 作業所のうち、無菌操作等区域は、次に定めるところに適合するものであること。<br>イ 天井、壁及び床の表面は、なめらかでひび割れがなく、かつ、じんあいを発生しないものであること。また、清掃が容易で、消毒液等による噴霧洗浄に耐えるものであること。ただし、無菌操作が閉鎖式操作で行われ無菌性が確保できる場合は、この限りではない。<br>ロ 設備及び器具は、滅菌又は消毒が可能なものであること。<br>ハ 排水設備は、有害な廃水による汚染を防止するために適切な構造のものであること。<br>ニ 排水口を設置していないこと。<br>ホ 流しを設置していないこと。 | 第10号は、作業所のうち、無菌操作等区域の構造設備について規定したものであること。 | 「無菌操作等区域」については、培養工程を伴わず、短時間の操作で人体への特定細胞加工物の投与が行われる場合であって無菌操作が閉鎖式操作で行われない場合は、バイオセーフティ対策用キャビネット等を使用し操作の無菌性及び操作者の安全性の確保に努めること。<br>イの「無菌操作が閉鎖式操作で行われ無菌性が確保できる場合」とは、無菌操作が閉鎖式操作のみで行われ、培養工程を伴わず、短時間の操作で人体への特定細胞加工物の投与が行われる場合であって操作の無菌性が確保される場合をいうものであること。<br>ニの「排水口を設置しないこと」については、既存の構造設備に既に排水口が設けられている場合には排水口を撤去することをいうものであること。ただし、撤去が困難な場合においては、例外的に、製造作業中に排水口を密閉することができる構造とした上で汚染防止措置を採ることによって対応することでも差し支えない。また、バイオセーフティ対策用キャビネット又はアイソレータ内に設けられたアスピレータ等の用に供する排水口（外部と直接接続されておらず、作業室を汚染しない構造のものに限る。）については、汚染及び交叉汚染を防止するために適切に管理されていることでも差し支えないが、そのための手順についてあらかじめ衛生管理基準書等に規定しておくこと。 |

635

| 再生医療等の安全性の確保等に関する法律 | 再生医療等の安全性の確保等に関する法律施行規則 | 再生医療等の安全性の確保等に関する法律の施行等について | 「再生医療等の安全性の確保等に関する法律」、「再生医療等の安全性の確保等に関する法律施行令」及び「再生医療等の安全性の確保等に関する法律施行規則」の取扱いについて |
|---|---|---|---|
| | 11号 作業所のうち、動物又は微生物を用いる試験を行う区域及び特定細胞加工物の製造に必要のない動物組織又は微生物を取り扱う区域は、当該特定細胞加工物の製造を行う他の区域から明確に区別されており、かつ、空気処理システムが別系統にされていること。 | 第11号は、作業所のうち、動物又は微生物を用いる試験を行う区域等について規定したものであること。 | |
| | 12号 作業所のうち、無菌操作を行う区域は、フィルターにより処理された清浄な空気を供し、かつ、適切な差圧管理を行うために必要な構造及び設備を有すること。ただし、無菌操作が閉鎖式操作で行われ無菌性が確保できる場合は、この限りではない。 | 第12号は、作業所のうち、無菌操作を行う区域の構造設備について規定したものであること。 | 「無菌操作が閉鎖式操作で行われ無菌性が確保できる場合」とは、無菌操作が閉鎖式操作のみで行われ、培養工程を伴わず、短時間の操作で人体への特定細胞加工物の投与が行われる場合であって操作の無菌性が確保される場合をいうものであること。 |
| | 13号 作業所のうち、病原性を持つ微生物等を取り扱う区域は、適切な陰圧管理を行うために必要な構造及び設備を有すること。 | 第13号は、作業所のうち、病原性を持つ微生物等を取り扱う区域の構造設備について規定したものであること。 | 「病原性を持つ微生物等を取り扱う区域」は、特定細胞加工物を製造する過程で病原体を取り扱う区域の他、病原体が混入しているおそれのある物を取り扱う区域であって封じ込めを行わなければ特定細胞加工物等の汚染又は交叉汚染のおそれがある場所も含むものであること。「適切な陰圧管理を行うために必要な構造及び設備」としては、例えば、病原性を持つ微生物等を取り扱う区域を、密閉式の建屋構造とし、前室、廊下等に対して陰圧（必ずしも外気に対して陰圧であることを要しない。）の環境とすることが挙げられること。なお、病原性を持つ微生物等については封じ込め要件に従って取り扱うことが必要であり、「国立感染症研究所病原体等安全管理規程」、「生物学的製剤等の製造所におけるバイオセーフティの取扱いについて」（平成12年2月14日医薬監第14号）その他関連する規程等を参考にすること。 |
| | 14号 無菌操作等区域で使用した器具の洗浄、消毒及び滅菌のための設備並びに廃液等の処理のための設備を有すること。 | 第14号は、無菌操作等区域で使用した器具の洗浄、消毒及び滅菌のための設備並びに廃液等の処理のための設備について規定したものであること。 | |
| | 15号 空気処理システムは、微生物等による特定細胞加工物等の汚染を防止するために適切な構造のものであること。 | 第15号及び第16号は、空気処理システム及び配管等について規定したものであること。 | 「空気処理システム」については、無菌操作等区域のみならず、その他の区域についても微生物等による特定細胞加工物等の汚染を防止するために適切な構造のものでなければならない。ただし、バイオセーフティ対策用キャビネット等を使用する場合など、合理的な理由がある場合についてはこの限りではない。<br>「微生物等による特定細胞加工物等の汚染を防止するために適切な構造のもの」とは、必要に応じて、次のような構造をいうものであること。<br>①病原性を持つ微生物等を取り扱う場合においては、当該微生物等の空気拡散を防止するために適切な構造のもの。<br>②病原性を持つ微生物等を取り扱う区域（試験検査において病原性を持つ微生物等を使用する区域を含む。）から排出される空気を、高性能エアフィルターにより当該微生物等を除去した後に排出する構造のもの。 |
| | 16号 配管、バルブ及びベント・フィルターは、使用の目的に応じ、容易に清掃又は滅菌ができる構造のものであること。 | | |

| | | | |
|---|---|---|---|
| 17号 | 製造又は試験検査に使用する動物（ドナー動物を含む。以下「使用動物」という。）を管理する施設は、次に定めるところに適合するものであること。<br>イ 使用動物を検査するための区域は、他の区域から隔離されていること。<br>ロ 害虫の侵入のおそれのない飼料の貯蔵設備を有していること。<br>ハ 製造に使用する動物の飼育室と試験検査に使用する動物の飼育室をそれぞれ有していること。<br>ニ 使用動物の飼育室は、他の区域と空気処理システムが別系統にされていること。ただし、野外での飼育が適当と認められる動物については、この限りでない。<br>ホ 使用動物に抗原等を接種する場合には、接種室を有していること。この場合、接種室は動物の剖検室と分離されていること。 | 第17号は製造又は試験検査に使用する動物について規定したものであること。 | イについては、新たに使用動物を受け入れる場合において、当該動物が感染している病原因子等により、飼育中の使用動物等を通じて特定細胞加工物等が汚染され、又は交さ汚染されることのないよう、使用動物を検査するための区域は使用動物の飼育室その他の区域から隔離することを目的として規定されたものであること。 |
| 18号 | 特定細胞加工物等及び資材を区分して、衛生的かつ安全に貯蔵するために必要な設備を有すること。 | 第18号及び第19号は、貯蔵設備について規定したものであること。 | 「区分」とは、線引き、ついたて等により一定の場所や物を分けることをいうものであること。「区分」を具体的にどのような形態によって実現すべきかは、個々の事例においてその目的に応じて判断されるべきものであること。 |
| 19号 | 貯蔵設備は、恒温装置、温度計その他必要な計器を備えたものであること。 | | |
| 20号 | 次に掲げる試験検査の設備及び器具を備えていること。ただし、当該特定細胞加工物製造事業者の他の試験検査設備又は他の試験検査機関を利用して自己の責任において当該試験検査を行う場合であって、支障がないと認められるときは、この限りではない。<br>イ 密封状態検査を行う必要がある場合には、密封状態検査の設備及び器具<br>ロ 異物検査の設備及び器具<br>ハ 特定細胞加工物等及び資材の理化学試験の設備及び器具<br>ニ 無菌試験の設備及び器具<br>ホ 発熱性物質試験を行う必要がある場合には、発熱性物質試験の設備及び器具<br>ヘ 生物学的試験を行う必要がある場合には、生物学的試験の設備及び器具 | 第20号は、試験検査の設備及び器具について規定したものであること。 | |

638

第**4**部

文書管理

# 1. 提供における文書の作成

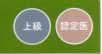

大阪大学大学院医学系研究科 空間環境感染制御学共同研究講座　**江副 幸子**

## Abstract

　製薬の分野において安全性と信頼性を確保するためのGood X Practice (GXP) で表されるさまざまな基準が策定されているが、その根幹を成すものは、適切な文書の作成と記録である。再生医療は、新しい医療の分野であり、現状では臨床研究や治験として実施されることが多いが、すでに製品として販売されているものもある。また、「再生医療等の安全性の確保等に関する法律」(再生医療等安全性確保法) のもとに「治療」として実施されるものもあり、それぞれに応じた文書の作成が求められる。わが国では、再生医療を販売承認された製品を用いて提供する、または販売承認を目指す治験として提供する場合と、未承認の特定細胞加工物の臨床研究、またはそれによる治療を目的として提供する場合とで、それぞれ異なる法体系によって規制されている。

　製造における管理文書に関しては次節(➡第4部 第1章「2. 製造における文書の作成と管理」)に譲るとして、本節においては、再生医療等安全性確保法に定められる再生医療等に係る研究・治療を実施するうえでの安全性と品質を維持するための文書について概説するとともに、治験における文書についても触れる。

- ▶ 再生医療等において治験は「医薬品の臨床試験の実施の基準に関する省令」(GCP省令) に従って実施しなければならない。

- ▶ 医薬品等の臨床研究は、「臨床研究法」に従って実施しなければならない。

- ▶ 再生医療等の臨床研究では、「再生医療等の安全性の確保等に関する法律」(再生医療等安全性確保法)に基づく文書の作成が必要である。

- ▶ 再生医療等を研究として実施する場合、利益相反、個人情報の保護などについての規定が新たに設定され、またモニタリングおよび監査が必要となったため、それらの手順書の作成が求められている。

- ▶ 「治療」(保険外診療)として再生医療等を提供する場合、再生医療等安全性確保法に基づく文書の作成が必要である。

- ▶ 再生医療等安全性確保法においては、提供機関の管理者に、提供計画、説明文書・同意文書、特定細胞加工物概要書の作成と、記録の作成および保存を義務づけている。

# 1 | はじめに

　図1に示すように、臨床研究とは人を対象として行う医学研究全般を指すが、そのなかで、薬剤、治療法、診断法、予防法などの介入を行った結果（安全性と有効性）を評価することを目的としたものは、臨床試験と定義されている。さらに、臨床試験のうち、治験は、新しい薬や医療機器の製造販売の承認を得るために行われるものである。一方、再生医療は治験を含めた臨床試験と臨床試験以外の治療にまたがっており、再生医療を治験として実施するのか、治験以外の臨床試験として実施するのか、あるいは治療として実施するのか、それぞれに即した規制に従って実施する必要がある。

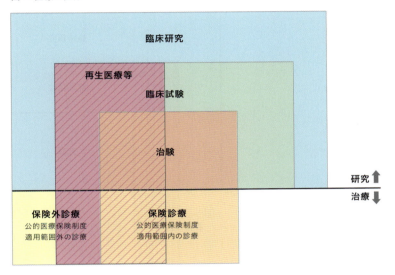

図1：医療の区分

　2014（平成26）年、再生医療に関する2つの法律が施行された。1つは、従来の、医薬品、医薬部外品、化粧品および医療機器の製造、取り扱いなどについて定められた「薬事法」が改訂され、再生医療等製品の項目を追加し、「医薬品、医療機器等の品質、有効性及び安全性の確保等に関する法律」（医薬品医療機器等法）[1]となった。また、同法に規定される製造業の順守事項は「再生医療等製品の製造管理及び品質管理の基準に関する省令」（GCTP省令）[2]とも呼ばれ、再生医療等製品や治験中の製品はこの法律の対象となる。さらに、治験を実施するうえで治験の安全性と品質を確保するために「医薬品の臨床試験の実施の基準に関する省令」（GCP省令）[3]が定められている。もう1つの法律は、「再生医療等の安全性の確保等に関する法律」（再生医療等安全性確保法）[4]であり、再生

医療等のうち医薬品医療機器等法で取り扱われないもの、すなわち「臨床研究」や「保険外診療」として行われていたものを併せて規制する**[図2]**。再生医療等安全性確保法では、「再生医療等の提供」と「特定細胞加工物の製造」について規定されており、治験におけるGCP省令と、「医薬品及び医薬部外品の製造管理及び品質管理の基準に関する省令」(GMP省令)・GCTP省令両者の内容を盛り込んだ形になっている。

本節では、再生医療等安全性確保法のなかで規定されている再生医療等を提供するために必要な文書、すなわち再生医療等を提供する者が作成すべき文書について、その内容を解説する。

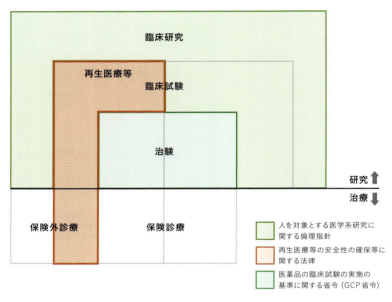

図2：人権保護、安全保持、試験の信頼性確保に関わる法令

## 2 再生医療等安全性確保法に規定される文書

再生医療等安全性確保法では、第2章に「再生医療等の提供」について記載されており、そのなかに再生医療等の提供の基準として必要な文書が規定されている。

なお、以下の記載における「法」とは「再生医療等の安全性の確保等に関する法律」、「省令」とは「再生医療等の安全性の確保等に関する法律施行規則」[5, 6)]、「課長通知」とは、「『再生医療等の安全性の確保等に関する法律』、『再生医療等の安全性の確保等に関する法律施行令』及び『再生医療等の安全性の確保等に関する法律施行規則』の取扱いについて」[7)]を示す。

また、省令においては、2018(平成30)年11月の改正[6)]を受け、その

内容を反映している。

### [1] 再生医療等提供計画書（研究）と再生医療等提供計画書（治療）

　2018年の省令改正により、再生医療等提供計画書（研究）と再生医療等提供計画書（治療）が区別された。再生医療等の提供を開始する場合は、以下の事項を記載した再生医療等提供計画を作成し、厚生労働大臣に提出しなければならず（法第2章第2節第4条、省令第27条）、計画に変更がある場合は変更ごとに更新して提出しなければならない（法同第5条、省令第28条）、と規定されている。また、それぞれの項目の記載内容については、以下に示すが、厚生労働省指定様式[*1]を参照にされたい。

【研究として行う場合】

①提供しようとする再生医療等およびその内容

　（1）再生医療等の名称と分類

　（2）再生医療等の内容

　　試験のデザインや症例数、評価項目など臨床研究としての内容の詳細について記載する。

②人員および構造設備その他の施設等

　（1）人員および構造設備その他の施設

　　実施責任者の連絡先、救急医療に必要な施設

　（2）研究実施体制

　　事務局、医師または歯科医師、データマネジメント担当機関、モニタリング担当機関、監査担当機関、統計解析担当機関、研究・開発計画支援担当機関、調整・管理実務担当機関（多施設共同研究の場合）、実施責任者・医療機関の管理者以外の研究を総括する者

　（3）多施設共同研究に関する事項

　　共同研究機関の情報、実施責任者の連絡先、救急医療に必要な施設

③再生医療等に用いる細胞の入手の方法、特定細胞加工物の製造・品質管理

　（1）再生医療等に用いる細胞の入手の方法（特定細胞加工物を用いる場合のみ記載）

　　細胞（名称）、提供者から採取を行う機関、提供者の選定方法、提供者の適格性の確認方法、提供者への説明・同意の内容、細胞の採取の方法

　（2）特定細胞加工物の製造・品質管理の方法（特定細胞加工物を用いる場合のみ記載）

　　特定細胞加工物の名称、製造および品質管理の方法の概要、投与

---

**＊1：厚生労働省指定様式**
厚生労働省サイト「再生医療について」の「申請等様式」を参照。
再生医療等提供計画（研究）（様式第1）
https://www.mhlw.go.jp/content/10800000/000440361.pdf
再生医療等提供計画（治療）（様式第1の2）
https://www.mhlw.go.jp/content/10800000/000440362.pdf

---

1. 提供における文書の作成　**643**

の方法、製造委託の有無、細胞培養加工施設

(3) 再生医療等製品に関する事項 (再生医療等製品を用いる場合)

製造販売業者の名称、再生医療等製品の承認の内容 (用法、用量、効能、効果など)、投与の方法

(4) 再生医療等に用いる未承認または適応外の医薬品または医療機器に関する事項 (未承認または適応外の医薬品または医療機器を用いる場合のみ記載)

未承認/適応外の別、医薬品 (一般的名称、販売名、承認番号)、医療機器 (類別、一般的名称、承認/認証/届出番号)、医薬品または医療機器の提供者

④再生医療等技術の安全性の確保等に関する措置

(1) 利益相反管理に関する事項

再生医療等に対する特定細胞加工物製造事業者からの研究資金の提供その他の関与、医薬品製造販売業者からの研究資金の提供その他の関与、それ以外からの研究資金援助

(2) その他の措置

再生医療等を行う際の責務 (安全性の検討内容、妥当性の検討内容、投与可否の決定方法)、説明・同意の内容、安全性に疑義が生じた場合の措置、試料の保管とその期間 (保管しない場合はその理由)、疾病等の報告体制、提供終了後の措置の内容、再生医療等を受ける者の情報把握のための措置、監査の実施予定の有無、進捗状況の確認

⑤健康被害に対する補償

細胞提供者と再生医療等を受ける者への補償の有無とその内容

⑥認定再生医療等委員会に関する事項

委員会の情報 (名称、認定番号、住所、連絡先)、委員の構成、審査結果、意見書の発行日、審査受付番号

⑦その他

個人情報の取扱いの方法、教育・研修の方法、苦情・問合せへの対応に関する体制整備状況、国際共同研究の有無、遺伝子治療等臨床研究指針の対象の有無、遺伝子組換え生物等規制法の対象の有無、生物由来製品に指定が見込まれる医薬品/医療機器の該当の有無、他の臨床研究登録機関発行の研究番号、他の臨床研究登録機関の名称 (Issuing Authority)

【治療として行う場合】

①提供しようとする再生医療等およびその内容

再生医療等の名称、再生医療等の分類、対象疾患の名称、再生医療等の内容 (できるだけ平易な表現を用いた記載)

②人員および構造設備その他の施設等

実施責任者、事務担当者、医師または歯科医師、救急医療に必要な施設

③再生医療等に用いる細胞の入手の方法等

(1)再生医療等に用いる細胞の入手の方法 (特定細胞加工物を用いる場合のみ記載)

細胞 (名称)、提供者から採取を行う機関、提供者の選定方法、提供者の適格性の確認方法、提供者への説明・同意の内容、細胞の採取の方法

(2)特定細胞加工物の製造・品質管理 (特定細胞加工物を用いる場合のみ記載)

特定細胞加工物の名称、製造および品質管理の方法の概要、投与の方法、製造委託の有無、細胞培養加工施設

(3)再生医療等製品に関する事項 (再生医療等製品を用いる場合のみ記載)

製造販売業者の名称、再生医療等製品の承認の内容 (用法、用量、効能、効果など)、投与の方法

(4)再生医療等に用いる未承認または適応外の医薬品または医療機器に関する事項 (未承認または適応外の医薬品または医療機器を用いる場合のみ記載)

未承認 / 適応外の別、医薬品 (一般的名称、販売名、承認番号)、医療機器 (類別、一般的名称、承認 / 認証 / 届出番号)、医薬品または医療機器の提供者

④再生医療等技術の安全性の確保等に関する措置

再生医療等を行う際の責務 (安全性の検討内容、妥当性の検討内容、投与可否の決定方法)、説明・同意の内容、安全性に疑義が生じた場合の措置、試料の保管とその期間 (保管しない場合はその理由)、疾病等の報告体制、提供終了後の措置の内容、再生医療等を受ける者の情報把握のための措置

⑤健康被害に対する補償

細胞提供者と再生医療等を受ける者への補償の有無とその内容

⑥認定再生医療等委員会に関する事項

委員会の情報 (名称、認定番号、住所、連絡先)、委員の構成、審査結果、意見書の発行日、審査受付番号

⑦その他

個人情報の取扱いの方法、教育・研修の方法、苦情・問合せへの対応に関する体制整備状況、遺伝子組換え生物等規制法の対象の有無、生物由来製品に指定が見込まれる医薬品 / 医療機器の該当の有無

## [2] 再生医療等研究計画書

2018年11月に公布された省令改正においては、再生医療等を研究として実施する場合、さらに以下の内容を記載した研究計画書の提出を新たに規定した（改正前では研究計画書の添付を規定していたが具体的内容については言及されていなかった）。

以下の内容を記載することが定められている。

①研究の実施体制

②研究の背景（細胞〔特定細胞加工物／再生医療等製品〕の概要を含む）

例えば当該再生医療等と同種または類似の再生医療等に関する国内外の研究論文など。

例えば当該再生医療等に用いる細胞に関する研究論文を添付するとともにその論文の概要を記載した文書を添付する。

概要には、提供しようとする再生医療等と研究論文の関連性についても明記する必要がある。

③研究の目的

④研究の内容（再生医療等提供計画に記載された再生医療等の内容を平易な表現を用いて記載したものを含む）

⑤再生医療等を受ける者の選択および除外・中止基準

⑥治療に関する事項

⑦有効性の評価

⑧安全性の評価

⑨統計解析

⑩原資料の閲覧に関する事項

⑪研究の品質管理（モニタリング）および品質保証（監査）

⑫倫理的配慮

⑬記録の取り扱いと保存

⑭研究の実施に係る金銭の支払いおよび補償

⑮研究に関する情報の公開

⑯研究の実施期間

⑰再生医療等を受ける者と細胞提供者、それらの代諾者に対する説明および同意に関する事項

⑱その他研究の適正な実施のために必要な事項


## [3] 再生医療等提供計画に添付すべき書類（法第4条第3項第2項、省令第27条第8項）

①認定再生医療等委員会が述べた意見の内容を記載した書類

②提供する再生医療等の詳細を記した書類

再生医療等を研究として実施する場合は、研究計画書（前出の「[2]再生医療等研究計画書」の項を参照）、研究以外（治療）の場合は再生医療等の提供方法等の詳細、および次に掲げる事項が記載されたものを添付すること（課長通知）。

細胞の入手方法、環境への配慮、細胞の安全性への疑義が生じた場合の措置、再生医療等を受ける者に関する情報の把握、遺伝子治療を行う場合には指針への対応について

③実施責任者および再生医療等を行う医師または歯科医師の氏名、所属、役職および略歴を記載した書類

④再生医療等提供計画に記載された再生医療等と同様の再生医療等に関する国内外の実施状況を記載した書類

⑤特定細胞加工物を用いる場合にあっては、再生医療等に用いる細胞に関連する研究を記載した書類

⑥特定細胞加工物を用いる場合にあっては、特定細胞加工物概要書（後出の「[5]特定細胞加工物概要書」の項を参照）、特定細胞加工物標準書、衛生管理基準書、製造管理基準書および品質管理基準書（➡第4部 第1章「2. 製造における文書の作成と管理」）

⑦再生医療等製品を用いる場合にあっては、当該再生医療等製品の添付文書等

⑧特定細胞加工物の製造を委託する場合にあっては、委託契約書の写し、その他これに準ずるもの

⑨個人情報取扱実施規程

再生医療等提供機関で定めた個人情報取扱実施規程の写しを添付すること。

⑩研究として行う場合、モニタリング手順書と監査手順書

研究として行う場合、再生医療等を行う医療機関管理者がモニタリングおよび監査を行うことが規定されたが、その手順書作成についても義務づけられている。

⑪研究として行う場合、利益相反管理基準および利益相反管理計画

⑫研究として行う場合、統計解析計画書を作成した場合はその計画書

## [4] 説明文書に記載すべき内容（法第14条、省令第7条第6項、同等13条2）

【細胞の提供を受ける際の説明】

代諾者から同意を得る場合は、下線部を括弧内の表現に置き換える。なお、死亡した者から細胞を採取する場合も遺族に対して礼節を失わないように注意し、文書で適切に説明し、文書での同意を得る。

①再生医療等の名称と厚生労働大臣に計画を提出していること

②細胞の提供を受ける医療機関の名称と医師または歯科医師の氏名

③当該細胞の使途

　　バンク等のための細胞の提供については、必ずしも使途が限定されないが、序文に「原則として」という但し書きが入ったことによりこれを可能としている。

④細胞提供者として選定された理由

⑤当該細胞の提供により予期される利益および不利益

⑥細胞提供者（代諾者）となることは任意であること

⑦同意の撤回に関する事項（代諾者の同意の撤回）

⑧当該細胞の提供をしないこと、または当該細胞の提供に係る同意を撤回することにより不利益な取り扱いを受けないこと（代諾者が同意を行わないことまたは代諾者の同意を撤回すること）

⑨研究として行う場合、研究に関する情報公開の方法

⑩細胞提供者の個人情報の保護に関する事項

⑪試料等（人体から採取した試料および情報）の保管および廃棄の方法

⑫研究として行う場合、利益相反の関与に関する状況

⑬特許権、著作権その他財産権または経済的利益の帰属に関する事項（知財権）

⑭苦情および問い合わせへの対応に関する体制（対応窓口を含む）

⑮当該細胞の提供に係る費用に関する事項

⑯当該細胞の提供による健康被害に対する補償に関する事項

⑰再生医療等の提供に伴い、提供者の遺伝情報等に関する知見が得られた場合の取り扱い

⑱同意を受ける時点では特定されない研究や提供機関への提供の可能性

⑲認定再生医療等委員会に関する事項（審査の事項等についても記載）

⑳研究として行う場合、医薬品等や研究資金の提供を受ける場合には提供に関する契約の内容

㉑その他当該細胞を用いる再生医療等の内容に応じ必要な事項

【再生医療等を受ける者への説明】

①再生医療等の名称と厚生労働大臣に計画を提出していること

②細胞の提供を受ける医療機関の名称とその管理者、実施責任者と医師または歯科医師の氏名

　　多施設共同研究として行う場合、代表管理者の氏名、他の医療機関の名称およびその管理者の氏名を含む。

③再生医療等の目的および内容

④細胞に関する情報

⑤研究として行う場合、再生医療等を受ける者として選定された理由

⑥当該再生医療等の提供により予期される利益および不利益

⑦再生医療等を受けることを拒否することは任意であること

⑧同意の撤回に関する事項（代諾者の同意の撤回）

⑨再生医療等を拒否すること、または同意を撤回することにより不利益な取り扱いを受けないこと（代諾者が同意を行わないことまたは代諾者の同意を撤回すること）

⑩研究として行う場合、研究に関する情報公開の方法

⑪研究として行う場合、研究計画書その他の資料の閲覧が可能であることとその方法

⑫再生医療等を受ける者の個人情報の保護に関する事項

⑬試料等の保管および廃棄の方法

⑭研究として行う場合、利益相反の関与に関する状況

⑮苦情および問い合わせへの対応に関する体制（対応窓口を含む）

⑯当該再生医療等の提供に係る費用に関する事項

⑰他の治療法の有無および内容、他の治療法により予期される利益および不利益との比較

⑱研究として行う場合、再生医療等の提供による健康被害に対する補償に関する事項

⑲遺伝的特徴等の知見が得られた場合の取り扱い

⑳再生医療等を受ける者から取得された試料の同意を受ける時点では特定されない研究や提供機関への提供の可能性

㉑認定再生医療等委員会に関する事項（審査の事項等についても記載）

㉒研究として行う場合、医薬品等製造販売業者等から研究資金の提供を受ける場合には資金提供に関する契約の内容

㉓その他当該再生医療等の提供に関し必要な事項

## [5] 特定細胞加工物概要書（省令第8条）

省令第8条「特定細胞加工物の製造及び品質管理の方法」に、「再生医療等の提供を行う医療機関の管理者は、再生医療等に特定細胞加工物を用いる場合においては、当該特定細胞加工物の名称、構成細胞及び製造方法等を記載した特定細胞加工物概要書を作成しなければならない」と記載されている。

特定細胞加工物概要書は、**図3**に示すように提供機関管理者から特定細胞加工物製造事業者への指示内容を示した文書という位置づけになり、製造事業者は、これをもとに事業所内で特定細胞加工物標準書とそれに基づく標準業務手順書（standard operating procedures：SOP）を作

**図3：特定細胞加工物概要書の位置づけ**

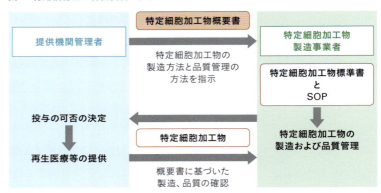

成し、特定細胞加工物を製造する。特定細胞加工物概要書に記載すべき内容を以下に示す（課長通知）。

①特定細胞加工物を使用する再生医療等技術に関する事項
　(1)再生医療等の名称
　(2)再生医療等提供機関の名称、所在地および連絡先
　(3)再生医療等提供計画の実施責任者または再生医療等を行う医師もしくは歯科医師の氏名
　(4)再生医療等の概要
　　再生医療等の内容
　　適応疾患等
　　期待される効果
　　安全性および妥当性についての検討内容
　　当該再生医療等の国内外の実施状況等
②特定細胞加工物に関する事項
　(1)特定細胞加工物の名称
　(2)特定細胞加工物の概要
　　特定細胞加工物の特性
　　規格およびその設定根拠
　　外観
　(3)特定細胞加工物の原料等および原料等の規格
　(4)その他特定細胞加工物の使用上の注意および留意事項
③特定細胞加工物の製造および品質管理に関する事項
　(1)特定細胞加工物を製造する予定の細胞培養加工施設の名称および所在地ならびに委託の範囲
　(2)製造・品質管理の方法の概要、原料の検査および判定基準、製造工程における検査、判定基準および設定根拠、特定細胞加工物

の検査および判定基準

(3)特定細胞加工物の取り扱いの決定方法

(4)特定細胞加工物への表示事項

(5)特定細胞加工物の保管条件および投与可能期間

(6)特定細胞加工物の輸送の方法

(7)その他製造・品質管理に係る事項

製造手順、検査手順に関する事項

記録に関する事項

衛生管理、製造管理、品質管理に関する事項

特定細胞加工物概要書は、治験において被験薬の毒性試験の情報、有効性および安全性に関する情報を記述する「治験薬概要書」とは必ずしも一致するものではない。すなわち、治験薬概要書と同様に再生医療等に使用する特定細胞加工物の安全性などの審査に供する資料であると同時に、特定細胞加工物の製造事業者に適切に製造および品質管理を行わせるための資料としての性質をもたせている。そのため、製造方法、品質管理の方法などの記載も必要である。このことは、再生医療等安全性確保法が、製造においても再生医療等の提供者である医師または歯科医師の管理義務を重視していることを反映している。

参考に、治験薬概要書の記載内容を以下に挙げておく。

(1)被験薬の化学名または識別記号

(2)品質、毒性、薬理作用その他の被験薬に関する事項

(3)臨床試験が実施されている場合にあっては、その試験成績に関する事項


### [6] 記録およびその保存 (法第16条、省令第34条、課長通知)

再生医療等を行った医師または歯科医師が、再生医療等を受ける者ごとに以下の記録を作成し、再生医療等提供機関の管理者が、その記録を保存しなければならない。なお、特定細胞加工物製造事業者が作成すべき記録については、次節(➡第4部 第1章「2. 製造における文書の作成と管理」)に記載されている。

①再生医療等を行う場合

(1)再生医療等を受けた者の住所、氏名、性別および生年月日

(2)病名および主要症状

(3)使用した特定細胞加工物または再生医療等製品の種類、投与方法その他の再生医療等の内容および評価

評価としては、例えば再生医療等を受ける者についての再生医療等の提供前後の状態の比較など(課長通知)

(4)再生医療等に用いる細胞に関する情報

例えば、細胞の提供または採取が行われた場所や年月日、当該細胞提供者の適格性の確認の結果および当該細胞についての適切性を確認した検査の結果など（課長通知）

(5)特定細胞加工物の製造を委託した場合は委託先および委託業務の内容

(6)再生医療等を行った年月日

(7)再生医療等を行った医師または歯科医師の氏名

(8)その他再生医療等を行うために必要な事項

②研究として行う場合

これらの記録については、修正を行った場合、修正者の氏名と年月日を記載し、修正前後の記録をともに保存することが規定されている。

(1)再生医療等を受ける者を特定する事項

(2)再生医療等を受ける者に対する診療および検査

(3)研究への参加に関する事項

(4)その他研究に必要な事項

③再生医療等を受ける者の代諾者の同意を得た場合は代諾者の同意に関する記録と代諾者と再生医療等を受ける者との関係についての記録

【記録の保存】

上記①の記録は、提供計画、同意文書、特定細胞加工物概要書とともに以下の期間保存しなければならない。

(1)指定再生医療等製品[*2]または指定再生医療等製品類似の原料から成る特定細胞加工物を用いる場合：30年間

(2)指定再生医療等製品または指定再生医療等製品類似の原料から成る特定細胞加工物以外の細胞加工物を用いる場合：10年間

上記の②の記録および以下（1）から（5）は、研究終了日より5年間保存しなければならない。

(1)総括報告書その他の文書またはその写しおよび記録

(2)モニタリングおよび監査に関する文書

(3)原資料等

(4)研究の実施に係る契約書

(5)その他再生医療等を研究として行うための文書

**＊2：指定再生医療等製品**[8]
以下の2つを「指定再生医療等製品」と呼ぶ。
①同種もしくは異種に由来する細胞またはヒト血液を原料等として用いる再生医療等製品（培地成分、添加物等としてのみ使用され、または極めて高度な処理を受けていることにより、十分なクリアランスが確保され、感染症の発症リスクが極めて低いものを除く）。
②ヒトまたは動物に由来する原料等を用いる再生医療等製品であって、病原体に対する不活化もしくは除去処理を行うことが困難であるもの、または一定の病原体の不活化もしくは除去等が行われているが、感染性因子を内在するリスクがあるもの。

## 3 治験において 求められる文書 （GCP文書）

再生医療等製品を含めた医薬品開発の最終段階においては、人を対象とした臨床試験（治験）による臨床的な評価が必要不可欠であり、ここで収集された資料などに基づき医薬品の製造または輸入のための承認申請が行われる。過去において、多くの「人体実験」が行われた忌まわ

しい歴史から、人を対象とする医学研究においての倫理原則が1964年に「ヘルシンキ宣言」として提唱された。一方、治験によって得られたデータをもとに医薬品の承認が行われることから、そのデータの信頼性はまた極めて重要であり、承認に有利な結果を得るためにデータが人為的に操作されるといったことが起きないように厳しく規制し監視する必要がある。Good Clinical Practice（GCP）は、被験者の安全性および人権を保護し、研究の品質を確保するための考え方であるが、日本でも厚生労働省によりGCP省令[3]が定められており、治験関係者は、治験を実施する際には、GCP省令をはじめとする関係法規などを順守し、被験者の保護および治験の信頼性を確保しなければならない。

　なお、治験でのGCP文書については、複雑で量や種類が膨大となるため専門書を参照されたい。ここでは、GCP省令において、医師主導治験を実施する場合に実施医療機関の長への事前提出が求められる文書について、参考までに紹介する。

(1)治験実施計画書

(2)治験薬概要書

(3)症例報告書の見本

(4)説明文書

(5)モニタリングに関する手順書

(6)監査に関する計画書および業務に関する手順書

(7)治験分担医師となるべき者の氏名を記載した文書

(8)治験薬の管理に関する事項を記載した文書

(9)自ら治験を実施する者および実施医療機関に従事する者が行う通知に関する事項を記載した文書

(10)治験の費用の負担について説明した文書

(11)被験者の健康被害等の補償について説明した文書

(12)実施医療機関が自ら治験を実施する者の求めに応じて文書記録の閲覧に供する旨を記載した文書

(13)実施医療機関が省令や治験実施計画書に違反することにより適正な治験に支障を及ぼしたと認める場合に、自ら治験を実施する者は治験を中止することができる旨を記載した文書

(14)その他治験が適正かつ円滑に行われることを確保するために必要な事項を記載した文書

　また、GCP省令に定められている必須の文書について、「治験に係る文書又は記録」一覧[9]が厚生労働省により作成されている。なお、これらの文書は、治験の実施および得られたデータの質を評価し、また、治験

**1. 提供における文書の作成　653**

の手順の確認、治験の適切な管理および関係法規などの順守状況を確認することを目的とするものであり、規制当局の調査や監査の対象となる。この一覧では、①治験開始前、②治験実施中、③治験の終了または中止・中断後、④開発業務受託機関または治験施設支援機関で保存する文書・記録、の4つに分けて、それぞれの文書に含まれる事項とその概要の説明および保存場所を示している。

**文献**

1) 医薬品、医療機器等の品質、有効性及び安全性の確保等に関する法律：2013.
2) 厚生労働省：再生医療等製品の製造管理及び品質管理の基準に関する省令（平成 26 年厚生労働省令第 93 号）：2014.
3) 厚生省：医薬品の臨床試験の実施の基準に関する省令（平成 9 年厚生省令第 28 号）：1997.
4) 再生医療等の安全性の確保等に関する法律：2013.
5) 再生医療等の安全性の確保等に関する法律施行規則（平成 26 年厚生労働省令第 110 号）：2014.
6) 再生医療等の安全性の確保等に関する法律施行規則及び臨床研究法施行規則の一部を改正する省令（平成 30 年厚生労働省令第 140 号）：2018.
7) 「再生医療等の安全性の確保等に関する法律」、「再生医療等の安全性の確保等に関する法律施行令」及び「再生医療等の安全性の確保等に関する法律施行規則」の取扱いについて」（平成 26 年医政研発 1031 第 1 号）：2014.
8) 厚生労働省：生物由来製品及び特定生物由来製品並びに指定再生医療等製品の指定に関する考え方について（平成 26 年薬食審査発 1105 第 1 号・薬食機参発 1105 第 2 号）：2014.
9) 厚生労働省：治療に係る文書又は記録について（平成 25 年 2 月 14 日厚生労働省医薬食品局審査管理課事務連絡）：2013

## まとめのページ

- [ ] 再生医療等において治験は「医薬品の臨床試験の実施の基準に関する省令」(GCP省令)に従って実施しなければならない。

- [ ] 医薬品の臨床研究は、「人を対象とする医学系研究に関する倫理指針」および「臨床研究法」に従って実施しなければならない。

- [ ] 再生医療等の臨床研究では、再生医療等安全性確保法に基づく文書の作成が必要である。

- [ ] 再生医療等を研究として実施する場合、利益相反、個人情報の保護、モニタリングや監査に関する文書、手順などが必要である。

- [ ] 「治療（保険外診療）」として再生医療等を提供する場合、再生医療等安全性確保法に基づく文書の作成が必要である。

- [ ] 再生医療等安全性確保法においては、提供機関の管理者に、提供計画、説明文書・同意文書、特定細胞加工物概要書の作成と、記録の保存を義務づけている。

- [ ] 特定細胞加工物概要書は、提供機関管理者から特定細胞加工物製造事業者への指示内容を示した文書という位置づけになる。

- [ ] 製造事業者は、特定細胞加工物概要書をもとに事業所内で特定細胞加工物標準書とそれに基づく標準業務手順書（SOP）を作成し、特定細胞加工物を製造する。

## 練習問題

**❶** 以下の**1**から**5**までの記述のうち、正しいものを**2つ**選びなさい。

**1** 再生医療等提供計画書には研究用と治療用の2つの様式がある。
**2** 再生医療等を治療として実施する場合、補償に関して記載する必要はない。
**3** 多施設共同研究では、再生医療等提供計画書は参加する全ての施設の管理者が提出する。
**4** 再生医療等提供計画書には、認定再生医療等委員会の名称を記載し、定期報告や変更申請において認定再生医療等委員会を変更することはできない。
**5** 再生医療等を研究として行う場合、医薬品製造販売業者からの研究資金の提供を受けてはならない。

**❷** 以下の**1**から**5**までの記述のうち、誤っているものを**2つ**選びなさい。

**1** 再生医療等研究計画書は、治療として再生医療等を行う場合は提出を義務づけられていない。
**2** 再生医療等研究計画書には、研究の背景として国内外の研究論文の要旨や当該再生医療等との関連性について記載する。
**3** 研究のデザインや予定症例数は、再生医療等提供計画書に記載し、再生医療等研究計画書には記載しなくてもよい。
**4** 再生医療等研究計画書は、背景となる基礎研究の内容を理解するために作成する。
**5** 再生医療等研究計画書には、有効性の評価項目ではなく安全性の評価項目を記載すべきである。

**❸** 以下の**1**から**5**までの記述のうち、正しいものを**2つ**選びなさい。

**1** 研究として再生医療等を行う場合、再生医療等提供計画書に添付して厚生労働省に提出しなければならない書類には、逸脱の管理に関する手順書が含まれる。
**2** 研究として再生医療等を行う場合、再生医療等提供計画書に添付して厚生労働省に提出しなければならない書類には、モニタリングに関する手順書が含まれる。
**3** 治療として再生医療等を行う場合、再生医療等提供計画書に添付して厚生労働省に提出しなければならない書類には、再生医療等の詳細に関する文書は含まれない。
**4** 特定細胞加工物を用いて再生医療等を行う場合、再生医療等提供計画書に添付して厚生労働省に提出しなければならない書類には、特定細胞加工物概要書が含まれる。
**5** 特定細胞加工物を用いて再生医療等を行う場合、再生医療等提供計画書に添付して厚生労働省に提出しなければならない書類には、製造事業所における教育訓練の手順書が含まれる。

❹ 以下の**1**から**5**までの記述のうち、誤っているものを2つ選びなさい。

**1** 細胞提供を受ける場合、提供者へ説明すべき内容に、細胞の提供が有償である場合にはその金額が含まれる。

**2** 細胞提供を受ける場合、提供者へ説明すべき内容に、再生医療等の名称が含まれる。

**3** 細胞提供を受ける場合、提供者へ説明すべき内容に、他の治療法の有無とその内容に関する情報が含まれる。

**4** 細胞提供を受ける場合、提供者へ説明すべき内容に、再生医療等製品の製造販売業者からの資金提供の有無が含まれる。

**5** 細胞提供を受ける場合、提供者へ説明すべき内容に、再生医療等を提供する医師や歯科医師名は含まれない。

❺ 以下の**1**から**5**までの記述のうち、正しいものを2つ選びなさい。

**1** 再生医療等を受ける者へ説明すべき内容に、当該再生医療等の提供計画が厚生労働大臣に提出されたものであることが含まれる。

**2** 研究として再生医療等を行う際に、研究資金などを製造販売業者から受ける場合、その提供に関する契約の内容が含まれる。

**3** 再生医療等を受ける者へ説明すべき内容に、認定再生医療等委員会の委員の氏名が含まれる。

**4** 再生医療等を受ける者へ説明すべき内容に、再生医療等を受ける者が匿名化され、氏名は記録されないことが含まれる。

**5** 再生医療等を受ける者へ説明すべき内容に、細胞提供者の感染症保有の情報は含まれない。

❻ 以下の**1**から**5**までの記述のうち、正しいものを2つ選びなさい。

**1** 特定細胞加工物概要書に記載すべき内容には、特定細胞加工物の製造方法は含まれない。

**2** 特定細胞加工物概要書は、特定細胞加工物事業者が作成する。

**3** 特定細胞加工物概要書に記載すべき内容には、再生医療等提供計画の内容は含まれる。

**4** 特定細胞加工物概要書に記載すべき内容には、試験・検査の判定基準は含まれる。

**5** 特定細胞加工物概要書に記載すべき内容には、利益相反に関する事項は含まれる。

**❼** 以下の**1**から**5**までの記述のうち、正しいものを<u>2つ</u>選びなさい。

**1** 研究として再生医療等を行う場合、総括報告書は研究終了後10年以上保存しなければならない。

**2** モニタリング計画書やモニタリング報告書は、モニタリング実施機関が5年間保存する。

**3** 最終特定細胞加工物にヒトアルブミンが含まれている場合は、再生医療等に関する記録は30年間保存しなければならない。

**4** 治療として再生医療等を行う場合、再生医療等を受ける者の投与前と投与後の状態の比較は再生医療等の評価に当たる。

**5** 再生医療等提供機関管理者は、再生医療等のそれぞれの記録を提供計画ごとにまとめて保存しなければならない。

## 解答と解説

**① 解答：1、4**

解説：

**2** 補償の義務はないが、補償がある場合には、その内容について記載する必要がある。

**3** 多施設共同研究では、代表管理者が提供計画書を提出する。

**5** 研究資金の提供を受けてはいけないわけではなく、利益相反の管理を行うことが必要である。

**② 解答：4、5**

解説：

**4** 研究計画書は、むしろ研究が倫理的に安全に適正に行われることを目的として作成する。

**5** 有効性の評価と安全性の評価の両方について記載しなければならない。

**③ 解答：2、4**

解説：

**1** 含まれていない。

**3** 研究として行う場合は研究計画書の添付が必要であるが、治療として行う場合も再生医療等の詳細に関する文書を添付する必要がある。

**5** 製造事業所における教育訓練の手順書は、作成しなければならないが、提出は求められていない。

**④ 解答：1、3**

解説：

**1** 細胞の提供は有償であってはならないとされている。

**3** 細胞提供者には他の治療法の有無はほぼ無関係であるので、再生医療等を受ける者に対しての説明のみで提供者への説明に含む必要はない。

**⑤ 解答：1、2**

解説：

**3** 認定再生医療等委員会の名称と住所が必要であるが、委員の氏名はインターネット上などに公表される。

**4** 再生医療等を受ける者の氏名は記録しなければならない。記録すべき事項に含まれている。

**5** 細胞品質のうえで重要な情報である。細胞提供者の氏名などは知らされない。

**⑥ 解答：3、4**

解説：

**1** 製造および品質管理の方法の概要を記載することが規定されている。

**2** 特定細胞加工物概要書は、再生医療等提供機関管理者が製造事業者への指示の内容を記載し、特定細胞加工物製造事業者はそれに基づき特定細胞加工物標準書を作成する。

**5** 利益相反は研究の倫理に関わることであり、研究として再生医療等を行う場合の提供計画書に記載し、また説明文書にも記載が必要であるが、特定細胞加工物に関する情報である特定細胞加工物概要書に記載の必要はない。

**⑦ 解答：3、4**

解説：

**1** 5年間。

**2** 再生医療提供機関管理者が5年間保存する。

**5** 再生医療等を受ける者ごとに保存する。

# 2. 製造における文書の作成と管理

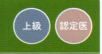

SANSHO 株式会社　宮木 晃

## Abstract

　再生医療等製品製造所の運営に当たって最低限押さえなければならない事項がある。その1つが「再生医療等製品の製造管理及び品質管理の基準」であるGCTPのソフト面であり、このうちGCTP文書（ドキュメント）は重要なものである。

　製品標準書、製造管理基準書などの基準書、および手順書は日常的に汎用され、製造指図書・製造記録書と併せて再生医療等製品を生産するうえでの重要なドキュメントである。さらにこれらのドキュメントは機械・機器などと同様に、メンテナンスをしなければならない。

　また製造用の手順書と記録書を含めたGCTP文書は、決められた期間、保管するという流れを把握しなければならない。

▶ GCTP文書は、再生医療等製品の品質を保証する大きな柱（基盤）である。

▶ GCTP文書体系では、文書を第1次～第3次に分けるケースと第1次～第4次に分けるケースとがある。

▶ 製品標準書、製造管理基準書および製造用手順書を含めた手順書には、定期的なメンテナンスが必要である。

▶ GCTP省令に示されている製造用手順書の内容を把握する。

## 1 はじめに――GCTP文書の重要性について

最初にGMPについて説明しておく。GMP (Good Manufacturing Practice) とは「医薬品及び医薬部外品の製造管理及び品質管理の基準」と称する。なお医薬品には原薬も含まれ、広範的には治験薬も含まれる。

再生医療等製品の製造所の運営に当たって最低限押さえなければならない事項として、「再生医療等製品の製造管理及び品質管理の基準」であるGCTP (Good Gene, Cellular, and Tissue-based Products Manufacturing Practice) のハード面（構造設備）とソフト面（文書）がある。ソフト面のうち、GCTP文書（ドキュメント）は重要なものである。製造用の手順書と記録書もGCTP文書の1つであり、最初にGCTP文書の重要性から説明する。

〈GCTP文書の重要性〉

① GCTP文書は再生医療等製品の品質を保証する大きな柱（基盤）である。
② なぜなら、人は記憶に頼って作業すると間違い（ヒューマンエラー）を起こしやすい。それを防ぎ、一定の品質を保つ再生医療等製品を製造するために、手順書に従って作業を行う必要がある。
③ また、作業中は手順書に従って正確に記録する必要がある。

## 2 GCTP組織における製造部門の役割

GCTP組織では、医薬品のGMP組織と同様に、製造管理者のもとに製造部門と品質部門を置かなければならない [図1]。なお製造部門には、保管管理部門（倉庫担当）を分離して、施設を運営するケースもある。保管管理部門（倉庫担当）を分離するか、または製造部門に含めるかは、施設が判断するところである。

また再生医療等製品の品質保証を行うためには、製造部門は品質部門（品質管理〔quality control：QC〕担当、品質保証〔quality assurance：QA〕担当）と常に連携をとることが肝要である [図2]。製造部門の主な役割を以下に示す。

図1：GCTP組織

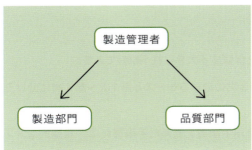

図2：製造部門と保管管理部門・品質部門の連携

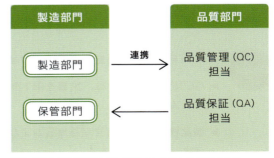

製造部門は品質部門と常に連携をとることが必要である。

〈製造部門の役割〉
①製造指図書、手順書に従って正しい作業を行い、製造記録書を作成すること。
②設備の点検を定期的に、また、校正を適切に行うこと。
③作業室の環境を常に保つこと（特に作業後）。
④製品の汚染・混同を防止すること。
⑤作業室への入室には衛生（手洗い、服装など）に細心の注意を払うこと。
など

## 3 GCTP文書の体系図

図3にGCTP文書の体系図を例示した。文書体系は製造所のGCTPを規定するGCTP管理規定や組織図などを上位文書（第1次）、製品標準書や基準書を中位文書（第2次）、製造指図書や製造記録書を下位文書（第3次）とするが、指図書と記録書を同じ位に置くか、指図書の下に記録書を置くかによって、第1次〜第3次文書に分けるケース（事例A）と第1次〜第4次文書に分けるケース（事例B）がある。参考までに、下記にそれぞれの事例を示す。施設の規模（品目数、職員数など）によって、事例Aと事例Bに分けられるが、どちらのケースでも構わない。

第1次〜第3次文書（第4次文書）の最終承認者（事業体の最高責任者、製造管理者、製造管理責任者、品質管理責任者、品質保証担当管理者など）を施設で決定して、「GCTP文書管理手順書」に記載しておくことが望ましい。

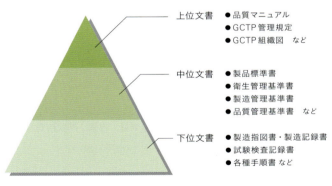

図3：GCTP文書体系図

[1] 事例A：第1次〜第3次文書
①第1次文書（または0次）
・品質マニュアル
・GCTP管理規定

・GCTP組織図　など

②第2次文書

　・製品標準書

　・衛生管理基準書

　・製造管理基準書

　・品質管理基準書　など

③第3次文書

　・製造指図書・製造記録書 (原料、製品)

　・包装指図書・包装記録書

　・試験指図書 (計画書)・試験検査記録書

　・手順書 (製造方法、試験方法など) 各種　など


**[2] 事例B：第1次～第4次文書**

①第1次文書 (または0次)

　・品質マニュアル

　・GCTP管理規定

　・GCTP組織図　など

②第2次文書

　・製品標準書

　・衛生管理基準書

　・製造管理基準書

　・品質管理基準書　など

③第3次文書

　・製造指図書 (原料、製品)

　・包装指図書

　・試験指図書 (計画書)

　・手順書 (製造方法、試験方法など) 各種　など

④第4次文書

　・記録書 (製造、包装、試験検査、教育、自己点検など)

　・ログブック (使用記録) など


**4 製造に必要な基準書と手順書との関連**

　製品標準書、製造管理基準書などの基準書、及び製造用手順書は日常的に汎用され、製造指図書・製造記録書と併せて再生医療等製品を生産するうえでの重要なドキュメントである。これら製造に必要な基準書と手順書との関連を**図4**に示す。製造部門の「製造管理基準書」は、「製品標準書」「衛生管理基準書」「手順書と記録書」とそれぞれ独立しているのではなく関連しているので、紐づけしなければならない。紐づけの

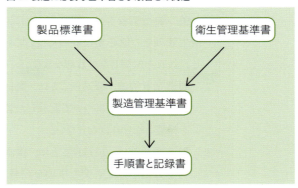

図4：製造に必要な基準書と手順書との関連

一例として、文書の本文中に関連する文書を識別番号などで引用することが挙げられる。

GCTP省令のうち、ここでは製造関連の事項のみを抜粋する。第八条（製品標準書）では、製品ごと、製造所ごとに製品標準書を作成・保管することが規定され、「製造手順」は製品標準書の記載事項の1つとして含まれている。第九条（手順書等）では、製造業者等が、製造所ごとに、製造管理基準書及び手順書を作成・保管することとされている。第十一条（製造管理）では、製造業者等が、製造部門に行わせる製造管理に係る業務について規定されている。

## 5 再生医療等製品の製造管理及び品質管理の基準に関する省令[1]（GCTP省令）

### [1] 製品標準書

第八条　製造業者等は、製品（中間製品を除く。以下この条において同じ。）ごとに、次に掲げる事項について記載した製品標準書を当該製品の製造に係る製造所ごとに作成し、保管するとともに品質部門の承認を受けるものとしなければならない。

一　製造販売承認事項

二　法第四十二条第一項の規定により定められた基準その他薬事に関する法令又はこれに基づく命令若しくは処分のうち品質に関する事項

三　製造手順（第一号の事項を除く。）

四　原料として使用する人、動物、植物又は微生物から得られた物に係る名称、本質及び性状並びに成分及びその含有量その他の規格

五　製造又は試験検査に使用する動物（ドナー動物を含む。以下「使用動物」という。）の規格

六　その他所要の事項

## [2] 手順書等

第九条　製造業者等は、製造所ごとに、構造設備の衛生管理、職員の
　　　衛生管理その他必要な事項について記載した衛生管理基準書を作成
　　　し、これを保管しなければならない。

2　製造業者等は、製造所ごとに、製品等の保管、製造工程の管理そ
　　の他必要な事項について記載した製造管理基準書を作成し、これ
　　を保管しなければならない。

3　製造業者等は、製造所ごとに、検体の採取方法、試験検査結果の
　　判定方法その他必要な事項を記載した品質管理基準書を作成し、
　　これを保管しなければならない。

4　製造業者等は、前三項に定めるもののほか、製造管理及び品質管
　　理を適正かつ円滑に実施するため、次に掲げる手順に関する文書
　　（以下「手順書」という。）を製造所ごとに作成し、これを保管しなけ
　　ればならない。

　一　製造所からの出荷の管理に関する手順

　二　バリデーション又はベリフィケーションに関する手順

　三　製品の品質の照査に関する手順

　四　変更の管理に関する手順

　五　逸脱の管理に関する手順

　六　品質等に関する情報及び品質不良等の処理に関する手順

　七　回収処理に関する手順

　八　自己点検に関する手順

　九　教育訓練に関する手順

　十　文書及び記録の管理に関する手順

　十一　その他製造管理及び品質管理を適正かつ円滑に実施するため
　　　に必要な手順


　製造用手順書は再生医療等製品を製造するツールとして必須であり、
GCTP省令第九条（手順書等）と第十一条（製造管理）にのっとって作成・
運用する。第九条（手順書等）4の十一の「その他製造管理及び品質管理
を適正かつ円滑に実施するために必要な手順」としては、再生医療等製
品の特徴を踏まえ、以下の手順書から選択することが望ましい。

　・原料、資材管理手順書

　・製品管理手順書

　・サンプリング手順書

　・製造機械の操作手順書

　・製造機械の洗浄手順書

・構造設備の点検手順書

・試験機器の操作手順書

・試験検査の手順書（各試験）

・試験機器の点検手順書

・OOS（out of specification：規格外試験結果）手順書

・OOT（out of trend：傾向外試験結果）手順書

・是正措置／予防措置（corrective action and preventive action：CAPA）
　の手順書

・標準器の管理手順書

・清浄度管理手順書

・環境モニタリング手順書

・安定性モニタリング手順書

・防虫・防鼠管理手順書

・製造用水供給システム管理手順書

・空調システム管理手順書

・委託先（製造、試験検査）監査手順書

・ベンダー（原料、資材の購入先）監査手順書

・製品の品質照査手順書

・文書管理手順書（規定）

・品質リスクマネジメント手順書　　　　　など

　また、第九条（手順書等）2の「製品等の保管、製造工程の管理その他
必要な事項」の具体的運用などとして示され[2)]、製造関連として求められ
ている手順の一部を**表1**に示す。

## [3] 製造管理

第十一条　製造業者等は、製造部門に、手順書等に基づき、次に掲げ
る製造管理に係る業務を適切に行わせなければならない。

一　製造工程における指示事項、注意事項その他必要な事項を記載
した製造指図書を作成し、これを保管すること。

二　製造指図書に基づき製品を製造すること。

三　製品の製造に関する記録をロットごと（ロットを構成しない製品につ
いては製造番号ごと）に作成し、これを保管すること。

四　製品の資材についてロットごとにそれが適正である旨を確認する
とともに、その結果に関する記録を作成し、これを保管すること。

五　製品等についてはロットごとに、資材については管理単位ごとに適
正に保管し、出納を行うとともに、その記録を作成し、これを保

**表1：GCTP省令で求められている製造関連の手順の一部**

| | |
|---|---|
| ア | 職員の従事制限その他作業管理に関する手順 |
| イ | 職員の作業所又は作業管理区域への立ち入り制限に関する手順 |
| ウ | 構造設備の点検整備、計器の校正等に関する手順 |
| エ | 製造用水の管理に関する手順 |
| オ | 清浄の程度等作業環境の管理の程度の設定及び管理に関する手順 |
| カ | 製造用細胞株等（試験検査に用いるものを除く。）の管理に関する手順 |
| キ | 原料となる細胞及び組織の微生物等による汚染の防止措置に関する手順 |
| ク | 原料となる細胞及び組織の確認等（輸送の経過の確認を含む。）に関する手順 |
| ケ | 再生医療等製品生物由来原料の記録の作成及び保管に関する手順 |
| コ | 製品等及び資材の保管及び出納に関する手順 |
| サ | 培養条件の維持に必要な措置に関する手順 |
| シ | 製品等の微生物等による汚染の防止措置に関する手順 |
| ス | 微生物等の不活化又は除去が行われていない製品等による<br>汚染の防止措置に関する手順　　　　　　　　　　　　　等々 |

〔資料〕厚生労働省：再生医療等製品に係る「薬局等構造設備規則」、「再生医療等製品の製造管理及び品質管理の基準に関する省令」及び「医薬品、医薬部外品、化粧品及び再生医療等製品の品質管理の基準に関する省令」の取扱いについて：2014.

　　　　管すること。

六　構造設備の清浄を確認するとともに、その結果に関する記録を作成し、これを保管すること。

七　構造設備を定期的に点検整備するとともに、その記録を作成し、これを保管すること。また、計器の校正を適切に行うとともに、その記録を作成し、これを保管すること。

八　製造、保管及び出納並びに衛生管理に関する記録により製造管理が適切に行われていることを確認し、その結果を品質部門に対して文書により報告すること。

九　作業室又は作業管理区域については、製造する製品の種類、構造、特性、製造工程及び当該作業室又は作業管理区域で行う作業内容等に応じて、清浄の程度等作業環境の管理の程度を適切に設定し、管理すること。

十　製品等及び資材については、製造する製品の種類、構造、特性及び製造工程等に応じて、微生物等の数等必要な管理項目を適切に設定し、管理すること。

十一　（中略）

十二　製造する製品の種類、構造、特性及び製造工程等に応じて、製品の無菌性を保証するために重要な工程等については、工程管理のために必要な管理値を適切に定め、管理すること。

十三　製造用水については、その用途に応じ、所要の微生物学的項目及び物理化学的項目に係る管理値を適切に定め、管理すること。

十四　製造工程において、製品等に含まれる微生物等を不活化し、又は除去する場合においては、当該不活化又は除去が行われていない製品等による汚染を防止するために必要な措置を採ること。

十五　製造工程において、生物化学的な技術を用いる場合においては、温度、水素イオン指数等の製造工程の管理に必要な事項について、継続的に測定を行うこと。

十六　製造工程において、カラムクロマトグラフ装置等を用いる場合においては、微生物等による当該装置の汚染を防止するために必要な措置を採るとともに、必要に応じエンドトキシンの測定を行うこと。

十七　製造工程において、培養槽中に連続的に培地を供給し、かつ、連続的に培養液を排出させる培養方式を用いる場合においては、培養期間中の当該培養槽における培養条件を維持するために必要な措置を採ること。

十八　微生物等により汚染された全ての物品（製造の過程において汚染されたものに限る。）等を、保健衛生上の支障が生ずるおそれのないように処置すること。

十九　製造に使用する細胞の株の取扱いについて、次に掲げる事項に関する記録を作成しこれを保管すること。

　　イ　細胞の株の名称及び容器ごとに付された番号
　　ロ　譲受けの年月日並びに相手方の氏名及び住所（法人にあっては、名称及び所在地）
　　ハ　生物学的性状及びその検査年月日
　　ニ　継代培養の状況

二十　製品の製造に使用する生物（植物を除く。）に由来する原料（以下「再生医療等製品生物由来原料」という。）については、当該再生医療等製品生物由来原料が当該製品の製品標準書に照らして適切なものであることを確認するとともに、その結果に関する記録を作成し、これを保管すること。

二十一～二十三　（中略）

二十四　原料となる細胞又は組織について、受入れ時に、次に掲げる事項に関する記録により、当該製品の製品標準書に照らして適切なものであることを確認するとともに、その結果に関する記録を作成し、これを保管すること。

　　イ　当該細胞又は組織を採取した施設

ロ　当該細胞又は組織を採取した年月日

ハ　当該細胞又は組織が人に係るものである場合においては、ドナースクリーニング（ドナーについて、問診、検査等による診断を行い、製品の原料となる細胞又は組織を提供するにつき十分な適格性を有するかどうかを判定することをいう。）のためのドナーの問診、検査等による診断の状況

ニ　当該細胞又は組織が動物に係るものである場合においては、ドナー動物の受入れの状況並びにドナースクリーニング（ドナー動物について、試験検査及び飼育管理を行い、製品の原料となる細胞又は組織を提供するにつき十分な適格性を有するかどうかを判定することをいう。）のためのドナー動物の試験検査及び飼育管理の状況

ホ　当該細胞又は組織を採取する作業の経過

ヘ　当該細胞又は組織の輸送の経過

ト　イからヘまでに掲げるもののほか、製品の品質の確保に関し必要な事項

二十五　原料となる細胞又は組織をドナー動物から採取する場合においては、採取の過程における微生物等による汚染を防止するために必要な措置を採るとともに、当該措置の記録を作成し、これを保管すること。

二十六　製品について、製品ごとに、出荷先施設名、出荷日及びロットを把握するとともに、その記録を作成し、これを保管すること。

二十七～二十八　（中略）

二十九　次に定めるところにより、職員の衛生管理を行うこと。

イ　製造作業に従事する職員以外の者の作業所への立入りをできる限り制限すること。

ロ　現に作業が行われている清浄度管理区域又は無菌操作等区域への職員の立入りをできる限り制限すること。

ハ　人若しくは動物の細胞又は微生物等の培養その他の加工等（その製造工程において現に原料等として使用されているものを除く。）に係る作業に従事する職員による汚染の防止のための厳重な手順を定め、これを遵守する場合を除き、製品の作業室又は作業管理区域に立入りさせないこと。

三十　次に定めるところにより、清浄度管理区域又は無菌操作等区域で作業する職員の衛生管理を行うこと。

イ　製造作業に従事する職員に、消毒された作業衣、作業用のはき物、作業帽、作業マスク及び作業手袋を着用させること。

ロ　製造作業に従事する職員が清浄度管理区域又は無菌操作等区域へ立入る際には、当該区域の管理の程度に応じて、更衣等を適切に行わせること。

ハ　職員が製品等を微生物等により汚染するおそれのある疾病にかかっていないことを確認するために、職員に対し、六月を超えない期間ごとに健康診断を行うこと。

ニ　職員が製品等を微生物等により汚染するおそれのある健康状態にある場合（皮膚若しくは毛髪の感染症若しくは風邪にかかっている場合、負傷している場合又は下痢若しくは原因不明の発熱等の症状を呈している場合を含む。）においては、当該職員を清浄度管理区域又は無菌操作等区域における作業に従事させないこと。

## 6 製造管理基準書について[1,2]

製造管理基準書は製造用手順書の基盤である。製造管理基準書は、GCTP省令第十一条と第十二条に規定する業務を適切に遂行できるよう、以下の事項を記載し、製造用手順書との連関をとっておくことが大切である。

### [1] 製造管理に関する事項（第十一条の一、二、三）

①作業指図書の作成

製造部門責任者はロットごとに「製造指図書・製造記録書」を作成し、各工程の作業者に指図を行う。

②受け入れ試験（形状など）

入荷作業者は、入荷した製品を作業場所において入荷指図書と照合して製品の形状に破損、つぶれなどの異常がないことを確認し、その結果を「製造指図書・製造記録書」に記載し、保管場所に保管する。

③包装、表示作業

・製造部門責任者は、製品標準書に基づき包装、表示内容を確認のうえ、「製造指図書・製造記録書」に指図数を記録し、作業者に指図する。

・包装、表示作業者は、指図書及び製品標準書に基づき、作業場所において包装作業及び表示ラベルを貼付する。

・包装、表示作業終了後、作業内容を記録し、表示ラベル1枚を「製造指図書・製造記録書」に貼付する。

・作業中にとった措置があれば記録する。

・作業内容の適否を確認し記録する。

④保管作業

・保管中にとった措置があれば記録する。

・保管状況の適否を確認し記録する。

⑤作業報告

・各作業内容を製造部門責任者に報告する。


**[2] 製品の保管管理に関する事項 (第十一条の五)**

①保管設備は作業関係者以外の者の立ち入りを制限する。

②試験前後、出荷可否決定前後の製品などを、それぞれ区別した場所に保管し、タグなどを付してそれぞれ判別できるように保管する。試験不合格品などの不適合の製品については、不適合品の旨を表示し、その他のものと明確に区別して保管する。

③冷暗所保存品は冷暗場所に、毒薬、向精神薬は鍵の掛かる場所、劇薬は他のものと区別して、それぞれ指定された場所に明確に区別して保管する。

④製品は直接床に置かず、必ずパレットなどを用いて防湿する。

⑤保管場所内に温度湿度自動記録計などを設置し、温度湿度管理を行う。


**[3] 資材に関する事項 (第十一条の四、五、十)**

①資材については明確に区分された場所において、管理単位ごとに適正に保管する。

②表示材料 (容器も含む) の入庫の際は、点検した後に、品目別に区分して保管し、それぞれの保管場所にその品目名を表す表示を行う。

③表示材料について点検の結果、不適合品とされたものや記載内容に変更があった場合の変更前表示材料については速やかに廃棄などを行う。

④資材の保管・出納について、管理単位ごとに「資材保管・出納記録」を作成し、保管する。


**[4] 構造設備の点検整備に関する事項 (第十一条の七)**

構造設備について定期的に点検整備 (計器の校正含む) を行い、その記録を作成し、製造部門責任者に報告した後、保管する。


**[5] 品質部門への報告 (第十一条の八)**

製造部門責任者は、製造記録、保管・出納記録などにより、製造管理が適切に行われていることを確認し、文書により品質部門に報告する。

**[6] 品質管理に係る確認（第十二条の2四）**

製造部門責任者は、品質部門から品質管理に係る確認結果の報告を受け、適切に管理されていることを確認する。

**[7] その他**

事故が発生した場合には、速やかに製造部門責任者に報告する。製造部門責任者は、速やかに原因を究明し適切な処置を講じる。

## 7 | GCTP文書の保管期間について[1]

指定再生医療等製品に係る製品とその他の指定再生医療等製品及び教育訓練に係る記録はGCTP省令で下記のように規定された。

- ・指定再生医療等製品：有効期間＋30年
- ・その他の指定再生医療等製品：有効期間＋10年
- ・教育訓練の記録：5年間

## 8 | GCTP文書の管理規定（ルール）

製造用手順書を含めた手順書類は、機械・機器などと同様に、メンテナンスをしなければならない。そのためには見直し期間を設けることが有用である。また、製造用の手順書と記録書を含めたGCTP文書は、決められた期間、保管するという流れを把握しなければならない。これらの点を踏まえて、GCTP文書の管理は以下の6つの柱を参考にして運用することが望ましい。

- ①識別：何の文書か（内容、日時）がすぐ見分けられるように表示する。
- ②保管：保管場所とその管理方法。
- ③保護：保管している文書の紛失や損傷を防ぐ方法。室内環境、施錠、電子データのバックアップなど。
- ④検索：保管している文書を、すぐ探し出すための整理方法。
- ⑤保管期間：文書の種類ごとに決める。
- ⑥処分：保管期間を過ぎた文書をどのような方法で処分するか。

## 9 | 医薬品医療機器総合機構（PMDA）の実地調査（査察）時に製造用の手順書と記録書で押さえるべきポイント

再生医療等製品を製造する製造所はGCTPを順守することが法律で義務づけられている。この順守状況を確認するのがGCTP適合性調査である。PMDAではリスクが低いと考えられる場合は、製造所で作成・運用している手順書や記録の写しなどの必要な書類の提出を求め、書面のみで調査を実施する（書面調査）が、リスクが高い場合については、実際に製造所で調査対象の再生医療等製品を製造する製造設備、製造するために作成・運用している手順書や記録などを確認する（実地調査）。

以下、PMDAの実地調査時に製造用の手順書と記録書で押さえるべきポイントを挙げる。

・製造販売申請書と製造用手順書などのドキュメントに整合性があるか。製造販売申請書の「製造方法」と齟齬がないか確かめているか。
・製造指図書は最終承認者によって全ての要素を確認してから発行しているか。
・製造記録書は指図通りに全ての要素が記述されているか。
・工程管理記録を製造記録書に添付しているか。
・製造に使用する機器等の日常のメンテナンスを手順書通りに行っているか。
・製造施設の品質保証（quality assurance：ＱＡ）が各ロットの製造記録書をレビューしているか。
・有効期間の切れたGCTP文書の廃棄方法が決められているか。

**文献**

1) 厚生労働省：再生医療等製品の製造管理及び品質管理の基準に関する省令（平成26年8月6日厚生労働省令第93号）：2014.
2) 厚生労働省：再生医療等製品に係る「薬局等構造設備規則」、「再生医療等製品の製造管理及び品質管理の基準に関する省令」及び「医薬品、医薬部外品、化粧品及び再生医療等製品の品質管理の基準に関する省令」の取扱いについて（平成26年10月9日薬食監麻発1009第1号）：2014.

## まとめのページ

□ GCTP文書（ドキュメント）は、ハード（構造設備）と同様にGCTPの基盤である。

□ 製品標準書と製造管理基準書および製造用手順書とは互いに関連している。

□ 製造用手順書は再生医療等製品を製造するツールとして必須である。

□ 製造用手順書はGCTP省令第九条（手順書等）と第十一条（製造管理）にのっとって作成・運用する。

□ 製造管理基準書は製造用手順書の基盤である。

□ 製造用手順書を含めた手順書類はメンテナンスが必要である。そのためには見直し期間を設ける。

□ 製造販売申請書と手順書などのドキュメントとの整合性が必要である。

□ 製造用手順書と製造記録書は規定した保管期間で保存する。

## 練習問題

**❶** 以下の**1**から**3**までの記述のうち、<u>誤っているもの</u>を<u>1つ</u>選びなさい。

**1** 再生医療等製品の製造に関わる人は、品質の確保された医薬品を製造するため、担当業務に適した知識と経験を有することが必要である。
**2** 製造部門は独立した部門なので、特に品質部門 (QC、QA) と連携をとることを必要としない。
**3** 製造指図書と製造用手順書に従って正しい作業を行い、製造記録書を作成する。

**❷** 以下の**1**から**3**までの記述のうち、<u>誤っているもの</u>を<u>2つ</u>選びなさい。

**1** 製造記録書の保管は細胞培養加工施設が独自で決めた保管期間でよい。
**2** 製造に関わる教育訓練の記録は10年間である。
**3** 製品標準書と製造管理基準書および製造用手順書とは関連している。

**❸** 以下の**1**から**4**までの記述のうち、<u>誤っているもの</u>を<u>2つ</u>選びなさい。

**1** 製造記録書の訂正方法は自社で決められたルールで実施する。
**2** 製造用手順書は製造販売申請書と整合性をとらなくともよい。
**3** 製品標準書には製造手順を記載することが求められていない。
**4** 人は記憶に頼って作業すると間違い（ヒューマンエラー）を起こしやすい。

**❹** 以下の**1**から**5**までの記述のうち、<u>誤っているもの</u>を<u>2つ</u>選びなさい。

**1** GCTP文書の体系では製造所のGCTPを規定するGCTP管理規定や組織図などを下位文書（第3次）とする。
**2** GCTP文書の体系では製品標準書や基準書を中位文書（第2次）とする。
**3** 製造指図書と製造記録書を同じ位に置くか、指図書の下に記録書を置くかによって、第1次～第3次文書に分けるケースと第1次～第4次文書に分けるケースがある。
**4** 製品標準書、製造管理基準書、製造用手順書は互いに無関係である。
**5** 製造用手順書は再生医療等製品を製造するツールとして必須である。

❺ 以下の**1**から**5**までの記述のうち、<u>誤っているもの</u>を**2**つ選びなさい。

**1** GCTP省令第八条（製品標準書）では、患者ごと、製造所ごとに製品標準書を作成・保管することが規定されている。

**2** GCTP省令第九条（手順書等）では、製造業者等が、製造所ごとに、製造管理基準書および手順書を作成・保管することとされている。

**3** GCTP省令第十一条（製造管理）では、製造業者等が、製造部門に行わせる製造管理に係る業務について規定されている。

**4** 製造用手順書はGCTP省令第九条（手順書等）と第十一条（製造管理）にのっとって作成・運用する。

**5** 製品標準書には製造手順を記載することは求められていない。

❻ 以下の**1**から**5**までの記述のうち、<u>誤っているもの</u>を**2**つ選びなさい。

**1** 製造管理基準書は、製造用手順書の基盤である。

**2** 試験前後、出荷可否決定前後の製品などを、それぞれ区別した場所に保管し、タグなどを付してそれぞれ判別できるように保管する。

**3** 資材の保管・出納について、管理単位ごとに「資材保管・出納記録」を作成し、保管する。

**4** 構造設備について定期的に点検整備（計器の校正含む）を行うが、記録を作成する必要はない。

**5** 製造部門責任者は、製造記録、保管・出納記録などにより、製造管理が適切に行われていることを確認し、口頭により品質部門に報告する。

## 解答と解説

**① 解答：2**

解説：

**2** 再生医療等製品の品質を保証するためには品質部門（QC、QA）と連携をとることが必要である。

**② 解答：1、2**

解説：

**1** 製造記録書の保管期間はGCTP省令第二十二条の三に従う必要がある。

**2** 製造を含めた教育訓練の記録は5年間保管しなければならない。

**③ 解答：2、3**

解説：

**2** 製造用手順書は製造販売申請書と齟齬があってはならない。

**3** GCTP省令第八条の三で記載が求められている。

**④ 解答：1、4**

解説：

**1** GCTP文書の体系では製造所のGCTPを規定するGCTP管理規定や組織図などを上位文書（第1次）とする。

**4** 製品標準書、製造管理基準書、製造用手順書は互いに関連している。

**⑤ 解答：1、5**

解説：

**1** GCTP省令第八条（製品標準書）では、製品ごと、製造所ごとに製品標準書を作成・保管することが規定されている。

**5** 製品標準書には製造手順を記載することが求められている。

**⑥ 解答：4、5**

解説：

**4** 構造設備について定期的に点検整備（計器の校正含む）を行い、その記録を作成し、製造部門責任者に報告した後、保管する。

**5** 製造部門責任者は、製造記録、保管・出納記録などにより、製造管理が適切に行われていることを確認し、文書により品質部門に報告する。

# 3. 製造における文書の作成と管理
## ―再生医療等安全性確保法

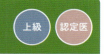

大阪大学大学院医学系研究科 空間環境感染制御学共同研究講座　江副 幸子

## Abstract

　再生医療等の安全性の確保等に関する法律（再生医療等安全性確保法）で求められる製造に関する文書は、基本的にGMP（Good Manufacturing Practice）の考え方に基づいている。したがって、再生医療等安全性確保法やその文書について理解するためには、GMPの考え方を理解することが必要である。そのため、本節を読まれる前に、本書の第1部第3章「3.再生医療等の安全性の確保等に関する法律」、および前節（第4部第1章「2.製造における文書の作成と管理」）を一読されることをお勧めしたい。

　なお、以下の記載において、「施行規則」とは「再生医療等の安全性の確保等に関する法律施行規則」のことを、「課長通知」とは「『再生医療等の安全性の確保等に関する法律』、『再生医療等の安全性の確保等に関する法律施行令』及び『再生医療等の安全性の確保等に関する法律施行規則』の取扱いについて」のことをいう。

- ▶ 再生医療等安全性確保法において定められている製造に関する文書は、細胞培養加工施設ごとに作成し、備え付けなければならない。
- ▶ 衛生管理、製造管理、品質管理の3つの管理基準書が必要である。
- ▶ 再生医療等安全性確保法では、11項目（実質10項目）の手順について手順書の作成が求められており、特定細胞加工物製造事業者は、それぞれの責任者をあらかじめ決め、手順書に従って適切に業務を行わせなければならない。
- ▶ 特定細胞加工物標準書には、特定細胞加工物概要書の内容と製造手順、品質に関する事項を記載しなければならない。
- ▶ 製造に関する文書、記録は、指定再生医療等製品の原料と類似の原料からなる特定細胞加工物では30年、それ以外では10年の保管が定められているが、それぞれ起算日が異なるので確認すること。
- ▶ 製造に関する記録には、製造委託の内容や輸送方法および輸送業者に関する記録も含まれる。

## 1 再生医療等安全性確保法における製造に関する文書

細胞培養加工で作成しておくべき文書を**図1**に示す。施行規則第97条では届出に添付する必要がある基準書の記載事項等と、届出には不必要だが各施設が用意しておくべき手順書について定めている。

GCTP（Good Gene, Cellular, and Tissue-based Products Manufacturing Practice）で求められる文書に比べると簡素ではあるが、例えば施行規則第99条では、製造管理について、「特定細胞加工物製造事業者は、製造部門に、手順書等に基づき、次に掲げる製造管理に係る業務を適切に行わせなければならない」と記載されていることから、第99条に記載されている28項目の細かい規則について、手順書を作成することを暗に求めていると考えられる。1つ1つの手順書を作成しなくとも少なくとも基準書のなかに記載しておくことは必要である。

また、これら一連の文書は、「細胞培養加工施設に備え付けなければならない」と記載されており、常に作業者などが文書を活用し、文書の内容が順守されることを求めている。

**図1：細胞培養加工で作成すべき文書**

| | | 基本的に加工物ごとに必要 | 基本的に施設ごとに必要 |
|---|---|---|---|
| 届出に必要な書類 | | 特定細胞加工物概要書<br>特定細胞加工物標準書 | 衛生管理基準書<br>製造管理基準書<br>品質管理基準書 |
| 届出には不必要だが各施設が用意しておくべき書類 | | | ① 細胞培養加工施設からの特定細胞加工物の提供の管理に関する手順書<br>② 検証又は確認に関する手順書<br>③ 特定細胞加工物の品質の照査に関する手順書<br>④ 変更の管理に関する手順書<br>⑤ 逸脱の管理に関する手順書<br>⑥ 品質等に関する情報及び品質不良等の処理に関する手順書<br>⑦ 重大事態報告等に関する手順書<br>⑧ 自己点検に関する手順書<br>⑨ 教育訓練に関する手順書<br>⑩ 文書及び記録の管理に関する手順書<br>⑪ その他製造管理及び品質管理を適正かつ円滑に実施するために必要な手順書 |

※：ひな型は日本再生医療学会HP（https://www.jsrm.jp/）で公表している。ホームページ内で「特定細胞加工物製造に関する文書の雛形の公表について」と検索をかけると該当ページを閲覧できる。

### [1] 基準書

> **〈施行規則第97条——製造における文書の作成と管理（GCTP省令）〉**
> 1　特定細胞加工物製造事業者は、細胞培養加工施設ごとに、構造設備の衛生管理、職員の衛生管理その他必要な事項について記載した衛生管理基準書を作成し、これを保管しなければならない。
> 2　特定細胞加工物製造事業者は、細胞培養加工施設ごとに、特定細胞加工物等の保管、製造工程の管理その他必要な事項について記載した製造管理基準書を作成し、これを保管しなければならない。
> 3　特定細胞加工物製造事業者は、細胞培養加工施設ごとに、検体の採取方法、試験検査結果の判定方法その他必要な事項を記載した品質管理基準書を作成し、これを保管しなければならない。

「課長通知」では、衛生管理基準書に記載すべきこととして、以下の項目が挙げられている。これらは、衛生管理基準書の下位に位置する手順書等が作成されている場合には手順書等に記載してもよい。

①構造設備の衛生管理に関する事項
　(1)清浄を確保すべき構造設備に関する事項
　(2)清浄作業の頻度に関する事項
　(3)清浄作業の手順に関する事項
　(4)構造設備（試験検査に関するものを除く）の微生物等による汚染の防止措置に関する事項
　(5)その他構造設備の衛生管理に必要な事項
②職員の衛生管理に関する事項
　(1)職員の更衣に関する事項
　(2)手洗いの方法に関する事項
　(3)その他職員の衛生管理に必要な事項

同様に製造管理基準書には、「特定細胞加工物等の保管、製造工程の管理」として例えば以下の項目について記載することとしている。
①構造設備の点検整備、計器の校正等に関する事項
②原料となる細胞の微生物等による汚染の防止措置に関する事項
③原料となる細胞の確認等（輸送の経過の確認を含む）に関する事項
④特定細胞加工物等および資材の保管および出納に関する事項
⑤特定細胞加工物等および資材の管理項目の設定および管理に関する事項
⑥細胞の混同および交差汚染の防止措置に関する事項
⑦特定細胞加工物等の微生物等による汚染の防止措置に関する事

項

⑧微生物等により汚染された物品等の処置に関する事項

　　微生物等に汚染された物品等が誤って製造作業等に用いられないようにするための方策を決めておかなければならない。

⑨輸送において特定細胞加工物等の品質の確保のために必要な措置等に関する事項

⑩製造工程の管理が適切に行われていることの確認およびその結果の品質部門に対する報告に関する事項

⑪重大事態発生時における措置に関する事項


　品質管理基準書に記載する「検体の採取方法、試験検査結果の判定方法」の例示としては、以下の項目を挙げている。

①試験検査に関する設備および器具の点検整備、計器の校正等に関する事項

②特定細胞加工物等および資材の試験検査における検体の採取等に関する事項（採取場所の指定を含む）

③検体の識別および区分の方法に関する事項

④採取した検体の試験検査に関する事項

⑤提供先となる再生医療等提供機関からの求めに応じ実施する試験検査の結果の判定等に関する事項

⑥提供先となる再生医療等提供機関からの求めに応じ実施する試験検査の結果の記録の作成および保管に関する事項

⑦原料等の供給者管理に関する事項

⑧製造管理に係る確認の結果について、製造部門から報告された場合における当該結果についての取り扱いに関する事項


## [2] 手順書

〈施行規則第97条〉

4　特定細胞加工物製造事業者は、前三項に定めるもの[*1]のほか、製造管理及び品質管理を適正かつ円滑に実施するため、次に掲げる手順に関する文書（以下「手順書」という。）を細胞培養加工施設ごとに作成し、これを保管しなければならない。

　一　細胞培養加工施設からの特定細胞加工物の提供の管理に関する手順

　二　検証又は確認に関する手順

　三　特定細胞加工物の品質の照査に関する手順

　四　変更の管理に関する手順

**＊1：前三項に定めるもの**
衛生管理基準書、製造管理基準書、品質管理基準書のこと。

> 五　逸脱の管理に関する手順
> 六　品質等に関する情報及び品質不良等の処理に関する手順
> 七　重大事態報告等に関する手順
> 八　自己点検に関する手順
> 九　教育訓練に関する手順
> 十　文書及び記録の管理に関する手順
> 十一　その他製造管理及び品質管理を適正かつ円滑に実施するために必要な手順

　以下の手順には、それぞれの責任者をあらかじめ決め、手順書に従って適切に業務を行わせることが特定細胞加工物製造事業者の責務であるとされている。

①細胞培養加工施設からの特定細胞加工物の提供の管理に関する手順書（GMPでは出荷の管理〔判定〕に相当する）

　以下の業務を適切に遂行するための内容を記載する。

(1)特定細胞加工物製造事業者は、品質部門に、手順書等に基づき、製造管理および品質管理の結果を適切に評価し、その結果を踏まえ、製造した特定細胞加工物の取り扱いについて決定する業務を行わせなければならない。

②検証又は確認に関する手順書（バリデーションまたはベリフィケーションに相当する）

　以下の業務を適切に遂行するための内容を記載する。

(1)構造設備並びに製造手順等が期待される結果を与えることを検証（バリデート）し、これを文書（＝バリデーションの記録）とする、または製造手順等が期待される結果を与えたことを確認（ベリフィケート）し、これを文書（ベリフィケーションの記録）とする。

(2)必要に応じ、再生医療提供機関の医師又は歯科医師の指示を受ける。

(3)検証または確認を行う場合

　・新たに特定細胞加工物の製造を開始する場合

　・製造手順等に特定細胞加工物の品質に大きな影響を及ぼす変更がある場合

　・その他必要な場合

③特定細胞加工物の品質の照査に関する手順書

以下の業務を適切に遂行するための内容を記載する。

(1)製造工程の一貫性および特定細胞加工物等の規格の妥当性について検証することを目的として、定期的にまたは随時、特定細

＊2：照査

ここでの照査とは、規格を満たしているだけではなく、高い品質を保持しているかどうかについて適切な指標を用いて分析・検討することを意味していることに注意すべきである。

胞加工物の品質の照査＊2を行う。

(2)照査の結果を品質部門に対して文書により報告し、確認を受ける。

(3)品質部門は、確認の記録を作成し、保管するとともに、施設管理者に対して文書により適切に報告する。

(4)特定細胞加工物製造事業者は、製造管理もしくは品質管理に関し改善が必要な場合、または検証もしくは確認を行うことが必要な場合、必要に応じて再生医療等提供機関の医師または歯科医師の指示を受け、所要の措置をとるとともに、措置に関する記録を作成し、これを保管する。

④変更の管理に関する手順書

以下の業務を適切に遂行するための内容を記載する。

(1)製造手順等について、特定細胞加工物の品質に影響をおよぼすおそれのある変更を行う場合の変更手順について定める。

(2)特定細胞加工物製造事業者は、必要に応じ、再生医療等提供機関の医師または歯科医師の指示を受けるものとする。

(3)手順

ⅰ）当該変更による特定細胞加工物の品質への影響を評価し、その評価の結果をもとに変更を行うことについて品質部門の承認を受ける。

ⅱ）品質部門の承認を受けて変更を行うときは、関連する文書の改訂、職員の教育訓練その他所要の措置をとる。それにより変更が適切に、確実に行われることを目指す。

ⅲ）品質部門は、承認の記録を作成し、保管するとともに、施設管理者に対して文書により適切に報告する。

ⅳ）特定細胞加工物製造事業者は、前項の報告を受けた施設管理者に、報告の内容について、提供先の再生医療等提供機関に対して報告させる。

⑤逸脱の管理に関する手順書

以下の業務を適切に遂行するための内容を記載する。

(1)製造手順等からの逸脱（以下単に「逸脱」という）が生じた場合、次に掲げる業務を行わせる。

(2)この場合において、特定細胞加工物製造事業者は、必要に応じ、再生医療等提供機関の医師または歯科医師の指示を受けるものとする。

(3)手順

ⅰ）逸脱の内容を記録する。

ⅱ）重大な逸脱が生じた場合においては、以下の業務を行う。

・逸脱による特定細胞加工物の品質への影響を評価し、所要の措置をとる。

・評価の結果および措置について記録を作成し、保管するとともに、品質部門に対して文書により報告する。

・報告された評価の結果および措置について、品質部門の確認を受ける。

・品質部門は、確認した記録を作成し、保管するとともに、施設管理者に対して文書により適切に報告する。

・特定細胞加工物製造事業者は、前項の報告を受けた施設管理者に、報告の内容について、提供先の再生医療等提供機関に対して報告させる。

⑥品質等に関する情報及び品質不良等の処理に関する手順書

　以下の業務を適切に遂行するための内容を記載する。

(1)品質等に関する情報(以下「品質情報」という)を得たときは、その品質情報に係る事項が細胞培養加工施設に起因するものでないことが明らかな場合を除き、次に掲げる業務を行わせる。

(2)この場合において、特定細胞加工物製造事業者は、必要に応じ、再生医療等提供機関の医師または歯科医師の指示を受けるものとする。

(3)手順

　ⅰ)品質情報に係る事項の原因を究明し、必要に応じて製造管理または品質管理について改善措置をとる。

　ⅱ)品質情報の内容、原因究明の結果および改善措置を記載した記録を作成し、保管するとともに、品質部門に対して文書により速やかに報告し、品質部門の確認を受ける。

　ⅲ)品質部門は、確認の記録を作成し、保管するとともに施設管理者に文書により報告する。

　ⅳ)特定細胞加工物製造事業者は、前項の報告を受けた施設管理者に、報告の内容について、提供先の再生医療等提供機関に対して報告させなければならない。

⑦重大事態報告等に関する手順書

　以下の業務を適切に遂行するための内容を記載する。

(1)特定細胞加工物の安全性の確保に重大な影響を及ぼすおそれがある事態が生じた場合には、必要な措置を講じるとともに、その旨を速やかに提供先の再生医療等提供機関および厚生労働大臣[*3]に報告する。

(2)前項の措置に係る特定細胞加工物を保管する場合、当該特定細

**＊3：厚生労働大臣への報告**
厚生労働大臣または地方厚生局長への報告は、厚生労働省の定める様式(別紙様式7)を用いて行う。

*4：区分
原因究明のため一定期間保管
し、必要に応じて検査等を行
うが、誤って患者等に投与され
ることがないよう、明確に区分
しておく必要がある。

*5：記録
「記録」は、①自己点検の実施
年月日、②自己点検の結果に
基づく全ての指摘事項および
判定、③改善が必要な場合に
おいては改善の提案、および措
置に関する記述を含むこと。

*6：改訂
改訂に当たっては、最新の改訂
状況を識別できるようにする。
すなわち、最新版と旧版が混同
されないように手順を決めてお
く必要がある。また、正本を改
訂すると同時に全ての写しが
確実に改訂されるように手順
を決めておく必要がある。

胞加工物を区分*4して一定期間保管した後、適切に処理しなけれ
ばならない。

⑧自己点検に関する手順書

以下の業務を適切に遂行するための内容を記載する。

(1)手順

　i）細胞培養加工施設における特定細胞加工物の製造管理およ
　　び品質管理について定期的に自己点検を行う。

　ii）自己点検の結果を施設管理者に対して文書により報告する。

　iii）自己点検の結果の記録*5を作成し、これを保管する。

　iv）特定細胞加工物製造事業者は、自己点検の結果に基づき、
　　製造管理または品質管理に関し改善が必要な場合において
　　は、所要の措置をとるとともに、措置の記録を作成し、これ
　　を保管する。

⑨教育訓練に関する手順書

以下の業務を適切に遂行するための内容を記載する。

(1)製造・品質管理業務に従事する職員に対して、製造管理および
　品質管理に関する必要な教育訓練を計画的に実施する。

(2)製造または試験検査に従事する職員に対して、特定細胞加工物
　の製造のために必要な衛生管理、微生物学、医学その他必要な
　教育訓練を実施する。

(3)清浄度管理区域および無菌操作等区域等での作業に従事する
　職員並びに特定細胞加工物の製造に使用する人もしくは動物の
　細胞または微生物等の培養その他の加工等に係る作業に従事す
　る職員に対して、微生物等による汚染を防止するために必要な措
　置に関する教育訓練を実施する。

(4)教育訓練の実施状況を施設管理者に対して文書により報告する。

(5)教育訓練の実施の記録を作成し、これを保管する。

⑩文書及び記録の管理に関する手順書

以下の業務を適切に遂行するための内容を記載する。

(1)文書を作成し、または改訂*6する場合においては、手順書等に
　基づき、承認、配付、保管等を行う。また、その内容に応じて
　定期的に確認する。

(2)手順書等を作成し、または改訂する場合においては、手順書等
　にその日付（そのほか、作成または改訂の責任者、内容および理由)を記
　載するとともに、それ以前の改訂に係る履歴を保管する。

(3)文書および記録を、作成の日（手順書等については使用しなくなった日)
　から次に掲げる期間（教育訓練に係る記録にあっては、5年間）保管す

686

る。

　ⅰ）指定再生医療等製品の原料と類似の原料からなる特定細胞
　　加工物[*7]にあっては、30年間。

　ⅱ）ⅰ）に規定する特定細胞加工物以外の特定細胞加工物にあ
　　っては、10年間。

---

**＊7：指定再生医療等製品の原料と類似の原料からなる特定細胞加工物**

同種もしくは動物の細胞またはヒト血液を原料等として用いる特定細胞加工物（培地成分、添加物等としてのみ使用され、または極めて高度な処理を受けていることにより、十分なクリアランスが確保され、感染症の発症リスクが極めて低いものを除く）をいう。ヒト血液を原料等として用いる特定細胞加工物としては、例えば、ヒト血清アルブミンを用いて培養した特定細胞加工物が挙げられる。

---

〈施行規則第96条〉

　特定細胞加工物製造事業者は、特定細胞加工物ごとに、次に掲げる事項について記載した特定細胞加工物標準書を当該特定細胞加工物の製造に係る細胞培養加工施設ごとに作成し、保管するとともに、品質部門の承認を受けるものとしなければならない。

　一　特定細胞加工物概要書記載事項＊
　二　製造手順（前号に掲げる事項を除く。）
　三　品質に関する事項（前二号に掲げる事項を除く。）
　四　その他所要の事項

---

### [3] 特定細胞加工物標準書

以下、「課長通知」より、

　一の「特定細胞加工物標準書に記載する事項は、当該細胞培養加工施設が行う製造工程及び保管に係る製造・品質管理業務の内容をいうものであり、必ずしも当該特定細胞加工物の全ての製造工程に関する内容が求められているものではない」とある。

　＊の「特定細胞加工物概要書記載事項」とは、特定細胞加工物概要書に記載された事項のうち、次に掲げるものである。

①特定細胞加工物を使用する再生医療等技術に関する事項

　(1)再生医療等の名称

　(2)再生医療等提供計画の概要（内容、適応疾患等、期待される効果、安全性および妥当性についての検討内容、当該再生医療等の国内外の実施状況等）

②特定細胞加工物に関する事項

　(1)特定細胞加工物の名称

　(2)特定細胞加工物の概要（特定細胞加工物の特性および規格の設定根拠、外観）

　(3)特定細胞加工物の原料等および規格

　(4)その他特定細胞加工物の使用上の注意および留意事項

③特定細胞加工物の製造および品質管理に関する事項

　(1)特定細胞加工物を製造する予定の細胞培養加工施設の名称お

および所在地並びに委託の範囲

(2)製造・品質管理の方法の概要、検査、判定基準および設定根拠、特定細胞加工物の検査および判定基準

(3)特定細胞加工物の取り扱いの決定方法

(4)特定細胞加工物への表示事項

(5)特定細胞加工物の保管条件および投与可能期間

(6)特定細胞加工物の輸送の方法

(7)その他製造・品質管理に係る事項（製造手順に関する事項、検査手順に関する事項、記録に関する事項、衛生管理、製造管理、品質管理に関する事項等）

　二の「製造手順」および三の「品質に関する事項」は、上記①〜③に掲げる以外のものであって、特定細胞加工物概要書[*8]を踏まえ、特定細胞加工物製造事業者が定めるものである。

## [4] 製造に関する記録

〈再生医療等安全性確保法第45条〉

　特定細胞加工物製造事業者は、厚生労働省令で定めるところにより、製造をした特定細胞加工物の種類、当該製造の経過その他の厚生労働省令で定める事項に関する記録を作成し、これを保存しなければならない。

---

〈施行規則第111条〉

　1　法第45条の厚生労働省令で定める事項は、次のとおりとする。

　一　製造をした特定細胞加工物の種類

　二　特定細胞加工物の提供先の再生医療等提供機関の名称及び住所

　三　委託を受けて製造をした場合には、委託元及び委託業務の内容

　四　再生医療等に用いる細胞の種類

　五　再生医療等に用いる細胞の提供が行われた医療機関等の名称及び細胞の提供が行われた年月日

　六　再生医療等に用いる細胞が適切なものであることを検査等により確認した結果

　七　特定細胞加工物の製造の経過

　八　特定細胞加工物が再生医療等に用いるために適切なものであることを検査等により確認した結果

　九　特定細胞加工物の輸送の方法及び輸送業者

　十　特定細胞加工物の提供日

---

＊8：特定細胞加工物概要書

本書第4部第1章「1.提供における文書の作成」の「[5]特定細胞加工物概要書」の項および図3に記載したように、再生医療等安全性確保法においては、再生医療の提供機関（医療機関）が特定細胞加工物製造事業者に対して「特定細胞加工物概要書」により製造方法等の指示内容を示し、特定細胞加工物製造事業者はこれをもとに事業所内で「特定細胞加工物標準書」とそれに基づく「標準業務手順書」を作成し、特定細胞加工物を製造するという位置づけになっている。このため、施行規則では、前述のように「特定細胞加工物概要書」の内容を「特定細胞加工物標準書」に記載することが指示されている。この点において、本節（第4部第1章「2.製造における文書の作成と管理」）のGCTPにおける製品標準書とは異なった意味合いをもつ。

2　特定細胞加工物製造事業者は、法第45条の記録を、次に掲げる
　　期間、保存しなければならない。
一　指定再生医療等製品の原料と類似の原料からなる特定細胞
　　加工物*7に係る記録にあっては、その提供日から起算して少
　　なくとも30年間
二　前号に掲げる特定細胞加工物以外の特定細胞加工物に係る
　　記録にあっては、その提供日から起算して少なくとも10年間

　上記に挙げた記録は、特定細胞加工物の製造に関する記録であるが、
そのほか、「**[2] 手順書**」の項の冒頭に示した11手順に伴う記録など極め
て多種の「記録」を作成し、また保管することが必要となる。
　それぞれ、作成者、承認者あるいは確認者などが定められているため、
あらかじめ手順書に定め、様式を作成し、記録の作成漏れが生じないよ
うにする必要がある。また、保管期間については、それぞれ起算日が異
なるので注意を要する。

## まとめのページ

☐ 再生医療等安全性確保法において定められている製造に関する文書は、細胞培養加工施設ごとに作成し、細胞培養加工施設に備え付けなければならない。

☐ 衛生管理、製造管理、品質管理の3つの管理基準書が必要である。

☐ 衛生管理基準書には、構造設備の衛生管理と職員の衛生管理について定める必要がある。

☐ 再生医療等安全性確保法では、11項目（10項目とその他）の手順について手順書の作成が求められており、特定細胞加工物製造事業者は、それぞれの責任者をあらかじめ決め、手順書に従って適切に業務を行わせなければならない。

☐ 特定細胞加工物標準書には、特定細胞加工物概要書の内容と製造手順、その他の品質に関する事項を記載しなければならない。

☐ 製造に関する文書、記録は、指定再生医療等製品の原料と類似の原料からなる特定細胞加工物では30年、それ以外では10年の保管が定められているが、文書および記録は作成日から、ただし手順書等（標準書、基準書、手順書）は使わなくなった日から、特定細胞加工物の製造に関する記録は特定細胞加工物の提供日からそれぞれ起算する。

☐ 製造に関する記録には、原料となる細胞の提供に関する情報や、製造委託の内容や輸送方法および輸送業者に関する記録も含まれる。また、提供が行われた医療機関や年月日についても特定細胞加工物製造事業者が記録を残す必要がある。

## 練習問題

**①** 以下の**1**から**5**までの記述のうち、正しいものを**2つ**選びなさい。

**1** 特定細胞加工物製造事業者が複数の細胞加工施設を有している場合、1カ所で作成した文書を共有する。

**2** 3管理基準書とは、製造管理基準書と衛生管理基準書と文書管理基準書を指す。

**3** 衛生管理基準書には、職員の衛生管理についても定める必要がある。

**4** 製造管理基準書には、原料となる細胞の輸送の経過を確認することを定める必要がある。

**5** 製造管理基準書では、清浄作業の頻度や手順について定めている。

**②** 以下の**1**から**5**までの記述のうち、誤っているものを**2つ**選びなさい。

**1** 特定細胞加工物の製造において、製造を始める前にあらかじめ期待される結果が得られることを検討し明らかにすることを「検証」と呼ぶ。

**2** 「品質の照査」とは、規格に合致する特定細胞加工物が得られることを継続的に確認することである。

**3** 製造の手順やその他の文書などを変更する場合は、変更を周知させるために、必要な対象者に教育訓練を行う必要がある。

**4** 特定細胞加工物の安全性に重大な影響を及ぼすおそれがある事態が生じた場合は、提供機関に報告をし、提供機関から厚生労働省に報告をする。

**5** 手順書等の文書は、定期的に見直しをするようにする。

**③** 以下の**1**から**5**までの記述のうち、正しいものを**2つ**選びなさい。

**1** 特定細胞加工物標準書には、製造方法の全てを記載しなくてもよい。

**2** 特定細胞加工物標準書は、特定細胞加工物概要書と記載内容が重ならない。

**3** 同種の間葉系幹細胞を用いた特定細胞加工物に関する記録は、10年間保存しなければならない。

**4** 文書は常に最新版と旧版を混同しないよう、旧版は速やかに廃棄する必要がある。

**5** 特定細胞加工物製造事業者は、委託を受けて製造する場合に委託元と委託業務の内容について記録を作成し、保管する必要がある。

## 解答と解説

**①　解答：3、4**

解説：

1　作業所ごとに作成する必要がある。

2・3　管理基準書とは、製造管理基準書、衛生管理基準書、品質管理基準書をいう。

5　清浄作業の頻度や手順は、衛生管理基準書に記載する。

**②　解答：2、4**

解説：

2　品質の照査は、規格に合致するだけでなく高い品質を維持することを継続的に確認することである。

4　特定細胞加工物の安全性に重大な影響を及ぼすおそれがある事態が生じた場合、特定細胞加工物製造事業者から、提供機関と厚生労働省の両方に速やかに報告する必要がある。

**③　解答：1、5**

解説：

2　特定細胞加工物標準書には、特定細胞加工物概要書の内容について記載しなければならないことが定められている。

3　同種の場合は、指定再生医療等製品の原料と類似の原料を用いる特定細胞加工物に当たるため、30年の保管義務がある。

4　旧版の文書も最新版と区別して保管する必要がある。

# 4. 文書の運用と保管

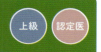

元神奈川県庁薬務課　中川原愼也

## Abstract

　「再生医療等製品の製造管理及び品質管理の基準に関する省令」（GCTP省令）に対応した文書管理と記録の基本について概説する。GCTP省令の基本は、ルールを決め、そのルールに従って作業を行い、それを記録することである。そのルールを記述したものを手順書と呼ぶ。GCTP省令で規定されている手順書には、製品標準書、衛生管理基準書、製造管理基準書、品質管理基準書のほかに11の手順書がある。また、各手順に基づいて行った作業などの記録も必要である。これらの文書および記録の管理に関する手順には、文書の作成・改訂における承認、配付、保管などの手順とその履歴の管理について規定しなければならない。さらに、指定再生医療等製品に係る製品ではその有効期間に30年を加算した期間、指定再生医療等製品を除く再生医療等製品に係る製品ではその有効期間に10年を加算した期間、文書および記録を作成の日（手順書などについては使用しなくなった日）から保管しなければならない。一方、文書には、紙ベース、電磁的記録媒体、写真媒体を含む種々の形態が存在する。電磁的記録媒体の文書および記録についても管理が必要である。

- ▶ GCTP省令で規定されている手順書には、製品標準書、3つの基準書、11の手順書がある。
- ▶ 製造業者は、あらかじめ指定した者に文書および記録の管理を行わせなければならない。
- ▶ 文書および記録の管理に関する手順には、文書の作成・改訂における承認などの手順とその履歴の管理について規定しなければならない。
- ▶ 文書および記録は、あらかじめ決められた期間、保管しなければならない。
- ▶ 電磁的記録媒体の文書および記録についても管理が必要である。

## 1 GCTP省令が求める文書

　GMP（Good Manufacturing Practice）およびGCTP（Good Gene, Cellular, and Tissue-based Products Manufacturing Practice）の基本は、ルールを決め、そのルールに従って作業を行い、それを記録することである**【図1】**。そのルールを記述したものを手順書（一般的に標準業務手順書〔standard operating procedures〕：SOP）と呼ぶ。

　GCTP省令が求める手順書には次のものがある。これらの手順書は、製造所ごとに作成し、保管しなければならない。

図1：GCTP省令で求められる文書作成のプロセス

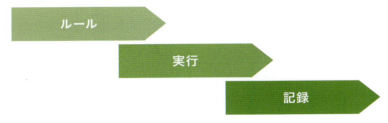

〈製品標準書〉
　製品（中間製品を除く）ごとに、当該製造所などが行う製造工程（保管を含む）、製品など、および容器の規格および試験・検査の方法など、取り扱いについて規定したもの。

〈基準書〉
　①衛生管理基準書：製造所における構造設備の衛生管理、職員の衛生管理、その他必要な事項について記載したもの。
　②製造管理基準書：製造所における製品などの保管、製造工程の管理、その他必要な事項について記載したもの。
　③品質管理基準書：製造所における検体の採取方法、試験・検査結果の判定方法、その他必要な事項を記載したもの。

〈11の手順書〉
　①製造所からの出荷の管理に関する手順書
　②バリデーションまたはベリフィケーションに関する手順書
　③製品の品質の照査に関する手順書
　④変更の管理に関する手順書
　⑤逸脱の管理に関する手順書
　⑥品質などに関する情報および品質不良などの処理に関する手順書

⑦回収処理に関する手順書

⑧自己点検に関する手順書

⑨教育訓練に関する手順書

⑩文書および記録の管理に関する手順書

⑪その他製造管理および品質管理を適正かつ円滑に実施するために
　必要な手順書

また、これらの手順に従って作業をした記録も作成しなければならない。これらの文書以外に、GCTP管理をする各責任者の責務や管理体制を記載した品質マニュアルなどの総括文書も必須である。

「再生医療等製品の製造管理及び品質管理の基準に関する省令」[1]（GCTP省令）では、文書および記録の管理について次のように定められている。

## 2 | 文書の作成・改訂における承認の手順とその履歴の保管

〈文書及び記録の管理〉

第22条　製造業者等は、この省令に規定する文書及び記録について、あらかじめ指定した者に、手順書等に基づき、次に掲げる事項を行わせなければならない。

一　文書を作成し、又は改訂する場合においては、手順書等に基づき、承認、配付、保管等を行うこと。

二　手順書等を作成し、又は改訂するときは、当該手順書等にその日付を記載するとともに、それ以前の改訂に係る履歴を保管すること。

三　この省令に規定する文書及び記録を、作成の日（手順書等については使用しなくなった日）から次に掲げる期間（教育訓練に係る記録にあっては五年間）保管すること。

イ　指定再生医療等製品に係る製品にあっては、その有効期間に三十年を加算した期間

ロ　再生医療等製品に係る製品（イに掲げるものを除く。）にあっては、その有効期間に十年を加算した期間

さらに、GCTP省令の逐条解説が、「再生医療等製品に係る『薬局等構造設備規則』、『再生医療等製品の製造管理及び品質管理の基準に関する省令』及び『医薬品、医薬部外品、化粧品及び再生医療等製品の品質管理の基準に関する省令』の取扱いについて」[2]の「第3章　GCTP省令　第2　逐条解説」（以下、GCTP省令・逐条解説）に記載されている。「第22条（文書及び記録の管理）関係」として、次の記載がある。

(1) この条は、製造業者等が、あらかじめ指定した者に、この省令に規定する文書及び記録の管理に関する業務を行わせなければならないことを規定したものであること。当該業務の実施に当たっては、必要に応じ品質リスクマネジメントの活用を考慮すること。

(2) 「あらかじめ指定した者」とは、当該業務の内容を熟知した職員のうち当該業務の責任者としてあらかじめ指定した者をいうものであり、当該職員の責務等については第7条第4項の文書において適切に規定しておくこと。

(3) 第1号の規定は、文書の作成又は改訂に当たっては、手順書等に基づき、承認、配付、保管等を行うことを求めているものであること。

　　文書は、その内容等に応じて定期的に照査され、更新されるものとすること。文書の正本から常用の写しを複製するに当たっては、手順書等に基づき、誤りが生じないようにすること。

　　文書を廃止するに当たっては、手順書等に基づき、廃止された文書が意図に反して使用されることを防止すること。

(4) 第2号の規定は、手順書等の作成又は改訂に当たっては、当該手順書等に作成又は改訂の日付のほか、その責任者、内容及び理由を記載するとともに、当該改訂以前の改訂に係る履歴を保管し、最新の改訂状況を識別することができるようにしておくことを求めているものであること。

　　手順書等の改訂に係る履歴は、過去の改訂の日付、内容等が少なくとも5年間（当該手順書等に係る製品の有効期間に1年を加算した期間が5年より長い場合には、その有効期間に1年を加算した期間）遡って分かるようにしておくこと。

　　なお、手順書等の写し（正本との混同等を防止するために識別表示等の措置を講じること。）が存在する場合において、当該手順書等を改訂するときには、正本を改訂すると同時に写しの配付及び差替えを行う等、全ての写しが確実に改訂されるようにすること。

　ここでは、文書管理の責任者を定めなければならない。文書管理の責任者は、製造所内のGCTP管理文書として、どのような文書があるかを文書体系図などで明確に規定することが必要である **[図2]**。

　文書管理として行うべきことは、作成、承認の手順を決め、規定すること、つまり、ルールを決めることである。各現場が勝手に文書を作成するのではなく、各作業の手順を決め、作成した文書を承認して、製造所の文書として登録しなければ、製造所のルールとして認められない。しかし、製造所内で共用する文書もあれば、製造部門の文書や品質部門の文書など、各部門での作業を規定した文書もある。そのため、文書により、作成者、承認者も異なるので、文書体系を明確にし、誰が作成し、

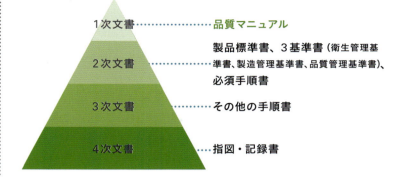

図2：文書体系図

承認するかを規定しなければならない。

　文書が作成、承認された後、そのルールに基づき作業が行われるよう現場に配付し、教育しなければならない。作業者は、作業するに当たりそのルールを確認して行う必要がある。現場が1カ所ならその手順書の原本（正本）は現場で保管すればよいが、共用の手順書の場合、写し（副本）を配付することが必要となる。正本を改訂したときは副本も忘れずに改訂しないと、同一の作業のはずが部署により作業の方法が異なったり、記録様式が旧版のままだったり、製造所として統一した管理が行われない状態となる。その防止のため、副本の配付部署を記録し、改訂時には全ての副本を改訂した記録が必要となる。改訂により使用しなくなった文書についての廃棄の手続きも大切な管理である。

　文書の作成・改訂の履歴として、日付、責任者、内容、理由を記録しておくのは、その手順書の最新情報を識別するためと、すでに出荷した製品に関する製造や試験がいつ、どの手順書に基づき行われたかが分かるようにするためである。

## 3 | 文書の保管

　前述のGCTP省令・逐条解説の続きに、保管などに関する記述がある。

> (5) 第3号の規定は、製品による感染症が万一発生した場合における調査等を可能とするため、指定再生医療等製品に係る製品にあっては、その有効期間に30年を加算した期間、その他の再生医療等製品に係る製品にあっては、その有効期間に10年を加算した期間記録を保管することを求めているものであること。なお、文書を廃止するに当たっては、廃止された文書が意図に反して使用されることを防止すること。

> (6) なお、試験検査結果に関する記録としては、製品に係る再生医療等製品の使用により患者等の健康被害が発生したときに原因究明を行うために必要な記録を保管すること。

　再生医療等製品は、製品による感染症が発生した場合の調査のため、手順書や記録を長期にわたって保管しなければならない。手順書については、その文書を使用しなくなってからも、原本を定められた期間、保管しなければならない。さらに文書および記録の保管は、原本だけでなく副本や廃棄文書も含めて管理する必要がある。このため、廃止した文書や記録用紙がいつまでも現場にあり、誤って使用されることがないよう管理することが求められる。手順書や記録の保管は、手順やデータの改ざんや捏造を防止するために重要である。手順書の保管場所は、文書管理規定に記載して、適切に管理を行う必要がある **[図3]**。

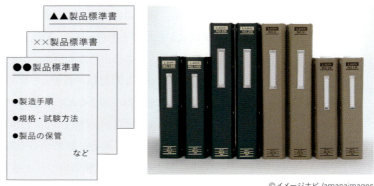

**図3：文書の適切な保管**

© イメージナビ /amanaimages

## 4 電磁的記録の取り扱い

　前述のGCTP省令・逐条解説には電磁的記録について、以下の通り記載されている。

> 　製造業者等は、この省令に規定する文書による取決め等の際の契約、報告又は指示について、以下の要領により、電磁的記録媒体又は情報通信の技術を利用する方法により行うことができること。当該業務の実施に当たっては、必要に応じ品質リスクマネジメントの活用を考慮すること。
> (1) 記録の保管
> 　「医薬品等の承認又は許可等に係る申請等における電磁的記録及び電子署名の利用について」(平成17年4月1日薬食発第0401022号)

第1章 文書の作成と運用

の要件を満たし、かつ、次の措置を講じている場合においては、この省令に規定する記録（生データを除く）を書面に代えて電磁的記録媒体により保管しても差し支えないこと。

ア. 記録の保護について電磁的記録媒体に保管された記録の故意又は過失による書換え、消去及び混同を防止するために、次に掲げる措置を講じること。

（ア）電磁的記録媒体への記録の入力を行う装置は、あらかじめ指定された作業者を認識し、指定された者以外の者による記録の入力、変更及び削除を防止できるものであること。

（イ）あらかじめ定められた手順によらない記録の入力、変更及び削除が禁止されていること。

（ウ）記録の入力、変更及び削除を行った場合において、その内容及び理由（変更又は削除の場合）、作業した日時、職員の氏名又は識別記号等作業者を特定する情報、入力を行った電磁的記録媒体を特定するための固有標識についての記録を作成すること。ただし、監査証跡が自動的に記録され、記録された監査証跡をあらかじめ定められた手順により確認することができる場合にあっては、この限りでない。

（エ）記録の滅失防止のために予備の記録（バックアップ）を作成し、保管すること。

イ. 記録の印字等について電磁的記録媒体に保管された記録について書面への印字やディスプレイ装置への表示を行うための設備及び方法が整備されていること。

ウ. 記録を保管するための電磁的記録媒体の管理に関して次に掲げる事項を定めておくこと。

（ア）電磁的記録媒体の保管方法、保管期間、保管場所及び保管責任者

（イ）電磁的記録媒体の劣化、損傷等の防止措置

（ウ）電磁的記録媒体の劣化、損傷等が生じた場合の措置

（2）取決め等の際の契約

（略）

（3）文書による報告又は指示

（略）

　電磁的記録とは、コンピュータによる文書作成や表計算ソフト、データ処理ソフトによる解析などが行われたデータである。試験・検査の分析装置の多くはコンピュータを内蔵しており、分析結果としてチャートなどがプリントアウトされる。多くの作業でコンピュータが利用されており、プリントアウトしても、データを削除しない限り、コンピュータにデータは残っている。そのデータの管理についても手順書を作成して、管理方法を

4. 文書の運用と保管　　699

定める必要がある。最近、自動車関連やマンションなどでのデータ偽装事件がマスコミに取り上げられている。そのデータの信頼性として、データの完全性（データインテグリティ）が求められている。データの改ざんを防止するためにも、次の3点が重要である。

①データのアクセス権限の設定

　　特に、データの入力や変更が誰でも容易にできないよう、セキュリティ管理が必要である。

②データのバックアップ

　　バックアップしたデータの管理も適切に行わなければならない。

③データの修正の際の元のデータの保存

　　文書作成ソフトなど上書きされるものが多いが、修正した場合は、元の記録を残すことが必須である。

**文献**

1) 厚生労働省：再生医療等製品の製造管理及び品質管理の基準に関する省令（平成26年8月6日厚生労働省令第93号）：2014.
2) 厚生労働省：再生医療等製品に係る「薬局等構造設備規則」、「再生医療等製品の製造管理及び品質管理の基準に関する省令」及び「医薬品、医薬部外品、化粧品及び再生医療等製品の品質管理の基準に関する省令」の取扱いについて（平成26年10月9日薬食監麻発1009第1号厚生労働省医薬食品局監視指導・麻薬対策課長通知）：2014.

## まとめのページ

☐ GCTPの基本はルールを決め、そのルールに従って作業を行い、それを記録することである。そのルールを記述したものを手順書と呼ぶ。

☐ GCTP省令で規定されている手順書には、製品標準書、衛生管理基準書、製造管理基準書、品質管理基準書のほかに11の手順書がある。これらの手順書は製造所ごとに作成し保管しなければならない。

☐ 製造業者は、あらかじめ指定した者に文書および記録の管理を行わせなければならない。

☐ 文書および記録の管理に関する手順には、文書の作成・改訂における承認、配付、保管等の手順とその履歴の管理について規定しなければならない。

☐ 文書および記録の保管期間は、指定再生医療等製品に係る製品ではその有効期間に30年を加算した期間、指定再生医療等製品を除く再生医療等製品に係る製品ではその有効期間に10年を加算した期間となる。

☐ 電磁的記録媒体の文書および記録についても管理が必要である。

☐ データの完全性（データインテグリティ）、ならびにデータの改ざんを防止するためにも「データのアクセス権限の設定」「データのバックアップ」「データの修正の際の元のデータの保存」の3点が重要である。

## 練習問題

**①** 以下の**1**から**5**までの記述のうち、<u>誤っているもの</u>を<u>2つ</u>選びなさい。

**1** 標準業務手順書のことを一般的にSOPと呼ぶ。

**2** 製品標準書を製造販売業者ごとに作成して、製造所に保管しなければならない。

**3** 製造所ごとに、安全管理基準書、製造管理基準書、品質管理基準書を作成しなければならない。

**4** 製造所ごとに文書および記録の管理に関する手順を作成して、保管しなければならない。

**5** その他製造管理および品質管理を適正かつ円滑に実施するために必要な手順と判断した場合は、その手順書を作成しなければならない。

**②** 以下の**1**から**5**までの記述のうち、<u>誤っているもの</u>を<u>2つ</u>選びなさい。

**1** 製造業者は、あらかじめ指定した者に文書および記録の管理を行わせなければならない。

**2** 文書を作成し、または改訂する場合の承認、配付、保管などの手順を文書および記録の管理に関する手順書に規定しなければならない。

**3** 文書の作成または改訂に当たっては、必ず製造管理者が承認しなければならない。

**4** 手順書などを作成し、または改訂するときは、当該手順書などにその日付を記載するとともに、それ以前の改訂に係る履歴を保管しなければならない。

**5** 全ての再生医療等製品に係る製品にあっては、文書および記録を作成の日（手順書などについては使用しなくなった日）からその有効期間に30年を加算した期間保管しなければならない。

**③** 以下の**1**から**5**までの記述のうち、<u>誤っているもの</u>を<u>2つ</u>選びなさい。

**1** GCTP省令では、電磁的記録は対象としていない。

**2** 記録の保護について電磁的記録媒体に保管された記録の故意または過失による書き換え、消去および混同を防止するため、必要な措置を講じなければならない。

**3** 電磁的記録媒体の保管方法、保管期間、保管場所および保管責任者について、規定しなければならない。

**4** 電磁的記録は、誰でも閲覧可能な状態にするため、アクセス制限をしてはならない。

**5** 記録の滅失防止のために予備の記録（バックアップ）を作成し、保管しなければならない。

## 解答と解説

**①** 解答：**2**、**3**

解説：

**2** 製品標準書は製造所ごとに作成し、保管しなければならない。（GCTP省令第8条）

**3** 製造所ごとに備えなければならない基準書は衛生管理基準書、製造管理基準書、品質管理基準書である。（GCTP省令第9条）

**②** 解答：**3**、**5**

解説：

**3** 文書の作成または改訂に当たって、承認者は、文書および記録の管理に関する手順などに規定し、必ず製造管理者であることは求めていない。（GCTP省令第22条）

**5** 文書および記録の保管期間は指定再生医療等製品に係る製品にあっては、その有効期間に30年を加算した期間、指定再生医療等製品を除く再生医療等製品に係る製品にあっては、その有効期間に10年を加算した期間。（GCTP省令第22条）

**③** 解答：**1**、**4**

解説：

**1** 書面に代えて電磁的記録媒体により保管しても差し支えないことから、電磁的記録もGCTP省令の記録として管理しなければならない。（GCTP省令・逐条解説）

**4** 電磁的記録媒体への記録の入力を行う装置は、あらかじめ指定された作業者を認識し、指定された者以外の者による記録の入力、変更および削除を防止する措置を講じなければならない。（GCTP省令・逐条解説）

# [付録] 本会WEBコンテンツ

### ● 日本再生医療学会HP
**https://www.jsrm.jp**

### ● 再生医療等提供計画のひな形
厚生労働省の報告によると、2014年11月から2017年3月末までの再生医療の実施機関からの定期報告は2,141件で、その約半数は第三種再生医療等に分類される歯周病やインプラントなど歯科関連の治療となっております。

この背景を踏まえ、日本再生医療学会では、日本医療研究開発機構 (AMED) の「再生医療臨床研究促進基盤整備事業 (ナショナルコンソーシアム事業)」の一環として、独自に作成した歯科領域の自己多血小板血漿 (PRP) 療法における再生医療等提供計画 (様式第一) ならびにその添付書類の一部について、ひな形を公開しております。

これを基に、その他の第三種再生医療等の治療にも応用し、ご利用ください。

**https://nc.jsrm.jp/crs/templates/**

### ● 特定細胞加工物製造に関する文書のひな形
2014年11月25日に再生医療等の安全性の確保等に関する法律が施行され、再生医療等の提供において、法律によって定められた特定細胞加工物に関する文書が必要となりました。この状況を踏まえ、日本再生医療学会では、再生医療等の適切な提供の推進のため、特定細胞加工物に関する文書のひな形について考案いたしました。なお、本ひな形は、あくまで草案的な位置付けのものです。下記URLよりご活用ください。

**https://www.jsrm.jp/news/news-20150315/**

### ● 細胞培養加工施設における無菌操作に関する考え方
本会では、2013年9月に「細胞調製に関する施設および運用に対する考え方」を提案させていただき、間もなく5年になります。この間、2014年11月には「再生医療等の安全性の確保等に関する法律 (いわゆる"再生医療新法")」が施行され、より安全な再生医療の実施が求められております。

そこで今回は再生医療等の安全性の確保等に関する法律のもと、大学等の細胞培養加工施設で、特定細胞加工物を製造する際に不可欠な無菌操作の基本的な考え方を示すこととしました。この「細胞培養加工施設における無菌操作に関する考え方」は、無菌操作を実施するための原則が書かれた本文と個別運用、操作補足、機器使用法が詳細に書かれた別添から成ります。是非ご一読ください。

**https://www.jsrm.jp/news/news-2138/**

### ● 再生医療データベース (NRMD)
本会では、National Regenerative Medicine Database (NRMD) と呼ばれる、臨床研究 (Clinical Research: NRMD/CR) から市販後調査 (Post Marketing Study: NRMD/PMS) までのあらゆるフェーズをカバーする症例データベースの構築を行っております。

疾患領域共通のデータ登録項目はPMDAとの連携により構築されており、これに追加される疾患領域別のデータ登録項目は、関連学会との緊密な協議のもと策定され、登録データはCSV (Computerized System Validation) に準拠した品質で管理され、GPSP省令をクリアしています。

2017年9月28日付の厚生労働省医薬・生活衛生局医薬安全対策課長通知「再生医療等製品患者登録システムへの参加等について (依頼)」において、再生医療等製品のNRMD/PMSによる市販後調査が推奨されるなど、行政当局側からも一定の評価を得るに至っています。詳細について、下記URLよりご確認ください。

**https://nc.jsrm.jp/nrmd/about/**

### ● 再生医療サポート保険 (自由診療、臨床研究)
本会では、「再生医療等安全性確保法」「再生医療等臨床研究における健康被害補償に関するガイドライン」に基づき、補償保険制度を実施し、安心・安全な再生医療の推進をサポートしております。詳細は下記URLよりご確認ください。

自由診療:
**https://www.jsrm.jp/insurance/treatment/**
臨床研究:
**https://www.jsrm.jp/insurance/clinicalresearch/**

※記載のURLは、2019年1月末日時点のものであり、
変更となる可能性がございます。

## ［付録］その他再生医療関連公式HP

● 厚生労働省 再生医療について
http://www.mhlw.go.jp/stf/seisakunitsuite/
bunya/kenkou_iryou/iryou/saisei_iryou/

● 経済産業省
http://www.meti.go.jp/policy/mono_info_service/mono/
bio/Kennkyuukaihatsu/health/saiseiiryo/index.html

● 文部科学省
http://www.mext.go.jp/

● 首相官邸　健康・医療戦略推進本部
https://www.kantei.go.jp/jp/singi/kenkouiryou/

● 独立行政法人　医薬品医療機器総合機構 (PMDA)
https://www.pmda.go.jp/

● 国立研究開発法人
日本医療研究開発機構 (AMED) 戦略推進部再生医療研究課
https://www.amed.go.jp/program/list/01/02/index.html

※記載のURLは、2019年1月末日時点のものであり、
　変更となる可能性がございます。

# 索引

＊語句が節のタイトル、Abstract、Point、見出し、「まとめのページ」に
掲載されているページは太字で表記しています。

## 欧字

### B・C

B型肝炎ウイルス　193, 550, 627
C型肝炎ウイルス　194, 540, 627

### D・E

DQ（設計時適格性確認）　351
EG細胞（embryonic germ cell: 胚性生殖細胞）　23, 60
ES細胞（embryonic stem cell: 胚性幹細胞）
12, 14, 15, 18, 21, 23, 25, 26, 28, 60, 71, 108, 141, 297,
318, 325

### F・G

FFU（fan filter unit）　462
GCP（Good Clinical Practice）　131, 162, 163, 167, 653
GCP省令➡医薬品の臨床試験の実施の基準に関する省令
GCTP➡GCTP省令
GCTP（Good Gene, Cellular, and Tissue-based
Products Manufacturing Practice）省令
130, 131, 132, 134, 135, 137, 156, 164, 167, 249, 258,
260, 262, 264, 378, 391, 397, 400, 402, 449, 515, 516,
517, 519, 525, 589, 602, 641, 642, 661, 662, 663, 665,
666, 671, 673, 675, 680, 681, 693, 694, 695, 697, 698,
701
GCTP文書の体系図　663
GLP（Good Laboratory Practice）　162, 163, 167
GLP適用　297, 305, 307
GMP➡GMP省令
GMP（Good Manufacturing Practice）省令
130, 131, 132, 133, 137, 135, 260, 262, 391, 392, 395,
398, 400, 402, 406, 515, 526, 527, 567, 642, 662, 679,
683, 694
GPSP（Good Postmarketing Study Practice）
156, 165
GQP（Good Quality Practice）　156, 158, 159, 164, 167
GVP（Good Vigilance Practice）
156, 158, 159, 164, 167

### H・I

HBV（hepatitis B virus）　194, 546, 550, 558, 627
HCV（hepatitis C virus）　194, 546, 550, 558, 627
HEPAフィルター　354, 365, 380, 386, 415, 462, 482
HIV（human immunode virus）
51, 194, 546, 550, 558, 627

HTLV（human T-cell leukemia virus）
194, 546, 550, 558, 627
ICH-GCP　271, 273, 274, 280
ICH-Q5A　550
ICH-Q9ガイドライン　566
iPS細胞（induced pluripotent stem cell）
12, 14, 18, 21, 23, 25, 28, 40, 48, 51, 53, 54, 60, 106,
108, 141, 143, 297, 325, 578, 584
IQ（installation quali）　392, 395, 400

### N・O

NAT（nucleic acid amplication test）
258, 314, 546, 551, 552, 554, 558, 627
off-siteモニタリング　277
on-siteモニタリング　277
OOS　398, 400, 402, 527, 667
OQ　393, 395, 400

### P・Q

PCR（polymerase chain reaction）法
551, 552, 554, 556
PDCAサイクル　271, 275, 276, 279, 280
PMDA➡医薬品医療機器総合機構
POC（proof of concept）試験　163, 299, 300
PQ（performance quali）　393, 395, 400
Quality by Design（QbD）　563
Quality by Design（QbD）アプローチ　254
Quality Risk Management　258, 277

### R・S

Risk Based Approach➡リスクベースアプローチ
SOP（standard operating procedures）➡標準業務手
順書

### T・U

therapeutic misconception　110
tissue engineering（組織工学）　12, 15
ULPA（ultra low penetration air）フィルター　379, 386

### V・W・X

Vero細胞　553, 554
WHO Technical Report Series（TRS）878　39
X-SCID
（X-linked severe combined immunodeficiency）
48, 50, 51

X線検査機　339

## かな

### ア

アイソレータ
355, 361, 364, **372**, **378**, **379**, 380, 381, **382**, 383, **386**, 405, 409, 411, 417, 461, 468, 481, 606, 628, 629
アイソレータ技術　377
悪性形質転換　195, 301
悪性形質転換細胞　302, 303, 304
アクセス権限　700, 701
アナフィラキシー反応　192, 193
アルコール　193, 488, 491, **494**, 498
安全キャビネット
353, 354, 355, 361, **372**, **373**, 374, 375, 379, **386**, 438, 461, 462, 466, 467, 478, 481, 493, 503, **575**, **583**, **585**, 594, 606, 628, 629, **631**
安全性
12, 15, 16, **21**, 24, **25**, 26, 39, 50, 52, 60, **71**, **87**, 88, 90, 101, **106**, 107, 108, 109.110, **120**, 121, 122, 123, **129**, 130, 131, 132, 135, **137**, **141**, 142, 146, 150, **152**, **156**, 157, 159, 162, 163, 164, 165, **167**, **188**, 189, **190**, 191, 193, 195, **197**, **202**, 203, 207, 208, **209**, **213**, 214, 216, 222, 223, **233**, 234, **248**, 249, 250, 251, 253, 254, 255, 262, 273, 274, **284**, 289, 290, 292, **293**, **297**, 298, 299, 304, 305, **307**, **311**, 312, 314, **324**, 347, 351, 360, **372**, **391**, 407, **423**, 435, **448**, 449, 451, 452, **475**, 476, **484**, 506, **512**, 513, 514, 517, 518, **523**, 527, **533**, 534, 537, **546**, 548, 550, **558**, 564, **573**, **602**, 626, **640**, 641, 642, 644, 645, 646, 647, 650, 651, 653, **679**, 685, 687
安全性評価　300, 304, 305
委員の属性　213
委員名簿　225, 227
医学系指針➡人を対象とする医学系研究に関する倫理指針
医師主導型治験　208
医師または歯科医師の責務　206, 213, 214, 228
一次更衣　367, 460, 466, 467, 468, 470, 482
一次容器　303, 335, 609, 610, 612, 613, 614
一貫性　131, 135, **137**, 262, 398, 591, 683
逸脱
335, 337, 398, 400, **402**, 426, **434**, 439, 440, 441, **443**, 504, **526**, 529, 593, 666, 683, 684, 685, 694
逸脱管理　262, **434**, 435, **439**, 440
一般毒性試験　299, 300, 302, **307**
遺伝子治療等臨床研究に関する指針　101
医の国際倫理綱領　89
医薬品
13, 15, 62, **64**, 89, **120**, 121, 122, 123, 130, 131, **132**, 134, **156**, 157, **158**, 159, 160, **162**, 165, **167**, **188**, 189, 190, 191, 192, 220, 221, 222, **248**, 249, 251, 252, 254, 256, 258, 259, 260, 262, 264, **266**, 273, **284**, 285, 289, **297**, 298, 299, 301, 304, 305, 348, 350, **359**, **391**, 392,

398, 400, **402**, 407, 435, 449, 451, 454, **512**, 513, 514, 515, 516, **519**, 526, 552, 590, 592, 626, **640**, 641, 642, 644, 645, 648, 652, 653, **655**, 662, 695, 698
医薬品、医療機器等の品質、有効性及び安全性の確保等に関する法律
12, 15, **24**, 88, **120**, 122, 123, 124, 125, **126**, 130, 142, 143, **156**, 157, 161, 162, 164, 165, **167**, **188**, 189, **248**, 249, 273, 274, 289, 305, **324**, 325, **329**, 347, 356, **391**, 407, **423**, 513, 515, **519**, 626, 641, 642
医薬品医療機器等法➡医薬品、医療機器等の品質、有効性及び安全性の確保等に関する法律
医薬品GMP　**391**, 397, **402**
医薬品医療機器総合機構
130, 131, 149, 158, 159, 162, 163, 164, 191, **197**, 222, 253, 272, 289, **391**, 394, **399**, 534, 592, 598, 673
医薬品等関連事業者等　157
医薬品の臨床試験の実施の基準に関する省令
**129**, 130, 131, **271**, 273, 276, 277, **280**, **391**, 394, 397, **402**, 590, 592, **640**, 641, 642, 653, **655**
医薬品品質システム (ICH-Q10)　252, 400
医薬部外品
124, **129**, 132, 157, 158, 159, **391**, **526**, 592, 641, 642, 662, 695
医療機関等の要件　313
医療行為　**120**, 121, 122, 164, 347, 626
引火性　488, **494**, 498
インキュベータ
366, **372**, **375**, 376, 377, 378, **386**, 438, 462, 481, 503, 580, 581, 584, 594, 608, 610, 628, 629
インターロックシステム　362, 364, 367
インタビュー　115, 116, 286
インフォームドコンセント
59, 60, 64, 68, 69, 79, 80, 81, 82, **83**, 87, 89, 101, **103**, 146, **311**, 313, **316**
ウイルス
194, 255, 257, 258, **372**, 381, 452, **475**, 476, 489, **494**, **498**, 514, **546**, 547, 548, 550, 551, 552, **558**, 582, 626, 627, **631**
ウインドウ・ピリオド　215, **546**, 550
ウォータージャケット方式　376
受け入れ試験
441, 453, 456, **523**, 524, 525, 526, 529, 671
ウシ血清　192, 193, 451
内なる乱れ由来の変動　346, 349
運搬　333, 334, 335, 336, **338**, 339, 340, 450, 626
運搬指示書　337
エアサンプラー　380, 414, 415, 416, 478, 479
エアロゾル　375, 629, **631**
衛生管理
133, 313, 354, 396, **397**, **423**, 425, 464, 470, **475**, 476, **484**, **501**, 502, 591, **602**, 651, 666, 668, 670, **679**, 681, 686, 688, **690**, 694
衛生管理基準書
131, 647, 664, 666, 681, **690**, **693**, 694, **701**

衛生的手洗い　464, 470

液滴　629, 631

エプスタイン・バーウイルス（Epstein -bar virus）
548, 627

エンドトキシン試験　416, **533**, **538**, **542**, 627

汚染の防止　203, 215, 670

汚染リスク
256, 257, 260, 353, 355, **359**, 362, **372**, 377, 383, **386**,
408, 409, 410, 411, **419**, 504, **625**, **626**, 630, **631**

温度管理
334, 376, **448**, 450, **454**, 455, 524, 576, 577

温度湿度自動記録計　672

オンラインジャーナル　111

オンラインメディア　115

---

## カ

外観検査　453, **524**, **525**, **529**

外装容器　333, 335, 337

解凍　125, **573**, 581, 582, **583**, 584, **585**

解凍時の移動　583

解凍方法　583

介入　90, 219, 380, 410, 641

下位文書　663

科学的妥当性　63, 207, 222, 223

核型異常　515

核酸増幅検査　258, **546**

拡散防止　346, 350

各種申請書作成支援サイト　223

確認試験　**533**, 535, **542**

加工
16, **120**, 121, 122, 124, 125, **126**, 148, 149, 191, 194,
195, 221, 249, 251, 260, 298, 316, 319, 347, 349, **443**,
448, 449, 451, 452, 466, 506, 590, 670, 686

過酢酸　381, 482, **488**, 490, **492**, 493, **498**

過酸化水素　377, 382, **386**, 482, 505

過剰な規制　21, 27, 28

化生　40, 44

カビ　479, 503, 505

環境基準　476

環境微生物　509, 412, **475**, 476, **478**, 479

環境モニタリング
260, 346, 350, 351, **353**, 354, 356, **405**, **406**, 408, 409,
411, 412, **419**, 442, 476, 477, 628

感作　192

監査
87, 90, 91, **92**, 216, 274, 275, 276, 277, 278, 279, **280**,
284, 285, 286, 287, 288, 289, 290, 292, **293**, 524, **640**,
644, 646, 647, 652, 653, 654, **655**

幹細胞
**12**, **13**, 14, 15, **18**, **21**, **22**, 23, 24, 25, **28**, 34, 36, 37, 38,
41, 60, **64**, 71, 72, 109, 123, 142, 146, 195, 318, 325,
326, 350, 424

幹細胞研究と臨床研究に関するガイドライン　109

---

監査機能の独立性　288

監査証明書　284, 288, **293**

監査担当者　284, 285, 286, 287, 288, 289, **293**

観察
177, 194, 196, 300, 366, 424, 513, 535, 547, 550, 551,
553, 554, **573**, **578**, 579, 581, 584, 610

監査手順書　285, 287, 289, 647

監査に関する計画書　284, 287

監査報告書　284, 287, 288, 289, 290, **293**

患者の利益　21, 27, **28**, 59, 63, **64**, 89

感染性　189, 194, 255, 483

感染性因子　514, 519

感染性物質の輸送規則に関するガイダンス 2013-2014 版
334

間葉系幹細胞　13, 24, 37, 38, 301, 535

間葉系細胞　24, 37, 44

管理基準書　133, **679**, **690**

管理者
146, 157, **204**, 206, **209**, 215, 216, 217, 218, **233**, 235,
236, 237, 240, 241, 242, **244**, 277, **280**, **284**, 290, 292,
**293**

管理単位　568, 667, 672

機会損失　112, 440, **443**

奇形腫　304

奇形腫形成　195, 301

技術移転
391, 396, 398, 399, 400, **402**, **563**, **565**, 566, **570**

技術移転ガイドライン　398

基準書
133, 439, 440, 441, **475**, 566, **589**, **661**, 663, **664**, 680,
**681**, **690**, **693**, **694**

規制要求事項　**271**, 273, 274, 279, **280**

キメラ抗原受容体発現Ｔ細胞療法
(chimeric antigen receptor T-cell:CAR-T)　51

救急医療　203, 214, 219, 220, **324**, 325, 643, 645

教育訓練
133, 350, 354, 396, **397**, 409, **423**, 425, 426, **429**, **434**,
437, **441**, **475**, 484, **501**, 506, **508**, 628, 666, 673, 683,
684, 686, 695

教育または研修　217, 223

境界組織　107

供給者　448, 451, 452, 453, 455, **456**

行政機関の保有する個人情報の保護に関する法律　99

虚血　35, 44

気流試験（スモークテスト）　467

記録
87, 90, 99, 101, **103**, 133, 134, 148, 190, 191, 216, 225,
227, **233**, **240**, **244**, 285, 286, 289, 318, **333**, 334, 335,
338, **340**, **346**, 375, 378, 394, 408, **434**, 439, 440,
454, **455**, **456**, 463, 467, 476, 477, 502, 504, 506, **523**,
525, 526, **529**, 564, 567, **568**, **573**, 578, 579, 584, **589**,
590, 691, 593, 594, **598**, **602**, 604, **605**, **606**, **607**, **608**,
609, **610**, **611**, **612**, **613**, **614**, **615**, **616**, **620**, **640**, 646,
**651**, 672, 653, 654, **655**, 662, 666, 667, 668, 669, 670,

671, 672, 673, **679**, 682, 683, 684, 685, 686, **688**, 689, **690**, **693**, 694, 695, 696, 697, 696, 699, **701**

記録書
133, 439, 440, 441, **443**, 527, **529**, **563**, 566, 567, **570**, 589, 592, **593**, 594, 598, **602**, **603**, **604**, 605, 609, 612, 613, 614, 616, **620**, 626, **661**, 662, 663, 664, **673**

空中浮遊微生物（落下菌）検査　479

空調設備　409, 428, **501**, 502

クオリフィケーション　134

苦情および問い合わせ　217, 223, 227, 648, 649

クリーンアップ　442

グルタラール　488, 490, **492**, 493, 498

クロマチン構造　38

クロルヘキシジングルコン塩酸　488, 491, 495, 498

ゲノム編集技術　48, 52, 53, 54

研究終了後の患者アクセス　87, 92

研究対象者の公正な選択　59, 60, **64**, 79, 80, 82, 83

研究デザイン　59, 62, 63, 64

健康管理　423, 427, 428, 429, 483

健康診断　100, **103**, 428, 483, 671

健康被害
82, 146, 217, 223, **238**, 239, **244**, 258, 455, 644, 645, 648, 649, 653, 698

健康被害補償　90, 239

原材料
161, **188**, 189, **190**, 191, 196, **197**, 251, 301, 347, 349, 351, **359**, 364, 395, 406, 411, 424, 435, 437, 441, **448**, **449**, 450, **451**, **452**, 453, 454, 455, **456**, 477, 565

検査成績書　453

検出感度　303, 554, 556

検証または確認　683

検体
133, 255, 256, 257, 263, 354, 373, 410, 424, **523**, 551, 553, 554, 556, 557, **589**, 609, 610, 612, 613, 614, 627, 629, 666, 681, 682, 694

原本　697, 698

原薬　158, 161, 162, 190, 393, 395, 398, 399, 662

原薬・中間体　398

原薬等登録原簿　**161**, 162, 190, 191

原料
**33**, **129**, 130, 133, 134, 135, 161, 162, **167**, 192, 195, 238, **244**, 248, 251, 252, 254, 255, 256, 257, 258, 263, 298, 299, 305, **307**, **333**, 348, 351, 352, 353, 354, **372**, 373, 394, 397, 398, 399, **434**, 437, 440, **443**, 452, 461, 463, 468, **475**, 476, 480, **484**, **501**, 504, 505, 514, 515, **519**, **523**, **524**, 525, 526, **529**, **533**, 534, 538, **546**, 548, 550, **602**, **605**, **606**, **607**, 608, 609, 610, **620**, **625**, 626, 627, 629, **631**, 650, 652, 664, 665, 666, 667, 669, 670, **679**, 681, 682, 687, 689, **690**

更衣
361, **367**, 374, 379, 383, 397, 454, **460**, 463, 464, 466, 467, 468, **470**, 481, **482**, 484, 629, 670, 681

更衣・脱衣　628, 631

工業化研究　393, 398, **402**

抗菌スペクトル　489, 491

航空輸送　335

交差汚染
**188**, **189**, 190, 195, **197**, 260, 314, 354, 355, **359**, **367**, 375, 383, **386**, 415, **460**, 463, 468, 476, 481, 567, 575, 582, **625**, 628, 629, **631**, 681

交差汚染防止
135, 194, **346**, 350, 361, **372**, 483, 516, **628**, **631**

交差性汚染リスク　**625**, 626, **628**, **631**

高水準消毒剤　488, 490, 492, 498

校正　415, 663, 668, 672, 681, 682

構成基準　147, 148, **213**, 225, 226, **228**

抗生物質　125, 191, 192, 194, 256, 506, 627

構造設備
130, 131, 133, **134**, 135, **137**, **141**, 143, 146, **149**, **152**, 159, 214, 219, 260, 262, **311**, 312, 325, **329**, 350, 351, **359**, 383, 392, 393, 394, **396**, 398, 400, **402**, 406, 412, **434**, 435, 437, 439, **443**, **475**, 476, **484**, 502, 515, 516, 643, 645, 662, 666, 667, 668, **672**, **675**, 681, 683, **690**, 694

梗塞　35, 44

工程資材　353, 437, 441, **448**, 450, **628**, 629, **631**

工程設計　**434**, **435**, **436**, 437, 439, **443**

工程内管理
251, 255, 256, 265, **533**, 534, 538, 567, 568

工程内試験　398, **512**, 513, **589**, 627

工程の再現性　437

効能試験　**533**, 538, 539, 542

購買管理業務　441

購買品　441

互換性　350, 355, **434**, 437, 439, **443**

国際幹細胞学会　109

個人識別符号　98, 99, 100, 101, **103**

個人情報
98, 99, 100, 101, 102, **103**, 146, 216, 217, 218, 223, 235, **311**, 316, **320**, 336, **640**, 644, 645, 648, 649, **655**

個人情報の保護に関する法律　98, 100

個人情報保護法　98, 99, 100, 101, 102, **103**

コンカレントバリデーション　391, 394, 395

混同
110, **189**, 190, 450, **456**, 480, **484**, 526, **529**, 663, 681, 696, 699

混同防止　190, **346**, 350

コンピュータ化システムバリデーション（CSV）　395

## サ

差圧管理　357, 390, 403, 404

サイエンス・メディア・センター（SMC）　111

再感染　548

細菌
194, 326, **372**, 413, 452, **475**, 479, **488**, 490, 494, 498, 514, **546**, 547, 552, 556, **575**, 626, 627, **631**

細菌汚染　194, 488, 495, 498, 573

在庫管理　448, 454, 576

最終調製品　609, 611, 612, **613**, **614**, **615**

最小薬理作用量　305

再生医療推進法　107, **122**, 273, 274

再生医療等安全性確保法➡再生医療等の安全性の確保等に関する法律

再生医療等製品GCP省令　88, 248, 262, 285, 288

再生医療等の安全性の確保等に関する法律
12, 15, **21**, 25, 27, **28**, 87, 88, 89, 90, **92**, 101, 102, **103**, 107, **120**, **122**, 123, 124, 125, **126**, **141**, 142, **143**, 147, 148, 149, 150, **152**, 164, 165, **188**, 189, 190, 191, 193, 194, 195, **202**, **213**, 214, 215, 224, 225, **233**, **234**, 235, 236, 237, 239, 240, 241, 242, **248**, 273, 274, **284**, 285, 290, 312, 314, **324**, 325, 326, **329**, 347, 351, **356**, 360, 407, **423**, 513, 517, 548, 564, 566, **602**, 626, **640**, 641, **642**, 651, **655**, **679**, **680**, 688, **690**

再生医療等の安全性の確保等に関する法律施行規則
60, 87, 132, 146, 165, 190, 193, **202**, **213**, 214, 234, 274, 290, 292, **293**, 312, 314, 351, 360, 518, 564, 642, **679**

再生医療等技術
123, 124, **126**, **143**, 150, 189, 191, 214, 218, 222, 325, 644, 645, 650, 687

再生医療等技術の安全性の確保等に関する措置
644, 645

再生医療等製品
12, 24, 88, **120**, 122, 123, 124, 125, **126**, **129**, 130, 131, 132, 134, 135, **137**, 143, **156**, 157, **158**, **159**, 160, 161, 162, 163, **164**, **165**, **167**, 188, 191, 221, **248**, **249**, 251, 252, 253, 254, 258, 259, 260, 262, **263**, 265, **266**, **284**, 285, 288, 289, **297**, 305, **333**, 347, 353, **356**, 378, **391**, 394, **396**, 400, **402**, 412, **423**, 449, **475**, **512**, 515, 516, **523**, 525, **533**, **546**, 556, 567, **570**, 589, 592, 594, **602**, 626, 641, 645, 646, 647, 651, 652, **661**, 662, 664, **665**, 666, 673, **675**, **693**, 695, 697, 698, **701**

再生医療等提供機関
146, 147, 149, 220, 235, 240, 603, 647, 650, 651, 684, 685, 688

再生医療等提供基準
146, 148, **213**, 214, 218, **228**, 311, 312

再生医療等提供基準チェックリスト　218, 234, 244, 564

再生医療等提供計画
122, **126**, **141**, **146**, 147, 149, **152**, 204, 206, **213**, 214, 218, **223**, 226, 227, **228**, **233**, **234**, 235, 237, **238**, 239, 240, **242**, 244, 564, **620**, 643, **646**, 647, 650, 687

再生医療等提供計画に添付すべき書類　646

再生医療等に用いる細胞
203, 215, 220, 235, 239, **311**, **312**, 313, 314, **316**, 319, 325, 643, 645, 646, 647, 651, 688

再生医療等の提供を行う医療機関
**202**, 203, **204**, **209**, 218, 220, 235, 240, 241, 277, 292, 325, **329**, 649

再生医療等の内容　219, 643, 644, 646, 648, 650, 651

再生医療等を受ける者に対する説明および同意　216

再生医療等を提供する医療機関
149, **209**, 220, 236, **239**, 242, 280, **293**, 329

最善の治療　68, 69, 71, **74**

最善の利益　68, 70, 72, **74**, 89

最大耐量　300

サイトメガロウイルス（cytomegalovirus）　194, 548, 627

再発防止　440

再バリデーション　391, **394**, 395

細胞加工物
123, **124**, **126**, 143, 148, 149, **188**, 189, **190**, 192, 193, 194, 195, 196, **197**, **202**, 204, **207**, 208, 292, **293**, 312, 347, 348, 349, 350, 351, 352, 353, 354, 355, **356**, **359**, 360, 364, **372**, 373, **405**, 406, 407, 409, **419**, **434**, 435, **436**, 437, 439, 441, **443**, 449, 455, **456**, **460**, **475**, **512**, 513, 514, 515, **519**, **523**, **526**, **533**, 534, 538, **542**, **546**, **548**, 550, 552, **558**, 566, 567, **602**, 608, 609, 610, **612**, 614, 652

細胞数
22, 25, 36, 38, 300, 302, 303, 449, **533**, **534**, 579, 583

細胞数計測　579

細胞製造性　346, 349, **436**, **437**, **438**, **443**

細胞成分　297, 298, 307

細胞治療
12, **21**, 22, 24, 27, **28**, **33**, 38, 43, 80, **120**, 121, **126**, 143, 164, 214, 316, **423**, 424, **429**, **475**, **484**, 513, 514, **519**, **625**, 626

細胞提供者の適格性　104, 215, 221, **320**, 652

細胞の株　669

細胞の状態　578, 579, 581, 584, **585**

細胞の入手
60.130, 146, **203**, 214, 220, 260, **311**, **312**, 643, 645

細胞培養加工施設
109, **141**, 143, 148, 149, **150**, **152**, 190, **197**, 215, 221, 235, 314, 325, **329**, **333**, 346, **347**, 351, 352, 353, **354**, 355, **356**, **359**, 360, 363, **391**, 398, 399, **402**, 406, 417, **419**, 424, 425, **429**, **434**, 435, 454, **456**, **460**, 461, 462, 463, 467, 468, **470**, **475**, 476, 477, 482, **484**, **501**, 502, 503, 504, 507, 517, 518, **563**, 564, 565, 566, 592, **602**, 611, 614, **625**, **626**, 627, 628, 644, 645, 650, **679**, 680, 681, 682, 683, 686, 687, **690**

細胞分散　573, 579

細胞を提供する者　239, 313, **320**

作業環境　396, 428, 442, 461, **484**, 505

作業管理区域　352, 396, 461, 668, 670

作業効率　573, 574, 575, 579, 590

作業室
352, **367**, 396, 409, **448**, **460**, 461, 462, 463, 464, 465, 468, 504, 663, 668, 670

作業者
190, 350, 351, 354, 355, 363, **367**, **372**, 373, 374, 378, 379, 383, **405**, 409, 410, 417, **419**, **423**, 424, 427, 428, **429**, **434**, 435, 437, 441, 452, **460**, 462, 463, 467, 468, **470**, **475**, 476, 478, 480, 482, 483, **484**, **501**, 552, **573**, 574, 575, **585**, 590, 593, 594, **602**, 603, 604, 605,

606, 607, 608, 610, 612, 613, 614, **620**, 628, **629**, **631**, 671, 680, 697, 699

作業手順書　**589**

指図記録書　604, 616

指図書
441, **589**, 592, 594, **602**, **603**, 604, 605, 609, 612, 613, 614, 616, **620**, 663

殺虫剤　504

サニテーション　481, 482, **501**, **505**, 506

サプリメント　577, 578

30日ルール　130

三重包装　**333**, 334, 335, 336, **340**

次亜塩素酸ナトリウム　488, 490, 491, **493**

支援サイト　225, 227

自家移植　13, 16, **18**

自家細胞　16, 312, 314, 326, 527, 627

識別管理　448, 454, 456

試験計画書　439

試験成績書 (certification of analysis: CoA)
190, **523**, 524, 527, 615

自己犠牲　68, 72

資材
349, 351, 379, 381, 382, 383, **386**, 394, 396, 398, 399, 408, **448**, **449**, 450, **451**, **452**, 453, 454, 455, **456**, 462, 463, 468, **475**, 476, 477, **484**, **501**, 503, 504, 505, 524, 537, 538, 568, 605, 608, 610, 612, 613, 614, 667, 668, **672**, 681, 682

施設設計　351, 437, 443

施設バリデーション　556, 558

持続感染　**546**, 548, 558

室圧差　628

室間差圧　354, 363, 364

実施計画書　394, 565

実施責任者
**202**, **204**, **209**, 214, 217, 219, 220, 235, **240**, 242, 243, 244, 324, 325, 565, 566, 643, 645, 647, 648, 650

湿度制御　377

疾病等の発生　217, 222, 223

指定再生医療等製品
652, 673, **679**, 687, 689, **690**, **693**, 695, 697, **701**

市販後調査➡製造販売後調査

ジャーナリスト　111, 114, 116

社会的に弱い立場にある者 (vulnerable population)
79, 80

自由診療
120, 121, **126**, 142, 143, 189, 214, 218, 239, **324**, 325, **329**, 626

重要区域　408

重要品質特性　**533**, **534**, 538, 542

出荷規格　399, **512**, 513

出荷判定　132, 133, 190, **523**, 526, 527, **529**, 589

出荷判定記録書　**526**, 527

出荷判定者　**523**, 526, 527, **529**

出発原料　449, **525**, 527

ジュネーブ宣言　88

守秘義務　289, 293

純度試験　**533**, 537, 542

上位文書　**589**, 663

照査
130, 131, **137**, 260, 354, 666, 682, 683, 684, 694, 696

仕様書　**333**, **337**, 338, 399, **340**

消毒
375, 381, 407, 463, 365, 481, **484**, **488**, 489, 492, 493, 494, 495, **498**, 550, 628, **629**, **631**, 670

消毒剤
416, 442, **488**, 489, 490, 491, **492**, **493**, 496, **498**

消毒用アルコール　375, 454, 463

情報発信　107, 110, 112, **113**

除染 (decontamination)
735, 377, 378, 379, 381, 382, **386**, 439, 482, **501**, **505**, 506, **629**, **631**

除染剤　379, 381, 382, 442, 505, 506

処置基準　408, **419**, 475, 477, **484**

自律尊重 (Respect for persons)　69

試料の保管　204, **209**, 217, **240**, 644, 645

人員
131, 132, 146, 150, **202**, **204**, **207**, 208, 214, 219, **311**, 312, **313**, 325, **329**, 428, 574, **585**, 643, 645

真菌
194, 452, 506, **546**, 556, 626, 627, **631**

人工多能性幹細胞
12, 13, **14**, 21, 23, 40, 48, 60, 71, **106**, **141**, 191, **297**, 325, 578

審査等業務
90, 147, 148, **213**, 225, 226, 227, **228**, 293

侵襲　62, 90, **271**, 274

人道に対する罪　88

塵埃　365, 375, 427, 463, 465, 466

隙間　502, 503, 506

ストレス　176, **184**, 428

正義 (justice)　70, 80

製剤　393, 395, 398, **399**, 493, 494

生産計画　434, 441

清浄区域　408, 461

清浄度
324, 326, 352, 353, **359**, 361, 363, 364, **367**, 374, **386**, **405**, 406, 407, 410, 412, **419**, 428, **448**, 454, **460**, 461, **462**, 470, **475**, 476, 478, 480, 481, 482, 594, **602**, 608, 610, 612, 613, 614, 628

清浄度管理
355, **359**, **361**, 383, **405**, 407, 411, **419**

清浄度管理区域
352, 353, 354, 360, 361, 373, 379, 383, 407, 415, **419**, 425, 428, **429**, 454, 480, 481, **483**, 504, 505, 608, 610, 612, 613, 614, **625**, **629**, **631**, 670, 671, 686

生殖補助医療　124, **126**

製造委託　604, 645, 644, **679**, **690**

製造管理

**129**, 130, 131, 132, 133, 134, **137**, **141**, 143, 149, **150**, 152, **156**, 160, **164**, 165, **167**, 190, 226, **248**, 249, 253, 256, 258, **260**, 262, 263, **266**, 350, 378, **391**, 392, 398, 400, **402**, 406, **423**, 435, 449, 515, 516, 517, **519**, **523**, 525, 526, 527, **529**, 538, 564, 566, **589**, 590, 591, 592, **602**, 641, 642, 651, **661**, 662, **665**, 666, **667**, 668, **671**, 672, **675**, **679**, 680, 682, 683, 684, 685, 686, 688, **690**, **693**, 695

製造管理基準書

133, 647, **661**, 664, 665, 666, **671**, **675**, 681, **693**, 694, **701**

製造業　122, **156**, **158**, **159**, **167**, 275, 641

製造業者

**156**, **164**, 393, 517, 665, 666, 667, **693**, 695, 696, 698, **701**

製造記録　526, **529**, **589**, 598, 603, 672

製造記録書

527, **529**, **589**, 590, **602**, 620, **661**, 663, 664, **671**, 674, **675**

製造工程由来不純物　191, **297**, 298, **305**, **307**, 537

製造工程由来不純物試験　533, 537, 542

製造指図書

**563**, 566, **567**, **570**, **589**, 592, **602**, 620, **661**, 663, 664, **667**, 673

製造体制　**129**, **131**, 132, 590, 592

製造手順

133, 135, 392, **512**, 516, 591, 651, 665, **679**, 683, 684, 687, 688, **690**

製造販売

123, 125, 135, **156**, **158**, **159**, 160, 161, 164, **167**, 251, 255, 260, 263, 264, **512**, 516, 641

製造販売業　122, **156**, **158**, **159**, **167**

製造販売後安全管理業務　159

製造販売後調査　**156**, 165

製造販売承認

15, **120**, 122, 123, 124, **126**, **156**, **159**, 160, 161, 162, 163, 164, **167**, 251, **266**, 272, 592

製造販売承認事項　665

製造部門

**132**, **137**, **512**, 517, 518, **519**, **602**, 604, 610, 611, **620**, **662**, 663, 664, 665, 667, 680, 682, 696

生存率　533, 534

製品

16, 24, 37, 39, 108, **120**, 122, 124, 130, 131, **132**, 133, 134, 135, **137**, 157, 164, 165, 189, 190, 191, 195, **197**, **248**, 251, 252, 253, 255, 256, 257, 260, 263, 264, 265, **266**, 284, 289, **297**, 298, 299, 300, 301, 303, **307**, **324**, 325, **329**, 336, 347, 348, 350, 353, 355, 380, 383, 392, 393, 394, 395, 396, 397, 398.399, 400, **405**, 406, 407, 408, 409, 410, 416, 417, **434**, 435, 437, 440, **443**, 449, 451, **460**, 463, 468, **501**, 504, **512**, 513, 414, 515, 516, **523**, 524, 525, 527, **529**, **533**, 535, 536, 538, 539, **542**, 565, 567, **570**, 575, 576, **585**, **589**, 593, **640**, 641,

663, 664, 665, 666, 667, 668, 669, 670, 671, 672, 673, **693**, 694, 695, 696, 697, 698, **701**

製品開発　435

製品標準書

133, 435, **589**, **661**, 663, 664, **665**, 669, 671, **675**, **693**, 694, **701**

生物由来原料基準

**161**, **167**, 191, 208, 258, **448**, **451**, 452, 455, **456**

政令　100, 124, **156**, 163, 234

世界医師会　87, 88, 92

赤外線吸収 (infrared:IR) 計測　377

施行規則

**156**, **158**, **161**, 190, **679**, 680, 681, 682, 687, 688

是正処置　440

設計インプットシート　435, 439

設備構造　502, 508

説明および同意　216, 217, **316**, 646

説明文書　90, 288, **293**, 538, **640**, 647, 653, **655**

セルバンク　39

ゼロリスク　26

洗浄バリデーション　**391**, 395

先進医療　120, 121, 272

全能性幹細胞　23, 28

早期承認制度　25

造血幹細胞移植　39, 124, **126**

操作手順書　666, 667

造腫瘍性

39, **188**, **195**, **197**, 207, **297**, 301, 302, 303, 304, **307**

造腫瘍性試験　39, **195**, **301**, 302, **307**

創傷治癒　33, 41, 42, 44

増殖因子　192, 576, 577

増殖因子の調製　577

相同利用　219, 325

挿入変異　50

ゾーニング　**353**, **359**, 628

組織体制　207, 276, **517**

措置

100, 134, 135, **141**, 142, 157, **167**, 190, 204, 206, **209**, 215, 217, 222, 223, 238, 240, 260, 288, 319, **320**, **333**, 334, **340**, 397, 425, 538, 593, 644, 645, 647, 669, 670, 671, 682, 684, 685, 686, 696, 699

損害賠償　223

---

## タ

ターンオーバー　195, 196

体細胞　14, 18, 23, 195, 196, **297**, 301, 325, 584

体性幹細胞

12, 13, 21, 24, 25, 28, 37, **141**, 142, 195, **297**, 301

ダイレクトヒーティング方式　376

他家移植　13, 16, 18, 26

他家細胞　312

タカラダニ　502, 506

他者確認　605, 608, 610, 611, 612, 61, 614, 615, 616

他者利益　68, 71, 72, **74**

多重包装　481, 626

脱メチル化剤　38, 40, 41

多能性　15, 21

多能性幹細胞　23, **28**, 301, 302, 303, 304

多分化能　**12**, 13, 14, **18**, **21**, 22, 24, **28**, 37, **44**

炭酸ガスインキュベータ➡インキュベータ

チェンジオーバー
260, 481, 608, 610, 612, 613, 614, **625**, 629, 630, **631**

蓄熱剤　336, 337

治験
24, 25, 60, 88, **120**, 122, 124, **129**, 130, 131, 134, 135,
162, 163, 165, **248**, 249, 255, 262, **271**, 272, 273, 274,
277, 278, 279, **280**, **284**, **285**, 286, 287, 288, 289, 290,
293, 297, **324**, 325, **329**, 439, **523**, **533**, 534, **542**, **589**,
590, 591, 592, **640**, 641, 642, 651, **652**, 653, 654, **655**

治験実施計画書　130, 285, 653

治験に係る文書　286, 653

治験薬
**129**, 130, 131, 132, 133, 134, **135**, **137**, **248**, 262, 391,
394, **589**, 591, 592, 653, 662

治験薬GMP
**129**, **130**, **131**, 132, 134, **137**, **248**, 262, 264, **391**, **397**,
402, **589**, 590

治験薬製造管理者　132

治験薬製造部門　132, 591

治験薬品質部門　132, 591

チャタテムシ　**501**, 503, 506

中位文書　663

中央モニタリング　277

中水準消毒剤　**488**, 490, 491

長期保管　452

直接支援区域　408, 480

貯蔵施設　461

治療機会の損失　21, 27

使い切り　568, 577, **585**

定期清掃　442

定期報告　147, 150, **152**, 241, 242, **244**

提供可否判定　603, 609, **611**, 616

提供計画記載要領　213, 218, 223, 225, **228**

低水準消毒剤　**488**, 491, **495**, 496, **498**

停電　376, 440, 504

データインテグリティ　700, **701**

データベース登録・公開　87, 89

データロガー　330, 332, **333**, 334, 626

適格性評価
161, **391**, **392**, 400, **402**, 412, 436, 439, 476, 478, **523**

手順書
131, **133**, 134, 135, 150, 174, 216, **284**, 285, 287, 288,
289, 290, 292, **293**, 398, 400, **402**, 408, 417, 425, 468,
475, 482, 518, 564, 565, 566, 574, 575, 591, 592, 593,
594, **640**, 653, **661**, 662, 663, **664**, 665, **666**, 667, **673**,
674, **675**, **679**, 680, 681, **682**, 683, 684, 685, 686,
689, 690, **693**, 684, 695, 696, 697, 698, 699, **701**

手順変更　437, 439, 440

手数料　226

テロメア　22, 195

電磁的記録　698, 699

電磁的記録媒体　693, 698, 699, **701**

同意
62, 69, 70, 71, 72, 99, 100, 101, 102, **103**, **165**, **203**,
204, 215, 216, 217, 218, 288, **293**, **311**, **316**, 317, 318,
320, 538, 643, 644, 645, 646, 647, 648, 649, 652

同意文書　538, **640**, 652, **655**

凍結　347, **573**, **581**, 582

凍結保存　581, 608, 609, **612**

動作
349, 350, 364, 410, 428, 437, 438, 439, **443**, 465, 466

動線
351, 352, 353, 354, 355, **359**, 361, 362, 437, 438, **460**,
463, **480**, 606

動線管理　361, 463, 484

投与可能な最大量　300

毒性　300, **488**, 492, 494, **498**, 583, 651

毒性試験　299, 301, 651

特定細胞加工物
**124**, 125, **126**, 148, 149, 150, **152**, **188**, 194, 203, 206,
215, 216, 218, 220, 221, 222, 238, 240, **244**, 319, 326,
**333**, **346**, 347, **356**, **423**, 428, **475**, **512**, 518, **523**, **533**,
**546**, 564, 565, 566, 567, **570**, **602**, 603, 604, 605, **611**,
616, **620**, **625**, **626**, **628**, 629, 630, **631**, **640**, 642, 643,
645, 646, 647, 649, 650, 651, 652, **655**, **679**, 681, 682,
683, 684, 685, 686, 687, 688, 689, **690**

特定細胞加工物概要書
203, 215, 216, **324**, 326, **329**, 565, **602**, 603, **640**, 647,
**649**, 651, 652, **655**, **679**, 687, 688, **690**

特定細胞加工物製造事業者
**120**, 122, 148, 149, 150, **152**, 215, 517, 644, 649, 651,
**655**, **679**, 680, 681, 682, 683, 684, 685, 686, 687,
688, 689, **690**

特定細胞加工物標準書
599, 644, 645, 647, 649, **655**, **679**, 687, **690**

特定認定再生医療等委員会　90, 146, 147, 214, 237, **244**

独立行政法人等の保有する個人情報の保護に関する法律
（独立行政法人等個人情報保護法）　99

ドナースクリーニング
194, **314**, 452, 524, 525, 550, 670

ドナー動物　221, 525, 665, 670

ドライシッパー　336, 583

取り違え
189, 190, **197**, 336, 354, 378, 383, 450, **475**, 476, 567,
568, **602**, 603, 606, 607, 609, 612, 613, 614, 615, **620**,
629

トレーサビリティー　190, 525, 567, **570**

---

## ナ

内在性汚染　626

内在性汚染リスク　625, 626, 628, **631**

内在性幹細胞　13, **21**, 22

内在性レトロウイルス　548

二次更衣　355, **460**, 466, 467, 468, **470**, 483

二者確認　606, 607, 608, 609, 610, 612, 613, 614, 615

二次容器　335

ニュルンベルク綱領（1947年）　70

認定再生医療等委員会
90, **141**, 143, 146, **147**, 148, 150, **152**, 194, **213**, 214,
218, 223, **225**, **228**, **233**, **236**, 237, 241, 242, **244**, **293**,
564, 644, 645, 646, 648, 649

ネステッドPCR法　554

熱水　488, 489

熱伝導率（thermal conductivity:TC）計測　377

ネットニュース　108

## ハ

バイオセーフティレベル（biosafety level:BSL）　372

バイオハザード対策用キャビネット（安全キャビネット）➡
安全キャビネット

バイオロジカルインジケータ（biological indicator:BI）
381

廃棄物　398, 483, 501

胚性幹細胞
**12**, 13, **14**, **21**, 23, 60, 71, 108, **141**, 191, **297**, 318, 325,
578

培地交換　194, **573**, **578**, 584

培養加工
347, **475**, 515, 565, 604, 606, 607, **608**, 610, 612, 613,
614

ハザード　125, 298, 300, 378

播種
**12**, **14**, 536, **573**, 576, **579**, 580, 581, 583, 584, **585**,
594

バックアップ　581, 673, 699, 700, **701**

パーティクルカウンター　413, 478

バリアシステム　378

バリデーション
**133**, 134, **137**, 192, 263, 364, 381, **391**, **392**, **393**, **394**,
**395**, 396, 398, **399**, 400, **402**, 439, 516, 553, 577, 666,
683, 694

バリデーション基準　395, 554

バリデーションマスタープラン（VMP）　395

搬入
351, **367**, 383, 408, **448**, **454**, **456**, 463, 476, 481, **484**,
606

非細胞成分　125, **126**, **297**, 298, 304, 305, 307

微生物
188, 189, 194, 215, 255, 319, **320**, 350, 352, 354, 375,
376, 377, 379, 381, **391**, 396, 397, 406, 408, 410, 414,
416, 417, 425, 428, 449, 454, 476, 479, 480, **488**, **489**,
491, **501**, 504, 505, **546**, 552, **558**, 582, 626, 627, **631**,
665, 668, 669, 670, 671, 681, 682, 686

微生物汚染
256, 350, **372**, 375, **386**, **405**, 411, 416, **423**, **429**, 504,
505

非相同的使用　125, **126**

必要性要件（necessity requirement）　81

ヒトES細胞　14, 15, 23, 60, 191, 318, 578, 584

ヒトT細胞白血病ウイルス　194, 550, 627

ヒトゲノム・遺伝子解析研究に関する倫理指針　101

ヒトゲノム指針　101

ヒト細胞加工製品
26, 124, 191, 249, 253, 255, 257, **297**, **298**, 299, 300,
301, 302, 303, 304, 305, **307**, 552, 555, 556

ヒトパルボウイルスB19型　547, 550, **558**, 627

ヒト免疫不全ウイルス　51, 194, 550, 627

人を対象とする医学系研究に関する倫理指針
87, 88, 89, **90**, 92, 101, **271**, 273, 274, 276, 277, **280**,
655

ヒューマンエラー　337, 424, 429, 574, 662

評価項目　191, 219, 301, 534, 643

標準業務手順書
190, 192, 275, **423**, 425, 426, **429**, 435, 439, 440, 503,
577, 578, 579, 584, **589**, 592, **593**, 594, **598**, 603,
649, 651, **655**, 694

標準治療　25, 62

表面除染　379

表面付着微生物（付着菌）　**405**, 409, 412, **419**

非臨床安全性試験
162, 191, **297**, **298**, 299, 301, 304, 305, **307**

品質
12, 15, 16, 24, 25, 39, 88, **120**, 121, 122, 123, 130, 131,
132, 134, **135**, **137**, 142, **156**, 157, 159, 161, 163, **167**,
**188**, 189, 191, 248, 249, 250, 251, 252, 253, 255, 257,
260, 262, 263, 264, 265, **266**, **271**, **272**, 273, 274, 276,
278, **280**, **284**, 285, 289, **293**, **297**, 298, 305, 313, **324**,
**333**, 334, 335, 347, 348, 350, 351, 352, **367**, 383, **391**,
392, 393, 394, 395, 398, **402**, 406, 407, 408, **423**,
424, 425, 426, **429**, **434**, 435, 437, 439, 440, **443**, **448**,
449, 450, 451, 452, 453, 454, 455, **456**, 468, **475**, 476,
484, **512**, 513, 514, 515, 516, **519**, **523**, 524, 525, 527,
**533**, 534, **542**, 556, **563**, 565, **566**, 567, 568, **573**, 577,
578, **589**, 590, 591, 593, **598**, **602**, 603, 604, 606,
626, **640**, 641, 651, 653, **661**, 662, 665, 666, 670, **679**,
682, 683, 684, 685, 687, 688, **690**, 694

品質管理
129, 130, 131, 132, 133, 134, 135, **137**, 148, 149, 150,
**152**, **156**, 158, 159, 160, 161, **164**, 165, **167**, 190, **197**,
203, 215, 220, 221, 226, **248**, 249, 251, 253, 255, 258,
260, 262, 263, **266**, **271**, **273**, **274**, **275**, 276, 277, **280**,
285, 289, 305, 326, 334, **340**, 350, 378, **391**, 392, 394,
396, 398, 400, **402**, **423**, 424, 425, 435, 449, **475**, **512**,
513, 515, 516, **517**, **519**, **523**, 525, 526, 527, **529**, **533**,
534, **542**, 550, **563**, 564, 565, 566, **570**, **589**, 590, 591,
592, **602**, 641, 642, 643, 645, 646, 649, 650, 651, **661**,
662, **665**, 666, **672**, **679**, 682, 683, 684, 685, 686,

687, 688, **690**, **693**, 695

品質管理基準書
133, 647, 664, 666, 681, 682, **693**, 694, **701**

品質管理業務　132, 158, 164, 686, 687

品質管理戦略
248, 249, **251**, 253, 254, 257, 262, 263, 264, **266**, **533**, 534, 546

品質特性
191, **248**, 249, 251, 252, 253, 254, 255, 265, **346**, 350, **533**, 534, **542**, **567**, 568, **570**, 590

品質評価体制　**129**, 131, 590

品質部門
132, **137**, 512, 517, 518, **519**, 527, **529**, **602**, 603, 604, 610, 611, **620**, 662, 665, 668, **672**, 682, 683, 684, 685, 687, 696

品質保証
259, 260, 262, 263, **271**, 272, **273**, 274, 277, **280**, 285, **391**, 392, 395, **402**, **460**, 567, 646, 662, 663, 674

品質保証システム　260, **563**, 566, **570**

品質マニュアル　663, 664, 695

品質マネジメント　**271**, 274, 395

品質マネジメントシステム　274

品質マネジメント体制　351, 435, 436

品質リスクマネジメント
131, **135**, **137**, 150, **248**, 252, **258**, 259, 260, 263, 264, 406, **475**, 507, **512**, 515, **516**, 519, **563**, 566, 696, 698

フィーダー細胞　319, 537

封じ込め能力　374, 386

不活化　161, 257, 258, 452, **546**, 550, **558**, 669

ふき取り式爆発物検査装置
（explosives trace detection system:ETD）　339

副本　697, 698

フタラール　488, 490, **492**, 498

不適合品　454, 526, 527, **529**, 672

浮遊微粒子　408, 478

プライバシー保護　89

プラセボ対照試験　87, 89, 92

不良品　348, **448**, 453, 454, **456**

プレスリリース　109, 110

プロセスバリデーション（PV）　263, **393**, 436, 439, 534

分化転換　40, 44

文書
90, 130, 131, **133**, 135, **137**, 161, 165, 215, 216, 285, 286, 288, **311**, 316, 317, 319, **320**, 392, 425, **440**, 564, **589**, 591, 592, 598, 603, 604, **620**, **640**, **642**, 646, 647, 649, 651, **652**, 653, 654, **655**, **661**, 665, 666, 668, 672, 673, **679**, **680**, 681, 682, 683, 684, 685, 686, **690**, 693, 694, 695, 696, 697, 698, 699, **701**

文書化
132, 277, 392, 393, 395, **434**, 435, 439, 440, **443**, 454, 516, **523**, 589, 590, 591, 592, **594**, **602**, 629

分注　347, 568, 577, 578, **585**, 613, 614

米国食品医薬品局
（Food and Drug Administration:FDA）　14, 277, 505

ヘイフリックの限界　195

ベネフィット　25, 26, 82, 175, 193, **546**

ベリフィケーション
130, 131, **133**, 134, **137**, 260, 262, **263**, 264, 265, 516, 534, 565, 567, **570**, 666, 683, 694

ペルオキソ一硫酸水素カリウム　488, 491, 493

ヘルシンキ宣言　87, 88, 89, **92**, 653

ヘルペスウイルス　490, 548

ベルモント・レポート　60

変更の管理　666, 682, 684, 694

ベンザルコニウム塩化物　488, 491, **495**, **498**, 505

防菌対策　501, **504**, 505, **506**, 507, **508**

報告
15, 24, 36, 40, **48**, 50, 52, 109, 147, 150, 160, 164, 175, 193, 194, 195, 196, 217, 223, **233**, **240**, 241, **244**, **279**, **284**, 285, 287, 288, 289, 290, 292, **293**, 413, **423**, 424, 425, **429**, 440, 442, 483, 536, 537, 539, 552, 591, 603, 611, **616**, 668, 672, 673, 682, 684, 685, 686, 698, 699

防虫　501, **502**, **506**, 507, **508**, 667

保管
116, 133, 134, 148, 150, 190, 191, 204, **209**, 215, 217, **233**, **240**, 313, 318, **320**, 334, **340**, 352, **367**, 395, 399, **423**, 425, **448**, 454, 455, **475**, 476, 504, 506, **523**, 525, 526, 527, **529**, 568, **589**, 591, 644, 645, 648, 649, **661**, 665, 666, 667, 668, 669, 670, 671, 672, 673, **679**, 681, 682, 684, 685, 686, 687, 689, **690**, **693**, 694, **695**, 696, **697**, 698, 699, **701**

保管管理　454, 476, 502, **504**, 592, **672**

保管容器　450

補償
87, 89, **92**, 146, 206, **209**, 216, 217, 223, 235, **238**, 239, **244**, 644, 645, 646, 648, 649, 653

保存
87, 90, **92**, 148, 227, **240**, **244**, 348, **367**, 564, 576, 577, 581, 582, **585**, **589**, 590, 591, 592, **598**, 606, 607, **640**, 646, **651**, 652, 654, **655**, **675**, 688, 689, 700, **701**

保存安定性試験　455

ポビドンヨード　488, 491, **493**

---

## マ

マイコプラズマ
546, 552, 553, 554, 556, 557, **558**, 626, 627, **631**

マイコプラズマ否定試験
546, 552, 554, **555**, 556, **558**, 627

マスターファイル　161, 162

マルチガスインキュベータ　377

マルチプレックスPCR法　556

未実証の治療　87

実生産規模の確認　394

無菌医薬品
361, **391**, 392, 396, 400, **402**, 406, 407, 408, 409, **419**, 476, **625**, 626, 629, 630

無菌医薬品製造
350, 353, 354, 355, 396, **405**, 406, 407

無菌区域　415, 461, 462

無菌試験
194, 256, 319, **320**, 352, **391**, 461, 527, **533**, **537**, **542**,
627

無菌性
190, **248**, 251, **256**, 257, 335, **346**, 350, 353, 354, 355,
**359**, **372**, 373, 374, 377, 378, 380, **386**, 396, 397, 408,
437, 451, **460**, 468, 537, 538, 539, **625**, 626, 628, 630,
**631**, 668

無菌性保証　256, 348, 355, 396, 406, 565

無菌接続装置　379

無菌操作
346, 350, 352, 353, 354, **356**, 361, **372**, 373, 374, 375,
**378**, 379, **386**, 396, 406, 408, **419**, **434**, 438, 442, 461,
628, 629, **631**

無菌操作等区域
352, 353, 354, 360, 373, 379, 407, 413, 425, 428, **429**,
461, 462, 480, 608, 610, 612, 613, 614, 628, 629, 670,
671, 686

無毒性量　305

免疫細胞療法　12, 16

免疫反応　514, 515, **519**, 547, 548

免疫不全動物　195, 299, 30, 302, 303, 515

メンテナンス
376, 377, **378**, 380, 442, **482**, **484**, **501**, 503, 505, 506,
**508**, 661, 673, 674, **675**

目的外細胞　533, 537, **542**

目的外生理活性物質　540

モニタリング
61, **87**, **90**, 91, **92**, 206, 216, 219, 252, 256, **271**, 274,
275, **276**, **277**, 278, 279, **280**, **284**, 285, 286, 288, 289,
290, **293**, 353, 354, 383, **405**, 406, 408, 409, 412, 413,
**419**, 476, 477, 478, 479, 513, **533**, 534, **542**, 567, **640**,
646, 647, 652, 653, **655**

モニタリング手順書　276, 279, 280, 647

モリキューテス網　552, 556

## ヤ

薬機法　120, 122, **156**

薬事・食品衛生審議会　160, 164

薬事戦略相談　163, 253, 394

薬局等構造設備規則　129, **156**, 159, **167**, 592, 695

有害事象報告　90

有効期限　**455**, 481, 568, 576

輸血　16, 71, 124, **126**, 194, 203, 219

癒合　33, 42, 44

譲受け　669

輸送
148, 150, 334, 336, **340**, 525, **614**, 615, 651, 670, 681,
682, 688

輸送管理担当者　333, 334, 338, **340**

輸送容器　336, 450, 615

陽圧管理　380, 502, 503

要求品質　451, **456**

要配慮個人情報　98, 99, 100, **103**

与益　59, 60, **64**, 70

予測的バリデーション　**391**, 394, 395, 437

予防処置　**434**, 440

## ラ

落下菌サンプリング　380

ラベリング　568, 570

ラベル　450, 524, 526, **529**, 577, 582

ランダム化比較試験（randomized controlled trial:RCT）
62

リアルタイム PCR 法　546, 556

リーク試験　382

利益
21, 27, **28**, **59**, 60, 61, 62, 63, **64**, **68**, 69, 70, 71, 72, **74**,
**79**, 80, 81, **83**, 87, 89, **92**, 207, 290, **320**, 424, 648, 649

利益相反　48, 50, 54, 89, **640**, 648, 649, **655**

力学的適合性試験　**533**, 539

力価試験　540

リスク
25, 26, 39, 50, **59**, 61, 62, 63, **64**, **68**, 69, 71, 72, **74**, **79**,
80, 81, 82, **83**, 107, 110, **113**, 134, 135, **137**, **141**, 143,
149, 150, 175, **188**, 189, 191, 193, **195**, 196, **202**, 203,
214, **233**, 239, 251, 255, 256, 257, 258, 262, **271**, 277,
278, 279, **280**, **284**, 289, 290, 292, **293**, 301, 302, 304,
305, 314, 316, 350, 354, 355, 364, 366, 378, 379, 380,
383, **405**, 409, 411, 417, **434**, 435, 437, **443**, **501**, 504,
505, 506, 507, **512**, **514**, 515, 516, **519**, **523**, 527, **529**,
546, 548, 566, 567, 568, 575, 578, 628, 631, **673**

リスク・ベネフィット評価
59, 60, **61**, **64**, **79**, 80, 82, **83**, 89

リスクアセスメント
256, 257, 258, **271**, **405**, 409, 410, **506**, **523**, 527, **529**,
566, 567

リスクコントロール　506

リスクベースアプローチ
271, 277, 279, **512**, **514**, 515, 516, **519**, 566

リスクマネジメント　135, 277, 565, 567, 568, **570**

リプログラミング　33, 40, **44**

臨床研究
24, 25, **48**, 51, 52, **54**, **59**, 60, 61, 62, 63, **64**, **79**, 80, 81,
**83**, 88, 90, 91, 101, **106**, 108, 109, 110, **120**, 121, **126**,
**141**, 142, 143, 150, **152**, 189, 191, 208, **213**, **214**, 217,
218, 220, 227, 238, 239, **271**, **272**, **273**, 274, **275**, 276,
277, 278, 279, **280**, **284**, 285, 290, **293**, 324, 325, **329**,
347, 425, 439, 626, **640**, 641, 642, 643, **655**

臨床研究法
87, 88, 214, 218, 224, **271**, 273, 274, 276, 277, **280**,
**293**, **640**, **655**

**臨床試験**
88, 89, 110, **129**, 131, **137**, 160, 161, 162, 191, **248**, 249,
262, 273, 274, 275, 276, 277, 279, **280**, **284**, 285, 289,
**391**, 397, 556, 566, 590, 591, **640**, 641, 651, 652, **655**
**臨床培養士** 424, **429**
**倫理審査** **87**, 276, 279
**レギュラトリーサイエンス** 26
**レギュラトリーサイエンス戦略相談** 163
**レビュー** 435, 516
**ロット**
134, 175, 195, 251, 347, 355, 364, 481, 525, 527, **529**,
577, 583, 591, **598**, 604, 667, 670, 671

**謝辞**

　本教科書の作成に当たり、原稿及びデータの作成については、
AMED再生医療臨床研究促進基盤整備事業の支援を受けて
作成しました。また、本書の編集作業においては、荻和子様、
福田惠視様はじめ日本再生医療学会事務局の方々にご協力を
いただきましたこと、ここに謝意を表したいと思います。

テキストブック
**再生医療 ～創る、行う、支える～**　第1版
日本再生医療学会＝監修

2019年3月21日　第1版第1刷発行

監修・発行　　一般社団法人 日本再生医療学会
　　　　　　　〒103-0023 東京都中央区日本橋本町 2-3-11
　　　　　　　日本橋ライフサイエンスビルディング
　　　　　　　https://www.jsrm.jp/
　　　　　　　電話：03-6262-3028

印刷・製本　　シナノ印刷株式会社

© 2019 The Japanese Society for Regenerative Medicine. Printed in Japan.
ISBN 978-4-9910591-0-0
乱丁・落丁本は、ご面倒ですが下記のメールアドレスにご連絡ください。
メールアドレス：books@jsrm.jp

● 本書に係るすべての著作権（複製権、公衆送信権、放送権、上映権、譲渡権、貸与権、並びに著作権法27条及び28条に規定する権利を含むがそれらに限られない。）は一般社団法人日本再生医療学会が保有します。

● 本書を無断で複製する行為（コピー、スキャン、デジタルデータ化など）は、「私的使用のための複製」などの著作権法上の限られた例外を除き禁じられています。また本書を代行業者等の第三者に依頼してスキャンやデジタルデータ化することは、たとえ私的使用に該当する場合であっても、著作権法上認められておりません。